"十二五"普通高等教育本科国家级规划教材

"十三五"江苏省高等学校重点教材

食品卫生学

第三版

姚卫蓉　于 航　钱 和　主编

化学工业出版社

·北 京·

内容简介

本教材全面、系统地介绍了保证食品卫生所需的理论知识和实践经验，阐述了各类食品生产企业的卫生操作过程。本教材主要分四部分，第一部分主要阐述了食品卫生与食品供应链安全；第二部分讲述食品污染物来源，包括生物性的、化学性的和物理性的污染物，并系统分析各类食品的卫生问题；第三部分是食品生产车间、设备、设施的卫生设计要求，以及卫生监测与控制技术；第四部分是食品生产卫生的要求与管理，同时系统汇总各类食品的卫生控制的关键节点和要素。

本书可作为食品质量与安全专业本科教材，同时作为“营养与食品卫生学”硕士专业研究生入学考试的专业参考书，对食品加工卫生操作研究人员和食品企业有很好的参考价值。

图书在版编目（CIP）数据

食品卫生学/姚卫蓉，于航，钱和主编. —3版. —北京：化学工业出版社，2021.10（2022.11重印）
“十二五”普通高等教育本科国家级规划教材
“十三五”江苏省高等学校重点教材
ISBN 978-7-122-40012-3

Ⅰ.①食… Ⅱ.①姚… ②于… ③钱… Ⅲ.①食品卫生学-高等学校-教材 Ⅳ.①R15

中国版本图书馆CIP数据核字（2021）第201287号

责任编辑：赵玉清
文字编辑：周　倜
责任校对：王佳伟
装帧设计：关　飞

出版发行：化学工业出版社（北京市东城区青年湖南街13号　邮政编码100011）
印　　装：大厂聚鑫印刷有限责任公司
889mm×1194mm　1/16　印张17½　字数504千字
2022年11月北京第3版第2次印刷

购书咨询：010-64518888
售后服务：010-64518899
网　　址：http://www.cip.com.cn
凡购买本书，如有缺损质量问题，本社销售中心负责调换。

定　　价：59.00元

前言

《食品卫生学》一书作为“食品质量与安全”“食品科学与工程”本科专业的教材在使用。本教材的主要特点是全面、系统地介绍了保证食品卫生所需的理论知识和实践经验，阐述了各类食品生产企业的卫生操作过程。

本教材主要分四部分，第一部分主要阐述了食品卫生与食品供应链安全（见第1章）；第二部分讲述食品污染物来源，包括生物性的、化学性的和物理性的污染物，并系统分析各类食品的卫生问题（见第2、3、4章）；第三部分是食品生产车间、设备、设施的卫生设计要求，以及卫生监测与控制技术（见第5、6章）；第四部分是食品生产卫生的要求与管理（见第7章），同时系统汇总各类食品的卫生控制的关键节点和要素（见第8章）。因此，该教材聚焦的是食品安全与质量控制的操作性前提方案，全面覆盖企业飞行检查所必需的内容。

本书编者结合20多年来“食品卫生学”课程的教学经验与感悟，基于食品供应链，充分强调了食品卫生在食品质量与安全中基础保障的地位；注重卫生原理与实际操作的有机结合，引导学生深入理解良好卫生操作规范、卫生标准操作程序等卫生管理要求中所蕴涵的食品卫生学原理，教导学生“不仅要知其然，还要知其所以然”，引导学生“学以致用”；凝练了食品供应过程的卫生控制和管理板块，将食品质量、食品安全管理体系的核心理念与内容融入到管理部分，强调“过程”的控制与管理，系统地汇总了食品卫生的控制与监测的具体实验手段和方法，力争做到“文理兼备”“控制与管理并重”。

第三次修订之际，获得了2020年江苏省教育厅“十三五”江苏省高等学校重点教材（修订）计划的资助。本教材的成稿，特别感谢张志强、张添、黄颖、张严、李晓芹、胡斌、马伟、杨琰宁、应丹瑜、于田、李朝霞、曹寒馨、刘海楠、高博、徐罕琦、马伟、姜寿浩、汪泓、朱晓雯、王成、陈宇伦、付晓艳、张静、文阿瑛、王慧慧等，感谢他们对书稿的支持、帮助与指导，作者在此表示衷心感谢！同时衷心感谢所有帮助此书完成和出版的朋友们！

但由于编者水平有限，恐难尽如人意，不当之处，敬请读者批评指正。

姚卫蓉

2021年7月于无锡

目录

1 食品卫生与食品供应链安全 001

2 生物性污染物的预防与控制 009

1

食品卫生与食品供应链安全

本章学习要点

1. 食品卫生对食品供应链安全的重要性。
2. 食品卫生与食品安全概念之间的联系与区别。
3. 食品污染的概念与来源。
4. 食品卫生学的主要内容。

食品卫生是人类生存的基本条件和健康的保证，是国家和社会文明程度的标志之一。在高度强调食品安全的今天，食品卫生受到消费者、食品安全与质量控制专家、食品供应链各环节、政府监督管理部门的高度重视。对各类食品生产企业而言，为了适应食品生产规模化、自动化的发展趋势，满足政府和消费者对食品安全的要求，不断接受日益发展的食品卫生操作规范与管理方面的挑战，为安全食品建立并保持一个卫生的供应环境，从而为社会提供有益于健康的食品。

1.1 食品卫生是保障食品安全的基础

食品卫生是保障食品安全的先决条件。食品在“从农田到餐桌”的各个阶段中，都存在因卫生问题而被微生物、化学物质、食品异杂物污染的风险。因此，美国 21CFR Part 110GMP 中指出：“在不适合生产食品的条件下或在不卫生条件下加工的食品为掺假（adulterated）食品，这样的食品不适于人类食用。”迄今为止，由食品卫生问题引发的食品安全案例举不胜举，限于篇幅，以日本雪印牛奶中毒事件为例，说明食品卫生对保障食品安全的重要性。

日本雪印公司创立于1925年，拥有34家奶制品工厂，年销售额在54亿美元左右，其产品在整个日本信誉极好，是一家有很多老客户的乳品业王牌企业。但是，从2000年6月26日到7月10日的近半个月内，关西地区共有1.4万人由于饮用日本雪印乳业公司生产的低脂牛奶而相继出现呕吐、腹泻、腹痛等食物中毒症状，一名84岁的老太太，在喝了雪印牛奶中毒后引发其他疾病而去世。这是第二次世界大战后日本发生的规模最大的食物中毒事件。

为找出导致牛奶中毒原因，大阪府立公众卫生研究所的工作人员特地到当地患者家里，收集30盒喝剩的雪印牌低脂牛奶，化验发现其中含有金黄色葡萄球菌。几乎同时，附近的和歌山县首府和歌山市卫生研究所的化验也得出了同样结论。雪印牛奶的产品都是先制成奶粉，再在各地工厂还原成牛奶。雪印公司大树工厂在生产奶粉时出现了停电（冰雪破坏了电线），虽然停电的时间不到3h，但是，仍然导致其生产的脱脂奶粉中因金黄色葡萄球菌大量繁殖而含有毒素。

通过对雪印公司大树工厂所有低脂牛奶加工设备共95处的全面检查，从暂时保管剩余低脂牛奶的大罐（容量6t）下部阀门处抠出一枚硬币大小的干奶块，经化验，发现其中也含有金黄色葡萄球菌。根据雪印牛奶厂有关卫生方面的规定，所有设备必须每周清洗一次，对阀门部分须拆开清洗。但是在检查工作日志时发现，在6月2日开始使用之前的3周内一直没有清洗，同月23日清洗后仍没有将干奶块去掉，这足以说明清洗工作既没有按规定的频率做，也没有按规定的要求做（即清洗不彻底）。进一步查证发现，脱脂奶粉中之所以含有金黄色葡萄球菌毒素，是因为雪印公司大树工厂突然停电3h，因此，在生产线上被金黄色葡萄球菌污染的牛奶成为其繁殖的良好营养剂，再加上适宜的温度，导致金黄色葡萄球菌迅速繁殖并产生大量毒素。

2000年7月2日，大阪市政府勒令雪印乳业公司大阪工厂无期限停产，并且要求该工厂自觉收回市场上所有由它加工和生产的食品。大阪工厂一年的营业额为200亿日元（约合1.9亿美元），其停业将给雪印公司带来重大损失。同时，日本约8500家食品超市停止销售雪印的乳制品，当月公司乳制品销售下降了76.7%，当年雪印乳业公司首次出现亏损，亏损总额高达475亿日元。雪印总经理被迫引咎辞职。此后，由于民间对雪印的抵制，第二年，雪印牛奶业务的经营并无改善，相关子公司也不得不关门。雪印公司被迫不再经营牛奶业务，雪印牛奶辛苦70余年积累的信誉就此烟消云散。

鉴于雪印公司的教训，日本厚生省向东京都、北海道和全国各县政府下达指示，要求对处理和加工牛奶的设施进行全面的卫生检查。

由上述案例可知，忽略食品生产中的卫生措施易导致食品污染，而食品污染则有可能导致食源性疾病的爆发，在造成重大经济损失的同时，对企业的生存和发展、对经济繁荣和社会稳定都会产生严重的不良影响。图 1-1 概括了食品卫生与人类健康和经济发展的关系。

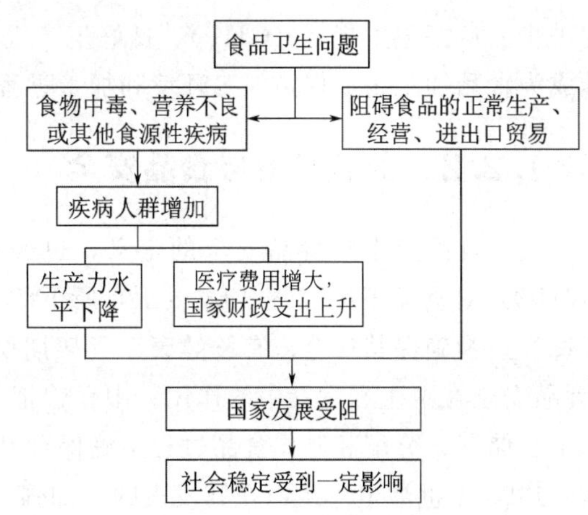

图 1-1　食品卫生与人类健康和经济发展的关系

1.2　食品卫生发展历史

1.2.1　人类对食品卫生的认识

食品卫生学是一门随着人类社会的发展而最早发展起来的应用科学之一。早在三千多年前，我国周朝就设置了“凌人”专司食品的冷藏防腐，说明当时人们虽然不知道腐败过程的本质，但是已经知道降低食品的贮藏温度可防止食品腐败。春秋时期的名著《论语·乡党》中有所谓“鱼馁而肉败不食。色恶不食，臭恶不食。失饪不食，不时不食”。唐朝时的《唐律》明文规定了处理腐败变质食品的法律：“脯肉有毒，曾经病人，有余者速焚之，违者杖九十；若故与人食并出卖，令人病者，徒一年，以故知死者绞。”说明我国唐朝已经认识到腐败变质的食品可导致食用者中毒甚至死亡。在我国古代的医学典籍中，也有不少关于食品卫生的论述，如在唐·孙思邈的《千金翼方》中，对鱼类引起的组胺中毒与治疗措施就有深刻而准确的描述：“食鱼面肿烦乱，芦根水解。”

在西方，古典食品卫生学也有与中国类似的食品卫生要求的记载。如公元前 400 年 Hippocrates 的《论饮食》，中世纪古罗马等国设立了专管饮食卫生的“市吏”。进入 19 世纪以后，随着微生物学的建立与发展，食品卫生学开始进入自然科学的发展阶段。1839 年至 1852 年 Liebig 建立了食品卫生分析法；1837 年 Schwann 首次提出微生物引起食品腐败变质的看法；1863 年 Pasteur 等人提出了巴斯德消毒的理论和应用；1885 年 Salmon 发现沙门氏菌。这些都是现代食品卫生学早期发展的里程碑。同时，19 世纪也是资本主义市场经济发展的早期阶段，随着商品经济的发展，食品掺假现象十分猖獗，因此，主要资本主义国家的食品卫生法很多是针对掺假而制定的，如 1851 年法国的《取缔食品伪造法》，1860 年英国的《防止饮食掺假法》以及 1906 年美国的《联邦食品、药品与化妆品法》等。这些法律不但保护了消费者的权益，而且也促进了食品企业间的竞争和优胜劣汰。总之，在第二次世界大战前，食品卫生是商品竞争的主要手段之一，食品卫生控制的主要内容是食品腐败变质、细菌性食物中毒和食品掺假等方面。

第二次世界大战后，尤其是近年来，全世界的变化和发展可谓日新月异，但是，蓬勃发展的经济和方便快捷的生活，给人类的健康和生存带来的影响恰似一把双刃剑。就食品卫生学的发展而言，一方面，分析化学、生物化学、分子生物学、环境化学、微生物学、毒理学、流行病学、生物统计学、大数据与人工智能等相关学科的发展，借给人类一双“慧眼”，使人类能准确检测、评价与食品卫生相关的问题及其后果，促进了现代食品卫生学的发展，并拓宽了其研究领域；另一方面，各种由食品卫生问题引发的食品安全事件，使人们逐步认识到食品供应链的复杂性和脆弱性。随着工农业的迅速发展，大气圈、水圈、土壤以及生物圈都受到日益严重的污染；从食品链初级产品的生产、运输、储藏，到食品的生产、加工、包装和销售，甚至包括食品消费过程，所有环节都有可能受到污染，而且各种来源不同、种类各异的食品污染因素也越来越复杂，环境污染物、天然毒素、农药和兽药、食品添加剂和非食用物质、食品容器和包装材料中的有害物质、清洗剂和消毒剂等，都有可能通过不卫生的加工过程进入食品，从而导致严重的食品安全问题。

随着食品卫生基础理论的研究和对食品卫生认识的不断深入，食品卫生控制技术和方法也得到长足的进步。良好卫生规范（GHP）、良好生产规范（GMP）、危害分析与关键控制点（HACCP）等规范相继成为食品加工企业保障加工环境和加工过程卫生的有效手段。

1.2.2 食品卫生与食品安全

关于食品卫生与食品安全的定义，也经历了不同时代的变迁。国际上，1955 年，世界卫生组织（WHO）对食品卫生（food hygiene）所下的定义为：从食品原料的生产、加工、制造及最后消费的所有过程，为确保其安全、有益健康、货架期所采取的一切必需的措施。1986 年，世界卫生组织在题为《食品安全在卫生和发展中的作用》中，曾把“食品安全”与“食品卫生”作为同义语，定义为：生产、加工、储存、分配和制作食品过程中确保食品安全可靠，有益于健康并适合人消费的各种必要条件和措施。1996 年世界卫生组织在其发表的《加强国家级食品安全性计划指南》开始将“食品卫生”与“食品安全”作为两个概念不同的术语加以区别。其中，“食品卫生”指“为了确保食品安全性和适用性在食物链的所有阶段必须采取的一切条件和措施”。“食品安全”则被定义为：“对食品按其预期用途进行制作和/或食用时不会使消费者健康受到损害（这种损害包括消费者本身发生的急性或慢性疾病，同时也包括可能影响其后代健康的隐患）的一种保证。”而 ISO 22000—2006 将食品安全定义为食品在按照预期用途进行制备和（或）食用时，不会对消费者造成伤害的概念。

国内的 GB/T 15091—1994《食品工业基本术语》将“食品卫生”定义为“为防止食品在生产、收获、加工、运输、贮藏、销售等各个环节被有害物质（包括物理、化学、微生物等方面）污染，使食品有益于人体健康、质地良好，所采取的各项措施”，将其同义词定为“食品安全”；到 2015 年 10 月 1 日开始正式实施的《中华人民共和国食品安全法》对“食品安全”的定义是“食品无毒、无害，符合应当有的营养要求，对人体健康不造成任何急性、亚急性或者慢性危害”。

到目前为止，食品卫生与食品安全这两个概念逐渐明朗，两者既有密切的联系，又存在一定的区别。区别在于：①范围不同。食品安全包括食品（食物）的种植、养殖、加工、包装、贮藏、运输、销售、消费等环节的安全，而食品卫生通常并不包含种植、养殖环节的安全。②侧重点不同。食品安全是结果安全和过程安全的完整统一。食品卫生虽然也包含上述两项内容，但更侧重于过程安全。两者之间的联系表现在：①食品卫生问题在一定条件下可能转化为食品安全问题。例如，在肉制品加工过程中，如果员工的手不清洁或生产用具不卫生，导致产品被致病菌污染，这种现象是由于食品在生产过程中的卫生状况不良所致，属于食品卫生问题；但是，如果这些被污染的肉制品进入流通，消费者食用后感染或中毒，造成健康危害，这就属于食品安全问题了。又如，如果生食蔬菜中含有蛔虫卵，这是一个卫生问题；但是，如果这个蛔虫卵恰好是一个感染性虫卵，有可能使食用者患寄生虫病，那么，问题的性质就转变成安全问题了。②食品卫生是保障食品安全的基本条件或前提。在国家食品安全保障体系中，必须要求食品生产者向消费者承诺其提供的食品是安全的，因此，需要相关法律、法规、标准、控制措施和技术手段等来支撑整个食品安全保障体系。毫无疑问，食品卫生是食品安全保障体系中诸多支撑方法之一，为安全食品的供应提供卫生的生产环境与生产过程。

因此，为了提供有益健康的安全食品，必须在卫生环境中，采用清洁卫生、安全的食品原辅料，由身体健康的食品从业人员加工食品，防止各种生物性、化学性或物理性的因素对食品的污染以及不良的食品贮存状况引发食品安全问题。尽管目前许多食品加工企业是根据食品卫生学的要求和 GMP 要求进行设计的，但是如果不执行适当的卫生操作规程，食品仍有可能被腐败微生物或能引起食源性疾病的微生物污染；另一方面，即使在比较陈旧的环境中，只要遵守 GMP，严格执行卫生操作规程，仍可以生产出卫生且安全的食品。由此可见，卫生操作对食品卫生和安全的重要性并不亚于食品企业的卫生设施。所有食品企业，只有通过严格执行卫生操作程序，确保生产环境（包括厂房、设备、人员等）、生产操作过程的卫生，才能有效预防和控制生物性、化学性、物理性污染以及污染食品对消费者健康的危害。

同时，食品卫生学又属公共卫生学范畴，是公共卫生的一个领域。食品卫生学是研究食品中可能存在的危害人体健康的因素及其预防措施，提高食品卫生质量，保护食用者安全的科学。就学科体系而言，食品卫生学与农学、医学、药学、营养学、毒理学、微生物学、食品化学、食品分析、食品工艺学、食品工程等学科有非常密切的联系。而公共卫生是以保障和促进公众健康为宗旨的公共事业，通过国家与社会共同努力，防控疾病与伤残，改善与健康相关的自然和社会环境，提供基本医疗卫生服务，培养公众健康素养，实现全社会的健康促进，创建人人享有健康的社会。公共卫生学主要涉及行政和卫生管理行为。就像 2003 年非典和 2020 年新冠病毒肆虐的时候，各级政府和疾病预防控制中心的工作人员所从事的工作就属于公共卫生的范畴，包括调配医疗资源、控制疾病扩散、具体实施卫生与健康系统的一些政策。公共卫生学的研究内容主要包括劳动卫生与环境卫生的研究、流行病与卫生统计学、毒理学、营养与食品卫生、社会医学与少儿卫生、全科医学、医学伦理与卫生法学等。

1.3 食品卫生学的相关概念

1.3.1 卫生与清洁

卫生与清洁的含义不同。“卫生”一词在英文中有两种表达，“sanitation”一词来源于拉丁文“sanitas”，意为“健康”；“hygiene”一词来源于希腊文“hygeia”，意为“健康女神”。对现代食品工业而言，卫生意味着无微生物污染与其他非肉眼可见的污物，其意义在于创造并维持一个卫生而且有益于健康的生产环境。清洁（cleanliness/cleanness）一词通常指干净、整齐，表面没有异杂物，既无物理性脏物，也无肉眼可见脏物。卫生一词所涵盖的意义不但包括清洁，而且还包含食品接触面不存在生物性、化学性污染。因此，看起来清洁，但是不一定符合卫生之要求；而符合卫生的生产环境则一定是清洁的。此外，对食品加工企业而言，“卫生”一词是一个相对的概念，一方面，不同的生产区域有不同的卫生要求，即需要不同的卫生等级，如非清洁区、准清洁区和清洁区，或低风险区和高风险区。另一方面，同一卫生级别的具体内涵完全取决于企业生产哪一类食品，例如，饼干厂与乳制品厂的内包装区域同样都会被划分为清洁区，但饼干厂与乳制品厂的卫生级别（即卫生要求）是有差别的。

1.3.2 食品污染物

2010 年国际食品法典委员会（CAC）的程序手册上明确，“污染”是食品或者食品环境中导入或者出现污染物的过程。GB 2762—2017《食品安全国家标准　食品中污染物限量》中明确“污染物”是指食品在从生产（包括农作物种植、动物饲养和兽医用药）、加工、包装、贮存、运输、销售，直至食用等过程中产生的或由环境污染带入的、非有意加入的化学性危害物质。这些物质又可分成化学性的、生物性的和物理性的，分别称为化学性污染物、生物性污染物和物理性污染物。总体而言，食品污染物通常来自于两个基本的源头，凡是动植物体在生活过程中，由于本身带有而造成的食品污染，称为内源性污染，又称一次污染；在生产、加工、运输、贮存、销售、消费等过程中，食品受到外界环境污染，称为外源性污染，又称二次污染。例如，食源性动物的体内或体表，常常存在不同类群的腐败菌且以一定的数量存在。当畜禽机体的抵抗力因不良因素的影响而下降时，消化道和呼吸道内的腐败菌即可侵入组织内部，造成畜禽类肉品污染。作为畜禽肉加工环节的原料来说，这些腐败菌就是一次污染来源。因此，对食品生产环节来说，所生产食品中的污染物可分成两大来源：①从原料、辅料以及包装材料带入。如原辅料中的各类微生物、果蔬类原料中有农药残留、禽肉类原料中有畜药残留；或者是原料本身天然存在的对人体有害的化学物质，如黄豆含有的皂苷等。②在生产过程中产生，如原料和半成品在输送和加工过程中滞留时间过长，导致致病菌繁殖并产生毒素；或者是在加工过程中介入，即受到污染，如生产车间卫生状况差、设备工具不清洁、工人不遵守良好卫生操作规范而导致加工过程中的产品受到有害菌的污染；设备上残留的消毒剂或机油对产品造成的污染；以及加入错误的配料成分、添加剂超量加入等。

相对应还有一个概念，就是来自 ISO 22000—2006 对“食品安全危害”的定义，即：食品中所含有的对健康有潜在不良影响的生物、化学或物理的因素或食品存在状况。需要说明的是，食品危害不一定源于食品污染，譬如，花生牛奶产品中的花生过敏原；食品污染不一定都会形成食品危害，如更换工序的交叉污染，花生酱被芝麻酱污染。

食品卫生学的任务之一就是充分认识食品污染的种类和来源，制定针对性的卫生操作规程，并通过有效实施来预防食品污染，消除食品安全危害或将其降低到可接受水平，即满足食品安全标准的要求。

1.4 食品卫生学的主要内容

为了适应食品供应链环境和过程日趋复杂的形势，满足消费者对食品卫生和安全日益提高的要求，现代食品卫生学的主要研究内容如下：

(1) 食品污染及其预防措施

食品中可能危害人体健康的因素绝大多数并非食品中的正常成分，而是通过污染进入食品的。因此，食品卫生学的首要任务就是研究食品污染的种类、来源、性质和检测方法，研究食品被污染的途径以及污染物对人类健康的影响与作用机制，研究食品中污染物及其影响的发生发展规律及其预防措施。

(2) 各类食品的卫生问题

食品种类繁多，性质各不相同。因此，需要根据各类食品的特点，研究其特有的、主要的和易出现的卫生学问题，并提出相应的预防措施和有效的卫生监督管理方案。

(3) 食品卫生监督管理

食品卫生监督管理就是对食品卫生质量和食品生产过程是否符合相应的食品卫生法规和要求进行监督评价，并对违法违规和不符合食品卫生规范的企业提出纠正要求并进行适当的处罚。因此，需要研究如何根据食品卫生学的研究成果，制定各类食品卫生法规和卫生操作规范，并以此作为食品卫生监督管理的依据。

(4) 食源性疾病与预防

研究各种食源性疾病以及食物中毒的发生原因和发病机制，研究流行病学特点、临床表现和预防措施。各种食源性疾病和食物中毒的现场调查处理以及抢救治疗也是食品卫生学的主要研究内容之一。

对食品科学与工程专业和食品质量与安全专业的学生而言，食品卫生学的重点仍是围绕如何有效保障食品供应链的卫生，如何确保食品供应链能提供卫生安全的食品。也就是说，需要根据食品的特点以及相应的食品供应链特色，采取一系列适宜的措施，保证食品供应环境、食品生产原辅料、食品加工工艺和食品生产过程、食品运输、食品储存与销售等各环节的卫生，有效预防从原辅料、终产品直到消费者的各个环节中可能出现的污染，确保食品的卫生安全，满足食品安全标准和消费者的要求。

1.5 食品卫生学的发展趋势

近几十年来，食品卫生安全与人类健康的关系成为全世界的关注焦点，食品卫生学也得到前所未有的发展。主要表现在现代食品卫生学与其他相关学科的关系日益密切，学科交叉与融合已经成为发展的必然。在食品生物化学、食品理化检验学、食品微生物学、食品毒理学、食品污染及其控制、食源性疾病及其预防等传统分支学科的基础上，现代食品卫生学又衍生出食品分子生物学、食品微生态学、食品（保健）功能学、食品免疫学、食品生产加工过程卫生学等新兴学科和交叉学科，进一步拓宽了现代食品卫生学的研究领域。

以预防为主、及时纠偏为核心的HACCP原理已经被政府监督管理部门和食品生产企业所接受，并在全世界普遍实施。因此，政府对食品卫生的监督和企业对食品卫生的管理，已经由过去对终产品的卫生学检测与评价为主，转向对食品生产条件、生产工艺过程的卫生学管理为重点。在国家食品卫生安全保障中，由政府卫生监督为主转向由食品企业自身的卫生管理为主，既符合《食品安全法》中关于食品生产企业是食品安全第一责任人的要求，又充分体现了卫生安全的食品是生产出来的思想，这样可在很大程度上减少由于食品卫生质量不合格而造成的浪费。

现代食品卫生学与食品安全学越来越难以区分。如食品污染物与人体健康的关系研究以及食源性疾病的发生机制研究，用风险分析方法对各种食品污染物的安全性进行评价和研究，全球性和地区性环境污染对各类食品可能造成的污染、对人类健康的危害及其控制措施的研究，等等，既可视为食品卫生学的研究范畴，又可认为是食品安全学的研究内容。这种交叉是一个正常现象，毕竟过程与结果，本身就是一体的。

1.6 食品卫生相关的法律和法规

世界各国都拥有数以千计的法律和法规用于控制食品以及食品加工企业的卫生，而且，这些法律和法规不是一成不变的，而是随着卫生以及公众广泛关注的问题而改变。

法律法规是强制性的，标准具有强制性和推荐性两种形式，但是，卫生法规是强制性的，因为向公众提供的食品必须是卫生的。下面罗列了国内外的食品卫生规范。

（1）各类卫生规范

食品供应链相关的良好规范有四个：良好农业规范（GAP）、良好生产规范（GMP）、良好流通规范（GDP）、良好餐饮规范（GCP）。两个前提方案：前提方案（PRP）、操作性前提方案（OPRP）。一个卫生标准操作规范（SSOP）。一个危害分析与关键控制点（HACCP）。

与卫生相关的良好规范有良好卫生规范（GHP）。

结合前两类规范的具体规范又有四个：良好农业卫生规范（GAHP）、良好生产卫生规范（GMHP）、良好流通卫生规范（GDHP）、良好餐饮卫生规范（GCHP）。

（2）国际及国外食品卫生规范

CAC制定有：CAC/RCP 1-1969，Rev. 4-2003《食品卫生通用规范》；CAC/RCP 15-1976《蛋和蛋制品的卫生操作规范》；CAC/RCP 58-2005《肉类卫生操作规范》；CAC/RCP 8-1976《速冻食品的加工和处理操作规范》等规范。

国际标准化组织（ISO）制定有ISO 22000《食品安全管理体系　食品链中各类组织的要求》、ISO/TS 22002-1-2009《食品安全的前提方案　第1部分　食品生产》等。

全球食品安全倡议（GFSI）通过标准比对、标准互认，达到“一处认证，处处认可”。

GFSI认证计划包含HACCP、SQF、BRC、IFS、FSSC、GLOBAL G.A.P、BAP以及加拿大GAP。

美国制定有 21CFR Part110《食品生产、包装和贮存良好生产规范》、21CFR Part 117《食品现行良好操作规范和危害分析及基于风险的预防性控制措施》等。

欧盟制定有（EC）No 852/2004《食品卫生条例》、（EC）No 853/2004《动物源食品的具体卫生规则》等。

(3) 我国食品卫生规范

我国《食品安全法》第二十六条　食品安全标准应当包括下列内容：（五）食品生产经营过程的卫生要求；第四十八条　国家鼓励食品生产经营企业符合良好生产规范要求，实施危害分析与关键控制点体系，提高食品安全管理水平。

我国制定了食品供应链的通用卫生规范，有 GB 14881《食品安全国家标准　食品生产通用卫生规范》、GB 31621《食品安全国家标准　食品经营过程卫生规范》、GB 31603《食品安全国家标准　食品接触材料及制品生产通用卫生规范》、GB 31647《食品安全国家标准　食品添加剂生产通用卫生规范》；针对各类食品的卫生规范有 GB 8950《食品安全国家标准　罐头食品生产卫生规范》、GB 12695《食品安全国家标准　饮料生产卫生规范》、GB 20799《食品安全国家标准　肉和肉制品经营卫生规范》、GB 22508《食品安全国家标准　原粮储运卫生规范》、GB 31646《食品安全国家标准　速冻食品生产和经营卫生规范》等，这些卫生规范覆盖到生产、加工、储运和经营环节。

本章小结

卫生（动词）是人们所采取的一种能防止食品遭受生物性、化学性、物理性污染，确保食品对人体安全卫生、无毒无害，又使食品保持原有营养成分和自然风味，从而有益于人体健康所采取的一系列积极的干预措施或行为。因此，食品卫生是偏重应用的一个学科，涉及技术与管理两个层面。

食品安全的概念涵盖食品卫生的概念，二者在内容和意义方面的关联度十分密切，在一定条件下，食品卫生问题很有可能转化为食品安全问题。

食品卫生学是研究食品中可能存在的危害人体健康的污染及其预防措施，提高食品卫生质量，保护食用者安全的科学。对食品科学与工程专业和食品质量与安全专业的学生而言，食品卫生学的重点仍是围绕如何有效保障食品工厂的环境卫生和生产卫生，通过技术与管理两方面确保企业生产出卫生安全的食品。

思考题

1. 为什么说食品卫生是保障食品安全的基础？
2. 对食品科学与工程专业和食品质量与安全专业的学生而言，学习食品卫生学的重点是什么？
3. 食品污染物主要有哪些来源？
4. 清洁与卫生的区别是什么？
5. 试阐述食品卫生与食品安全概念的区别与联系。
6. 我国相关的卫生规范有哪些？

2

生物性污染物的预防与控制

本章学习要点

1. 食品腐败变质的定义、影响因素以及此过程中食品的变化。
2. 食品中生物性污染的种类、来源及其传播途径。
3. 食源性疾病的定义，生物性污染所导致食源性疾病的发病机理、症状。
4. 致病菌对食品的污染与预防措施。
5. 寄生虫对食品的污染与预防措施。
6. 病媒生物对食品的污染与预防措施。

无论是发达国家还是发展中国家，生物性污染均是导致食品安全危害的首要因素。因此，食品加工企业必须根据其生产环境、加工设备、产品特性制定标准卫生操作规范，预防生物性污染。食品链中的生物性污染涉及细菌性污染、霉菌性污染、食源性病毒污染、人畜共患传染病污染、寄生虫污染、病媒生物污染、转基因污染等等。本章针对食品加工的特点和需求，系统阐述了腐败菌的来源、途径、种类、食品腐败变质及其控制措施；常见致病菌的来源、性质、危害及其预防措施；病毒污染与食源性疾病；寄生虫污染；病媒生物污染与食品安全。通过这些内容的学习，系统了解食品加工以及经营企业必须预防和控制的生物性污染。

2.1 腐败菌对食品的污染

本书中的腐败菌不是单指细菌，而是指能引起食品腐败变质的细菌、霉菌、酵母。食品腐败变质是指在内外各种因素的影响下发生的食品质量改变，并造成其食用价值下降，甚至食用后可能危害人体健康的一切变化。

腐败菌一旦进入食品，在加工和储藏过程中就会迅速生长繁殖，因此由腐败菌导致的食品腐败变质比酶类活动所导致的要多得多。所以对常见腐败菌的种类、食品腐败变质的影响因素、变质期间的化学变化进行相关了解是十分必要的，在此基础上还需学会食品是否发生了腐败变质的鉴定方法并有针对性地掌握几种常见食品类型的腐败变质及控制措施。学习这些理论知识的最终目的是将理论运用于实践，以减少食品腐败变质给人类健康带来的危害并避免巨大的经济损失。

2.1.1 腐败菌的来源

污染食品的腐败菌分布广泛，主要来源如图 2-1 所示。

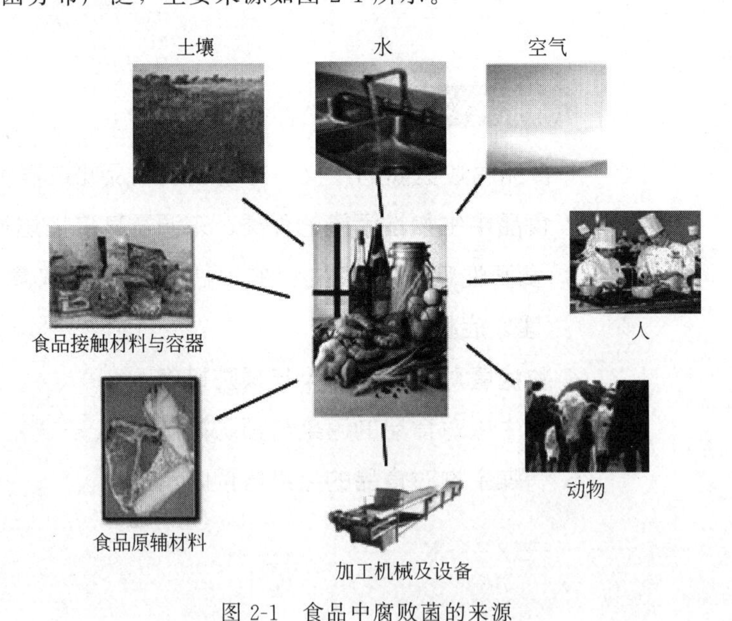

图 2-1 食品中腐败菌的来源

2.1.1.1 土壤

土壤素有“微生物的天然培养基”之称。土壤中微生物的数量多达 10^7～10^9 个/g，其中主要是细菌，其次是放线菌、霉菌、酵母，另外可能有藻类和原生动物。土壤这个微生物的大本营，存在着大量的有机质和无机质，为腐败菌提供了极为丰富的营养。土壤具有一定的持水性，满足了微生物对水分的要求；各种土壤的酸碱度虽变化幅度较大，但多数接近中性，渗透压在3～6atm[1]，再加上土壤的团粒结构调节了空气和水分的含量，适合于好氧和厌氧多种菌群的生长。表土以下的土壤温度一年四季变化幅度不大，一般介于10～30℃之间，而且土壤的覆盖可保护微生物免遭太阳紫外线的杀害，这都为腐败菌的生长繁殖提供了有利条件。土壤中的腐败菌可污染水源、空气；与此同时，土壤是一个开放的环境，也不断地遭受污染。

2.1.1.2 空气

空气中缺乏营养物质、干燥，又受到紫外线的照射，这些对微生物的生长来讲，都是不利条件。但是空气中仍然存在着数量不等、种类不同的腐败菌。这主要是由于其他环境中的菌群进入空气的缘故。例如土壤飞起的尘埃、水面吹起的水滴、人和动物体表的干燥脱落物和呼吸道的排出物等在进入空气的过程中，把相应的腐败菌带进了空气中。空气中主要有霉菌的孢子、细菌的芽孢及酵母。不同环境下，空气中菌群的数量和种类有很大差异。公共场所、街道、畜舍、屠宰场及通气不良处的空气中菌群数量较高。空气中的尘埃越多，所含菌群的数量也就越多。海洋、高山等空气清新的地方菌群的数量则较少。这也是食品厂不宜建立在闹市区和交通主干线旁的原因。

2.1.1.3 水

水中的腐败菌主要来自于土壤、空气、动物排泄物、工厂废弃物、生活污物等。菌群之所以能够在水中大量存在、生长繁殖，主要是由于水中有机质的存在，因此水中有机物含量是决定水中菌群数量的重要因素。食品加工中，水不仅是污染源，也是菌群污染食品的主要途径。在原料清洗中，特别是在畜禽屠宰加工中，即使是用洁净的自来水冲洗，如方法不当，自来水仍可能成为污染的媒介。

2.1.1.4 人及动物携带

健康人体的皮肤、头发、口腔、消化道、呼吸道均带有许多腐败菌，它们可通过呼吸道和消化道向体外排出。人接触食品可能造成腐败菌对食品的污染。犬、猫、鼠、蟑螂、蝇等病媒生物的体表及消化道也都带有大量的腐败菌，接触食品同样会造成食品污染。

2.1.1.5 加工机械设备

各种加工机械设备本身没有腐败菌所需的营养物，但当食品颗粒或汁液残留在机械设备的表面，菌群得以生长繁殖，在设备使用中菌群就会通过与食品的接触而污染食品。

2.1.1.6 食品接触材料与容器

各种食品接触材料和容器，特别是循环利用的包装材料以及带有电荷具有吸附能力的塑料包装材料，如果处理不当也会带有腐败菌。

2.1.1.7 原料及辅料

健康的动、植物原料表面及内部不可避免地带有一定数量的腐败菌，如果在加工过程中处理不当，容易使食品被污染。

辅料通常仅占食品总量的一小部分，但往往带有大量腐败菌，它们一是来自于原辅料的体表与体内，二是来自于原辅料在生长、收获、运输、贮存、处理过程中的二次污染。

---

[1] 1atm＝101325Pa。

2.1.2 腐败菌的污染途径

在食品的周围环境中，存在着一个数量庞大、种类繁多的微生物世界。微生物污染食品的内源性污染（一次污染）和外源性污染（二次污染）的途径如下所述。

2.1.2.1 内源性污染（一次污染）

不同类群的腐败菌常常以一定的数量存在于动植物体内或体表。当畜禽机体的抵抗力因不良因素的影响而下降时，消化道和呼吸道内的腐败菌即可侵入组织内部，造成畜禽类肉品污染。

2.1.2.2 外源性污染（二次污染）

在生产、加工、运输、贮存、销售、消费等过程中，外源性腐败菌污染食品的主要途径如下。

(1) 通过水污染

食品的生产加工过程离不开水。水既作为许多食品的原辅材料，在清洗、冷冻的工序中也必不可少。因此，水既是腐败菌的来源，也是污染食品的污染来源之一。虽然一般情况下经净化消毒的自来水含菌量较少，但当水管出现漏洞而且管内压力小于管外压力时，管道周围环境中的腐败菌就会从漏洞渗透进入管道，污染自来水。有时候，即使水源是卫生的，但生产加工的方法不当也会导致污染。如在对畜禽进行屠宰时，皮毛和肠道内的菌群可通过水的流动扩散到其他组织中，造成相互污染，特别是循环使用的冷却水很容易被畜禽的粪便以及下脚料污染，进而污染食品。

(2) 通过空气污染

来自土壤、水、人和动植物的腐败菌进入空气后，可随着灰尘、雾滴的飞扬和沉降而直接污染食品，或通过污染水源、土壤后对食品造成间接污染。例如当人讲话、咳嗽、打喷嚏、吐痰时，人的唾沫、鼻涕、痰中的腐败菌就会通过空气的传播直接或间接污染食品。因此，暴露在空气中的食品被污染是不可避免的。尤其是在卫生状况不达标的环境下生产，食品原料、设备以及食品工作人员的移动都会引起污染。

(3) 通过人及动物接触污染

人的衣帽、毛发、皮肤若不保持清洁，就很容易被大量腐败菌附着，在食品的加工、运输、贮存、销售及消费过程中一旦与食品接触则必定造成污染。另外，鼠、蝇、蟑螂也常携带大量腐败菌，食品一旦受到这类动物的咬噬或接触，则很容易被污染。

(4) 通过容器、机械设备及包装材料污染

食品在生产加工、运输、贮存、销售及消费过程中必然会用到很多容器、机械设备、包装材料，如果不经过严格的杀菌消毒处理，一旦与食品接触，其所带有的腐败菌则会轻而易举地进入食品。接触机会越多，污染越严重。特别是已经灭菌消毒的食品，一旦使用未经过无菌处理的包装材料，则必定前功尽弃，造成食品的重新污染。

2.1.3 常见腐败菌的种类

2.1.3.1 分解蛋白质类食品的腐败菌

细菌、霉菌、酵母菌都可以通过分泌胞外蛋白酶来分解蛋白质类食品。

细菌中芽孢杆菌属、梭状芽孢杆菌属、假单胞菌属、变形杆菌属、链球菌属等分解蛋白质能力较强；小球菌属、葡萄球菌属、黄杆菌属、产碱杆菌属、埃希氏杆菌属等分解蛋白质能力较弱；肉毒梭状芽孢杆菌分解蛋白质能力很弱。

霉菌中青霉属、毛霉属、曲霉属、木霉属、根霉属等也具有分解蛋白质的能力，比细菌更能利用天然蛋白质。

酵母菌中啤酒酵母属、毕赤氏酵母属、汉孙氏酵母属、假丝酵母属、球拟酵母属等虽然能使凝固的蛋白质缓慢分解，但相对来说，多数酵母菌对蛋白质的分解能力极弱。

2.1.3.2 分解糖类食品的腐败菌

细菌中能高效分解糖的菌种并不多。芽孢杆菌属和梭状芽孢杆菌属的某些种，如蜡样芽孢杆菌、枯草杆菌、淀粉梭状芽孢杆菌、巨大芽孢杆菌等分解淀粉的能力较强，所以这些菌株经常引起米饭发酵、面包黏液化。能分解果胶的细菌主要为芽孢杆菌属、梭状芽孢杆菌属、欧氏植病杆菌属中的部分菌株，它们参与果蔬的腐败。能分解纤维素和半纤维素的细菌则只有芽孢杆菌属、梭状芽孢杆菌属和八叠球菌属的一些种。然而绝大多数细菌都具有分解某些糖（特别是单糖）的能力。

大多数霉菌都有分解单糖的能力。青霉属、曲霉属、木霉属的某些种能够分解纤维素，特别是绿色木霉、里氏木霉、康氏木霉分解纤维素的能力较强。另外，曲霉属、毛霉属等不仅分解果胶的活力较强，还具有利用某些简单有机酸和醇类的能力。

绝大多数酵母菌不能使淀粉水解，大多数酵母菌有利用有机酸的能力，少数酵母菌能分解多糖（如拟内胞霉属），极少数酵母菌能分解果胶（如脆壁酵母）。

2.1.3.3 分解脂肪类食品的腐败菌

细菌中的假单胞菌属、无色杆菌属、黄色杆菌属、产碱杆菌属和芽孢杆菌属中的许多种，都有分解脂肪的特性。一般来讲，对蛋白质分解能力强的需氧细菌，大多数也能分解脂肪。

常见的能分解脂肪的霉菌有曲霉属、白地霉、代氏根霉、娄地青霉和芽枝霉属等。

能分解脂肪的酵母菌菌种不多，主要是解脂假丝酵母。这种酵母菌分解脂肪和蛋白质的能力强，但不分解糖类。因此，在肉制品、乳制品发生脂肪酸败时，应考虑酵母菌所发挥的作用。

2.1.4 影响食品腐败变质的因素

食品的腐败变质受很多因素的影响，如腐败菌污染、酶促反应、食品成分自身非酶促变化以及水分活度（A_w）、pH、氧气、温度等因素。这些因素对食品的影响往往不是孤立的，而是同时或先后发挥作用。

腐败菌、酶促反应和食品成分的非酶促理化变化是造成食品变质的直接因素，而温度、氧气、水分活度、pH 等因素通过对三种直接因素的影响，起到间接导致食品变质的作用，如图 2-2 所示。啮齿动物和昆虫的叮咬本身对食品的影响是有限的，但在叮咬过程中随之传播的微生物污染使这些生物也成为

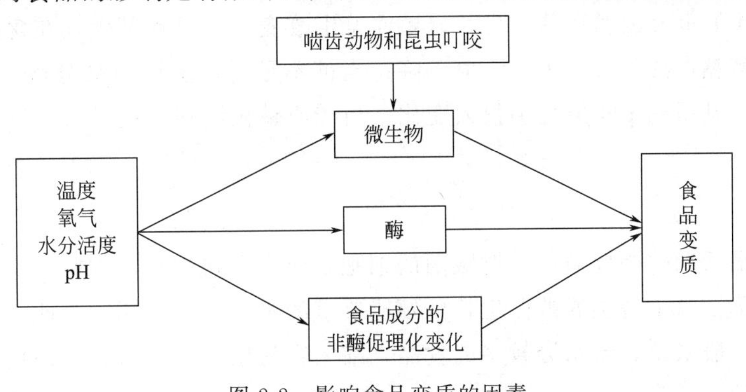

图 2-2 影响食品变质的因素

人类健康的“敌人”。这些因素中，有些因素是外部因素，如腐败菌、温度、氧气等；有些则是内部因素，如酶促反应和食品成分的非酶促变化、水分活度、pH 等。因此，食品腐败变质是个非常复杂的问题。

2.1.4.1 腐败菌

在食品发生腐败变质的过程中，腐败菌起着主要的作用。引起腐败的细菌一般都具有分解蛋白质、淀粉和脂肪的能力，但其能力大小与菌种有关。霉菌生长所需要的水分活度较细菌低，所以在水分活度较低的食品中霉菌比细菌更易引起食品的腐败。霉菌利用分解有机物的能力很强，无论是蛋白质、脂肪还是糖类，多种霉菌能将其分解利用。曲霉属和青霉属的出现是食品霉变的前兆。根霉属和毛霉属的出现往往表示食品已经霉变。酵母菌在自然界分布广泛，主要生长在偏酸的含糖环境中。大多数酵母具有利用有机酸的能力，但其分解蛋白质、脂肪的能力较弱，只有少数较强，但不能利用淀粉。

2.1.4.2 食品的本身特性

(1) 食品的营养成分

食品含有蛋白质、糖类、脂肪、无机盐、维生素和水分等丰富的营养成分，是腐败菌的良好培养基。但由于不同的食品中，上述各种成分的比例差异很大，而各种腐败菌分解各类营养物质的能力不同，这就导致了引起不同食品腐败变质的腐败菌类群也不同，如肉、鱼等富含蛋白质的食品，容易受到对蛋白质分解能力很强的变形杆菌、青霉等腐败菌的污染；米饭等含糖类较高的食品，易受到曲霉属、根霉属、乳酸菌、啤酒酵母等对糖类分解能力强的腐败菌的污染；而脂肪含量较高的食品，易受到黄曲霉和假单胞杆菌等分解脂肪能力很强的腐败菌的污染。

(2) 食品的酸度

各种食品都具有一定的氢离子浓度。根据食品 pH 值范围的特点，可将食品划分为两大类：酸性食品和非酸性食品。一般规定 pH 值在 4.5 以上者，属于非酸性食品；pH 值在 4.5 以下者为酸性食品。例如动物食品的 pH 值一般在 5～7 之间，蔬菜 pH 值在 5～6 之间，它们一般为非酸性食品；水果的 pH 值在 2～5 之间，一般为酸性食品。

各类腐败菌都有其最适宜的 pH 范围，食品中氢离子浓度可影响菌体细胞膜上电荷的性质。当腐败菌细胞膜上的电荷性质受到食品氢离子浓度的影响而改变后，腐败菌对某些物质的吸收机制会发生改变，从而影响细胞正常物质代谢活动和酶的作用，因此食品 pH 值高低是制约腐败菌生长，影响食品腐败变质的重要因素之一。大多数细菌最适生长的 pH 值是 7.0 左右，酵母菌和霉菌生长的 pH 值范围较宽，因而非酸性食品适合于大多数细菌及酵母菌、霉菌的生长。细菌生长 pH 值下限一般在 4.5 左右，pH 值 3.3～4.0 以下时只有个别耐酸细菌，如乳杆菌属尚能生长，故酸性食品的腐败变质主要是酵母菌和霉菌的生长。

另外，食品的 pH 值也会因腐败菌的生长繁殖而发生改变，当腐败菌生长在含糖与蛋白质的食品基质中，腐败菌首先分解糖产酸使食品的 pH 值下降；当糖不足时，蛋白质被分解，pH 值又回升。由于腐败菌的活动，使食品基质的 pH 值发生很大变化，当酸或碱积累到一定量时，反过来又会抑制腐败菌的继续活动。

(3) 食品的水分

水分是腐败菌生命活动的必要条件，腐败菌的细胞组成不可缺少水，细胞内所进行的各种生物化学反应，均以水分为溶剂。由于各类腐败菌生长繁殖所要求的水分含量不同，因此，食品中的水分含量决定了腐败菌的种类。一般来说，含水分较多的食品，细菌容易繁殖；含水分少的食品，霉菌和酵母菌容易繁殖。

食品中水分以游离水（自由水）和结合水（束缚水）两种形式存在。腐败菌在食品中生长繁殖，能利用的水是游离水，因而腐败菌在食品中生长繁殖所需水不是取决于总含水量（%），而是取决于水分活度（A_w）。因为一部分水是与蛋白质、糖及一些可溶性物质等结合，这种结合水对腐败菌是无用的。因而通常使用水分活度来表示食品中可被腐败菌利用的水。食品中腐败菌生长的最低 A_w 值如表 2-1 所示。

表 2-1 食品中腐败菌生长的最低 A_w 值

微生物类群	最低 A_w 值	微生物类群	最低 A_w 值
大多数细菌	0.99～0.90	嗜盐性细菌	0.75
大多数酵母菌	0.94～0.88	耐高渗酵母	0.60
大多数霉菌	0.94～0.73	干性霉菌	0.65

新鲜的食品原料，例如鱼、肉、水果、蔬菜等含有较多的水分，A_w 值一般在 0.98～0.99，适合多数腐败菌的生长，如果不及时加以处理，很容易发生腐败变质。为了防止食品变质，最常用的办法，就是要降低食品的含水量，使 A_w 值降低至 0.70 以下，这样可以较长期保存。许多研究报道，A_w 值在 0.80～0.85 之间的食品，一般只能保存几天；A_w 值在 0.72 左右的食品，可以保存 2～3 个月；如果 A_w 在 0.65 以下，则可保存 1～3 年。

在实际中，为了方便也常用含水量百分率来表示食品的含水量，并以此作为控制腐败菌生长的一项衡量指标。例如为了达到保藏目的，奶粉含水量应在 8%以下，大米含水量应在 13%左右，豆类在 15%以下，脱水蔬菜在 14%～20%之间。这些物质含水量百分率虽然不同，但其 A_w 值约在 0.70 以下。

（4）食品的渗透压

渗透压与腐败菌的生命活动有一定的关系。食品的渗透压主要是通过影响食品中的腐败菌生长来影响食品的腐败变质。不同食品的渗透压不同，一般来讲，大多数腐败菌在低渗透压的食品中有一定的抵抗力，较易生长；而在高渗食品中，各种腐败菌的适应状况不同。多数霉菌和少数酵母能够耐受较高的渗透压，绝大多数细菌不能在有较高渗透压的食品中生长。在高渗透压食品中腐败菌生存的时间与腐败菌的种类有关，如少数细菌能适应较高的渗透压，但其耐受能力远不如霉菌和酵母菌。

（5）食品的完整性

完好无损的食品，一般不易发生腐败，如没有破碎和伤口的马铃薯、苹果等，可以放置较长时间。如果食品组织溃破或细胞膜碎裂，则易受到腐败菌的污染而发生腐败变质。

2.1.4.3 环境因素

① 温度。主要影响腐败菌的生长繁殖。大多数的腐败菌为嗜中温菌，当温度在 25～42℃有利于腐败菌的生长繁殖，特别是在 37℃生长良好。

② 湿度。大多数腐败菌要求空气湿度较大，当空气相对湿度超过 70%，室温适宜时，食品就容易发生腐败变质。

③ 氧气。空气中的氧对腐败菌的影响与腐败菌的种类有关，大多数腐败菌属于需氧或兼性厌氧微生物，氧气的存在有利于其生长繁殖。

④ 光线。阳光中的紫外线一方面可以杀死食品中的腐败菌而抑制食品的腐败变质，但另一方面也会促使食品发生生物化学变化，如油脂酸败，且光照使食品温度升高有利于腐败菌的生长。

2.1.5 食品腐败变质中的化学变化

食品腐败变质的实质是一个复杂的生物化学变化过程，是食品中蛋白质、糖类、脂肪等营养成分的分解过程。这些生物化学变化涉及食品内酶的作用、污染腐败菌的生长和代谢、自然光线及温度影响等因素，其中腐败菌起着决定性作用。

2.1.5.1 食品中蛋白质的分解

从食品卫生与安全控制学的角度分析，食品腐败变质最重要的是分解蛋白质的结果。蛋白质受腐败菌分泌的蛋白质分解酶和肽链内切酶作用，首先分解为肽，并经断链形成氨基酸。氨基酸及其他含氮的低分子物质在相应酶的作用下进一步分解，食品即表现出腐败变质的特征。如酪氨酸、组氨酸、精氨酸和鸟氨酸在细菌脱羧酶的作用下分别生成酪胺、组胺、尸胺和腐胺，后两者具有恶臭气味；色氨酸脱羧基后形成色胺，再脱氨基形成甲基吲哚，其具有粪臭气味；含硫氨基酸分解后形成硫化氢，也具有恶臭气味。由于蛋白质的分解，食品的硬度和弹性降低，组织失去固有的坚韧，产生结构和外形变化或颜色变化。

(1) 脱氨反应

a. 氧化性脱氨：生成酮酸和氨。

$$\underset{\text{氨基酸}}{R\cdot CH(NH_2)\cdot COOH}+1/2O_2 \longrightarrow \underset{\text{酮酸}}{R\cdot CO\cdot COOH}+NH_3$$

b. 还原性脱氨：生成饱和脂肪酸和氨。

$$\underset{\text{氨基酸}}{R\cdot CH(NH_2)\cdot COOH}+H_2 \longrightarrow \underset{\text{饱和脂肪酸}}{R\cdot CH_2\cdot COOH}+NH_3$$

c. 水解性脱氨：生成羟酸和氨。

$$\underset{\text{氨基酸}}{R\cdot CH(NH_2)\cdot COOH}+2H_2O \longrightarrow \underset{\text{羟酸}}{R\cdot CH(OH)\cdot COOH}+NH_3$$

d. 直接脱氨或不饱和脱氨：生成不饱和脂肪酸和氨。

$$\underset{\text{氨基酸}}{R\cdot CH_2\cdot CH(NH_2)\cdot COOH} \longrightarrow \underset{\text{不饱和脂肪酸}}{R\cdot CH=CH\cdot COOH}+NH_3$$

(2) 脱羧反应

由于细菌脱羧酶的作用，氨基酸可经脱羧反应产生各种胺类。

$$\underset{\text{赖氨酸}}{NH_2(CH_2)_4CH(NH_2)\cdot COOH} \longrightarrow \underset{\text{尸胺}}{NH_2(CH_2)_5NH_2}+CO_2$$

$$\underset{\text{甘氨酸}}{NH_2CH_2COOH} \longrightarrow \underset{\text{甲胺}}{CH_3NH_2}+CO_2$$

$$\underset{\text{鸟氨酸}}{NH_2CH_2(CH_2)_2CH(NH_2)COOH} \longrightarrow \underset{\text{腐胺}}{NH_2CH_2(CH_2)_2CH_2NH_2}+CO_2$$

2.1.5.2 食品中脂肪的酸败

食用油脂与食品中脂肪酸败程度受脂肪酸饱和程度、紫外线、氧、水分、天然抗氧化物质及食品中腐败菌的解脂酶等多种因素影响。此外，还与油脂中铜、铁等金属离子，以及油料中动植物残渣含量有关。

油脂酸败的化学过程主要是经水解与氧化，产生相应的分解产物。油脂自身氧化有三个阶段：

(1) 起始反应

脂肪酸在能量（如紫外线）作用下产生自由基：$RH \longrightarrow R\cdot + H\cdot$。

(2) 传播反应

自由基使其他基团氧化生成新的自由基，循环往复，不断氧化。如 $R\cdot + O_2 \longrightarrow ROO\cdot$；$ROO\cdot$

$+RH \longrightarrow ROOH+R\cdot$。ROOH 称氢过氧化物，ROOH 在能量作用下继续产生自由基，如 $ROOH \longrightarrow RO\cdot +OH\cdot$；$RO\cdot +RH \longrightarrow ROH+R\cdot$；$OH\cdot +RH \longrightarrow H_2O+R\cdot$。

(3) 终结反应

如果存在抗氧化物质，在其作用下自由基消失，氧化过程终结，产生一些相应产物。如 $2R\cdot \longrightarrow R—R$；$2RO\cdot \longrightarrow ROOR$；$2ROO\cdot \longrightarrow ROOR+O_2$。

脂肪自身氧化以及加水分解所产生的分解产物，首先使食用油脂或食品中脂肪的过氧化值升高，此为脂肪酸败最早期的指标；其次使酸度上升，羰基（醛、酮）反应阳性。在油脂酸败过程中，脂肪酸的分解可导致其固有的碘价（值）、凝固点、密度、折射率、皂化价等发生变化。脂肪酸败所特有的“哈喇”味，肉鱼类食品脂肪变黄，鱼类的“油烧”现象，是油脂酸败鉴定中常用的指标。

2.1.5.3 食品中糖类的分解

食品中的糖类包括纤维素、半纤维素、淀粉、糖原及双糖和单糖等。糖类较丰富的食品主要是粮食、水果、干果、蔬菜、糖类产品等。在腐败菌及动植物组织中的各种酶及其他因素作用下，这些食品组成成分被分解成单糖、醇、醛、酮、羧酸、二氧化碳和水等产物。由腐败菌引起糖类物质发生的变质，习惯上称为发酵或酵解。

糖类含量高的食品变质的主要特征为酸度升高、产气和稍带有甜味、醇类气味等。

2.1.6 食品腐败变质的鉴定

食品腐败变质的鉴定一般是从感官、微生物、化学和物理四个指标的检测来判断。

2.1.6.1 感官鉴定

感官鉴定是以人的视觉、嗅觉、触觉、味觉来查验食品初期腐败变质的一种简单而灵敏的方法。食品初期腐败时会产生腐败臭味，发生颜色的变化（褪色、变色、着色、失去光泽等），出现组织变软、变黏等现象。这些都可以通过感官分辨出来，一般还是很灵敏的。

(1) 色泽

食品无论在加工前或加工后，本身均呈现一定的色泽，如有腐败菌繁殖引起食品变质时，色泽就会发生改变。有些腐败菌产生色素，分泌至细胞外，色素不断累积就会造成食品原有色泽的改变，如食品腐败变质时常出现黄色、紫色、褐色、橙色、红色和黑色的片状斑点或全部变色。另外由于腐败菌代谢产物的作用促使食品发生化学变化时也可引起食品色泽的变化。例如肉及肉制品的绿变就是由于硫化氢与血红蛋白结合形成硫化氢血红蛋白所引起的。腊肠由于乳酸菌增殖过程中产生了过氧化氢促使肉色素褪色或绿变。

(2) 气味

食品本身有一定的气味，动物、植物原料及其制品因腐败菌的繁殖而产生极轻微的变质时，人们的嗅觉就能敏感地觉察到有不正常的气味产生。氨、三甲胺、乙酸、硫化氢、乙硫醇、粪臭素等物质在空气中浓度为 $10^{-11} \sim 10^{-8} mol/m^3$ 时，人们的嗅觉就可以察觉到。此外，食品腐败变质时，其他物质如甲酸、酮、醛、醇类、酚类等很容易被察觉到。食品中产生的腐败臭味，常是多种臭味混合而成的。有时也能分辨出比较突出的不良气味，例如霉味臭、醋酸臭、胺臭、粪臭、硫化氢臭、酯臭等。但有时产生的有机酸味、水果变坏产生的芳香味，人的嗅觉习惯不认为是臭味。因此评定食品质量不是以香味、臭味来划分，而是应该按照正常气味与异常气味来评定。

(3) 口味

腐败菌造成食品腐败变质时也常引起食品口味的变化，而口味改变中比较容易分辨的是酸味和苦味。一般糖类含量多的低酸食品，变质初期产生酸是其主要特征。但对于原来酸味就高的食品，如番茄制品来讲，微生物造成酸败时，酸味稍有增高，辨别起来就不那么容易。另外，某些假单胞菌污染消毒乳后可产生苦味；蛋白质被大肠杆菌、小球菌等微生物作用也会产生苦味。

当然，口味的评定从卫生角度看是不符合卫生要求的，而且不同人评定的结果往往意见分歧较多，只能作大概的比较，为此口味的评定应借助仪器来测试。

(4) 组织状态

固体食品变质时，动物性、植物性组织因腐败菌和酶的作用，可使组织细胞破坏，造成细胞内容物外溢，这样食品的性状即出现变形、软化；鱼肉类食品则呈现肌肉松弛、弹性差，有时组织体表出现发黏等现象；微生物引起粉碎后加工制成的食品（如糕鱼、乳粉、果酱等）变质后常出现黏稠、结块等表面变形、湿润或发黏现象。

液态食品变质后即会出现浑浊、沉淀，表面出现浮膜、变稠等现象。鲜乳因微生物作用引起变质可出现凝块、乳清析出、变稠等现象，有时还会产气。

2.1.6.2 化学鉴定

腐败菌的代谢，可引起食品化学组成的变化，并产生多种腐败性产物，直接测定这些腐败产物就可作为判断质量的依据。

(1) 挥发性盐基总氮

挥发性盐基总氮（TVBN）是指肉类、鱼类样品浸液在弱碱性条件下能与水蒸气一起蒸馏出来的总氮量，主要是氨和胺类（三甲胺和二甲胺），常用蒸馏法或 Conway 微量扩散法定量。该指标现已列入中国食品卫生标准。例如一般在低温有氧条件下，鱼类挥发性盐基总氮的量达到 30mg/100g 时，即认为是变质的标志。

(2) 三甲胺

因为在挥发性盐基总氮构成的胺类中，主要的是三甲胺，是季铵类含氮物经微生物还原产生的。可用气相色谱法进行定量，或者将三甲胺制成碘的复盐，用二氯乙烯抽取测定。新鲜鱼虾等水产品、肉中没有三甲胺，初期腐败时，其量可达 4～6mg/100g。

(3) 组胺

细菌分泌的组氨酸脱羧酶使组氨酸脱羧生成组胺而使鱼贝类发生腐败变质。当鱼肉中的组胺达到 4～10mg/100g，就会发生变态反应样的食物中毒。通常用圆形滤纸色谱法（卢塔-宫木法）进行测定。

(4) *K* 值

K 值（*K* value）是指 ATP 分解的低级产物肌苷（HxR）和次黄嘌呤（Hx）占 ATP 系列分解产物 ATP＋ADP＋AMP＋IMP＋HxR＋Hx 的百分比。*K* 值主要适用于鉴定鱼类早期腐败。若 $K \leqslant 20\%$ 说明鱼体绝对新鲜；$K \geqslant 40\%$时，鱼体开始有腐败迹象。

(5) pH 的变化

食品中 pH 的变化，一方面可由腐败菌的作用或食品原料本身酶的消化作用，使食品中 pH 下降；另一方面也可以由腐败菌的作用所产生的氨而促使 pH 上升。一般腐败开始时食品的 pH 略微降低，随后上升，因此多呈现 V 字形变动。例如牲畜和一些青皮红肉的鱼在死亡之后，肌肉中因糖类产生消化作用，造成乳酸和磷酸在肌肉中积累，以致引起 pH 下降；其后因腐败菌繁殖，肌肉被分解，造成氨积累，促使 pH 上升。借助于 pH 计测定可评价食品变质的程度。

但由于食品的种类不同、加工方法不同以及污染的腐败菌种类不同，pH 的变动有很大差别，所以一般不用 pH 作为初期腐败的指标。

2.1.6.3 物理鉴定

食品的物理鉴定主要是根据蛋白质分解时低分子物质增多这一现象，来先后研究食品浸出物量、浸出液电导度、折射率、冰点下降、黏度上升等指标。其中肉浸液的黏度测定尤为敏感，能反映腐败变质的程度。

2.1.6.4 微生物鉴定

对食品进行微生物菌数测定可以反映食品被微生物污染的程度以及是否发生变质，同时它是判定食品生产的一般卫生状况以及食品卫生质量的一项重要依据。在国家卫生标准中常用细菌总数和大肠杆菌群的近似值来评定食品卫生质量，一般食品中的活菌数达到 10^8 个/g 时，则可认为处于初期腐败阶段。

2.1.7 几种常见食品的腐败变质与控制措施

2.1.7.1 肉与肉制品

肉类富含脂肪和蛋白质，水分含量高，pH 接近中性，属于高风险食品。丰富全面的营养和适宜的条件使得肉类适于多种腐败菌生长，高含量的脂肪被氧化也容易产生令人不悦的气味。因此，肉类是容易腐败变质的食品。

(1) 腐败菌造成的肉类变质

一般认为，在刚屠宰的健康动物内部肌肉组织是无菌的，而肉中的腐败菌主要是来源于屠宰加工过程和以后的贮藏、流通和消费等环节。动物的毛皮、胃肠道、淋巴结等组织器官中都含有大量的腐败菌，当动物被屠宰时，这些组织表面的腐败菌沿血管进入肉的内层，使原本无菌的组织被污染。而屠宰的用具（如屠宰刀、器皿）与屠宰环境中存在的腐败菌都可能通过屠宰过程污染肉类制品。类似的，加工、贮藏、流通、消费过程中，操作员携带的腐败菌、操作工具以及环境中存在的腐败菌都会对肉类制品造成污染（图 2-3）。

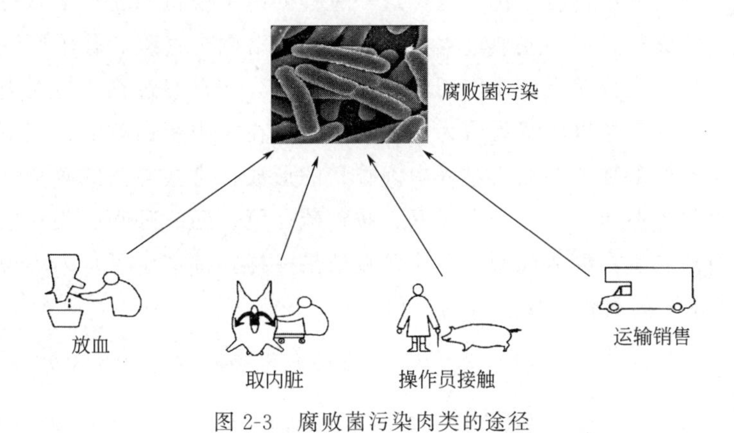

图 2-3 腐败菌污染肉类的途径

环境中广泛存在着能使肉制品变质的霉菌，包括青霉、毛霉和芽枝霉；而肉制品中普遍存在的酵母为假丝酵母和胶红酵母。

肉类中富含的脂肪和蛋白质是腐败菌喜爱的“食物”。其中，腐败菌对脂肪的分解有两种方式：一种是分泌脂肪酶分解脂肪，产物是游离的脂肪酸和甘油。细菌中的假单胞菌属、沙门氏菌属等和霉菌都可以以这种方式分解脂肪。另一种则是由氧化酶通过β-氧化作用氧化脂肪酸。相比之下，腐败菌对肉类中蛋白质的腐败作用比对脂肪的分解要复杂得多，这是因为蛋白质的天然结构非常复杂，而且腐败菌也是多种多样的。其中有些腐败菌可以分泌蛋白质水解酶，把蛋白质水解成可溶性的多肽和氨基酸，如梭状芽孢杆菌属、变形杆菌属和假单胞杆菌属。有些腐败菌可分泌水解明胶和胶原的明胶酶和胶原酶，以及能水解弹性蛋白质和角蛋白的弹性蛋白酶和角蛋白酶。许多腐败菌虽不能作用于蛋白质，却能对游离氨基酸及低肽起作用，将氨基酸氧化脱氨生成相应的胺和酮酸。此外，还有的腐败菌可以将氨基酸分解，产生吲哚、甲基吲哚、甲胺和硫化氢等。在蛋白质、氨基酸的分解代谢中，酪胺、尸胺、腐胺、组胺和吲哚等对人体有害，而吲哚、甲基吲哚、甲胺、硫化氢等则具有恶臭，是肉类变质臭味所在。

腐败菌对肉制品的腐败作用体现在多种感官表现上，除了上述的脂肪、蛋白质分解产生的令人不悦的气味外，还有发黏、色斑等影响。

腐败菌造成的腐败初期，肉体表面有黏液状物质产生，拉出如丝状，并有较强的臭味，这便是腐败菌生长繁殖后形成的菌落。这些腐败菌主要是革兰氏阴性腐败菌，如假单胞菌、无色杆菌、变形杆菌、大肠杆菌等。霉菌在肉体表面生长时，先有轻度的发黏现象，后来则出现霉斑。

某些腐败菌产生色素，它们在肉体表面生长就会使肉的表面出现多种色斑，这也会大大影响肉制品的感官质量。部分菌种产生的色斑颜色见表 2-2。

表 2-2　部分菌种产生的色斑颜色

菌种	色斑颜色	菌种	色斑颜色
类蓝假单胞菌	蓝色	酵母菌	白、粉红、红、灰白色等
类黄假单胞菌	黄色	枝孢霉	蓝绿、棕黑色
黄杆菌	黄色	顶青霉	蓝绿色
黄色微球菌	黄色	扩展青霉	蓝绿色
红色微球菌	红色	草酸青霉	蓝绿色
玫瑰色微球菌	粉红色		

冷冻虽然是一种非常有效的肉制品保藏方法，但是冷冻并不能抑制所有腐败菌的生长。多数霉菌在－8℃直到－12℃环境中仍能生长，冻肉表层常见肉分枝胞霉、美丽枝青霉形成的白色霉斑，青霉形成的青绿色霉斑，而芽枝霉菌的黑色霉斑可侵入冻肉的深层。

(2) 酶促反应造成的肉类变质

禽畜屠宰后，肉内部继续进行着生化反应，这一过程的结果使得肉变得柔软、多汁，并产生特殊的滋味及气味，这就是肉的成熟过程。成熟过程分为僵直和自溶两个过程。除了腐败菌分泌的蛋白酶对肉的作用，肉内部被活化的、起分解蛋白质作用的组织蛋白酶，在自溶过程中也对肉的成熟起了非常重要的作用。组织蛋白酶作用的对象以肌浆蛋白为主。肌浆蛋白在组织蛋白酶的作用下被分解成蛋白肽和氨基酸，这些蛋白肽和氨基酸参加了在加工过程中肉香气的形成，直接与肉的鲜味有关。然而，在肉成熟后，组织蛋白酶继续水解蛋白质，进一步生成氨、胺、硫化氢、酚、吲哚、粪臭素等，则发生了蛋白质的腐败。这与腐败菌所分泌蛋白酶造成的蛋白质腐败效果一样，都产生了令人不悦的气味，甚至对人体有害的物质。图 2-4 表示了肉类蛋白质腐败的过程。

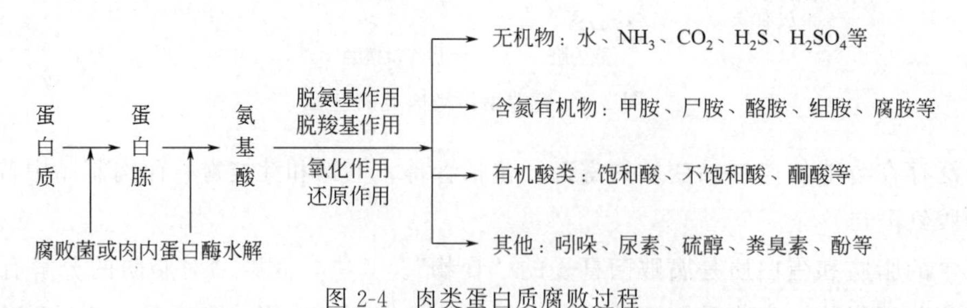

图 2-4　肉类蛋白质腐败过程

(3) 非酶促理化反应造成的肉类变质

前述腐败菌引起的肉色泽的变化会影响肉的卫生质量，然而肉本身色泽的变化却对营养价值的影响不大，只是会在某种程度上影响食欲和商品价值。新鲜正常的肉一般呈红色，这种红色是由肌红蛋白和血红蛋白产生的。不同的动物，肉的颜色不一样，同一种动物而不同年龄和不同部位的肉也会有不一样的颜色。屠宰后的肉在贮藏过程中，颜色会发生各种变化。以新鲜牛肉为例，刚宰后，还原肌红蛋白和亚铁血色素相结合，肉色为深红；经过十几分钟后，亚铁血色素与氧气结合，但2价铁未被氧化，为氧合肌红蛋白，肉色鲜红；再经过几小时或者几天，亚铁血色素的2价铁被氧化成3价铁，肉色为褐色。

肉的风味是指生鲜肉的气味和加热后肉制品的香气和滋味。一般生鲜肉都会有各自特有的气味，如羊肉有膻味、鱼肉有腥味。而宰杀发情期的动物，肉散发出令人厌恶的气味。肉的腐败也会产生令人厌恶的气味，如前面所述的脂肪和蛋白质腐败产生的气味。需要指出的是肉和肉制品中严重的酸败问题不是由微生物所引起的，而是因为空气中的氧气在光线、温度以及金属离子催化下氧化脂肪酸的结果。

(4) 防止肉类变质的措施

根据上述对肉类变质原因的介绍，可以得出这样的结论：防止肉类变质，就是要抑制或杀灭有害微生物的生长和繁殖，抑制酶的活性，延缓肉内部的生化反应。

目前已有的肉类贮藏保藏方法如表2-3所示。

表2-3 肉类贮藏保藏方法

保藏方法	简要介绍
冷藏保鲜法	把肉温迅速降至0℃左右，并在此温度下短期贮藏，可使腐败菌在肉表面的生长繁殖减弱到最低限值，降低酶活延缓肉的成熟时间，减少肉内水分蒸发
冷冻保鲜法	将屠宰后的胴体肉深度冷冻，使肉温降到－18℃以下，肉中的大部分水(80%以上)冻结成冰。这种方法阻碍了腐败菌的生长繁殖和酶的活性，延缓了肉中的各种生化反应
辐射保鲜法	利用一定剂量的射线杀灭肉品中的害虫，杀灭腐败菌和致病性微生物，抑制肉中的某些生物活性物质和生理过程
真空包装法	除去包装袋内的空气，好氧型腐败菌的生长繁殖受到抑制，减少了蛋白质分解腐败和脂肪酸败
气调保鲜法	用适合保鲜的保护气体替代包装容器中的空气，抑制腐败菌的生长。常用的保护气体为：100% CO_2，75% O_2 和 25% CO_2 混合气体，50% O_2，25% CO_2 和 25% N_2 混合气体
化学保鲜法	利用天然的或化学合成的防腐剂和抗氧化剂与其他贮藏手段相结合应用于鲜肉和肉制品的防腐保鲜

在实际肉制品的生产中，生产者通常将几种方法相结合，以更好地达到防腐保鲜目的。例如，在包装肉产品中添加天然防腐剂、抗氧化剂，真空包装后，在冷藏温度下运输销售。

2.1.7.2 蛋与蛋制品

禽蛋中含有丰富的蛋白质和脂肪，虽然禽蛋有抵抗腐败菌侵入、生长的结构，但仍然不能避免腐败变质。禽蛋的腐败变质以蛋白质腐败为基本特征，有时还会出现脂肪酸败和糖类酸败现象。禽蛋（以鸡蛋为例）结构如图2-5。

蛋壳是包裹在鲜蛋内容物外的一层硬壳，有保护蛋白和蛋黄的作用。蛋壳上有许多微小的气孔，这些气孔是蛋自身进行气体代谢的内外通道，如果角质层脱落，细菌、霉菌可通过气孔进入蛋内，造成蛋的腐败变质。壳内膜和蛋白膜都具有阻挡腐败菌入侵的作用，但当蛋白膜被蛋白酶破坏时，腐败菌就会进入蛋内造成腐败变质。蛋黄两边的系带上附着有大量溶菌酶，含量是蛋白中含量的2～4倍，这些溶菌酶也起到了阻止腐败菌继续入侵的作用。

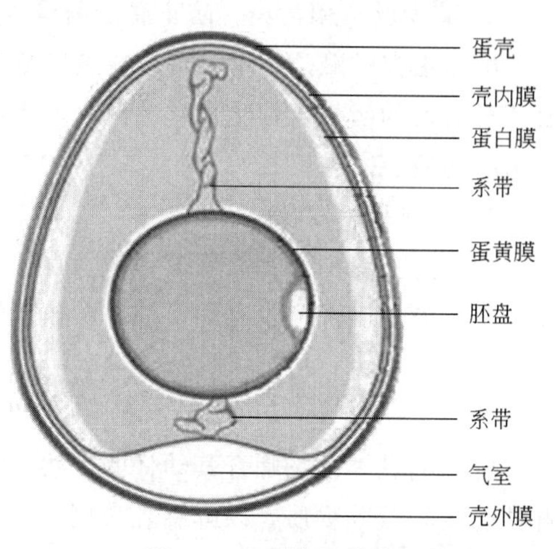

图2-5 鸡蛋内部结构

(1) 腐败菌造成的禽蛋变质

正常情况下，家禽刚刚产下的蛋是无菌的，但是，在形成蛋壳前，排泄腔内的细菌向上污染到输卵管就会污染禽蛋，外界的腐败菌也可能通过破损的蛋白膜结构侵入蛋内。在贮藏条件下，蛋的外壳表面有大量的细菌，一旦外壳有损，这些细菌都有可能污染禽蛋。

引起禽蛋腐败变质的腐败菌主要是细菌和霉菌。其中细菌主要有假单胞菌属、无色杆菌属、变形杆菌属、产气单胞菌属、产碱杆菌属、沙门氏菌属、产气杆菌属、埃希氏杆菌属、赛氏杆菌属、沙雷氏菌属等；霉菌主要为黄霉、曲霉、白霉等。细菌腐败过程见图 2-6。

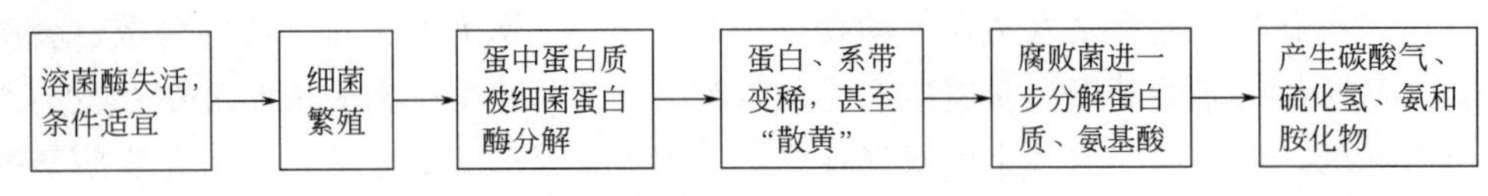

图 2-6　细菌腐败过程

随着硫化氢、氨和胺化物的产生，蛋出现粪臭味或肉类腐败的酸臭味。硫化氢的气味也因此被形容为“臭鸡蛋味”。被细菌腐败变质的蛋液还可呈现不同的颜色，如变形杆菌及假单胞杆菌污染的蛋黄呈黑色；假单胞菌可引起黑色、绿色、粉红色腐败。

霉菌的菌丝体可通过气孔进入蛋内，在靠近气室的部位生长，因为这里氧气较多，繁殖快。不同的霉菌会由于菌丝体颜色的不同在蛋中形成不同颜色的霉斑，如青霉产生蓝绿斑、枝孢霉产生黑斑，与此同时还会形成难闻的霉味。

(2) 禽蛋自身理化变化造成的变质

鲜蛋是一个生命体，无时无刻不在发生着生理生化反应，这种变化必然会影响蛋的质量和食用价值。

鲜蛋在贮藏过程中，随着贮藏时间的延长，质量逐渐减轻，气室逐渐变大，这是由于蛋内水分通过气孔蒸发。在蛋中所含酶的作用下，蛋中的蛋白质也逐渐被水解，造成了蛋液黏度的下降（散黄）。一般说来新鲜蛋的蛋液黏度高，蛋白稠，品质高。

此外，蛋作为禽类的胚胎，会在适宜的条件下开始发育。在 25～28℃时，受精蛋的胚胎就开始发育，胚胎一经发育，蛋的品质则显著降低。

(3) 防止禽蛋变质的措施

根据禽蛋的构造和变质特点，在贮藏的过程中应注意以下几点：

① 保持蛋壳和壳外膜的完整性。

蛋壳是最好的禽蛋天然包装材料，壳外膜又可以将蛋壳上的气孔封闭，这样就可以很好地防止腐败菌入侵和水分的蒸发。但是壳外膜很容易被水溶解。因此，在贮藏保存禽蛋的时候，应该尽量保持蛋壳和壳外膜的完整性。

② 减少腐败菌污染，防止腐败菌侵入。

虽然蛋在贮藏过程中不可避免被腐败菌污染，但可以通过提高蛋加工、贮存环境的清洁度，减少腐败菌对禽蛋的污染。为防止腐败菌侵入蛋内，可以采用有抑菌作用的涂料涂抹蛋壳，或将蛋浸入有杀菌作用的溶液。

③ 抑制胚胎发育。

为了防止受精蛋在贮藏过程中发育，尤其是在环境温度较高的夏天，应尽量保证贮藏蛋的温度低于 23℃，另外低温保存也有利于抑制腐败菌繁殖，有利于保持蛋的新鲜状态。

2.1.7.3　乳与乳制品

乳是哺乳类动物哺育其幼仔的天然食物，营养全面均衡，易于消化，为幼仔的生长发育提供所需的各种能量和营养物质。以鲜牛乳为例，其含水量 89.8%、蛋白质 3.0%、脂肪 3.2%、乳糖 4.6%、灰分 0.6%，正常 pH 为 6.4～6.8。这些成分也为腐败菌的生长繁殖提供了有利的条件，因此，乳制品的变质主要是由腐败菌的作用引起的，主要表现为乳糖发酵、蛋白质腐败和脂肪酸败。

室温下，乳的变质有其特有的规律，可分为抑制期、乳链球菌期、乳酸杆菌期、真菌期和胨化菌期几个不同的阶段。图 2-7 体现了乳制品变质期间，各阶段所发生的变化。

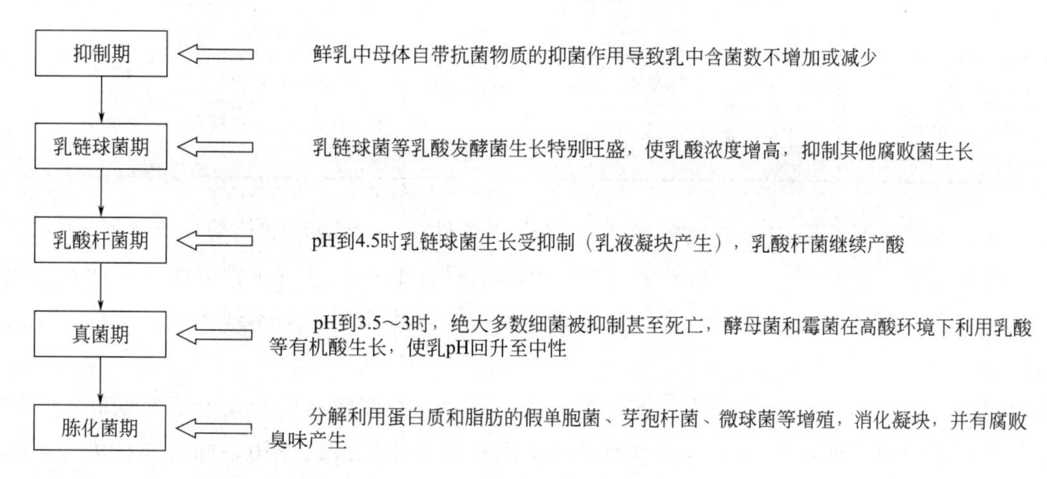

图 2-7　鲜乳变质变化阶段

健康哺乳动物的乳腺分泌出来的乳汁本身是无菌的，但乳头上以及后来乳产品加工贮藏环境中的腐败菌会污染乳汁，并迅速生长繁殖，影响乳制品的质量。鲜乳中常见的腐败菌及其对乳制品的影响如表 2-4 所示。

表 2-4　鲜乳中影响乳制品的腐败菌

菌属名	对乳制品的影响和作用
链球菌 乳杆菌	对乳中乳糖进行同型和异型乳酸发酵，产生乳酸等相应的产物，导致乳变酸；乳酸的产生又使乳中蛋白质凝固，造成酸凝固
芽孢杆菌 变形杆菌	分解乳中蛋白质，使不溶解的蛋白质转变成溶解状态的简单蛋白质（胨化），产生腐败的臭气
微球菌 微杆菌	可发酵乳糖产生乳酸，有较弱的分解蛋白质和脂肪的能力
假单胞菌	分解乳中的蛋白质和脂肪，是典型的脂肪分解菌
产碱杆菌	使乳中的柠檬酸盐分解形成碳酸盐，使乳呈碱性
大肠菌群	包括大肠杆菌和产气肠杆菌，分解乳糖产生乳酸、醋酸，使鲜乳变酸并发生酸凝固，同时还产生二氧化碳和氢气，使乳凝块具有多孔气泡，产生令人不快的臭味
梭状芽孢杆菌	使乳中的乳糖分解产生酪酸、二氧化碳和氢气
脆壁酵母 红酵母 假丝酵母 球拟酵母 多主枝孢霉 乳酪青霉 黑曲霉 灰绿曲霉	利用乳糖进行生长繁殖，有的可以分解利用蛋白质和脂肪

既然鲜乳特别容易受到腐败菌的污染而腐败变质，要想延长其保质期就必须经过杀菌消毒，在可接受的范围内尽可能杀灭鲜乳中存在的腐败菌。

高温是食品工业中杀灭腐败菌最常用的方法，但是过高的温度或者长时间的加热在杀灭腐败菌的同时也破坏了乳品中丰富的营养成分。因此，在现有的鲜乳加工中主要采用三种杀菌方法，见表 2-5。

表 2-5 乳制品杀菌方法

名称	杀菌条件	说明
低温长时间杀菌法（LTLT）	乳加热到 62～65℃，保温 30min	一种分批间歇式杀菌方法，杀菌效率低，目前已不太采用
高温短时间杀菌法（HTST）	乳加热到 72～75℃，保温 15～16s；或者 80～85℃，保温 10～15s	目前多数加工厂使用这种方法，与 LTLT 相比，杀菌效率高，营养成分破坏小
超高温瞬时杀菌法（UHT）	乳加热到 130～150℃，保温 0.5～2s	对设备要求高，在这三种方法中杀菌效率最高，营养成分破坏最小

低温保鲜也可以抑制乳品中腐败菌的繁殖。在冷藏条件下，嗜温和嗜热腐败菌的生命活动受到抑制，但诸如假单胞菌、产碱杆菌、变形杆菌中的一些菌株可在低温下进行正常的生命活动，造成冷藏条件下乳的腐败变质。腐败的表现有蛋白质腐败和脂肪酸败，与此相伴还会出现异味、变色、发黏等不良感官变化。

其他乳制品，如乳粉、奶油、干酪、炼乳等产品的变质都与腐败菌的污染有紧密的联系。但是由于不同食品中含水量以及其他成分的不同，腐败菌在不同食品中所发挥的作用不同。如低水分含量的乳粉变质主要是由霉菌引起的；高脂肪含量的奶油，酸败则是其变质的主要表现。

因此，乳品的保存期延长就需要综合多种方法来达到目的。例如将鲜乳杀菌后在低温下冷藏运输和销售，可明显提高鲜乳的货架期。

2.1.7.4 油脂制品

油脂是膳食中的重要成分，也是人体热能供给和体内脂肪的主要来源。在质量相同的前提下，油脂放出的热量比糖类和蛋白质多一倍。油脂来源于植物和动物脂肪，在常温下，呈液态的称为油，固态的称为脂，合称油脂。油脂由多种脂肪酸混合而成，这些脂肪酸中有饱和脂肪酸（如棕榈酸、硬脂酸、花生酸等），还有不饱和脂肪酸（如油酸、亚油酸、亚麻酸等）。油脂中饱和脂肪酸与不饱和脂肪酸的比例影响着其变质的难易程度和对人体的营养价值，一般说来，含不饱和脂肪酸比例高的油脂容易酸败变质，然而又对人体较有益。

(1) 腐败菌对油脂制品的变质影响

从动植物原料提取、加工完毕的油脂由于其含水量很低，本身不易被腐败菌污染，但是油脂提取的原料，尤其是各种油料作物的种子，在不合理的贮藏条件下，易被霉菌污染，有的甚至产生真菌毒素，威胁食用安全。

主要的油脂原料有大豆、油菜籽、花生、棉籽和芝麻，其中以花生的霉变最为典型，如图 2-8 所示。花生最容易被黄曲霉污染，在条件适宜的情况下可产生大量强烈致癌的黄曲霉毒素，而且该毒素为脂溶性毒素，可以转入花生油中，因此，各国的食用油标准中都对黄曲霉毒素含量有严格的限制。

(2) 多重因素造成的油脂酸败

油脂的酸败程度受多重因素的影响，如脂肪酸饱和程度、紫外线、氧、水分、天然抗氧化物、微生物的解脂酶等。油脂酸败的具体步骤和产物非常复杂，还有许多内容尚待研究。油脂的酸败过程中，脂肪发生分解，逐渐形成各种脂酸，导致油脂酸度（酸价）增高。醛、酮等羰基化合物的出现是不同脂酸在不同条件下发生醛酸败和酮酸败的产物，所形成的醛、酮，以及某些羧酸使油脂带上所谓的“哈喇”特殊刺激臭气，成为油脂酸败中较为敏感和食用的辨别指标。

(3) 防止油脂制品变质的措施

针对油脂原料易吸水、易霉变的特点，在贮藏这些原料的时候应尽量使原料的含水量降低，一般大豆的含水量控制在 12.5%以内，油菜籽控制在 9%以内，花生控制在 9%～10%以内。

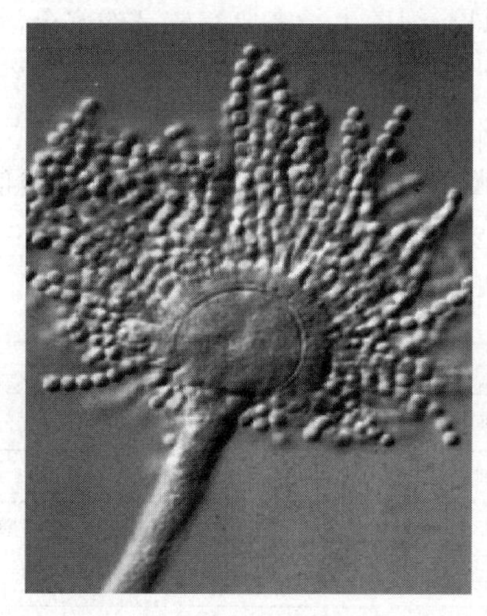
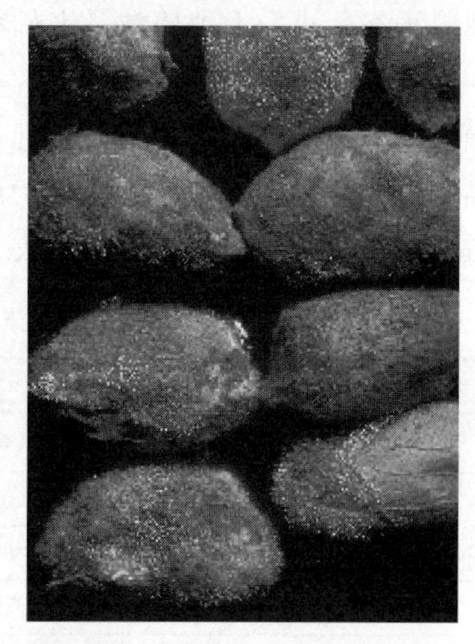

图 2-8 曲霉及其感染的花生

根据不同的原料采取不同的通风密闭贮藏方式，如花生贮藏应以干燥、低温密闭为主；棉籽可以进行露天贮藏；芝麻一般采取密闭贮藏。

对于成品油脂制品，若要长期贮存，须在入库前认真检查水分、杂质含量和酸价高低，达到贮藏要求才能入库贮存。也可以根据不同油脂、不同的贮藏条件，在食用油中添加抗氧化剂。常见的抗氧化剂有：丁基羟基茴香醚（BHA）、2,6-二叔丁基对甲酚（BHT）、没食子酸丙酯（PG）、特丁基对苯二酚（TBHQ）。还可以根据空气氧化油脂的原理，用气调贮藏法贮存油脂，隔绝或者降低油脂贮存环境中的氧气。常见的方法有：隔离油脂与外界空气接触、减少容器中存留空间、抽真空、脱氧剂除氧、用惰性气体置换容器中的空气。

2.1.7.5 米面制品

米面制品是由小麦、水稻、大麦、玉米、高粱等禾本科作物籽粒加工而成的，是膳食中供给热能和营养素的主要来源。米面制品的腐败变质每年都给全世界带来巨额的经济损失。

米面制品由于其加工原料产地、加工方式的不同，其成分不同，营养价值也不同。但是，它们都含有大量的淀粉，如大米含淀粉 75%左右，面粉 73%，玉米面 68%。除此之外，还含有不同含量的水分、蛋白质、脂肪、矿物质和维生素等成分，是腐败菌良好的天然培养基。因此，一旦时机成熟，米面中的腐败菌就会快速生长繁殖，导致粮食变质，有的菌株甚至产生真菌毒素，危害人类健康。因此，米面制品的变质主要关注腐败菌对其质量的影响。

从数量上看，米面制品中的腐败菌以细菌和霉菌为主，酵母菌较少，其中对米面制品危害最大的是霉菌，如图 2-9、图 2-10 所示。

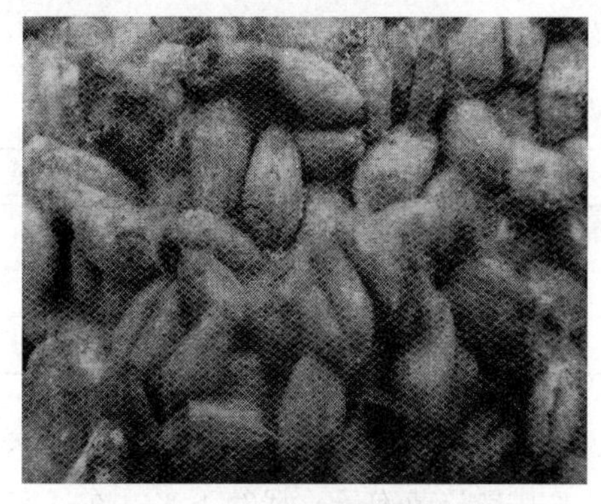

图 2-9 小麦感染根霉

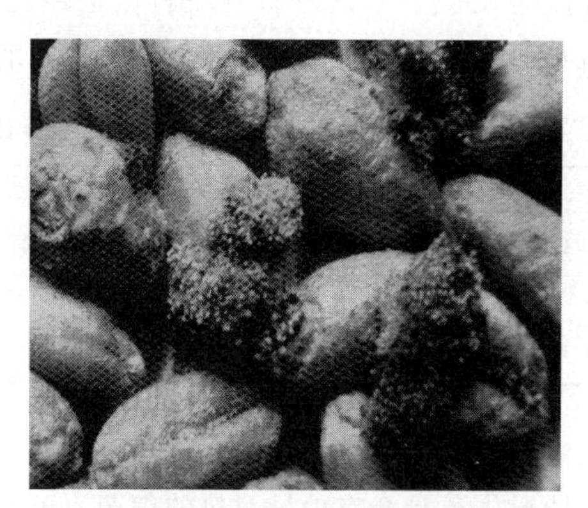

图 2-10 小麦感染黄曲霉

新收割的米面原料稻谷、小麦上细菌数量占优势。细菌生长需要有较高的水分活度，而米面贮藏条件中水分活度较低。而且细菌一般不能分解稻谷、小麦外壳的大分子，不能侵入稻谷、小麦内部生长繁殖。因此，这些细菌对米面贮藏加工过程的危害远不如霉菌。

霉变对米面制品的影响表现在许多方面，如贮藏质量减轻、水分增加、脂肪酸值升高、气味不正、真菌毒素污染等。霉菌对米面制品质量的影响如表 2-6 所示。

表 2-6 霉菌对米面制品质量的影响

变质类型	简要介绍
质量减轻	霉菌将米面中的糖类作为呼吸作用基质利用，产生 CO_2 和水，导致米面质量减轻
使脂肪酸增加	霉菌分泌脂肪酶，将米面中的脂肪分解成脂肪酸
改变蛋白质性质	虽然霉菌没有改变蛋白质在米面制品中的含量，却改变了其存在形式，使得游离氨基酸增加，影响面粉质量
酶学性质变化	霉菌分泌的淀粉酶、蛋白酶会导致米面产品加工品质的变化
变色、变味	霉菌生长代谢产生的气味和色素会改变米面制品的颜色和风味，影响这些制品的感官质量
真菌毒素污染	霉菌在米面制品中生长，条件适宜的情况下会合成多种次级代谢产物，如多种真菌毒素，其中以黄曲霉产生的黄曲霉毒素为典型代表，会使长期食用者中毒，诱发癌症

由上所述，米面制品的贮藏加工过程中，应重点注意霉菌污染防范和消除。为达到这一目的，采取措施的指导原则是：控制米面制品的水分、环境温度以及环境气体成分。具体方法有：

① 低温贮藏：据报道，在 15℃以下贮藏米面制品不但有利于抑制其呼吸作用，还能有效控制害虫和腐败菌的生长。

② 通风密闭贮藏：利用自然或机械通风，使贮藏环境降温减水，抑制腐败菌生长。

③ 气调贮藏：霉菌多为好氧微生物，降低贮藏环境中氧气的含量将大大有利于对其生长的抑制，减少霉菌对米面制品的危害。

2.1.7.6 饮料与酒

一般情况下，饮料通常根据含醇的情况分为无醇饮料和含醇饮料（酒）。

无醇饮料最常见的就是各种碳酸饮料（汽水）、果蔬汁、含乳饮料、饮用净水等，这些品种的饮料中碳酸饮料、饮用净水由于其中所含的营养成分有限，一般不易产生变质。含乳饮料的变质与乳制品的变质相类似，不再赘述。

这类产品中最容易变质的是果蔬汁，它的主要成分为水、有机酸、糖分、矿物质、芳香物质、色素、单宁、含氮物质和酶等，营养非常丰富。但用于果蔬汁加工的水果、蔬菜原料都带有腐败菌，果蔬汁加工过程中也会被腐败菌再次污染。腐败菌进入果蔬汁后，其生长繁殖，主要取决于果蔬汁的 pH 值。果蔬汁的 pH 值一般较低，在 pH 2.4～4.2 之间。果蔬汁中还含有一定的糖分，高糖分对某些类群的腐败菌有抑制作用。能在果蔬汁中生长繁殖的腐败菌及其导致的变质现象如表 2-7 所示。

表 2-7 果蔬汁中存在的腐败菌及其导致的变质现象

种类	导致的变质现象
细菌	乳酸菌、醋酸菌、酪酸菌等可导致果蔬汁变酸、变黏稠，液面有菌膜，有酸臭味
酵母	使果蔬汁产生浑浊、沉淀
霉菌	产生胀缸、变色、异味、分层沉淀及产生菌丝等腐败现象

果蔬汁饮料产品通常使用巴氏杀菌工艺杀菌，也有的产品用 UHT 技术杀菌以减少腐败菌的污染。但是实际情况中还是会有少量耐热的细菌、酵母和霉菌（尤其是霉菌孢子）残存下来，在适宜的条件下生长繁殖，造成果蔬汁产品的变质。所以在生产时要注意控制原材料中的原始菌量，改善加工环境的卫

生条件。

含醇饮料包括各种酒，根据生产工艺的不同，分为蒸馏酒、发酵酒、配制酒。蒸馏酒的代表有威士忌、白兰地、茅台、伏特加等；发酵酒包括啤酒、葡萄酒、黄酒等；配制酒是以蒸馏酒加其他辅料配制成的，如青梅酒、玫瑰酒、竹叶青酒等。

蒸馏酒的乙醇含量较高，一般在40%～60%，高醇度可以抑制腐败菌的生长，因此，蒸馏酒一般不易发生变质，而且贮存时间越长，酒中的酸与醇反应生成的酯含量越高，酒香越浓郁。

配制酒的原料为蒸馏酒，和蒸馏酒一样，高醇度可以抑制腐败菌的生长。尽管如此，还是应该加强辅料的卫生控制，减少微生物和杂质进入产品的概率。

发酵酒的乙醇含量较低，一般在4%～20%，低醇度不能抑制腐败菌的生长，并且发酵酒中含有很多营养物质，有利于酵母和少数细菌的生长。发酵酒最易出现的变质现象就是浑浊沉淀。产生浑浊沉淀的原因有三个方面。

(1) 腐败菌污染

由于巴氏杀菌不彻底或者原始菌量超过标准都会引起腐败菌在发酵酒产品中的生长繁殖，酵母和细菌都可能造成发酵酒产品的浑浊甚至沉淀，葡萄酒中二氧化硫含量不足且含有微量的糖或苹果酸的酒，就可能引起这两种腐败菌的生长繁殖造成酒体浑浊甚至沉淀。这种变质可以通过加强原料中原始菌量控制和巴氏杀菌工艺的控制达到预防的目的。

(2) 酶作用

这种原因的变质往往发生在用含有大量多酚氧化酶的葡萄制成的葡萄酒中，多酚氧化酶使红葡萄酒变成巧克力色，白葡萄酒变成咖啡牛奶色，造成酒液感官质量的下降。控制这种变质需要在葡萄酒加工中第一次倒桶时加入足够的二氧化硫即可，还可以防止腐败菌对酒的污染。

(3) 非酶理化作用

啤酒和葡萄酒中的铁和铜在超过一定量的时候，会发生相应的浑浊甚至沉淀。铁被氧化后形成的三价铁与酒中有机物形成络合物，产生浑浊；铜形成硫酸铜胶体造成了浑浊和沉淀。啤酒发酵过程中可能会产生草酸钙浑浊，但一般能够在后续的工艺中除去。蛋白质浑浊沉淀也是导致发酵酒变质的重要原因，啤酒发酵中的大麦蛋白质与多酚类物质结合形成了啤酒中的蛋白质浑浊沉淀，葡萄酒中的蛋白质如果未用膨润土处理也会在产品中形成浑浊甚至沉淀。这些浑浊沉淀的预防需要改进发酵酒的发酵工艺。

2.1.7.7 调味品

调味品是指调节食品色、香、味等感官性状的一类食品，常用的如酱油、酱、食醋、食盐、糖和味精等。

(1) 酱油及酱产品

酱油和酱都是以大豆、小麦及其制品为原料，处理后接入相应的霉菌，利用霉菌的酶系将其蛋白质分解产生一些特殊风味的鲜味物质。酱油和酱的生产原料可能因被黄曲霉污染而含有黄曲霉毒素，这是应该在生产加工前予以注意的问题。而用于加工生产酱油的黄曲霉菌种应保证是不产毒素的，且需要经常性地对生产菌种进行纯化，防止变异或污染其他产毒菌种。酱油和酱中常带有大量的细菌，还可能被大肠杆菌、变形杆菌等腐败菌污染。夏天气温较高时，酱油和酱的存放过程中常生醭，这是被产膜性酵母污染所致。

为避免腐败菌引起的腐败变质，可以用高温巴氏杀菌法（85～90℃，瞬间）处理酱油，用低温巴氏杀菌法（63～70℃，30min）处理酱。此外，用于酱油和酱产品包装的玻璃瓶以及塑料包装都应符合相应的卫生标准。

(2) **食醋产品**

食醋按酿造方法分为米醋、熏醋、老陈醋等，其中以米醋和熏醋的产销量最多。我国只允许生产酿造醋，普通米醋以大米为原料，米糠为辅料，处理后接入黑曲霉和酒精酵母，经淀粉糖化、酒精发酵后利用醋酸杆菌进行有氧发酵酿造，醋醅淋醋即成。醋醅加火熏烤两周，再淋醋即可制成熏醋。普通米醋陈酿一年即称为老陈醋。食醋的芳香气来自乙酸乙酯。

食醋常被用作拌凉菜的调味品，本身具有一定的杀菌能力，能杀死不耐酸的细菌。用50%的食醋泡海蜇1min还能预防副溶血性弧菌而导致的食物中毒。而耐酸的霉菌却可以在食醋中生长，形成霉醂，除去膜并加热到72℃以上数分钟后过滤即可杀死霉菌。

(3) **其他调味品**

其他调味品如盐、糖、味精等，一般不易产生腐败变质，但是应注意其在生产加工过程中产生的化学污染物、农药残留等，这些不安全因素的存在需要通过优化生产工艺、严把产品质量关进行预防。

2.1.7.8 水产类

水产品包括淡水和海水中的鱼、甲壳类和软体动物。水产品与陆地上的禽畜肉结构组分相似，但还是有其自身的特点，比如有的鱼体内脂肪含量高达25%，结缔组织也比禽畜肉少，肌肉结构较为疏松，鱼贝类死后的腥臭味很大，这是其体内三甲胺、二甲胺等所占比例较高的缘故。这些特点赋予了水产品不同于禽畜肉类的食用价值和贮藏特性。

鱼贝类死后发生僵直，随后又解僵。僵硬期将要结束时，腐败菌开始生长繁殖，随着自解作用，水产品原有的形态和色泽发生劣变，并产生异味，有时还会产生有毒物质，即发生腐败。由于水产品肌肉的结缔组织少，水分含量高，其肌肉的僵硬期比禽畜肉要短，腐败菌容易使其发生腐败变质。水产品中富含脂肪的鱼的腐败可能不是腐败菌引起的，因为鱼体中的不饱和脂肪酸比哺乳动物的饱和脂肪酸化学性质更活泼，因而更易被氧化而引起鱼的腐败。

与禽畜肉一样，活的水产品肌肉组织、体液也是无菌的，但与外界接触的部位（如鳃、消化道）存在很多腐败菌。当水产品死亡后，这些腐败菌就可以随毛细血管进入无菌的组织内，并生长繁殖，使水产品发生腐败变质。海产品中常见的腐败菌有假单胞菌属、无色杆菌属、黄杆菌属等；淡水产品除前述三种菌外，还有产碱杆菌属、气单胞杆菌属、短杆菌属等。

水产品腐败变质包括如下几项：

(1) **脂肪劣变**

水产品中脂肪的劣变有两种情况：一是脂肪氧化，二是脂肪水解。与禽畜肉一样，水产品的脂肪氧化也会产生刺激性臭味、涩味和酸味等，即脂肪的酸败。水产品中的部分鱼类，脂肪含量很高而且多为不饱和脂肪酸，特别容易被氧化。脂肪氧化过程中，当过氧化物分解时，会产生低分子的脂肪酸、羰基化合物、醇等，而这些产物往往带有异味，造成脂肪酸败的变质现象。水产品的肌肉和内脏器官含有脂肪水解酶，腐败菌也可以产生脂肪水解酶将水产品的脂肪水解后利用，这样就造成了水产品脂肪品质的劣变。

(2) **颜色变化**

水产品的肌肉有很多种类型，其颜色的变化也相应有很多种。虾类的头胸部和尾部容易产生黑色的斑点，这是因为其体内的酚酶能将酪氨酸氧化成黑色素。海产红肉鱼的肌肉在常温或低温贮存下都会由鲜红色变为褐色，这是由于肌肉中血红素的亚铁离子被氧化成了铁离子，产生褐色的高铁肌红蛋白。部分鱼（旗鱼、鲽鱼等）腹部肌肉会变绿，这是因为新鲜度下降，微生物繁殖产生了硫化氢，在氯的存在下与肌红蛋白和血红蛋白产生了绿色的硫肌红蛋白和血红蛋白。软体动物的体表原来有很均匀的色泽，新鲜度的降低将使体表逐渐变白，这是色素细胞收缩的结果。

(3) 气味变化

新鲜度下降或长期贮藏的鱼的气味将变得腥臭，而胺类化合物是臭味的主要成分。新鲜的水产品有浓烈的海腥味，新鲜度下降就产生了腐败的胺臭味。鱼贝类腐败后，还能产生大量的硫化氢，此外，细菌的酶还将含硫氨基酸分解为其他含硫的呈味化合物。

(4) 滋味变化

水产品中含有呈味物质，如氨基酸、核苷酸、氧化三甲胺、有机酸、无机盐等。水产品在僵硬期和软化过程中，腺苷三磷酸（ATP）会被酶分解成为次黄嘌呤核苷酸（IMP）等核苷酸，而 IMP 是具有强烈鲜味的物质。而当水产品进入腐败期的时候，这些鲜美的氨基酸等呈味成分都将成为微生物的营养品，甚至被分解产生具有臭味的成分。

因此，水产品在被捕捞后，就应贮存于冰或冰水中。低温有助于控制大部分腐败菌的生长繁殖，也同样可以钝化水产品中各种酶的活性，尽量延长水产品的保鲜时间。水产品还可以通过腌渍的方法保藏，一般当食盐浓度高于 20%时即可以抑制大部分腐败菌的生长并抑制产品本身酶的作用。

2.1.7.9 果蔬类

水果蔬菜是人们每天饮食中必不可少的，其中含有大量的水和糖类，适宜腐败菌的生长繁殖，并且新鲜水果蔬菜中的生化反应在采摘后也会继续进行，影响着果蔬类产品的质量。每年因贮藏不当引起的此类产品腐败变质对农业生产造成了巨大的经济损失。因此，研究果蔬类产品的腐败变质有着很大的现实意义。

(1) 腐败菌造成的果蔬变质

一般来说，正常果蔬的组织内部是无菌的，但在其表面附着有大量的腐败菌。果蔬的表皮一般覆盖着一层蜡状物质，可以防止腐败菌的入侵，但如果遇到昆虫刺破表皮或加工过程中机械损伤产生伤口，腐败菌就会从这些伤口甚至果蔬表面的气孔侵入果蔬内部，导致果蔬的腐败变质。

① 腐败菌引起水果变质　水果中含糖量高，pH 一般低于细菌的最适生长 pH，因此水果变质初期一般很少是由细菌引起的，霉菌和酵母是主要元凶。引起水果腐败变质常见的霉菌有青霉、灰葡萄孢霉、根霉、黑曲霉、镰孢霉等；引起水果腐败的酵母有鲁氏酵母、蜂蜜酵母，以及一些产膜酵母等（如图 2-11、图 2-12）。

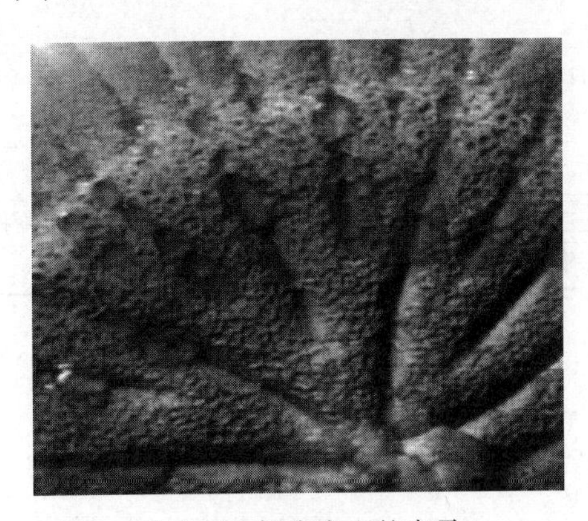

图 2-11　橘皮表面的青霉

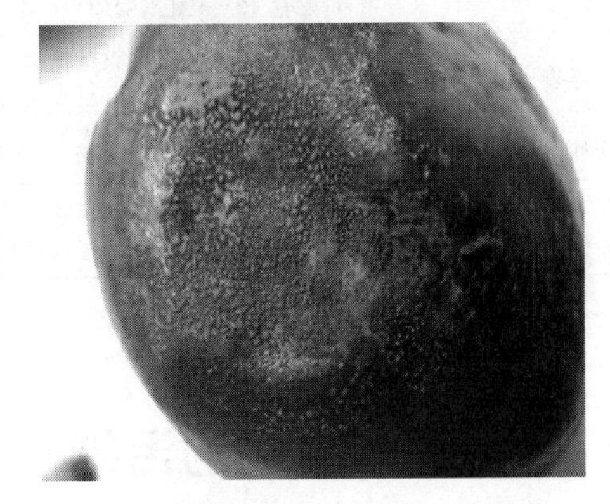

图 2-12　枇杷表面生长的酵母和霉菌

② 腐败菌引起蔬菜变质　蔬菜的营养成分与水果相近，但 pH 高于水果，适合细菌、霉菌和酵母的生长，其中细菌和霉菌是蔬菜主要的腐败菌，因此，蔬菜比水果更容易受腐败菌影响而发生腐败变质。

蔬菜上常见的细菌有欧文氏菌属、假单胞菌属、棒杆菌属、芽孢杆菌属、梭状芽孢杆菌属等。欧文氏菌属、芽孢杆菌属以及一些假单胞菌属可引起细菌性软化腐败。果胶是蔬菜细胞壁之间的黏合剂（果胶可以粘连细胞壁的各个亚层、粘连细胞壁外侧，将不同细胞的细胞壁连接起来），细菌分泌的果胶酶将果胶分解，导致组织软化，甚至渗水，有臭气产生。这些细菌还会导致其他的腐败变质问题，如发生细菌性枯萎、病斑等。

引起蔬菜腐败变质的霉菌比细菌更多，常见的霉菌有灰葡萄孢霉、白地霉、根霉、镰孢霉等。灰葡萄孢霉不但可以从蔬菜表面的伤口侵入，还可以从未损坏的表皮侵入，使蔬菜在被侵染的表面形成一层灰色绒毛状菌丝，进而组织变软腐烂。白地霉使蔬菜发生酸腐败或出水性软化腐烂。镰孢霉可使马铃薯发生腐烂，在患处长出灰色绒毛状凸起小块，并导致马铃薯干枯。

(2) 其他因素造成的果蔬变质

造成果蔬变质的其他因素，还包括酶促反应以及环境因素对果蔬品质的影响。

果蔬在采摘后依然是鲜活的生命体，其组织中的酶依然活跃，在一些含酚类物质较多的果蔬中，如苹果、梨等，所含的多酚氧化酶会将酚类物质氧化，使产品颜色发生褐变。在某些水果中，果胶酶在采摘后开始分解水果组织中的果胶，导致水果细胞壁之间的连接丧失，使组织软化变质。

环境因素对果蔬品质的影响也是存在的，例如桃子对 CO_2 浓度非常敏感，当环境中 CO_2 浓度高于5%时就会发生 CO_2 伤害，表现为果皮褐斑溃烂，风味异常，失水迅速。

(3) 果蔬的保鲜贮藏措施

果蔬的保鲜贮藏措施随着科技的发展而不断发展，传统的措施有冷藏、气调保藏和化学保鲜。冷藏的目的在于控制温度，抑制酶活和腐败菌的生长，但容易造成果蔬的冷害；气调保藏的目的在于通过控制环境气体成分调节果蔬的代谢活动，如抑制呼吸作用，但气调保藏容易产生异味；化学保鲜是通过化学保鲜剂的反应，调节贮藏环境中的环境因子，改变果蔬的代谢活动，达到保鲜贮藏的目的，但是容易造成果蔬和环境的化学污染。

传统贮藏措施缺点的存在，促使新的贮藏方法相继发展起来。果蔬的新型贮藏保鲜方法如表 2-8 所示。

表 2-8 果蔬的新型贮藏保鲜方法

方法	原理介绍
电子保鲜法	利用高压负静电场所产生的负氧离子和臭氧来达到保鲜目的。负氧离子可以使果蔬中的酶钝化，从而降低果蔬的呼吸强度，减少果实催熟剂乙烯的生成。臭氧是一种强氧化剂，又是一种良好的消毒剂和杀菌剂，既可杀灭果蔬上的微生物及消除其分泌的毒素，又能抑制并延缓果蔬有机物的水解，从而延长果蔬贮藏期
微波保鲜法	采用微波在很短的时间(120s)将其加热到72℃，然后将这种经处理后的食品在−4～0℃环境条件下上市，可贮存42～45d不变质
陶瓷保鲜袋保鲜法	具有远红外线效果的果蔬保鲜袋，主要在袋的内侧涂上一层极薄的陶瓷物质，通过陶瓷释放出来的红外线与果蔬中所含的水分发生强烈的"共振"运动，从而使蔬果得到保鲜
短波紫外线保鲜法	短波紫外线具有杀菌作用，还能促进种子发芽、诱导植物组织产生抗病性
磷蛋白类高分子蛋白质保鲜膜保鲜法	此类蛋白质分子中含大量亲水基团，成膜后有适宜的透气、透水性，对气体通过具有较好的选择性，水果经其浸渍处理后能在表面形成一层均匀的膜，能显著抑制果蔬的呼吸强度，达到保鲜目的

2.2 致病菌对食品的污染

致病菌大都是不易被人类独立的感官所发觉的，也就是说它们通常不会引起食物颜色变化、产生气味或者污点。人一旦摄入含有一定量致病菌的食品，则会发生程度不同的食源性疾病。食源性疾病是指通过摄食而进入人体的有毒有害物质（包括生物性病原体）等致病因子所造成的疾病。据 WHO 估计，全世界每年数以亿计的食源性疾病患者中，70%是由各种致病性微生物污染食品和水引起的。

本书中的致病菌主要指致病性细菌。致病菌的来源和污染食品的途径与腐败菌类似，本节将对常见致病菌的来源、污染途径、性质以及危害等方面进行详细讲述。

2.2.1 常见致病菌

2.2.1.1 金黄色葡萄球菌

食品中的致病葡萄球菌主要是金黄色葡萄球菌和表皮葡萄球菌，其中以金黄色葡萄球菌的致病能力最强，在水分、蛋白质和淀粉含量较丰富的食品中极易繁殖并产生大量肠毒素，从而引起胃肠道发炎（俗称胃肠炎），并伴有恶心、呕吐、腹部痉挛、水性或血性腹泻和发热等中毒症状。虽然这类食物中毒很少致死，但是患者的中枢神经系统将会受到影响。也有关于金黄色葡萄球菌食物中毒致死的报道，其主要原因是患者同时患有其他疾病，食物中毒导致其病情加重所致。

人类和动物是金黄色葡萄球菌的主要宿主，50%健康人的鼻腔、咽喉、头发、皮肤上都有其存在。该菌还存在于空气、灰尘、污水以及食品加工设备的表面，是最常见的化脓性球菌之一。引起金黄色葡萄球菌食物中毒的食品主要是各种动物性食品（如肉、奶、蛋、鱼及其制品）。此外，凉粉、剩饭、米酒等也是引起金黄色葡萄球菌食物中毒的食品。

金黄色葡萄球菌具有以下生物学特性：

① 金黄色葡萄球菌的生长温度范围为6.5～46℃，最适生长温度为30～37℃，产毒素最适温度为21～37℃。如果食品被金黄色葡萄球菌污染，只要在25～30℃下放置5～10h，就能产生足以引起中毒的肠毒素。

② 金黄色葡萄球菌能在含水量极少的食品（水分活度为0.86，18%盐）中生长，也能在冰冻环境下生存。

③ 目前已发现金黄色葡萄球菌A、B、C、D、E五个类型的肠毒素，其中以A型毒性最强，只要摄入1μg便能引起中毒。

④ 在适宜的温度和较高的污染程度下，虽然食品中存在的金黄色葡萄球菌已经繁殖到足以引起食物中毒的数量，但是食品的颜色、风味和气味都不一定会产生能够觉察到的变化。

⑤ 金黄色葡萄球菌对热抵抗力较一般无芽孢细菌强，需要在80℃下热处理30min才能将其杀死。

⑥ 金黄色葡萄球菌产生的毒素属可溶性蛋白质，具有耐热性，并且不受胰蛋白酶的影响。据报道，其肠毒素需要在131℃下加热30min后才能被破坏。因此，大部分食物的蒸煮时间和温度都不能破坏其肠毒素。

金黄色葡萄球菌常通过化脓性炎症的病人或带菌者在接触食品时传播，因此，预防金黄色葡萄球菌危害的措施主要有：

① 要求食品操作者保持良好的个人卫生。

② 控制食品加工车间的温度。

③ 减少食品处于该菌生长温度下的暴露时间，特别需要注意减少加热后半成品的积压。

2.2.1.2 沙门氏菌

一般认为，由沙门氏菌导致的食源性疾病是一种食物感染，因为它是由摄入沙门氏菌的活菌而引起的。食入活菌的数量越多，导致疾病的机会就越大，对正常人群而言，摄入约1×10^6个沙门氏菌才会引起感染。沙门氏菌能产生内毒素（毒素留在细菌细胞体内）而使人中毒，并伴有恶心、呕吐、腹部痉挛和发热等中毒症状，这些症状可能是内毒素对肠道壁的刺激引起的。一般从摄入沙门氏菌到出现症状的时间间隔比葡萄球菌食物中毒出现症状的时间间隔长。沙门氏菌的致死率也很低，多数死亡发生在婴儿、老人或因患有其他疾病而身体虚弱者。据报道，艾滋病患者非常容易患这种食源性疾病。

沙门氏菌天然存在于哺乳类、鸟类、两栖类、爬行类肠道内，鱼类、甲壳类和软体动物中不存在沙门氏菌，但如果环境受污染或捕捞后受污染，沙门氏菌会进入海产品内。可能引起沙门氏菌食物中毒的食品很多，特别是生肉和家禽产品、鸡蛋、牛奶、乳制品、牛奶巧克力和冰激凌夹心的甜点。长期以来，人们一直没有解决好新鲜家禽受沙门氏菌污染的问题。例如，在用于烧烤的新鲜童子鸡中，70%有沙门氏菌。

沙门氏菌属具有以下生物学特性：

① 生长温度范围为5～47℃，最适繁殖温度为20～37℃。

② 在pH 4～9的环境中可生长，最适pH为6.5～7.5。

③ 能在A_w为0.94～0.99的环境中生长。

④ 在水中可生存2～3周，在粪便和冰水中生存1～2个月，在冰冻的土壤中可以过冬，在含12%～19%食盐的咸肉中可存活75d，通过手指传递到食品上的沙门氏菌能存活数小时，并能继续污染食品。

⑤ 在100℃的环境中立即死亡，在75℃下经5min、65℃下经15～20min、60℃下经1h可被杀死。因此，破坏金黄色葡萄球菌的热处理条件能破坏大多数种属的沙门氏菌。

⑥ 沙门氏菌产生的肠毒素为蛋白质，在50～70℃时可耐受8h，不被胰蛋白酶和其他水解酶破坏，并对酸碱有抵抗力。

⑦ 由于沙门氏菌属不分解蛋白质，不产生靛基质，因此，食品被其污染后无感官性状的变化。

在食品加工中，沙门氏菌很容易通过交叉污染从生的食物（特别是家禽）、食物接触表面（砧板）和食品制作者带入食品中；也可以人手、苍蝇、鼠类等为媒介，通过接触食品进行扩散传播。因此，预防沙门氏菌危害的措施包括：

① 要求食品操作者保持良好的个人卫生。

② 食物在烹调时需要充分加热以杀灭其中的沙门氏菌。

③ 防止食品加热杀菌后发生交叉污染。

④ 将产品放于4℃或4℃以下冷藏以防止沙门氏菌生长。

⑤ 禁止感染人员和沙门氏菌携带者进入食品加工场所。

2.2.1.3 肉毒梭状芽孢杆菌

肉毒梭状芽孢杆菌又称肉毒梭菌，是一种杆形的产气产孢子的革兰氏阳性厌氧菌。在适宜条件下，这类细菌能产生一种毒性极强的神经毒素（在人类已知的生物毒素中居第二位），导致食物中毒。其中毒症状包括：腹泻、呕吐、腹疼、恶心和虚脱，吞咽、语言、呼吸和协调性的损害，头晕及视物模糊。严重时呼吸道肌肉麻痹并导致死亡。据统计，肉毒梭菌食物中毒病例中约有60%因呼吸衰竭而死亡。

肉毒梭菌广泛存在于自然环境中，其毒素有8种类型（表2-9）。科学家曾经从土壤、水、蔬菜、肉、奶制品、海洋沉积物、鱼类肠道、蟹和贝类的腮及内脏中分离出肉毒梭菌。pH值超过4.6的食品若没有充分加热就被保存于5℃以上的无氧条件下（罐头和真空袋）往往会导致这种菌的繁殖。

表2-9 肉毒毒素的类型与特征

类型	特征
A毒素	对人有毒，是导致肉毒梭菌中毒事故最常见的毒素
B毒素	对人有毒，世界上多数土壤中都有发现，比A型多
C1毒素	对水禽、火鸡和一些哺乳动物有毒，对人无毒
C2毒素	对水禽、火鸡和一些哺乳动物有毒，对人无毒
D毒素	引起牛饲料中毒，对人毒性很小
E毒素	对人有毒，通常与鱼和鱼制品有关
F毒素	对人有毒，最近分离出来，存在量极少
G毒素	对人有毒，但很少见

肉毒梭菌具有以下生物学特性：

① 肉毒梭菌属嗜温菌，其生长温度为15～55℃，最适生长温度为25～37℃，最适产毒温度为20～35℃，最适生长pH为6.0～8.2，适宜生长A_w≥0.9，低盐。当pH值低于4.5或大于9.0时，或环境温度低于15℃或高于55℃时，肉毒梭菌芽孢既不能繁殖，也不产生毒素。

② 各种类型肉毒梭菌芽孢对热抵抗力有一定差异，但总体而言，肉毒梭菌芽孢高度耐热，破坏它们需要强烈的热处理，它们是引起食物中毒致病菌中热抵抗力最强的菌种之一，所以通常将其作为评价罐头杀菌效果的指示菌。

③ 肉毒毒素是一种大分子蛋白质，对消化酶、酸和低温很稳定，易受碱和热破坏而失去毒性。一般情况下，85℃热处理15min便可使毒素失活。

由于肉毒梭菌是芽孢菌，且能在厌氧环境中生长，因此，肉毒中毒常见于加热不当的罐装（特别是家庭自制的罐头）或真空包装食品，以及半加工的海产品（如熏制、腌制和发酵的水产品）。根据肉毒梭菌的生物学特性，预防和控制肉毒梭菌中毒的基本措施是：适当的卫生、冷藏以及将食品煮透。具体说来有两种主要控制途径：

① 加热杀灭肉毒梭菌芽孢，表2-10列出了完全消灭肉毒梭菌芽孢所需的温度和时间。

表2-10 完全消灭肉毒梭菌芽孢所需的温度和时间

温度/℃	时间/min	温度/℃	时间/min
100	360	115	12
105	120	120	4
110	36		

② 改变食品状况以抑制肉毒梭菌产毒。例如：

a. 采用低酸性罐头热力杀菌方法杀灭肉毒梭菌（A、B、E和F型）芽孢；

b. 采用酸化或发酵方法，使产品pH值降低至4.6以下；

c. 采用腌制或干燥方法，使水分活度降至0.93以下；

d. 用巴氏杀菌法杀灭E型和非蛋白水解B型，然后用冷藏控制A型、蛋白水解B型和F型；

e. 控制食品暴露在肉毒梭菌生长和产毒温度下的时间；

f. 在食品加热的同时，使用盐或防腐剂（如亚硝酸盐）。

在这些方法中，加热、水分活度、pH值都能有效控制肉毒梭菌的生长，但是，单纯的冷藏处理不能作为控制肉毒梭菌E型的有效方法，只能作为一种辅助方法。由于水产品的内脏中存在肉毒梭菌芽孢，因此，在用盐渍、干燥、发酵这些方法加工或保存产品前，必须去除内脏，否则就有可能在加工时产生毒素。

2.2.1.4 单核细胞增生李斯特氏菌

单核细胞增生李斯特氏菌是一种兼性、无芽孢、无荚膜、周生鞭毛、能运动的球形杆菌。幼龄培养物活泼，呈革兰氏阳性，48h后呈革兰氏阴性。

单核细胞增生李斯特氏菌是一种会“投机取巧”的致病菌，对有较强免疫系统的健康人体，不会产生疾病；一旦发病，这种疾病引起的死亡率较大。而且，它是一种能在冷藏温度下存活的致病菌，因此特别危险。

单核细胞增生李斯特氏菌是一种人畜共患病的病原菌。它能引起人、畜的李斯特氏菌病，在感染后3～70d出现症状。感染剂量由李斯特氏菌菌株和个人体质而定。但是，感染健康动物要成千上万甚至数百万个细胞，而感染免疫功能低下的人只需要1～100个细胞。单核细胞增生李斯特氏菌主要影响孕妇、婴儿、50岁以上的人、因患其他疾病而身体虚弱者或处于免疫功能低下状态的人。成人感染此病常见的表现是脑膜炎和脊髓灰质炎。中等程度患者的中毒表现是流感症状、败血症、脓肿、局部障碍或小肉芽瘤（在脾脏、胆囊、皮肤和淋巴结）及发热。怀孕三个月以上的妇女感染此菌，可能会引起流产或死胎。幸存的婴儿也易患败血症或在新生期患脑膜炎。新生儿被感染的死亡率约为30%，如果在出生4d内被感染，则死亡率接近50%。但是，在没有预先感染的情况下通常不会发生人类李斯特氏菌病。

单核细胞增生李斯特氏菌在环境中无处不在，广泛分布于土壤、蔬菜、海水沉积物、水体中。在绝大多数食品中都能找到李斯特氏菌。肉类、蛋类、禽类、海产品、乳制品、蔬菜等都已被证实是单核细胞增生李斯特氏菌的感染源。家用冰箱中也常发现这种致病菌。

单核细胞增生李斯特氏菌具有以下生物学特性：

① 其生长温度范围为－1.5～45℃，最适生长温度为30～37℃。在冷藏条件下生长缓慢，4℃下的生长速度只有10℃时的一半，能在冻结温度下存活。加工温度高于61.5℃时被破坏。

② 存在于中性至碱性基质中，在高酸性环境中不能存活。根据基质和温度情况，该菌在pH 6.0～8.0范围内都能生长，在pH 9.6的食盐溶液中仍能生长。

③ 在潮湿环境中生长良好，是一种适应较高湿度环境的致病菌。

④ 在单核吞噬细胞中进行胞内生长（繁殖）。一旦细菌进入寄主，单核细胞、小噬细胞、多核吞噬细胞就在血液中生长（繁殖）。

⑤ 能产生卷须，形成生物膜黏附在水平接触表面上。

⑥ 对杀菌剂有抵抗力。这种致病菌对磷酸三钠（TSP）的作用存在抵抗力，例如，当表面长有菌落和形成生物膜时，室温下将其浸泡在高浓度（8%）TSP中并保持10min，只能将细菌数降低1个对数值。用0.5%氢氧化钠洗手，对单核细胞增生李斯特氏菌的繁殖只有极小的影响。

⑦ 该菌易接受辐射。但是，一般认为，辐射不是消除新鲜肉和家禽中单核细胞增生李斯特氏菌的最终解决方法。

食品加工场所所用的各种原料都是这种微生物的潜在污染源。原料不断把这种微生物带入加工环境中，并通过不卫生操作将其交叉污染到食品上。有时，这种微生物也会通过空气或人与人之间的接触传播。因此，防止单核细胞增生李斯特氏菌最有效的方法是：

① 不食用生牛乳、生肉和由污染原料制成的食品。

② 食用前彻底加热已经在冰箱中冷藏了一段时间的消毒牛奶、熟肉制品以及直接入口的食品。

2.2.1.5 副溶血性弧菌

副溶血性弧菌又称嗜盐菌，革兰氏阴性，呈棒状、弧状、卵圆状等多形态，无芽孢，有鞭毛。目前副溶血性弧菌食物中毒占细菌性食物中毒的第三位，有的沿海城市可占第一位。该菌的致病性为进食含有该菌的食物后副溶血性弧菌部分菌株产生耐热性溶血毒素，该毒素可溶解人的血细胞。临床表现为以急性起病、腹痛、呕吐、腹泻及水样便为主要症状，潜伏期短者为3～5h，一般为14～20h。重症者脱水，少数病人可意识不清，病程为2～4d。大部分病人发病后2～3d恢复正常，少数严重病人由于休克、昏迷而死亡。

副溶血性弧菌广泛存在于近岸海水和鱼贝类食物中，温热地带较多。引起中毒的食品主要为海产鱼、虾、贝类、海蟹、海蜇等，其次为肉类、家禽和咸蛋，偶尔也可由咸菜、腌肉等引起。

副溶血性弧菌具有以下生物学特性：

① 本菌嗜盐畏酸，在无盐培养基上不能生长，3%～6%食盐水繁殖迅速，每8～9min为1周期，低于0.5%或高于8%盐水中停止生长。在食醋中1～3min即死亡，加热56℃，5～10min灭活，在1%盐酸中5min死亡。

② 副溶血性弧菌有12种O抗原及59种K抗原，据其发酵糖类的情况可分为5个类型。各种弧菌对人和动物均有较强的毒力，其致病物质主要有分子量42000的致热性溶血素（TDH）和分子量48000

的 TDH 类似溶血素（TRH），具有溶血活性、肠毒素和致死作用。

③ 本菌对葡萄糖产酸不产气，不分解乳糖和蔗糖，能分解甘露醇，产生靛基质，不产生硫化氢，甲基红阳性，V-P 阴性，赖氨酸阳性，精氨酸阴性，鸟氨酸多数为阳性少数呈阴性，溶血性多数阳性，有少数不溶血。

我国华东沿海该菌的检出率为 57.4%～66.5%，尤以夏秋季较高。海产鱼虾的带菌率平均为 45%～48%，夏季高达 90%，腌制的鱼贝类带菌率也达 42.4%。因此，对该菌的预防措施可从以下几点着手：

① 避免生食水产品。

② 彻底加热海产品。

③ 防止加热后的海产品受到交叉污染。

④ 海产品宜用饱和盐水浸渍保藏（并可加醋调味杀菌），食前用冷开水反复冲洗。

⑤ 鱼、虾、蟹、贝类等产品应烧熟煮透，需加热 100℃并持续 30min；对凉拌食品要清洗干净后置食醋中浸泡 10min 或在 100℃沸水中漂烫数分钟以杀灭副溶血性弧菌；海产品用盐渍也可有效杀灭此菌。

2.2.1.6 产气荚膜梭菌

产气荚膜梭菌又称韦氏梭菌，是一种杆状的产孢子的革兰氏阳性厌氧菌，在生长过程中产生一系列外毒素和气体。与沙门氏菌相似，只有摄入大量活细菌才会引起食源性疾病，其症状为：恶心、偶尔呕吐、腹泻和腹部疼痛。

产气荚膜梭菌广泛存在于各种食品中，如家畜肉、家禽肉和海产品，特别是在调味品中。在煮熟后缓慢冷却或食用前有较长贮存期的肉及含有肉汁的菜肴中常常会含有这种菌，因为肉汁能为微生物的生长提供一种无氧的环境。

产气荚膜梭菌具有以下生物学特性：

① 生长温度范围为 15～50℃，最适生长温度为 43～45℃，适宜生长的 pH 范围在 5.5～8.0 之间。

② 繁殖速度快。在营养丰富的培养基上 8～10min 便可繁殖一代，是目前已知生长最快的细菌。

③ 对营养要求严格，生长时需要 14 种氨基酸和 5 种维生素。

④ 基质中食盐的浓度达 5%便可抑制其生长。

⑤ 不同产气荚膜梭菌菌种所产生的孢子有不同的耐热性。有些孢子在 100℃下经几分钟就死亡，而有些孢子在此温度下则需要 1～4h 才能完全破坏。

导致产气荚膜梭菌繁殖的主要原因是食品的保藏温度不当。如果食品烹调加热的温度和时间不够，没有将耐热性产气荚膜梭菌全部杀死，而且食品冷却过程不当（停留在危险温度范围的时间超过 4h）、回热又不充分的话就会为产气荚膜梭菌的生长提供适宜的条件。当食品中产气荚膜梭菌增至 10^6 个/g 以上时，即可引起食物中毒。因此，控制产气荚膜梭菌危害最有效的方法是将煮熟或热加工的食品快速冷却，以防止产气荚膜梭菌繁殖，导致食源性疾病的爆发。具体预防措施包括：

① 在加工过程中，特别是放置时，对食品进行适当的卫生处理或冷藏。

② 快速冷却食品，使食品尽可能远离产气荚膜梭菌大量繁殖的危险温度范围（10～50℃）。

③ 重新加热放置过的食品，加热温度至少达 60℃。

2.2.1.7 空肠弯曲杆菌

空肠弯曲杆菌是一种需要复杂营养、兼性（微嗜氧）、形态多样（呈弯曲、S 形、螺旋状）、通过鞭毛运动的革兰氏阳性菌。随着这种微生物检测和分离技术的提高，发现它与食源性疾病爆发有关。在美国，这种细菌是引起食源性疾病的头号微生物，其发生频率是沙门氏菌病的两倍。据不完全统计，美国每年约有 4×10^6 起因空肠弯曲杆菌引起的食源性疾病的病例，花费可能超过 20 亿美元。

空肠弯曲杆菌产生不耐热的毒素，该毒素不但能导致家禽、牛、羊等牲畜患病，而且还会引起人类细菌性腹泻和其他疾病。空肠弯曲杆菌引起的食源性疾病的症状各异。轻者没有明显的疾病症状，但粪便中可能会排泄出这种微生物；重者可能有肌肉疼痛、头晕、头痛、呕吐、痉挛、腹痛、腹泻、发热、衰弱和神经错乱等症状。由于空肠弯曲杆菌感染的症状缺少特别明确的特征，因此难以与由其他肠道致病菌引起的疾病相区别。感染这种致病菌会使大肠、小肠都产生腹泻。腹泻常发生在疾病初期或表现出发热症状后，通常在摄入这种微生物 3～5d 后发病。腹泻 1～3d 后，便中常见血，病程一般为 2～7d。空肠弯曲杆菌的感染剂量为 400～500 个细菌，具体视个人抵抗力而定。虽然各种年龄的人都能被空肠弯曲杆菌感染，但是这种疾病的爆发大多发生于 10 岁以上的儿童和年轻人中。这类食源性疾病很少致死，但也有可能会发生。

空肠弯曲杆菌通常存在于生牛奶和生鸡肉等食品中，一些科学家估计几乎 100％的零售鸡肉中都存在着空肠弯曲杆菌。

空肠弯曲杆菌具有以下生物学特性：

① 生长温度范围为 30～45℃，最适生长温度为 37～42℃。

② 微量需氧，最适生长环境为 5％氧气、10％二氧化碳和 85％氮气。因此，空气中正常的氧气含量能抑制这种微生物的生长。

③ 该菌在水中可存活 5 周，在人或动物排出的粪便中可存活 4 周。

④ 该菌有 48 个以上的血清型，我国常见的血清型有 36 型、4 型、9 型、2 型、1 型等。

⑤ 该菌的一些菌株可以产生热敏型肠毒素，这些毒素与霍乱弧菌毒素和大肠杆菌毒素有些相同的性质。

空肠弯曲杆菌病最重要的污染源是动物，如何控制动物的感染，防止动物排泄物污染水、食物至关重要。空肠弯曲杆菌还可以通过交叉污染的形式从生肉转移到其他食品上，典型的情况是通过食品接触面（如砧板）和员工的手进行传播。所以，预防和控制空肠弯曲杆菌危害最有效的方法是实施卫生加工或适当蒸煮动物来源的食品；不要食用生（未经消毒的）牛奶；处理完生肉后要彻底清洁食品接触面和双手。

2.2.1.8 小肠结肠炎耶尔森氏菌

小肠结肠炎耶尔森氏菌为肠杆菌科耶尔森氏菌属中的一种。该菌需氧或兼性厌氧，无芽孢、无荚膜，在 25℃时可形成周生鞭毛。不是所有种类的小肠结肠炎耶尔森氏菌都会导致人体疾病，从食品和动物中分离出的绝大部分菌株无致病能力；但此菌是引起食物中毒和结肠炎的重要病原菌之一。结肠炎绝大多数发生在儿童与青少年中，偶尔也会在成人中发生。通常在摄入污染食品后 1～3d 内出现发热、腹痛和腹泻等症状，还可能会出现呕吐和皮疹。由结肠炎导致的疾病一般仅持续 2～3d，出现死亡的病例很少，不过如果出现并发症也可能导致死亡。

可能存在小肠结肠炎耶尔森氏菌的食品有：生或半熟的红色肉类、猪和家禽的扁桃体、乳制品（如牛乳、冰激凌、奶油、蛋黄乳和奶酪）、许多海产品以及新鲜的蔬菜。

小肠结肠炎耶尔森氏菌具有以下生物学特性：

① 生长温度范围为 4～40℃，一般生长温度为 30～37℃，最适生长温度为 32～34℃。

② 耐低温，能在冰箱温度下分裂繁殖，但繁殖速率比在室温下低。

③ 对热（50℃）和盐（＞7％）敏感，当温度超过 60℃时就可以将其杀死。

食品在热处理后受污染是导致产品中出现这种微生物的主要原因。因此，预防小肠结肠炎耶尔森氏菌的最有效的措施是：

① 保证食品在加工、处理、贮藏和制备过程中维持适当的环境卫生。

② 防止二次污染。

2.2.1.9 大肠埃希氏菌

大肠埃希氏菌属俗称大肠杆菌属。大肠杆菌是大肠埃希氏菌属中的常见细菌，主要存在于人和动物肠道中，是肠道的正常菌群，通常不致病。但是，在大肠杆菌中也有致病菌。当人体抵抗力减弱或摄入被大量活的致病性大肠杆菌污染的食品时，往往引起食物中毒。

目前，已经确认有六种大肠杆菌会导致腹泻。它们分别是内出血型大肠杆菌（EHEC）、内毒素型大肠杆菌（ETEC）、内侵袭型大肠杆菌（EIEC）、内聚集型大肠杆菌（EAggEC）、内致病型大肠杆菌（EPEC）和扩散黏着型大肠杆菌。所有内出血型菌株都会产生志贺氏毒素1和（或）志贺氏毒素2，这两种毒素又称为毒素Varatoxin1和Varatoxin2。这类细菌可能是通过噬菌体感染，直接或间接地从志贺氏菌获得产志贺氏毒素的能力。

容易引发致病性大肠杆菌病的典型食物是生鲜或烧煮不彻底的牛肉、未加工的牛奶以及一系列酸性食品，如蛋黄酱、发酵香肠、果酒、苹果汁。由于这种病原菌具有较强的耐酸性，其引发食源性疾病爆发流行所需要的感染剂量很低（2000个细胞或更少）。

大肠埃希氏菌有以下生物学特性：

① 最适生长温度为37℃，在42～44℃条件下仍能生长，生长温度范围为15～46℃。

② 此菌兼性厌氧，在有氧条件下生长良好，最适生长pH为6.8～8.0，所用培养基pH为7.0～7.5，若pH值低于6.0或高于8.0则生长缓慢。

③ 大部分菌株发酵乳糖产酸产气，并发酵葡萄糖、甘露醇、木胶糖、阿拉伯胶等产酸产气。

④ 抗原构造比较复杂，主要由菌体O抗原、鞭毛H抗原、夹膜K抗原组成。

⑤ 该菌对热的抵抗力较其他肠道杆菌强，55℃经60min或60℃加热15min仍有部分细菌存活。

⑥ 在自然界的水中可存活数周至数月，在温度较低的粪便中存活更久。对磺胺类、链霉素、氯霉素等敏感，但易耐药，是由带有R因子的质粒转移而获得的。

大肠杆菌被带入食品中是由于食物（如牛肉）受到了动物肠道的污染，员工是大肠杆菌的携带者或者从洗手间回来后没有彻底洗手。因此，预防大肠杆菌的措施有：

① 对食品进行充分加热杀菌。

② 在4℃以下冷藏产品。

③ 防止烹调过程中发生交叉污染。

④ 禁止患病人员加工食品。

2.2.1.10 蜡样芽孢杆菌

蜡样芽孢杆菌是一种需氧或兼性厌氧、有芽孢、有鞭毛、无荚膜的革兰氏阳性菌，而且为条件致病菌，只有大量食入该菌（1×10^7个/g）时才会引起中毒。蜡样芽孢杆菌食物中毒的发生季节性明显，以夏、秋季，尤其是6～10月为多见。其中毒机制为大量活菌侵入肠道产生引起人类食物中毒的肠毒素，包括呕吐毒素和腹泻毒素。因所产生毒素的不同，蜡样芽孢杆菌食物中毒的临床表现分为呕吐型和腹泻型两种。呕吐型食物中毒潜伏期短，一般为1～3h，主要表现为恶心、呕吐，少数表现为腹痛、腹泻、发热、头晕、四肢无力、口干等症状，病程多为8～10h。腹泻型食物中毒潜伏期较长，一般为8～12h，以腹痛、腹泻为主要症状，一般不发热，可有轻度恶心，但极少有呕吐，病程16～36h。

食物受蜡样芽孢杆菌污染的机会很多，乳及乳制品带菌率为23%～77%，肉及其制品的带菌率为13%～26%，米饭为10%，豆腐为4%，蔬菜为1%。在我国引起蜡样芽孢杆菌食物中毒的食品以米饭和米粉最为常见。引起蜡样芽孢杆菌食物中毒的食品大都无腐败变质现象，除米饭有时微微发黏、入口不爽外，大多数食品感官正常。

蜡样芽孢杆菌有以下生物学特性：

① 最适合的生长繁殖温度为28～35℃，10℃以下停止繁殖，100℃经20min可被杀死。

② 生长pH值范围为4.3～9.0，生长最低水分活度为0.95。

③ 该菌所产生的呕吐毒素是耐热肠毒素，对酸碱、胃蛋白酶、胰蛋白酶均不敏感，126℃加热90min失活。

④ 该菌所产生的腹泻毒素为不耐热肠毒素，对胰蛋白酶敏感，45℃加热30min或56℃加热5min均可失去活性。

食品中蜡样芽孢杆菌的主要污染源为土壤、空气，其次为昆虫、苍蝇、不卫生的食品包装材料和容器。食品被该菌污染后在通风不良及较高温度下存放，其芽孢便产生毒素，食用前加热不彻底，则会导致食物中毒。

蜡样芽孢杆菌的预防措施有：

① 食品加工过程中必须执行适当的食品卫生控制措施，以降低蜡样芽孢杆菌的污染率和菌数。

② 剩饭及其他经过熟制的食品必须贮存于10℃以下，而且贮存时间不能太长。

③ 即使是熟食，经贮存后再度食用前必须进行彻底加热，一般应在100℃加热20min。

前文对几种常见致病菌的性质、危害、污染源、相关食品和预防措施分别进行了阐述，由此可以看出每一类食品都有可能被某种或某几种致病菌污染。因此，在制作和食用特定食品（如海产品）之前应该查阅相关资料，充分了解这类食品最容易被哪些致病菌污染及其危害程度，以便采取相应的预防措施。对于餐饮业而言，特别需要了解各种食品传染性致病菌的生物学特性，这些致病菌所引起疾病的自然发生率和显著症状，以及预防、控制、消除此类致病菌的方法和条件。

2.2.2 致病菌污染的主要预防措施

2.2.2.1 致病菌与腐败菌污染的控制原理

除了少数例外，微生物细胞以分裂方式进行繁殖，其生长过程可分为不同的阶段，典型微生物生长曲线如图2-13中曲线4所示。

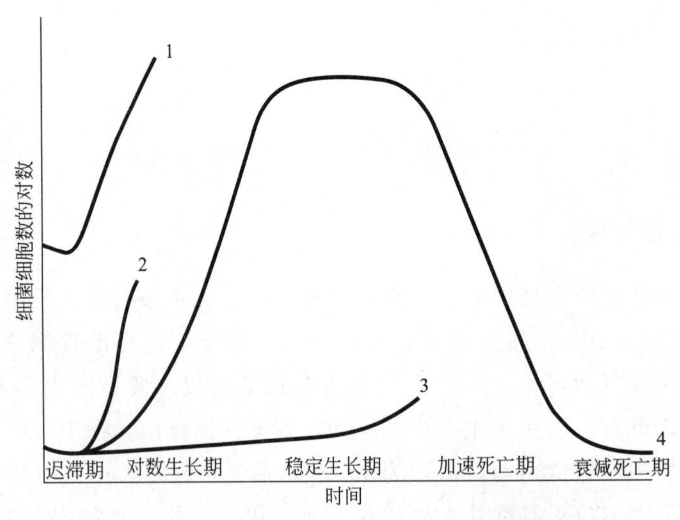

图2-13 初始污染量和迟滞期对微生物生长曲线的影响

1—较高初始污染量，较差温度控制（短迟滞期）；2—较低初始污染量，较差温度控制（短迟滞期）；3—较低初始污染量，严格温度控制（长迟滞期）；4—典型微生物生长曲线

图2-13中的各生长周期的特征与卫生控制的关系如下：

(1) 迟滞期

在污染发生后，微生物细胞内各种酶系需要一定时间的调整以适应环境，微生物总量略有减少（图

2-13 曲线 4)，接着会发生有限增长，这段时间称为微生物生长的迟滞期。降低温度可减少微生物繁殖，从而延长微生物生长的迟滞期，增加微生物的“世代间隔”。通过减少污染食品、设备和建筑物的微生物数量也可以减缓微生物的繁殖。改进操作卫生和公共卫生可降低微生物的初始数量，从而降低初始污染量，延长迟滞期以及进入下一个生长阶段的时间。图 2-13 曲线 1～3 表示不同温度和初始污染量对微生物繁殖的影响。

(2) 对数生长期

以分裂方式繁殖的细菌，其特点是首先对每个细胞的成分进行复制，然后快速分裂形成两个子细胞。在这一阶段，随着细胞的分裂，微生物一直以对数速率增长，直至某些环境因素成为其繁殖的限制条件。这个阶段大约有 2h 或数小时。微生物的数量和环境因素（如营养和温度）影响微生物的对数增长速率。保持卫生能减少微生物数量，从而减少进入对数生长期的微生物数量，因此，能有效限制微生物的繁殖。

(3) 稳定生长期

当环境因素（如营养、温度）以及来自其他微生物群落的竞争成为限制因素时，微生物的生长速率就会缓慢下来，并达到一个平衡点。生长过程相对稳定，微生物繁殖进入稳定生长期。在这个阶段，微生物的数量达到最高峰，以至于其代谢副产物及其对空间和营养物质的竞争使它们的繁殖速度进入近乎停止、完全停止或轻微倒退的状态。稳定生长期的时间范围通常为 24h 至 30d 以上，其长短取决于环境污染的程度以及能够获得多少能量维持细胞存活。

(4) 加速死亡期

由于其他微生物群落的竞争、缺乏营养和代谢废物的影响使微生物以指数速率迅速死亡。其死亡速率与对数生长的速率接近，可能会持续 24h 至 30d，长短取决于温度、营养供给、微生物的种属、微生物的年龄、清洁技术和清洁剂的使用以及来自其他微生物群落的竞争。

(5) 衰减死亡期

这个阶段几乎与迟滞期相反。为了维持加速死亡期，以至于微生物的数量下降，进而导致死亡速率下降，结果形成了衰减死亡期。进入这一阶段后，有机物被降解，形成无菌状态或另一种微生物群落继续分解。

在食品供应过程中，食品腐败特征的出现是在微生物生长进入稳定生长期，而毒素的产生或致病剂量往往是出现在对数生长期（见图 2-14)。因此，为了有效防止食源性疾病的产生，在食品供应过程中必须有效控制原始污染量，并尽量延长迟滞期，即使进入对数生长期后，也应严格控制温度、水分、氧气等因素，尽量降低对数生长期的生长速度，以尽量降低微生物的产毒或致病的可能性。

致病菌的存在不可避免，但是可以采取一些人为措施将其对食品的污染和因此引起的危害降低到最低程度。

2.2.2.2 防止污染

保证原材料的安全性；在食品的生产、加工、贮藏、运输、销售、消费的过程中执行适当的卫生控制措施，加强卫生管理；对食品工作人员进行定期健康检查是预防污染的关键。

(1) 预防内源性污染

食品的原材料中存在着大量的致病菌。所以在选择原材料时必须加强卫生管理和控制，严禁将病、死的畜禽作为食品原料；选出的原材料于加工前还需要进行严格的清洗、消毒工作。

(2) 防止外源性污染

保证食品及食品原料所在环境的清洁卫生，应满足低温低湿、无尘、通风状况良好、防霉防虫

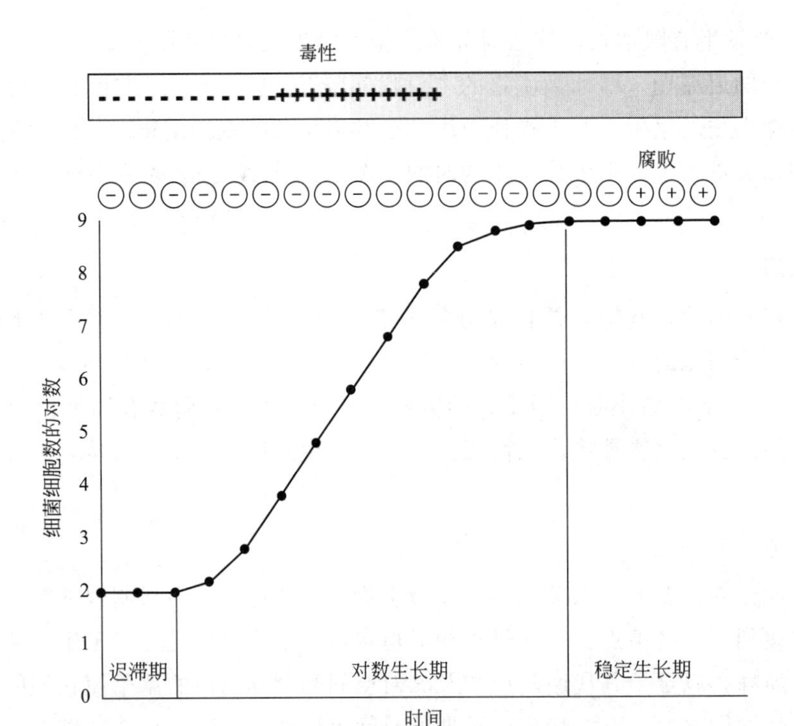

图 2-14 生物污染与微生物生长之间的关系

（鼠）设施完备等条件。所有的食品容器、机械设备、包装材料应达到安全性要求，食品生产加工管道应勤于清洗消毒，不存在卫生死角和积垢。生熟食品应分开放置贮存，其加工用具应进行严格区分，防止交叉污染。对食品从业人员进行定期健康检查，并教育和督促他们严格执行良好操作规范。

2.2.2.3 杀灭致病菌

食品加工过程和食用前采用充分加热（一般致病菌都不耐热）等措施，保证杀灭食品中的菌群及某些细菌的芽孢。

2.2.2.4 控制致病菌的生长繁殖

每种致病菌都有各自的生物学特性，因此一旦控制了其生长繁殖所需的外界条件，如需氧情况、最小水分活度、生长温度范围、最适温度、pH 值范围、最大盐浓度、D 值、Z 值等，即可控制其生长繁殖的速率。其中 D 值的定义是在一定的处理环境中和在一定的热力致死温度条件下，每杀死 90%原有残存活菌数时所需要的时间。D 值越大，细菌的死亡速率越慢，即该菌的耐热性越强。因此 D 值大小和细菌耐热性的强度成正比。Z 值为热力致死时间按照 1/10，或 10 倍变化时相应的加热温度变化。

2.2.2.5 控制毒素的形成

某些致病菌在一定温度下暴露一定时间，即可产生毒素。这些毒素一旦产生，很难除去，所以应努力控制产毒条件，避免毒素的形成。

2.2.2.6 加强卫生知识和合规意识

企业和监管部门严格遵照 GB 29921《食品安全国家标准　食品中致病菌限量》执行。该标准规定了沙门氏菌、单核细胞增生李斯特氏菌、金黄色葡萄球菌、大肠埃希氏菌 O157：H7、副溶血性弧菌在不同食品中的限量要求。除了金黄色葡萄球菌、副溶血性弧菌允许有检出，其他三个菌均为零检出要求。

金黄色葡萄球菌允许检出的食品类别除了坚果籽实制品外，其他类别都允许有检出，包括肉制品（熟肉制品、即食生肉制品）、水产制品（熟制水产品、即食生制水产品、即食藻类制品）、粮食制品[熟制粮食制品（含焙烤类）、熟制带馅（料）面米制品、方便面米制品]、即食豆类制品（发酵豆制品、非发酵豆制品）、即食果蔬制品（含酱腌菜类）、饮料（包装饮用水、碳酸饮料除外）、冷冻饮品[冰激凌类、雪糕（泥）类、食用冰、冰棍类]、即食调味品[酱油、酱及酱制品、水产调味品、复合调味料（沙拉酱等）]。副溶血性弧菌允许检出的食品仅与水产制品及其调味品有关，就是两类食品：水产制品和即食调味品。检出量的限值采用三级采样方案，5个采样（$n=5$），大部分允许1个有检出（$c=1$），检测限量m值为100CFU/g（mL）或MPN/g（mL），M值为1000CFU/g（mL）或MPN/g（mL）。特殊的是金黄色葡萄球菌在即食调味品中允许2个样品有检出（$c=2$），检测限量m值为100CFU/g（mL），M值为10000CFU/g（mL）。

除了加强卫生质量检查和监督管理之外，对食品从业人员甚至全人类进行食品卫生知识的宣传教育非常必要。如果每个人都能养成良好的个人卫生习惯，并将食品卫生学知识科学地运用于食品生产、加工、贮藏、运输、销售、消费直到食用前的所有阶段，则可以大大减少致病菌对食品的污染。

2.3 病毒对食品的污染

病毒是最小和最简单的生命形式。与细菌不同，病毒只是简单地存在于被污染的食物中，不在食品中繁殖和生长。食源性病毒是指以食物为载体，导致人类患病的病毒，包括以粪-口途径传播的病毒，如脊髓灰质炎病毒、小圆结构病毒、轮状病毒、冠状病毒、环状病毒和戊型肝炎病毒，以及以畜产品为载体传播的病毒，如禽流感病毒、朊病毒和口蹄疫病毒等。人体细胞是食源性病毒最容易感染的宿主细胞，它能抵抗抗生素等抗菌药物，目前除免疫外尚没有对付病毒的更好方法。

2.3.1 病毒的来源

病毒感染者为主要传染源，他们从粪便中排出的大量病毒会污染水源、食物及周围环境，正常人群一旦接触这些污染物，就可能导致发病。所以病毒的来源归根到底大致可分为：患者和病原携带者，被病毒感染的动物。

2.3.1.1 患者和病原携带者（健康携带者）

对多数病毒来说，患者是重要的传染源，尤其是临床症状表现明显的时期，其传染性最强。此外，有的病毒的病原携带者因无明显的临床症状（多数处于潜伏期），没有采取隔离措施，也容易造成病毒的传播和扩散。当患者和病原携带者与食品直接接触则容易导致食品的直接性污染；患者和病原携带者的尿、粪、乳、唾液、精液以及呼吸、谈话特别是在咳嗽或打喷嚏时含有病毒的飞沫，与食品接触后，就很容易导致食品的间接性污染。

2.3.1.2 被病毒感染的动物

病畜、带毒畜是最主要的直接传染源，另外病畜的尿、粪、乳、呼出气、唾液、精液、毛、内脏等，以及污染的水、圈舍、饲料、用具等可成为间接传染源。

2.3.2 病毒的传播

病毒可以通过以下途径传播，从而进入食品中。

① 环境污染导致动植物感染上病毒。如毛蚶生长的水域被甲肝病毒污染后导致毛蚶感染上甲肝病毒。

② 动植物本身因某种原因带有病毒。如牛患上口蹄疫。

③ 带有病毒的人和动物通过与食品接触可导致食品的直接性污染，也可通过消化道、呼吸道、破损的皮肤、黏膜、眼结膜等途径传播。如乙肝患者。

④ 食品作业人员的不良卫生习惯。如上厕所后不洗手将病毒带入食品内。

⑤ 生熟食品之间交叉污染，导致带病毒的食品原料污染半成品或成品。

2.3.3 常见病毒对食品的污染与食源性疾病

目前，常见的食源性病毒主要有甲型肝炎病毒（HAV）、诺如病毒、疯牛病病毒、口蹄疫病毒、禽流感病毒（AIV）。虽然食品中有些病毒可以在烹调或干燥过程中被钝化，但一旦病毒附着在了人体细胞上，向细胞注射其病毒核酸并夺取寄主细胞成分后，就可以产生成千上万个新病毒，同时破坏细胞。病毒只对特定动物的特定细胞产生感染作用，然而很少量的病毒便可使人患病。因此，须重点讨论对人类有致病作用的病毒，从而避免食品被病毒污染。

2.3.3.1 甲型肝炎病毒

甲型肝炎病毒是与很多食品感染相关的一种食源性病毒。此病毒在较低温度下比较稳定，但在高温下可被破坏。所以，甲型肝炎多发于冬季和早春。其症状可重可轻，有突感不适、恶心、黄疸、食欲减退、呕吐等。甲型肝炎主要发生在老年人和有潜在疾病的人身上，病程一般为2d到几周，死亡率较低；但孕妇死亡率较高，为17%。1988年，上海流行甲型肝炎，约有29万人感染，其主要原因是人们食用了被污染而又未经过彻底加热的毛蚶。

甲型肝炎病毒通常来自食品操作者、被污水污染过的生活用水、贝类。由于它有10～45d的潜伏期，所以它是餐饮业中一个特别重要的威胁因素。这意味着一名餐饮从业人员可以携带这种病毒6周而不发病，但此期间，他会污染食品并将此病毒传染给在此餐饮部门的其他员工及消费者。贝类通常与甲型肝炎爆发有关，生的或熟的蛤、蚝和贻贝都曾与引发甲型肝炎相关，其中包括从被认可捕捞水域内收获的贝类。因为，贝类经常受污水排放的影响，而且它们能富集病毒。

甲型肝炎病毒可以通过粪-口途径传播，直接的人与人接触是最主要的传播方式，其次是通过被污染的水和食物传播。因此，预防甲型肝炎病毒的措施有：购买合格的原料，正确处理和烹饪食物，不食用生的海产品并防止其在加热后发生交叉污染，执行良好的个人卫生制度，保持良好的卫生操作环境、用水卫生。

2.3.3.2 诺如病毒

诺如病毒是一种分布很广泛的病毒，是引起非细菌性肠道疾病的主要原因。它是导致成人和儿童急性腹泻的病毒，是除轮状病毒外引起腹泻的最主要的病毒，与食物、水源等的污染造成的急性胃肠炎爆发密切相关。本病全年流行，但冬季较多见，常出现爆发流行，没有明显的地域性区别，大多数国家都报道有病例发生。该病毒人群普遍易感，但主要侵袭成人、学龄前儿童、少年等。所以原发场所有学校、家庭、旅游区、医院、食堂、军队等。诺如病毒感染的患者、隐性感染者及健康携带者均可为传染源。

生吃贝类食物是导致诺如病毒胃肠炎爆发流行的最常见原因。各种诺如病毒胃肠炎临床表现与轮状病毒相似。潜伏期24～48h，可短至18h，长至72h。起病突然，主要症状为发热、恶心、呕吐、腹部痉挛性疼痛及腹泻。

诺如病毒的主要传播途径为粪-口传播，此外，人-人接触传播、空气传播亦是诺如病毒传播的途径。后者可由患者周围的人吸入含病毒的微粒（患者排出的呕吐物在空气中蒸发）而传播。目前还没有有效的预防诺如病毒感染的特异方法，但只要采取有效的预防控制措施，病毒传染就能够得到迅速控制。由于其传播途径与甲型肝炎病毒类似，所以其预防和控制措施也比较相似。正确处理及烹饪食品，将食品充分加热并防止加热后的交叉污染，使用卫生无污染的水源，避免食用生的海产品，以及养成良好的个人卫生习惯都能起到一定的预防作用。

2.3.3.3 疯牛病病毒

疯牛病病毒是20世纪90年代以来最大的食源性病毒。人一旦食用了携带疯牛病病毒的牛肉或其加工的产品，就有可能被感染。所谓疯牛病是一种牛海绵状脑病（BSE），具有传播性，是一类可侵犯人类和动物中枢神经系统的致死性疾病，其潜伏期长，病程短，死亡率100%。此病临床表现为脑组织的海绵体化、空泡化、星形胶质细胞和微小胶质细胞的形成以及致病型蛋白积累，无免疫反应。受感染的人会出现睡眠紊乱、个性改变、共济失调、失语症、视觉丧失、肌肉萎缩、肌痉挛、进行性痴呆等症状，并且会在发病的一年内死亡。该病有常染色体家族遗传倾向。

疯牛病是由一种非常规的病毒——朊病毒引起的一种亚急性海绵状脑病，这类病还包括绵羊的痒病、人的克-雅氏病（CJD）（又称早老痴呆症）以及最近发现的致死性家庭性失眠症等。这些疾病的共同特征是：生物体的认知和运动功能严重衰退直至死亡。其中，人的克-雅氏病是一种罕见的主要发生在50～70岁之间的可传播的脑病，产生的危害极大。2000年3月5日英国出现第一例通过母体感染疯牛病的患者。这名婴儿一出生医生就发现他患有疯牛病。事实上，生产这名婴儿的孕妇已是疯牛病患者。扫描显示，这名妇女大脑纤维组织出现疯牛病患者的典型损坏症状。这一消息证实，疯牛病可通过孕妇胎盘垂直传播，是典型的遗传病。

然而人类至今还没有找到预防和治疗疯牛病的有效方法。目前世界上也还没有科学家能够在人或牛活着的时候确诊其是否得了疯牛病，只能在其死亡后检测其脑组织确诊。目前能够采取的预防和控制疯牛病病毒传播的方法是必须实施全程质量控制体系，杜绝其传播渠道。

2.3.3.4 口蹄疫病毒

口蹄疫病毒是偶蹄类动物高度传染性疾病——口蹄疫的病原，在病畜的水疱皮内和淋巴液中含毒量最高。在发热期间血液内含毒量最多，奶、尿、口涎、泪和粪便中都含有此病毒。不过，口蹄疫病毒也有较大的弱点：耐热性差，所以夏季很少爆发，而病兽的肉只要加热超过100℃也可将病毒全部杀死。人一旦受到口蹄疫病毒传染，经过2～18d的潜伏期后突然发病，表现为发热，口腔干热，唇、齿龈、舌边、颊部、咽部潮红，出现水疱（手指尖、手掌、脚趾），同时伴有头痛、恶心、呕吐或腹泻。患者在数天后痊愈，愈后良好。但有时可并发心肌炎。患者对人基本无传染性，但可把病毒传染给牲畜动物，再度引起畜间口蹄疫流行。

病畜是口蹄疫病毒的主要传染源，它们既能通过直接接触传染，又能通过间接接触传染给易感动物。口蹄疫的主要传播途径是消化道和呼吸道、损伤的皮肤、黏膜（眼结膜）以及完整皮肤（如乳房皮肤）。另外还可通过空气、尿、奶、精液和唾液等途径传播。总的来说，口蹄疫病毒造成的危害很少由餐饮业引起。

目前我国对口蹄疫的预防主要通过疫苗注射接种，并且对病畜进行捕杀。

2.3.3.5 禽流感病毒

禽流感病毒是一种RNA病毒，其基因组由8股RNA节段构成，分别编码不同蛋白质。禽流感病毒可分为甲、乙、丙型，其中甲型禽流感危害最大，可直接感染人，引起世界性流感大流行。基于禽流感病毒的2种表面抗原血凝素（HA）和神经氨酸酶（NA），可将此病毒分为不同的亚型，迄今为止共有15个H亚型和9个N亚型，共计135个亚型组合。当前的禽流感病毒是指甲型流感病毒中感染禽类的多种亚型的总称。

禽流感病毒的主要传染源为病禽及其尸体的血液、内脏、分泌物和排泄物，它们可通过被污染的用具、场地、吸血昆虫而传播该病。由于此病毒亚型众多，再加上基因突变、重组和重排，导致其变异极快，从而使禽流感病毒的防范异常艰难。此外，禽流感病毒在环境中具有较强的稳定性，在干燥的血液和组织中可存活数周，在冰冻的肉和骨髓中分别于287d和30d后仍有感染力。因此禽流感病毒对养禽业、家禽加工业和人类健康都构成了潜在的巨大威胁，必须引起高度警觉，未雨绸缪，防患于未然。

2.3.4 病毒污染的主要预防措施

目前，众多食源性病毒引起的疾病还没有很好的治疗方法，因而，讲究卫生和严格规范食品加工过程中的操作方法是预防和杜绝食源性病毒传播所必需的。疫苗接种是经济有效的预防方法，一些基因工程疫苗也正在研究之中，但鉴于食源性病毒型别较多，存在不同的变异，给疫苗研究带来一定困难。针对目前我国食品安全方面存在的隐患，结合我国实际情况，应该特别注意做好以下工作：

① 加强卫生教育，提高食品安全意识。特别是食品操作人员，必须了解食品卫生的法令法规和疫病预防的基本知识，提高维护食品安全的自觉性。

② 严格执行食品安全操作制度，对食品进行高温消毒，对饮食环境和餐饮设备也要采取相关消毒措施。

③ 养成良好的卫生习惯，经常对手进行清洗消毒。

国家各类监管部门，根据国内外形势，不定期会有预警通报之类的措施，进而组织力量对食品、食用农产品中的各类病毒进行检测。一般都要求“不得检出”。目前大部分检测方法都是基于基因的聚合酶链反应（PCR）方法，还有基于抗体的酶联免疫（ELISA）方法。

2.4 寄生虫对食品的污染

寄生虫是另外一种重要的食源性生物危害。它是一种需要有寄主才能存活的生物，生活在寄主体表或体内。世界上存在几千种寄生虫，只有约20%的寄生虫能在食物或水中生存，目前所知的通过食品感染人类的寄生虫不到100种。通过食品感染人体的寄生虫称为食源性寄生虫，包括原虫、节肢动物、吸虫、绦虫和线虫。本节按寄生食品种类，将其归类为：①畜肉中常见寄生虫，如囊尾蚴、旋毛虫、肝片形吸虫、弓形体等；②鱼贝类中常见寄生虫，如华支睾吸虫、阔节裂头绦虫、猫后睾吸虫、横川后殖吸虫、异形吸虫、卫氏并殖吸虫、棘颚口线虫、无饰线虫等；③其他食品中常见的寄生虫，如蛔虫、姜片虫、螨虫等。通过吃了食物中所携带的寄生虫体或幼虫而受感染的寄生虫病称为食源性寄生虫病。

2.4.1 寄生虫的传染源和传播途径

食品中寄生虫的传染源为感染了寄生虫的人和动物，包括病人、病虫、携带寄生虫的宿主。其传播途径为消化道，寄生虫从传染源通过粪便排出，污染环境，进而污染食品。人体感染食源性寄生虫病常因生食含有感染性虫卵的蔬菜或未洗净的蔬菜和水果所致（如蛔虫），或者因生食或半生食含感染期幼虫的畜禽肉类和鱼虾贝类而受感染（如旋毛虫）。

寄生虫通过食物传播的途径主要有以下三条：

① 人→环境→人，如蛔虫等。

② 人→环境→中间宿主→人，如猪肉绦虫等。

③ 携带寄生虫的宿主→人，或携带寄生虫的宿主→环境→人，如旋毛虫等。

2.4.2 畜禽肉中常见的寄生虫污染与食源性疾病

2.4.2.1 囊尾蚴

囊尾蚴是绦虫的幼虫，寄生在宿主的横纹肌及结缔组织中，呈包囊状，故俗称“囊虫”。家畜体内寄生的囊尾蚴有多种，其中最常见的通过肉食就能直接对人产生危害的是猪囊尾蚴。含有猪囊尾蚴的猪肉俗称“米猪肉”。

人感染猪囊尾蚴的原因为食用未经煮熟的患有囊尾蚴病的猪肉，或者猪囊尾蚴通过粪便污染食品后食用此食品而使人感染。感染囊尾蚴时，往往会出现贫血、消瘦、腹痛、消化不良、腹泻等症状，患者应进行药物驱虫治疗。如果囊尾蚴寄生在人体肌肉中，则感到酸痛、僵硬；寄生于脑内会由于脑组织受到压迫而出现神经症状，抽搐、癫痫、瘫痪甚至死亡；如侵犯眼部可影响视力，甚至失明。目前尚无治疗囊尾蚴病的特效药物。

预防囊尾蚴的措施有：开展群众性“驱绦灭囊”工作，宣传相关卫生知识，不用人粪饲猪；使用正确的烹调方法；蔬菜、水果食用前要清洗干净；养成良好的个人卫生习惯。

2.4.2.2 旋毛虫

旋毛虫是一种很细小的线虫，一般肉眼不易看出。当人吃了尚未杀死旋毛虫幼虫的肉品后，幼虫由囊内逸出，进入十二指肠及空肠，迅速生长发育为成虫，并在此交配繁殖。旋毛虫的每条雌虫可产1500条以上幼虫，这些幼虫穿过肠壁，随血液循环被带到宿主全身各处横纹肌内，生长发育到一定阶段时开始卷曲呈螺旋形，周围逐渐形成包囊。当人或动物吃了含有这种旋毛虫幼虫包囊的肉品后，幼虫将在体内发育为成虫，使人或动物感染旋毛虫病。

人感染了旋毛虫病后会出现头晕、头痛、腹痛、腹泻、发热等症状，重的还出现呼吸、咀嚼及语言障碍，轻者会出现肌肉酸痛、眼睑和下肢浮肿，短时期内不会消失。目前对此病尚无特效药物，一般用支持和对症疗法。

猪肉是携带旋毛虫的最常见的食品，在熊肉中也发现有这种寄生虫。其预防措施有：烹制猪肉时要一直烧到粉红色消失，在制作其他肉类时也要正确烹调。某些地区人们有食用狗肉的习惯，而狗和其他肉食兽均为旋毛虫易感动物，所以要严格执行食品原料验收这一程序，加强对易感动物肉品的旋毛虫检验。

2.4.2.3 肝片形吸虫

肝片形吸虫是寄生于家畜肝脏、胆管中的一种寄生虫，中间宿主为椎实螺，人常因食用未经正确烹调的制品而感染。当幼虫穿过肝组织时，引起肝组织损伤和坏死，肝包膜上有纤维素沉积；当幼虫经过体腔或其他器官时可发生脓包或形成结节似包囊管。成虫在宿主胆管里生长，能使胆管堵塞，由于胆汁停滞而引起黄疸，刺激胆管可使胆管发炎、变厚或扩张，并导致肝硬化。

肝片形吸虫需要经过其生活史的一定阶段后才能侵袭人类。所以，只要对被该寄生虫侵袭的内脏器官进行适当处理，就可以预防其伤害消费者。具体方法是：如果发现肝脏损害较为轻微，只要割除感染部分即可，其他部分不受限制依然可以食用；如果损害严重，整个肝脏应该销毁。

2.4.2.4 弓形体

弓形体是一种原虫，病原为龚地弓形体，可寄生于多种动物，也可寄生于人。它是一种多宿主原虫，对中间宿主的选择不严，可感染多种动物并引起发病。猪患弓形体病已发现于许多国家和地区，近几十年来，这一问题已成为肉品卫生中令人关注的问题。猪发病多见于3～4月龄，死亡率较高。

弓形体病又称为弓浆虫病或弓形虫病，是由弓形体感染动物和人而引起人畜共患的原虫病。病畜和带虫动物的脏器和分泌物、粪、尿、乳汁、血液及渗出液，尤其是随猫粪排出的卵囊污染的饲料和饮水都成为主要的传染源。猪主要是吃了被卵囊或带虫动物的肉、内脏、分泌物等污染的饲料和饮水，经消化道感染。所以，猫是最主要的传染源。人患弓形体病多见为胎盘感染，造成胎儿早产、死产、小头病、脑水肿、脑脊髓炎、脑石灰化、运动障碍等；成人发病者极少，一般无显著症状。

由患病动物传染给人是弓形体的主要传播方式。因此可从以下几点入手来进行预防：

① 家庭养猫要定期进行检查驱虫，猫食应预先煮熟，严禁喂生肉、生鱼、生虾。

② 猪舍要定期消毒，防止猪捕食啮齿类动物，防止猫粪污染猪食和饮水。

③ 尽量减少和猫的直接接触，尤其是妇女妊娠期间，更要注意。

2.4.3 鱼贝类中常见的寄生虫污染与食源性疾病

2.4.3.1 华支睾吸虫

华支睾吸虫是一种雌雄同体的吸虫。虫体长窄扁平，呈乳白色。华支睾吸虫主要损害胆管，引起胆管阻塞及胆囊炎。此虫的长久刺激，可使肝脏发炎硬化和局部坏死，肝细胞变性萎缩，有时亦可使胰腺纤维变性。此外，脾胀大和腹水（约40%）、胆石（约10%）及原发性胆管性肝癌也很常见。

人受华支睾吸虫侵袭后，其症状与寄生虫数的多少有密切关系。轻者基本上无症状。症状较重者，食欲异常、消化不良、腹部膨胀、腹泻、水肿、肝大。重症者，上腹疼痛、白细胞增加、阻塞性黄疸、胆绞痛、胆囊和胆管发炎，以致出现贫血、肝硬化等症状。

华支睾吸虫病主要通过生食或半生食含该虫囊蚴的淡水鱼、虾而感染。预防华支睾吸虫污染的主要措施包括：

① 改变卫生习惯，不吃生鱼或半生不熟的鱼，禁止出售生鱼片和生鱼粥。

② 患病鱼宜切块烧熟煮透。

③ 猪等动物的肝脏、胆管等有病变部应割除后出售，肝脏病变严重者应予废弃。

2.4.3.2 阔节裂头绦虫

阔节裂头绦虫为人肠中最大的绦虫，体长3～4m。成虫主要寄生于犬科食肉动物，也可寄生于人。裂头蚴寄生于各种鱼类。阔节裂头绦虫的新陈代谢产物对人特别有毒，常导致患者贫血。阔节裂头绦虫主要分布在欧洲、美洲和亚洲的亚寒带和温带地区，以俄罗斯患者最多，约占全世界该病人数的一半以上。我国仅在黑龙江和台湾有数例报道。感染阔节裂头绦虫的患者一般症状为腹痛、消瘦、乏力、轻度的嗜酸性粒细胞增多。

人体感染阔节裂头绦虫都是由于误食了生的或未熟的含裂头蚴的鱼所致。喜吃生鱼及鱼片，或经常吃用少量盐腌、烟熏的鱼肉或鱼卵，爱好果汁浸鱼以及在烹制鱼过程中尝味等都极易受感染。流行地区人类污染河湖等水源也是一重要原因。因此可采取相应预防措施：

① 将鱼肉烧熟煮透后食用。

② 不出售生鱼或半生不熟的鱼，如生鱼粥等。

③ 加强对犬、猫等动物的管理，避免粪便污染水源。

2.4.3.3 猫后睾吸虫

猫后睾吸虫寄生于猫、犬等哺乳动物和人的胆管内，主要损害胆囊和肝脏。由于囊壁发炎致使胆囊急剧增大，有时胆管黏化。如果虫体侵入胰管内，则出现消化系统障碍症状。它能使肝脏结缔组织增殖，形成赘瘤。本病分布于欧洲和亚洲的一些国家，绝大多数病例来自波兰以东地区和多瑙河三角洲地带，被感染人数超过100万。中国尚无确实的人体感染记载。

猫后睾吸虫的虫卵随宿主粪便排出，被淡水螺（如豆螺）吞食后，毛蚴在其消化道内孵出，经胞蚴、雷蚴及尾蚴等发育阶段，螺感染后2个月成熟尾蚴开始由螺体逸出，进入第二中间宿主（淡水鱼）体内发育为囊蚴。人与动物因进食含活囊蚴的食物而感染。人体感染囊蚴后约4周，虫卵开始在其粪便中出现。猫后睾吸虫患者表现的症状主要为：胃和肝脏感觉疼痛，肝脏增大，胆囊绞痛和胆囊炎。重症患者，表现为食欲不振，颜面和四肢水肿，有时发生腹水。在人的病例中，肝脏硬化较少见，但总胆管炎较普遍。

鉴于淡水鱼是猫后睾吸虫的第二中间宿主，导致人致病的囊蚴存在于鱼体可食部位，所以其预防措施为：

① 不出售生鱼或半生不熟鱼以及没有腌透、熏熟的鱼。

② 对该病流行区域内所捕之鱼，应放在－12℃低温箱内冷藏5～6d后再食用，这样可提高食用安全性。

③ 经卫生检验确诊含有该虫囊蚴的淡水鱼，可将其在低温－12℃冷库中冷藏5～6d，或用5%～10%的盐溶液腌渍10d，或15%～20%盐溶液腌渍3d以上后，才能食用。

④ 对于患该病的猪、狗等动物，由于它们也是猫后睾吸虫的最终宿主，其胆、肝、胰等器官常常受到感染。如果这些器官被侵袭而出现病变，应割除其病变部并废弃之，其他部位可供食用。

2.4.3.4 横川后殖吸虫

横川后殖吸虫属异形科吸虫，可引起横川后殖吸虫病。它主要寄生在人和动物的小肠里，吸附在肠的黏膜上或埋藏在黏膜内，导致肠黏膜表层糜烂发炎。如虫被带到心肌、大脑和脊椎等处，可引起这些器官的病变。

横川后殖吸虫囊蚴主要寄生在鱼鳞片内面，其次在肌肉。进食受污染的半生不熟的鱼后，会造成幼虫在人的小肠里发育为成虫。因此预防和控制横川后殖吸虫病的主要措施有：

① 不出售半生不熟的鱼，或者对受该虫寄生的淡水鱼腌渍处理后食用。

② 对含有囊蚴的淡水鱼，必须将其煮熟或经腌渍、制干后食用。

③ 对含有该虫的动物小肠发炎部分，应予废弃，其他部分可食用。

2.4.3.5 异形吸虫

异形吸虫也属于异形科，是一类小型吸虫，成虫寄生于鸟类、哺乳动物和人。异形吸虫寄生在小肠里，吸附在肠壁上，或钻到黏膜下层，引起发炎，导致肠壁出现黏液过剩和坏死。此外，虫卵能穿过肠壁，由肠系膜淋巴系输送到心肌内，心肌受到虫卵的刺激而发生心脏衰弱；也有患者因虫卵进入大脑而致病。异形吸虫病的主要症状为腹部绞痛及黏液性腹泻。

带异形吸虫尾蚴的淡水鱼和蛙是异形吸虫病的主要传染来源，而异形吸虫囊蚴在酱油、醋、5%的盐水中可分别存活13h、24h、4d。50℃水中7min，80℃水中3min，开水中20s，囊蚴即可被杀死。因此注意饮食卫生，不吃未煮熟的鱼肉和蛙肉是避免异形吸虫感染的重要方法。

2.4.3.6 卫氏并殖吸虫

卫氏并殖吸虫，全称卫斯特曼氏并殖吸虫，是引起肺型并殖吸虫病为主的并殖吸虫。卫氏并殖吸虫的致病，主要是童虫或成虫在人体组织与器官内移行、寄居造成的机械性损伤，以及其代谢物等引起的免疫病理反应。根据病变过程可分为急性期及慢性期。它潜伏期不易确定，感染后可长期无症状，多数在感染后半年左右缓慢发病，病程较长，也可再一次重症感染后急性发病。症状随虫体寄生的部位不同而异，以胸、腹、脑损害的表现为多见；常伴有寒颤、发热。寄生肺内的病例有支气管扩张、囊肿，假性肺炎和结核样脓肿，患者出现顽固性的咳嗽、咯血、肺部疼痛等症状；X射线透视可见浸润性的阴影。在腹部的包囊常导致腹部疼痛。在脑内的虫体可导致抽风、幼儿麻痹、脑出血、大脑炎、脑膜炎等症状。

如果人们吃了半生不熟的被卫氏并殖吸虫污染的虾和蟹，它们就在人体内发育为成虫，使人患病。因此卫氏并殖吸虫的预防措施包括：

① 将虾、蟹等水产品煮熟，不生食虾、腌制不透的醉蟹、咸蟹和咸蟛蜞等水产品。

② 割除并废弃被卫氏并殖吸虫寄生的动物脏器。

2.4.3.7 棘颚口线虫

棘颚口线虫在发育过程中需要2个中间宿主和1个终末宿主。终末宿主主要是猪、犬、猫等，第一中间宿主是剑水蚤，第二中间宿主主要是淡水鱼。棘颚口线虫的成虫常在猫科动物或犬的胃壁形成肿物，发育成熟产卵。虫卵排出后，5d后发育为含有第一期幼虫的卵，7d后幼虫孵出。被第一中间宿主吞食后，幼虫脱去鞘膜，钻入宿主胃壁到达体腔，7～10d后发育为第二期幼虫。含有成熟第二期幼虫的剑水蚤被第二中间宿主吞食后，幼虫穿过胃壁移行至肌肉，1个月后发育为第三期幼虫，2个月后开始结囊。人因进食生的或未煮熟而含棘颚口线虫第三期幼虫的淡水鱼、蛙、蛇、鸡等肉类而获得感染。患者于感染24～48h后可出现低热、全身乏力、荨麻疹、恶心、呕吐、上腹部疼痛等症状。

棘颚口线虫主要分布于亚洲，日本、中国、泰国、越南、马来西亚、印度尼西亚、菲律宾、印度、孟加拉和巴基斯坦均有人体感染的报道。此外，澳大利亚、墨西哥和喀麦隆也有此虫或疑似此虫的病例报道。日本和泰国有食鱼生的习惯，人体感染较为严重。我国江苏洪泽湖区淡水鱼感染此虫较为严重，当地居民又有“快炒乌鱼片”的饮食习惯，是人体感染此虫的重要因素之一。

棘颚口线虫一般情况下不易检出，如发现鱼肉中有白点状的包囊时，应去除鱼肌肉中的包囊，再进行腌渍加工或烧熟煮透后食用。避免吃生的或半生不熟的鱼（包括鳝鱼）是预防棘颚口线虫的有效措施。

2.4.3.8 无饰线虫

无饰线虫的形态似棉线，白色。此虫经常寄生在黄鱼、带鱼、海鳗、鲐鱼、鲱鱼等海产鱼类的消化道及肌肉中，墨鱼、鲳鱼、鲅鱼、河豚、白姑鱼、鲤鱼等鱼体中有时亦有寄生。此虫进入人体内后，寄生于胃壁黏膜下，也有透过胃壁进入腹腔寄生于其他脏器者。如果此虫寄生于胃部，将出现类似胃癌、胃溃疡、阑尾炎等症状。

人感染此病的主要原因是吃了受感染的生鱼所致。所以预防该病的主要措施仍然是充分烹制海产鱼类。一般，以下几种方法可将无饰线虫彻底杀死：①60℃温度下加热10s以上；②汤煮1min；③20%食盐盐渍24h；④−20℃下冷冻10h以上。

2.4.4 其他食品中常见的寄生虫污染与食源性疾病

2.4.4.1 蛔虫

蛔虫是一种大型的线虫，对儿童生长发育有极大危害，对成人也有一定影响，一般通过蔬菜瓜果感染。当幼虫移行经肺部时可出现阵发性咳嗽、气喘，偶尔亦能引起肺炎。成虫在肠道里会引起肚痛、恶心、呕吐；当大量虫体寄生在肠管里时相互扭结成一团，造成肠梗阻；当肠内对蛔虫生活产生不良改变时，蛔虫窜入总输胆管而使胆道阻塞，由此而引起黄疸。该虫还可窜入肝脏引起肝脏疡，使患者出现上腹部剧烈疼痛。

预防蛔虫感染首先要养成良好的个人卫生，饭前便后必须洗手，不吃生菜或不洁的瓜果。

2.4.4.2 姜片虫

姜片虫是一种肠道寄生虫，其成虫主要寄生于人、猪的小肠壁，一般通过水生植物感染。当人感染了姜片虫后，消瘦、贫血、嗜伊红白细胞增多，嗜中性白细胞减少，水肿、腹水，出现腹痛等症状。如果虫体寄生过多，往往还会引起肠道的损害，以及机械性堵塞。本病主要分布于温带、亚热带和热带的亚洲国家，如日本、朝鲜、菲律宾及东南亚诸国。在中国多见于东南沿海地区和长江流域各省水源丰富及盛产菱、藕等水生植物的地区。

为防止姜片虫感染，提倡不吃生的水生植物，如菱角、茭白、荸荠等。

2.4.4.3 螨类

螨虫的品种很多，其中有的能导致人生病，也有寄生于面粉、砂糖等食品内，通过食品导致人体患病，例如引发皮炎，以及消化系统、泌尿系统、呼吸系统各方面的疾病。

因此，凡是被螨寄生的面粉、砂糖，以及其他肉干类制品，必须根据其质量情况，分别予以废弃或无害化处理，以防止其对人造成危害。为了防止螨类危害，餐饮场所应该特别注意原材料贮藏过程中的卫生控制。

2.4.5 寄生虫污染的主要预防措施

寄生虫常以动物为专性寄生，在其生命循环中也可能包括人。寄生虫感染大多与未加热的生食和即食制品的交叉污染有关。无论是哪种寄生虫，其存活的最重要两个因素是合适的寄主（不是所有的生物都能被寄生虫感染）和合适的环境（温度、水、盐度等）。所以，可以通过以下几种措施来预防寄生虫危害。

(1) 消除传染源

在寄生虫的流行区域开展普查、防疫、检疫、驱虫和灭虫工作，一旦发现患者和病畜，及时用吡喹酮、阿苯达唑等药物治疗。

(2) 切断传播途径

选择适宜方法消灭中间宿主，消除苍蝇、蟑螂、老鼠等传播媒介。

(3) 加强食品卫生监督检验

必须加强食品中寄生虫的检验，合理处理带寄生虫的畜肉、鱼贝类和其他食品，禁止其上市出售；严禁用含有寄生虫的原料加工食品；保持饮用水和食品加工用水的卫生，来自湖泊、池塘、溪流或其他未经处理的水在洗涤食品前必须经过消毒处理或加热煮沸。

(4) 加强食品卫生宣传教育

加大食品卫生学知识的宣传力度，教育人们改变不良饮食习惯，不进食生食或半生不熟的食品以及没有腌透、熏熟的食品，蔬菜和水果在食用前应清洗干净，不饮用生水和生乳，饭前便后要洗手。

(5) 保持环境卫生

适当处理人类、动物的排泄物，不用未经处理或处理不充分的污水浇灌农作物，应利用堆肥、发酵、沼气等多种方法处理粪便，以杀灭其中的寄生虫虫卵，使其达到无害后方可使用。

(6) 加强动物饲养管理

禁用生肉、生鱼、生虾或其他废弃物饲喂动物，在寄生虫流行的地区，严禁放牧。

2.5 病媒生物对食品的污染

病媒生物指能直接或间接传播疾病（一般指人类疾病），危害或威胁人类健康的生物。广义的病媒生物包括脊椎动物和无脊椎动物。脊椎动物媒介主要是鼠类，属哺乳纲啮齿目动物；无脊椎动物媒介主要是昆虫纲的蚊、蝇、蟑螂、蚤等和蛛形纲的蜱、螨等。通常所说的病媒生物主要是指老鼠、蟑螂、苍蝇、蚊子，统称为“四害”。

虽然食品卫生工作只需防治相对数量较少的几种病媒生物，但是因其具有传播快、易流行的特点，如果不采取相应的防治措施，可使食品工业每年损失数十亿美元。为了有效防治病媒生物对食品的污染，首先需要对其危害有一个基本了解，并且具备安全有效防害和灭害等方面的综合知识。

2.5.1 啮齿类动物的污染及防治

啮齿类动物（如褐家鼠和小鼠）经常在居住区域、饮食场所、食品加工区以及厕所、垃圾堆和其他污物堆放场所出现，主要通过脚、毛和肠道传播污物。因其具有敏锐的听觉、触觉和嗅觉，能迅速辨别新鲜的或不熟悉的东西，保护自身不受环境变化的影响，所以很难防治。

2.5.1.1 啮齿类动物的危害

老鼠既危险又具破坏性。据美国国家饭店协会调查，每年因啮齿类动物造成的经济损失高达60亿美元，其中包括它们所吃掉的和污染的食品以及它们损坏的财产，亦包括老鼠咬烂电线引起火灾所造成的损失。老鼠能直接或间接地传播各种疾病，如钩端螺旋体、鼠型斑疹伤寒、斑疹伤寒和沙门氏菌病。一粒老鼠屎中存在几百万种有害微生物，老鼠屎干裂或被压碎后的颗粒能被室内的空气流带入食品。

小鼠跟老鼠一样狡猾，能通过小如美国镍币的洞而侵入建筑内。同样，它们也是游泳能手，能从厕所浮球筒和下水道中游上来，并且具有极强的平衡能力。与老鼠相似，小鼠也是一种很脏的啮齿类动物，能传播老鼠传播的所有疾病。

2.5.1.2 啮齿类动物的防治

啮齿类动物适应环境的能力很强，所以其防治很困难，特别是老鼠的防治尤为困难。防治啮齿类动物最有效的方法是采取适当的卫生措施，切断老鼠进入栖息地的入口并清除滋养老鼠的废砖瓦砾堆，老鼠就难以生存并向其他地方转移。如果没有采取有效的清洁卫生防治手段，使用消毒剂和捕捉器只能暂时减少老鼠的数量。

(1) 防止侵入

切断所有可能的入口是最有效的防鼠措施，具体做法如下：

① 对不好关闭的门或管道外部不符合要求的石砌建筑用金属覆盖或用水泥填补，以堵住老鼠的入口。

② 通风孔、排水管道和窗户上应盖一层纱幕。

③ 老鼠和小鼠具有避开宽阔区域的本能，特别是浅色的宽阔障碍区。在建筑物外围平铺一条宽1.5m的白色石子区带或花岗岩碎石区带，能有效防止老鼠侵入。

(2) 清除啮齿类动物的栖息地

① 垃圾堆高出地面0.5m，室外设备应高于地面20～30cm。

② 在食品生产厂房周围应留出一块0.6～0.9m宽的无草区，并铺上一层沙砾和石子；灌木丛应距食品设施10m远。

③ 将废弃物容器放在水泥板上，废弃物容器应由重型塑料或镀锌金属制成，并配上密封性能很好的盖子。

(3) 断绝啮齿类动物的食物来源

① 及时清除木屑，定期打扫地面并经常清理室内废弃物品也可减少老鼠的食物来源。

② 食品和其他物品应放在密封性能好的容器内。

③ 食品加工工厂中掉落在地面上的食品会招来老鼠、鸟类和昆虫，故工作人员不能在工厂内吃零食。

(4) 灭鼠

最有效的灭鼠方法是毒药毒杀、毒气毒杀、捕捉以及使用超声装置。

① 毒药毒杀　毒药毒杀是一种有效的灭鼠方法，但使用时必须小心谨慎，因为人误食毒药很危险。用于灭鼠的毒药有阻凝剂，例如，3-(α-糠基丙酮)-4-羰基香豆素（富马碱），3-(α-苄基丙酮)-4-羰基香豆素（杀鼠灵），2-新戊酰-1,3-茚三酮（新戊酸）等。这些多次剂量毒药只有被老鼠取食多次后才能杀死老鼠，因此人若误食一次不会马上发生危险。

多次剂量阻凝剂（慢性毒药）尽管比大多数其他毒药更安全，但也要按照使用说明进行贮存和使用。使用阻凝剂的最佳位置是沿着老鼠所经通道及其取食点附近。为防止被人误食，毒饵应放于毒饵盒中或置于紧靠老鼠栖息地的区域。为了确保毒饵的毒性，每天都应该更换新毒饵的位置，并且至少要持续两周。

阻凝剂类灭鼠药的商品形式很多：有装于塑料或波纹状容器中，能直接置于啮齿类动物通道附近的灭鼠药；有能与谷粒混合并投放于老鼠洞穴和墙壁间死角处的丸状毒药；有用小塑料袋包装置于老鼠栖息场所的灭鼠药；还有像盐一样能溶于水的毒饵块。清洁卫生人员或害虫防治技术人员应记录好毒饵容器的投放点，以便检查和更换。如果检查两次或两次以上之后，毒药依然原封不动，则应将毒饵转移到另一投放点。

由于阻凝剂灭鼠日益广泛，因此老鼠对阻凝剂已产生耐药性，而且这种耐药性越来越强。因此，专家们研究了一种新的防鼠策略——循环使用阻凝剂和急性灭鼠剂。在需要迅速杀灭老鼠时，可采用一次剂量（急性）毒药，如红海葱和磷酸锌。这些毒药和新鲜诱饵如肉、玉米粉和花生酱混合成毒饵。毒饵的制备和使用应该按照生产商提供的说明书执行。但有些一次剂量毒药仅仅对挪威老鼠有效。

毒饵应集中投放在几个点上，这是因为老鼠常活动于其栖息场所附近。若能找到合适的栖息场所并且有充足的食物来源，老鼠的活动范围一般限于半径50m的范围内。同样条件下，小鼠的活动范围则限于栖息地以外10m之内。投放毒饵时不能过于分散或无策略地乱放，否则老鼠很难接触到毒饵。新近出现并有较多的迹象表明有老鼠活动的地方应大量投放毒饵并且要经常更换。老鼠常常把食物带入巢穴中食用，所以一次性剂量毒药杀灭的老鼠可能会死于其巢穴中。腐败分解的气味能证明有死老鼠。如果发现死鼠应该立即清除，并将其烧掉或埋掉。灭老鼠的毒药也能杀灭大多数小鼠。

尽管使用毒饵是最有效的灭鼠方法之一，但是，如果食入毒药的老鼠发生一些中毒反应（如不舒服和疼痛）又没有致死时，它们下次就会避开毒饵。若毒饵附近发现已毒死的老鼠或即将死亡的老鼠，其他老鼠就会更加小心谨慎。因此，最易被老鼠接受的诱饵应该是老鼠最熟悉的食物。

为了防止老鼠对毒饵产生警惕性而避开，可先采用预诱饵，这是一种无毒的诱饵，可以先使用一周左右，然后用含灭鼠剂的同种诱饵代替预诱饵。对于一次剂量毒药，预诱饵的使用尤为重要。但用阻凝剂灭鼠时不宜采用预诱方法。老鼠的警惕性比小鼠高，故预诱方法对小鼠更有效。

② 追踪粉末　这类化合物可用来杀灭老鼠，也可采用无毒性粉末检测老鼠的存在及其数量。这类

粉末中可以含有阻凝剂和一次剂量毒药。老鼠经过撒上追踪粉末的通道后，在清理自己时即可被这种毒药杀灭。当食物来源充足时，这种粉末更有效。最好能采用装于盒中的毒饵，将盒子置于加工、制备或储藏食品的建筑内，以免毒饵被撒得到处都是。追踪粉末毒杀小鼠比毒杀老鼠更有效，氟硅酸钠是一种对两者都有效的灭鼠剂。

③ 毒气毒杀　这种防治技术通常在其他灭鼠方法无效时使用。如果必须采用这种灭鼠方法，应当由专业灭鼠人员或经过培训的雇员操作，使老鼠的洞穴中充满毒气（如溴甲烷）。若老鼠的洞穴离建筑物不到 6m 远，就不能向洞中投入毒气，因为这样的洞穴通常一直延伸到紧挨着的建筑物底部。

④ 捕捉　这是一种效果缓慢但又十分安全的灭鼠方法。布置捕捉器时应将捕捉器与老鼠通道成合适角度，并使置饵端或触发端朝向墙壁。任何能够引诱老鼠的食物都可作为诱饵。每天要检查一遍捕捉器，并清除捕获后的老鼠，更换新诱饵。捕鼠方法可作为其他灭鼠方法的一种辅助手段。捕鼠器布置得要足够多，而且清洁卫生人员在安置捕鼠器时首先要意识到老鼠与生俱来的警惕性和适应能力。老鼠被引诱来后常能有效避开捕捉器。有一种有效的小鼠捕捉器采用了胶粘板，可以粘住小鼠的爪子防止其逃跑。使用后，防治人员要及时处理捕捉盘和捕获的小鼠，并在最具策略性的位置上重新放置捕捉盘。

⑤ 超声装置　这种灭鼠方法采用声波防止啮齿类动物侵入装有该装置的区域。这种超声波装置能明显减少啮齿类动物的数量，但是，如果它们经受了长时间的饥饿，就会不顾这种声音障碍而侵入觅食。如果超声波的频率能随机或连续地变化，效果会更好。

2.5.2　昆虫的污染及防治

蟑螂、苍蝇、蚊子在我们的生活环境中也十分常见。这些害虫通过其排泄物、嘴、脚和身体其他部分将污染区域的微生物传播到食品上，或者在其用食时，将污物带到干净的食品上。为了防止这些害虫污染食品，必须尽可能将其彻底消灭。同时必须采取保护措施防止其进入食品生产、制备和服务区域。

2.5.2.1　蟑螂

蟑螂是全世界食品加工厂和食品服务设施内最为普遍的一类害虫，它能携带并传播各种病原菌，大多数蟑螂携带约 50 种不同的微生物（例如，沙门氏菌和志贺氏菌），并传播脊髓灰质炎和霍乱病原菌——霍乱弧菌。

蟑螂通过接触食品，特别是咬和咀嚼食物传播微生物。蟑螂比较喜欢糖类含量高的食物，但人类消费的任何东西以及人类排泄的废物、腐烂物、死昆虫（包括蟑螂本身）、鞋垫以及纸和木材都能成为蟑螂的食物。

蟑螂的寿命可达一年多，且繁殖速度很快，每月能繁殖许多，其卵鞘中约含 15～40 粒卵，通常产在隐蔽处受到额外的保护，刚孵出的蟑螂很快就能与蟑螂成虫一样取食。任何加工、储藏、制备或经营食品的地方都可能存在蟑螂。它们倾向于隐藏并产卵于阴暗、温暖且难清扫的地方，例如，在设备和支架中，设备与支架之间以及支架底部下方的小空间都是蟑螂最喜欢栖息的场所。

检查是否有蟑螂侵入的最简便方法之一是进入黑暗的生产或储藏区中并立即开电灯。另外，蟑螂体内有种腺体能分泌一种具有强烈油气味的物质，利用这一特性也能检查是否有蟑螂存在。而且蟑螂所到之处都会发现其排泄物——粪便，它们的粪便很小，近似球形，呈黑色或褐色。

蟑螂是一种四季都有的害虫，因此，在食品企业中防治蟑螂是一项持续不断的工作，具体方法如下：

① 保持环境卫生；

② 消除蟑螂的栖息场所和通道；

③ 化学药剂防治，使用毒饵（二嗪农、除虫菊酯、氯蜱硫磷等）和毒饵投放器。

2.5.2.2 其他昆虫

(1) 蝇类

食品加工和食品服务业中最普遍的季节性昆虫是蝇，它能以食品为媒介传播很多种疾病。这主要是因为蝇以动物和人的排泄物为食物，并在其足、口器、翅膀上和内脏中携带病原菌。当蝇爬经食物时，病原菌就传播到食物中。蝇只能摄取液体食物，因此，在其进食前，它们在固体食物中分泌唾液以便将食物溶解，而它们的唾液或呕吐物中含有大量能污染食品、设备、物品及器具的细菌。

蝇中最常见的种类是家蝇和果蝇。家蝇是一种比蟑螂危害性更大的害虫，它能侵入任何地方，并向人类及其食物传播各种病原菌，导致人患上伤寒、痢疾、幼儿痢疾及链球菌和葡萄球菌感染等多种疾病。每年深夏和秋季时家蝇较多，因为在温暖的气候下家蝇的繁殖速度极其迅速，在交配期内每周平均产卵 120 颗。温暖、潮湿并有腐烂物的避光处是家蝇孵卵以及由卵成长为幼蝇或蛆的理想场所。

果蝇是一种比家蝇小的季节性昆虫，易受水果（尤其是腐烂后水果）的引诱，对污物或动物排泄物不感兴趣，因此果蝇携带的有害细菌相对较少。果蝇的生活史和取食习惯类似于家蝇，只是果蝇特别喜欢水果而已。果蝇的寿命约为 1 个月，腐烂植物和腐烂水果较多的深夏和早秋季节，果蝇繁殖最快。

由于蝇繁殖后代的速度极快，所以它们的数量很难控制。防止蝇飞入加工、储藏、制备及经营食品的区域，是减少这些区域中蝇数量的最有效的方法。通常可以采取以下措施：

① 迅速彻底地消除食品加工区域内的废弃物；

② 采用风幕、纱幕和双道门来阻挡蝇进入；

③ 室外垃圾堆应尽可能远离门口，室内垃圾堆应用墙将垃圾区与其他区域隔离开来，以减少食品企业周围环境对蝇的吸引力；

④ 对已侵入设施内的蝇，可用电捕蝇器或其他类型的捕捉器将其杀灭（注意电捕蝇器应该整天都处于工作状态）；

⑤ 用烟雾剂、喷雾剂或蒸发剂和化学试剂（如除虫菊酯）进行化学防治也能杀灭蝇，但是这种灭蝇方法的效力有限，而且是暂时的。

(2) 蚊子

统计表明，蚊子传播的疾病达 80 多种。它既能通过吸血、叮咬传播痢疾、乙型脑炎、登革热和丝虫病等疾病，也能以食品为媒介导致多种疾病的传播。夏天是蚊子最猖獗的季节，蚊子幼虫孳生在不同水体中，因此灭蚊最有效的措施是控制水体中蚊子幼虫的孳生，特别要注意清除庭院内外的瓶罐、花盆内的积水，从而降低居住环境周围蚊虫的密度。同时，要辅以化学药物予以杀灭。目前常用的药物灭蚊方法有以下几种：

① 使用手动喷雾器或市售气雾罐将杀虫药液均匀喷洒于空间，直接作用于虫体，能快速杀灭蚊虫；

② 将杀虫药液均匀洒在室内墙壁和天花板等处，蚊虫停落其表面接触足够药物后就会中毒死亡；

③ 用杀虫剂浸泡或喷洒蚊帐，可起到防蚊灭蚊双重作用，该方法尤其适用于蚊传疾病流行区；

④ 用蚊香、电热蚊香片、液体蚊香、灭蚊烟纸片、烟雾弹等熏杀，这类利用散发烟雾灭蚊的药剂最好在环境密闭的条件下使用，效果更为理想。

2.5.3 鸟类的污染及防治

鸟类（如鸽子、麻雀和燕八哥）也是食品卫生中存在的一大问题。鸟粪携带各种对人有害的微生物，如螨、真菌病原、鸟疫病原、假结核病原、弓浆虫病原、沙门氏菌及能导致脑炎、鹦鹉热和其他疾病的微生物；而且鸟类还会将昆虫引入工厂，导致虫害。

合理的管理及卫生设施可以减少厂区内鸟类的数量。当食品转移之后必须打扫卫生，否则会引来鸟类。门、窗及通风口应该装纱幕以防鸟类飞入建筑物内。

通常采用捕捉方法防治鸟类，利用能产生轻微电震的电线和驱鸟糨糊可有效防止鸟类栖息在食品厂附近，不过电线比较昂贵而且需要经常检修。闪光和噪声装置对防治鸟类具有一定的作用，不过鸟类很快就能适应这种装置。经常清除鸟巢并以侵扰的方式向鸟类洒水也能驱赶鸟类。专业鸟类防治人员能提供安全使用化学药剂所需要的专业知识和设备，因此，聘请他们能迅速、有效地杀灭鸟类。

采用市售化学药剂能够降低鸟类的密度，但这些化学药剂不能在食品厂内使用。过去常用士的宁，现在这种药剂的使用受到一些地方条例的限制。士的宁生物碱的使用浓度为0.6%，使用时将其包涂在诱饵的表面（如谷物颗粒）。采用化学药剂灭鸟要及时除去死鸟，以防止猫和狗误食而导致二次中毒。另一种控制鸟类密度的化学药剂是4-氨基嘧啶。它除了能杀灭鸟类之外，还会使受到影响的鸟类发出痛苦的鸣叫并产生异常行为，从而起到驱赶其他鸟的作用。Azacosterol是一种暂时性不孕剂，只能用于防治鸽子。这类生物防治方法比其他化学药剂的潜在危险性要小，但要求长期使用，尤其对于寿命较长的鸟类（如鸽子）。清洁卫生人员必须知道要求迅速消灭鸟类时能够使用的有关化学药剂的最大使用量。

用捕捉的方法也能防治鸟类。为了获得最佳效果，捕捉鸟类时需要用活饵，采用活饵和一种澳大利亚乌鸦捕捉器能有效捕捉燕八哥。隧道捕捉器和麻雀捕捉器也很有效。捕捉鸽子时可采用支一根木棒的装置，在其中撒一些谷粒为诱饵，引诱鸽子等在内取食时将其捕捉。捕捉方法的主要局限性在于需要大量劳动力和原材料。

2.5.4 病媒生物的综合防治

由于化学药剂受许多条件的限制，所以一种具有生态和经济效益的病媒生物综合防治程序已逐步发展起来。大多数单一的防治方法都不能成功地防治病媒生物，而且病媒生物的耐药性越来越强，因此可以选用几种不同的防治方法综合使用，从而形成一个针对目标病媒生物的防治措施。

病媒生物的综合防治方法中许多都是生物防治方法，其主要目的是尽量采用环境上合理、技术上经济的方法进行防治。本节将简单讨论害虫的综合防治过程。

(1) 检查

检查是一种预防性监控防治手段，是一个费时但又十分重要而且经济的过程。通过检查可以发现存在的问题以及潜在的问题，同时还可以监测存在的卫生问题，因此，应该周期性地进行（如每月两次）一些正式或非正式检查。

正式检查应该按照预订次数进行。检查要彻底，并对整个害虫防治的进展及效果作出评估。若能从企业外部获得合格的检查员（如公司的全职检查员、顾问和合约检查服务代表）应该优先聘用。

非正式检查应该由负责特殊工作区的企业内部职员进行，这项工作需要经常开展。监督人员应该促使企业职工在做好本职工作的同时意识到削弱病媒生物防治效果的卫生问题。

检查对象包括原料、加工和制备产品的场所、设施及设备。检查员应配备闪光信号灯、打开设备的工具及盛样品的容器，同时还应设计一张检查表格用于指导并记录检查结果。从检查表中可以明显看出潜在的问题。

目前已将信息素和聚集素用于生物综合防治程序中，其中少数信息素主要用于防治病媒生物侵入。信息素是昆虫分泌的一种化学物质，能被其他同种或相关种类的昆虫发现并对其作出反应。目前商业合成的几种储藏物害虫信息素已成功地通过鉴定。聚集素可作为粘捕器和诱捕剂防治装置的潜在诱饵。

(2) 清洁卫生防治

制定卫生标准和卫生日程表，使清洁工作的责任明确。在食品加工和服务业中，许多地方的清洁工作必须持续不断地进行，因为即使少量的正常残留物也会引起病媒生物侵入，并为其提供足够的栖息场所。

(3) 物理和机械防治

过去曾在国际上普遍采用的杀虫剂，其中有些已禁止用于病媒生物防治。在这种情况下，物理和机械防治方法就显得更加重要。这些防治方法包括使用捕鼠器、胶粘板及电捕蝇器。一般情况下，这些方法都不会产生污染，而且还可以弥补综合防治害虫程序中因杀虫剂用量减少和使用受限制而造成的不足。控制温度是防治病媒生物的一种行之有效的方法，有时将这种方法与强制空气流动综合使用，大多数昆虫的最适宜温度在24～34℃之间，低于或高于这个温度范围都能减少害虫的繁衍。

昆虫生长需要适当的温度，同样也需要适当的水分，所以水分含量对控制昆虫繁衍来说也是很关键的。水分含量较低的食品（尤其是水分含量低于12%的食品）能够抑制昆虫的生长。

有几种射线（如射频、微波、红外线、紫外线、γ射线、X射线和电子射线）能有效防止食品被病媒生物污染，但不是所有的射线都是有效的，目前商业上应用γ射线、X射线和电子射线来防治病媒生物侵入。

(4) 化学防治

必要时可以将杀虫剂、其他化学药剂（如驱虫剂、信息素）及捕捉器用的黏性材料、障碍物或排斥物结合使用。任何使用化学药剂的人员都必须经过专门培训，知道如何安全、正确、有效地使用每种化学药剂。

美国环保署（EPA）将杀虫剂分为广泛使用杀虫剂和限制使用杀虫剂。限制使用杀虫剂对环境具有不良影响，而且损害使用者的可能性也较大。因此，只有得到应用证明书的用户或直接受其监督的人员才可以购买并使用这类杀虫剂。同时用户必须通过 EPA 认可程序，经过国家培训并证明其具备使用资格。

杀虫剂的贮存区应足够大，以便于能合理而整齐地贮藏正常情况下所需的杀虫剂贮存量，贮存区要尽可能安排在隔离的建筑物中或远离食品的地方。贮存区必须设置许多通向室外的通风排气孔，但是绝不能与食品生产区或食品容器贮存区发生交叉通风。贮存区应该用墙壁完全封闭起来，并且要上锁以防止他人未经允许进入。储藏环境要保持干燥，并严格控温以保护杀虫剂。贮存杀虫剂的容器应贴好显而易见的标签，并记录现有存货量。处理和使用杀虫剂时要用橡胶手套、防护外衣和防毒罩（如防尘面具、自给呼吸仪等设备）。

鉴于病媒生物综合防治方法获得的成功以及由于不加选择地使用化学药剂而引起的环境问题，病媒生物综合防治的基本原理将广泛应用于未来病媒生物防治程序中。

本章小结

本章主要阐述了腐败菌、致病菌、病毒、寄生虫、病媒生物这几类生物性危害的来源、传播途径以及其对食品腐败变质和食源性疾病的作用，然后初步介绍了相应的预防控制措施。

食品的腐败变质受很多因素的影响，如腐败菌、酶促反应、非酶促变化、水分活度（A_w）、pH、氧气、温度等因素，其中腐败菌（能引起食品腐败变质的细菌、霉菌、酵母菌）是导致食品腐败变质的主要因素。腐败菌进入食品后在适宜条件下生长繁殖，通过分解食品中的蛋白质、淀粉、脂肪，改变食品的颜色和风味，造成其食用价值下降，甚至食用后危害人体健康。通过本章知识学会用感官、微生物、化学和物理四个指标来检测判断食品是否发生了腐败变质，并有针对性地掌握几种常见食品类型的腐败变质及控制措施，然后将理论运用于实践，即可减少食品腐败变质所带来的危害并避免巨大的经济损失。

生物性污染导致的食源性疾病主要由致病菌、病毒、寄生虫引起。不同种类的病原体的感染剂量、致病机制、所导致的食源性疾病的症状、相关食品都不尽相同，本章对其分别进行了详细阐述。由于对病原体产生长期免疫很少见，因此预防措施至关重要。加强卫生知识的宣传教育、预防污染最为关键，一旦食品被污染，要想方设法杀灭病原体，抑制其在食品中生长繁殖，并控制毒素的形成。对于有传染性的病原体，则必须消除传染源、切断传播途径，加强监管以防疫情扩散。

我们学习食品的生物性污染与食品卫生的关系的最终目的是预防食品免遭生物性危害。执行科学的预防措施，建立并实施食品安全管理体系，在一定程度上能够有效地保证食品的卫生安全性，防止食源性疾病的发生，使广大消费者的身体健康得到保障。同时，对生物性污染与食品卫生的关系深入了解，一方面可以更新食品企业的整体卫生观念，使其更加具备质量控制意识和质量管理水平，进而提高企业知名度、信誉度和市场竞争力；另一方面，有利于食品卫生监督管理部门加强督导监管力度，提高监督水平和效率，规范食品生产经营者的行为活动，促使食品安全控制体系的运行始终处于受控状态，持续改进，从根本上保证食品的安全。

思考题

1. 食品污染、食品的生物性污染的定义。
2. 食品的生物性污染都有哪些？
3. 请分析腐败菌和致病菌的来源和传播途径。
4. 食品腐败变质的定义。
5. 食品腐败变质的影响因素都有哪些？主要影响因素是什么？
6. 请写出食品腐败变质过程中，蛋白质分解的化学反应式。
7. 请写出油脂酸败的化学过程。
8. 如何鉴定食品是否发生了腐败变质？
9. 论述肉与肉制品发生腐败变质的影响因素以及防止其变质的措施。
10. 请列举五种常见致病菌的致病机制、引起食源性疾病的症状、相关食品、预防措施。
11. 论述食品中病毒的来源、传播途径以及主要预防措施。
12. 通过查阅文献说明甲型肝炎病毒的最新研究进展。
13. 论述食品中寄生虫的来源、传播途径以及主要预防措施。
14. 如何预防蛔虫感染？
15. 试比较食源性细菌性传染病与致病性传染病的区别。
16. 试阐述常见病媒生物的危害和防治措施。
17. 论述病媒生物综合防治的原理和过程。

3

化学性污染物的预防与控制

本章学习要点

1. 食品中可能存在的化学性污染及其来源。
2. 食品中化学性污染的危害。
3. 化学性污染的预防措施。

化学性污染物包括自然本底和人为污染重金属、工业有毒化学物和食品加工过程中形成的有害化学物质。化学性污染物涉及范围较广，情况复杂。这些有害化合物存在于食品中的方式很多，不同化合物进入食品的途径也会有不同，或者是食物原料本身存在的天然物质，或者是在种植或养殖过程中蓄积，或者在生产加工过程中混入等。化学性污染的危害影响深远，建立完善的化学性危害风险评估体系是我国食品安全领域面临的一大任务。本章将详细阐述各种化学性污染的性质、来源和相应的预防措施。

化学性污染物所造成的食品安全问题有别于生物性污染物的，蓄积性是其比较明显的特点之一。表3-1总结了食品中化学性污染对人体健康可能导致的危害。因篇幅有限，本章部分内容介绍比较简单，如有需要，可参考其他书籍。

表 3-1 食品中化学性危害对人体健康的影响

传统毒性	不可逆或微弱可逆的影响
急性毒性 （天然毒性物，许多产生畸形和遗传性影响，婴儿体重变化，神经影响）	分子（随机的）过程 （致突变、致癌和致畸形）
慢性毒性 （类胆碱，抑制血红素合成酶，对神经和肾功能影响）	慢性积累影响 （动脉硬化症，高血压，成熟卵母细胞的排出，神经帕金森病，阿尔茨海默病）

3.1 天然存在的化学物质及其控制措施

食品中天然存在的化学物质主要指食品中自然（存在的）毒素，根据来源可将其分成五类：真菌毒素、细菌毒素、藻类毒素、植物毒素、动物毒素。前三种自然毒素是微生物分泌的有毒物质，它们或直接在食品中形成，或是食物链迁移的结果。有的书中将其作为生物性污染，本书考虑到其最终作用人体的化学物质，因此，把它归类到化学性污染。后两类是食品中固有的成分，但是对人类和动物均有危害作用。一般，天然毒素类食源性疾病通常表现为急性或亚急性的食物中毒。

由于在生物危害中已经讨论过细菌危害及其相应的毒素，例如，肉毒梭菌毒素、金黄色葡萄球菌毒素，故在天然存在的化学危害中不再讨论细菌毒素。另外，由于食品中的过敏原也属天然存在的化学物质，所以也在本节进行了阐述。

3.1.1 真菌毒素

霉菌是菌丝体比较发达而且没有较大子实体的一部分真菌，有些真菌可用于食品生产，如利用真菌制作奶酪，生产豆腐乳；有些真菌可用于抗生素生产，如青霉素。但是，也有些真菌可以产生一些对人体和家畜有毒性作用或其他有害生物学效应的一类化合物或代谢产物，这些代谢产物就称为真菌毒素或霉菌毒素。因此，将真菌毒素定义为真菌在生长繁殖过程中产生的次生有毒代谢产物。

在储存过程中生霉，未经适当处理即作食料，或是已做好的食物放久发霉变质误食引起霉菌毒素中毒，也有的是在制作发酵食品时被有毒霉菌污染或误用有毒霉菌株。霉菌产毒需要一定的条件，例如食品种类、水分含量、湿度、温度及空气流通等情况。霉菌产毒条件可作为预防霉菌毒素污染的切入点之一。

真菌毒素中毒同其他食物中毒一样，没有传染性；患者和病畜不能成为一种传染源去感染别人或其他家畜。但它也不同于一般化学性食物中毒，在流行病学上仍然受着生物学因子的支配，因而真菌毒素中毒往往具有地方性、相对的季节性和波动性等特点。目前已知的霉菌毒素，可分为肝脏毒、肾脏毒、心脏毒、造血器官毒等。人或动物摄入被霉菌毒素污染的食品可引发多种中毒症状，如致幻、催吐、出血症、皮炎、中枢神经受损，甚至死亡。

真菌毒素很多，本书主要讲四大类真菌及其毒素，包括曲霉菌毒素、青霉菌毒素、镰刀菌毒素、链格孢霉毒素。

3.1.1.1 曲霉菌毒素

（1）黄曲霉毒素

黄曲霉毒素是黄曲霉和寄生曲霉的代谢产物，它主要污染粮油及其制品，如花生、花生油、玉米、大米、棉籽等。但也有报道，从胡桃、杏仁、榛子、无花果、奶及奶制品、肝脏等食物中检出黄曲霉毒素。有研究表明，黄曲霉和寄生曲霉最佳生长条件为33℃、pH 5.0和水分活度（A_w）0.99，最适产毒温度在24～28℃。

黄曲霉毒素是一类结构类似的化合物，如黄曲霉毒素 B_1、B_2、G_1、G_2、M_1、M_2、P_1 等，其中 B_1 毒性最强。黄曲霉毒素耐热，一般烹调加工温度很少能将其破坏，易溶于油，在水中溶解度低。黄曲霉毒素对各种动物的急性毒性共有的特点是损害肝脏，其病理表现主要为肝脏的急性损害，如肝细胞变性、脂肪浸润并有胆小管及纤维组织增生。小剂量长期摄入可造成慢性毒性，动物实验主要表现为生长障碍，肝脏出现亚急性或慢性损伤。从肝癌流行病学调查研究中发现，凡食物中黄曲霉毒素污染严重而且摄入量又高的地区，人群中肝癌的发病率也高。

随着世界贸易的发展，食品及其原材料消费的地区限制越来越小，因此，人类对黄曲霉毒素中毒的危险性就不仅仅局限于产毒素的地方。此外，动物饲料的贸易也对公众健康造成了潜在的威胁。据发现，牛能将其食物中的黄曲霉毒素 B_1 代谢成黄曲霉毒素 M_1，黄曲霉毒素 M_1 是一种与黄曲霉毒素 B_1 密切相关的化合物，牛将其分泌到牛奶中，牛奶又被加工成各种奶制品销往世界各地。虽然黄曲霉毒素 M_1 的致癌效果没有黄曲霉毒素 B_1 强，但是，仍具有导致人类患癌症的危险。为确定黄曲霉毒素 M_1 的毒性和致癌性，科学家进行了许多研究，都得出一个相同的定性结论：黄曲霉毒素 M_1 能导致肝细胞中毒，也有致癌性。定量地考虑，黄曲霉毒素 M_1 对鸭子和老鼠的毒性与黄曲霉毒素 B_1 的毒性相近或略微小一些。黄曲霉毒素 M_1 的致癌性比高致癌性的黄曲霉毒素 B_1 的致癌性可能小一至两个数量级。目前，国际癌症研究机构（IARC）将黄曲霉毒素 M_1 归类为2B致癌物质（可能对人类具有致癌性）。

这些年来，黄曲霉毒素已经成为人们持续关注的真菌毒素，通过生物监测器确证了在一些发展中国家，消费者终生都有遭受黄曲霉毒素侵害的危险。因此，GB 2761《食品安全国家标准　食品中真菌毒素限量》规定了6类食品中黄曲霉毒素 B_1 的限量，包括谷物、豆类、油脂及其制品、坚果及籽类、特殊膳食用食品，限量值为0.5～20μg/kg；同时规定了乳及乳制品、特殊膳食用食品中黄曲霉毒素 M_1 的限量，均为0.5μg/kg。

（2）赭曲霉毒素

赭曲霉毒素是由曲霉属和青霉属某些微生物产生的有毒代谢产物，如赭曲霉、硫色曲霉、蜂蜜曲霉、洋葱曲霉、孔曲霉及圆弧青霉、纯绿青霉等。赭曲霉毒素主要污染小麦、玉米等谷物和豆类。

赭曲霉毒素是肾脏毒，该毒素分为A、B、C、D四种化合物，以赭曲霉毒素A在谷物中的污染率和污染水平最高，毒性最大，对人体健康影响最大。赭曲霉毒素A微溶于水，大鼠经口 LD_{50} 为20mg/kg。在谷物收割前雨量过多或在贮藏时遭到雨淋均易受到赭曲霉毒素A的污染。除在谷物和大豆中检出赭曲霉毒素A外，在花生、棉籽、胡椒、鱼制品、火腿、面包中亦检出赭曲霉毒素A。烹调过程只能减少部分赭曲霉毒素。该毒素能渗入面包深层，故切除霉变面包的表层，仍不能除去该毒素。赭曲霉产生赭曲霉毒素A的最低温度为12℃，青霉为4℃，最小水分活度均为0.83～0.87。

急性毒性研究表明，猪和狗是赭曲霉毒素最敏感的动物，肾脏是赭曲霉毒素A作用的靶器官，即发生进行性肾病。该毒素还有致畸作用。由于在这些人类疾病的病原学中，还存在其他目前不能确定的因素，所以，IARC将赭曲霉毒素A作为2B致癌物质（可能对人类具有致癌性）。

人类感染的主要途径是食用了被赭曲霉毒素A污染的产品（如谷物、坚果、大米、无花果、咖啡、橄榄、啤酒），但也可能通过动物间接感染。猪血和血浆用于各种香肠的制作中，如果猪被赭曲霉毒素A污染，那么肉制品也会被赭曲霉毒素A污染。

GB 2761《食品安全国家标准　食品中真菌毒素限量》规定了5类食品中赭曲霉毒素A的限量，包括谷物、豆类、酒类、坚果及籽类、饮料类，限量值为2.0～10.0μg/kg。

(3) 杂色曲霉毒素

除杂色曲霉能产生杂色曲霉毒素外，构巢曲霉、焦曲霉、离蠕孢霉亦能产生。自然存在的杂色曲霉毒素及其同类物有10多种，用^{14}C标记方法证实，杂色曲霉毒素能转变成黄曲霉毒素。试验证明，杂色曲霉产生毒素的数量明显高于黄曲霉，杂色曲霉毒素污染食品的危害，可能比黄曲霉毒素还严重。杂色曲霉毒素的雄性大鼠经口LD_{50}为166mg/kg，雌性为122mg/kg。急性中毒时病变为肝和肾的坏死。

3.1.1.2 青霉菌毒素

青霉菌属系半知菌类、丛梗孢目、丛梗孢科的真菌。某些青霉菌主要寄生于稻米上，也容易污染其他食品。其中黄绿青霉、橘青霉、岛青霉所致病变米，分别称为黄绿青霉黄变米、橘青霉黄变米、岛青霉黄变米。其他青霉还有圆弧青霉、展青霉、皱褶青霉等。

(1) 黄绿青霉素

黄绿青霉产生的毒素为黄绿青霉素，属于神经毒，大白鼠经口LD_{50}为30mg/kg。试验动物在3～8h即可致死，起初动物是后肢麻痹，继之全身麻痹，最后呼吸停止而死亡。人食用黄绿青霉黄变米后，即可引起中毒。急性中毒时，可出现中枢神经麻痹、下肢瘫痪，最后可导致横膈和心脏麻痹。

(2) 岛青霉毒素

岛青霉的有毒代谢产物有黄米毒素（又名黄天精）和环氯素，属于肝脏毒。其中，环氯素对肝脏的毒性更强烈。人若食用被岛青霉污染的谷物后会引起肝脏脂肪变性，最后致肝硬化，并可能导致肝癌。

(3) 橘青霉素

如果稻米的含水量与温度等条件适宜，橘青霉可产生橘青霉素。橘青霉素属于肾脏毒。橘青霉素的大鼠经口LD_{50}为50mg/kg。其他青霉和某些曲霉（如赭典霉）亦能产生橘青霉素。橘青霉素引起的中毒症状，主要为肾脏机能的障碍。将橘青霉黄变米饲喂大白鼠，能引起肾脏肿大，尿量增多，肾小管扩张和坏死现象。

(4) 展青霉素

除展青霉产生展青霉素外，其他一些青霉和曲霉亦可产生展青霉素，如扩张青霉、圆弧青霉、娄地青霉、产黄青霉、棒曲霉、巨大曲霉等。展青霉素是一种神经毒，具有致癌性和致畸性，常易污染水果及其制品。GB 2761《食品安全国家标准　食品中真菌毒素限量》规定展青霉素在水果制品（果丹皮除外）、果蔬汁及其饮料和酒类中的限量，限量值均为50μg/kg。

(5) 圆弧青霉毒素

圆弧青霉在自然界中分布较广，极易在贮存不当的含糖食物中繁殖并产毒，产生的毒素有圆弧偶氮酸、青霉酸、展青霉素、棕曲霉素等。其中毒症状主要表现为腹痛、腹泻、头昏、全身不适，部分人还有头痛、恶心、呕吐等。

3.1.1.3 镰刀菌毒素

镰刀菌属真菌属于田间真菌，野外菌株，通常在作物生长期间就被污染，其最适生长温度为5～

25℃。镰刀菌毒素是镰刀菌属真菌产生的多种次生代谢产物的总称，如玉米赤霉烯酮、串珠镰刀菌素C、单端孢霉素类和伏马菌素等。

玉米赤霉烯酮，又称F-2毒素，一种内酯结构。具有雌激素作用，主要作用于生殖系统，可使家畜、家禽和实验小鼠产生雌性激素亢进症。玉米赤霉烯酮主要由禾谷镰刀菌产生，粉红镰刀菌、窜珠镰刀菌、三线镰刀菌等多种镰刀菌也能产生这种毒素。这类毒素主要存在于玉米和小麦等谷物中，当玉米和小麦遭受虫害、冷湿气候、收获时机械损伤和贮存不当时都可以诱发感染真菌产生玉米赤霉烯酮，其致病机理同雌激素中毒症，进入人体后会引起增重、不孕或流产。

单端孢霉素类则阻碍蛋白质合成而引起动物呕吐、腹泻和拒食。单端孢霉毒素分为A和B两类，单端孢霉毒素A包括T-2毒素、HT-2毒素、新茄病镰刀菌烯醇和蛇形霉素（DAS）；单端孢霉毒素B包括脱氧雪腐镰刀菌烯醇（DON）和雪腐镰刀菌烯醇（NIV）。单端孢霉素类要在温度超过200℃才能被破坏，所以经过通常的烘烤后，它们仍有活性（在残留的湿气中也要100℃才能被破坏）。粮食经多年储藏后，单端孢霉素类的毒力依然存在，无论酸或碱都很难使它们失活。DON是一种倍半萜烯化合物，具有很强的细胞毒性，对免疫系统有毒性，而且还有三致（即致癌、致畸、致突变）作用。DON耐热、耐压，在弱酸中不分解，而且还耐储藏，此类毒素主要污染小麦、大麦、燕麦、玉米等谷类作物，也污染粮食制品，如面包、饼干、麦制点心等。GB 2761《食品安全国家标准　食品中真菌毒素限量》规定了谷物及其制品中DON的限量，包括玉米、玉米面（楂、片）和大麦、小麦、麦片、小麦粉中的限量，限量值都为1000μg/kg。玉米赤霉烯酮在小麦、小麦粉和玉米、玉米面（楂、片）中的限量值为60μg/kg。

3.1.1.4　链格孢霉毒素

链格孢霉毒素是一种新发现的真菌毒素，存在于植物、种子、农产品、大气和土壤中，因此，污染的主要食用农产品为果蔬、谷物。主要代谢产物有四个，链格孢酚（AOH）、链格孢酚单甲醚（AME）、细交链孢菌酮酸（TeA）、腾毒素（TEN），具有诱变性、慢性及急性毒性和三致效应，使哺乳类动物头晕、呕吐以及运动功能障碍，最终导致死亡。近几年因链格孢霉毒素引起的健康风险已备受关注。

3.1.1.5　真菌及真菌毒素的控制措施

无论是发展中国家，还是发达国家，预防真菌毒素的形成都是一个严峻的问题。预防食品和动物饲料中真菌毒素的最好方法是减少农业商品中真菌的生长，因此，控制产生真菌毒素的真菌是一个可行的基本策略。真菌的生长和毒素的产生很大程度上取决于物理因素，例如，水分活度（A_w）和温度。将食品的水分活度（A_w）维持在0.7以下和保持低温是控制真菌腐败以及真菌毒素的有效途径。但是，仅依靠贮藏手段并不能彻底预防真菌毒素的形成，因为真菌毒素在收获前或收获后会立即产生。对于已经进入食物供应链的真菌毒素，可以采取各种脱毒手段进一步降低食品中真菌毒素的含量。

(1) 物理脱毒

物理脱毒有热处理、微波、γ射线、X射线、紫外线和吸附。由于吸附材料具有很高的比表面积和独特的分子结构，能为捕捉毒素提供大量特殊的结构位点，因此可以起到脱毒目的。常见的吸附材料有活性炭、膨润土、滑石粉、砂岩和硅藻土等。例如，为了减少牛奶中黄曲霉毒素M_1的含量，可以采用硅铝酸盐等吸附剂从动物饲料中吸附黄曲霉毒素，达到脱毒的目的。

(2) 化学脱毒

化学脱毒是利用改变毒素的化学性质来使其毒性降低或者丧失毒性的一种脱毒方法。可以采用氧化剂、乙醛、酸和碱等化学试剂破坏黄曲霉毒素。有一些化学物质，如氨、亚硫酸氢钠、次氯酸钠等已经被试验性地用于净化含镰刀菌毒素的谷物。用氨水处理黄曲霉毒素 B_1 会使分子内酯环张开而脱毒。农产品中的含氨化合物往往导致 95%～98%黄曲霉毒素的分解。许多国家都应用含氨化合物净化动物饲料。虽然这些化学物质的脱毒效果良好，但产生的安全问题还需进一步论证。

(3) 生物学脱毒

一些微生物可以在自身生长的同时起到降解真菌毒素的效果。例如，可用黄杆菌属细菌降解饲料中的黄曲霉毒素。虽然微生物的筛选过程工作量大，分离的一些具有脱毒能力的菌株培养困难，且在人工培养条件下其脱毒能力可能丧失，但生物学脱毒是利用微生物的代谢过程使毒素的毒性降低或丧失，不产生有毒物质，所以，目前看来生物脱毒是最具发展前景的脱毒方法之一。

虽然能采用一些方法除去真菌毒素，但是每种方法都有其弊端，所以，还是应该以预防为主，制定食品中霉菌毒素的最高允许量标准，限定各种食品中霉菌毒素含量，具体可以参考 GB 2761《食品安全国家标准　食品中真菌毒素限量》。

3.1.2　藻类毒素

藻类毒素是由微小的单细胞藻类产生的毒性成分，就目前所知，至少有三种类型的藻类——腰鞭毛虫、兰绿藻和金褐藻可造成食物带有毒素。

藻类毒素对人类食物链的影响常见于海产品中。海藻位于海洋食物链的始端，海藻在生长过程中会产生海洋生物毒素。当有毒海藻被海洋生物摄食后，毒素就会通过生物链在海产品体内积聚。人类食用受污染的海产品（甲壳类、虾类和鳍鱼类）时，海洋生物毒素就会进入人体，并对健康构成巨大的威胁。

随着现代运输和冷冻系统的发展，鱼和甲壳类食品不但在沿海地区，甚至在内陆都成为重要的食品。因此，藻类毒素的问题随之成为公众健康领域的全球性的重要问题。在过去二十年，因藻类繁殖而形成的赤潮在世界各地均有出现，而且出现的频率和密度以及地理分布均明显提高。因此，如何预防和控制这类毒素的危害是一个不容忽视的问题。

最重要的海洋藻类毒素有：麻痹性贝类毒素（PSP）、神经性贝类毒素（NSP）、腹泻性贝类毒素（DSP）、遗忘性贝类毒素（ASP）、鱼肉毒素。

3.1.2.1　麻痹性贝类毒素

许多种有毒海藻引起麻痹性贝类毒素（PSP），包括焦地亚历山大藻和裸甲藻。按海藻的种类、地域和贝类的种类，可以形成十八种基本化学结构为贝类毒素的有毒化合物，PSP 是这些化合物的总称。

PSP 主要发生在美国东北和西北海岸线上所捕捞的受污染的贝类。所有的滤食性甲壳类都富集 PSP。然而贻贝在接触有毒海藻后可以在数天或数小时内获得很强的毒性，并随之迅速地消失毒性。因此，贻贝常被用作预警 PSP 污染的指示生物。蛤和牡蛎富集 PSP 一般没有贻贝那么快，聚集高浓度的毒素需要较长的时间，同时也需要较长时间才能使毒性降低。扇贝甚至在有毒藻类还未达到生长旺盛期时就会变得相当有毒，但扇贝在西方国家的习惯食用部位是其闭壳肌——扇贝柱，不富集毒素，因此，不受 PSP 的威胁。

哺乳动物中 PSP 的基本作用形式是：以极小浓度的 PSP 与神经细胞膜通过钠桥结合，从而抑制神经的传导，导致麻痹、呼吸困难和循环系统紊乱。人类 PSP 中毒的症状从有轻微的麻刺感到呼吸彻底麻木，窒息死亡。在嘴、齿龈、舌头周围的麻刺感常发生在食用有毒食品后 5～30min，有时接着会出现头痛、口渴、反胃和呕吐。同时，还经常会出现指尖和足尖麻木，在 4～6h，胳膊、腿和脖子会出现相同的感觉。在致命的情况下，食用含 PSP 的食物将会使患者在 2～12h 内停止呼吸。据报道，人类 PSP 中毒的剂量为 144～1660μg/人，大约食用 PSP 456～12400μg/人就会致命。

3.1.2.2 神经性贝类毒素

早在20世纪60年代中期就有裸甲藻引起神经性贝类毒素（NSP）中毒的报道。这种海藻在生长旺盛期往往会导致鱼类死亡和贝类产生毒性。有毒海藻能在海岸线外旺盛生长并向近岸移动。裸甲藻可以产生NSP中三种短裸甲藻毒素。

在美国，NSP是由东南海岸贝类受污染引起，蚝和蛤是与NSP产生相关的贝类。所有滤食性甲壳类都能引起NSP的富集。

由NSP引起的人类中毒通常在摄食后3h内会出现一些症状。NSP引起的症状与轻度PSP症状类似，例如，皮肤感觉异样、面部刺疼且传至身体其他部位、忽冷忽热、反胃、呕吐、腹泻和运动不协调。麻痹症状还未被观察到。

3.1.2.3 腹泻性贝类毒素

腹泻性贝类毒素（DSP）是由被污染的甲壳类引起的，主要是来自美国东北和西北部及从类似气候海域进口的贝类。鳍藻和焦地亚历山大藻与DSP产生有关，这些藻类产生大量DSP（冈田酸和其衍生物）。滤食性甲壳类即使在海藻密度不足以使水域发生赤潮时也能富集毒素。贻贝、蚝、硬蛤和软壳蛤都与DSP相关。在日本污染的扇贝不是典型的消费方式，因此其引发疾病的可能性相对降低。

由DSP引起的中毒与PSP引起的中毒有很大的不同。症状（例如，反胃、呕吐、腹痛、腹泻）在摄食后30min出现，呕吐的周期取决于摄入毒素的量。不适可能会延续3d，但是不存在后遗症，也无致死报道。

3.1.2.4 遗忘性贝类毒素

遗忘性贝类毒素（ASP）是由被污染的甲壳类引起，主要来自美国东北和西北部和从类似气候海域进口的贝类。当硅藻属海藻大量生长时会产生软骨藻酸而使贝类受ASP的污染。所有的滤食性软体动物都有富集软骨藻酸的可能。然而，在美国与发生ASP相关的唯一贝类是贻贝。此外，ASP还在蟹和石鱼内脏内发现过。ASP引发症状的早期，患者感到肠内不适，重症时引起面部怪相或咬牙的表情，短期记忆丢失和呼吸困难，也可发生死亡。

上述四种贝类毒素均无法通过一般性加热、冷冻、腌制或熏制加工予以彻底破坏。但是，罐藏时的高温杀菌有可能使PSP或其他毒素降低到安全水平。预防这些毒素的主要手段就是由官方贝类控制当局对贝类捕捞人实施管制，保证贝类捕捞在规定时间和许可水域内进行，包括：贝类原料容器上附有列明贝类种类、数量、捕捞人、捕捞水域和捕捞日期的标示牌；贝类捕捞人有捕捞许可证；从事贝肉生产、发运和包装的工厂要经过认证批准；盛装贝肉的容器要附有加工厂的名称、地址和认证编号的标示牌。

由于单纯的扇贝柱不富集贝类毒素，所以对贝类毒素的控制只包括蚝、蛤、贻贝和带内脏的扇贝。

3.1.2.5 鱼肉毒素

由于某些种类的热带和亚热带鱼类食用有毒藻类，能对人类产生毒性。与引起鱼肉毒素（CFR）最相关的藻类品种是毒藤黄，其他海藻有时也与之相关。至少有四种已知毒素可以在鱼类肠道、头部或中枢神经系统富集，西加毒素是主要毒素。鱼肉毒素通过食入含毒的有鳍鱼而进入人体。在美国最东南部海区、夏威夷和热带海域、佛罗里达南部、巴哈马群岛和加勒比海海域以及澳大利亚海域生活着的不少鱼类都有可能带有鱼肉毒素。鱼类毒化是散发性的，即并非同品种、同海域捕捞的鱼都带有相同的毒性。通过生物链的作用，草食和食鱼性的鱼类都能带有毒素。大的鱼类比小的鱼类食用更大量的毒素因而更具有毒性。鱼肉毒素引起的症状为：腹泻、腹疼、恶心、呕吐、皮肤过敏、头晕、肌肉缺乏协调性、忽冷忽热、肌肉疼痒，有些症状可在6个月内反复发作，个别有死亡报道。

目前，世界各国尚未建立起与贝类相似的水域分类系统来控制有鳍鱼类的鱼肉毒素。但有些国家或有关管理部门颁发了一些指导性指南，警告渔民哪些礁区鱼类有毒。

3.1.2.6 藻类毒素的控制措施

由于海洋生物毒素、鱼以及甲壳类之间的反应随其种属，甚至亚群的变化而变化，再加上甲壳类的商业收获区和水产业设施经常会受到意外的毒素泛滥的影响，因此很难采取预防措施。最近世界上许多地区发生的毒性甲壳类事件都说明：政府部门、甲壳类的收获者、生产者和销售者必须对毒性海藻泛滥保持警惕，以保护人类健康。必须对甲壳类收获地区进行持续监控与检查，如果必要，要采取临时关闭措施。目前藻类毒素的检测方法都是液相色谱-质谱/质谱（LC-MS/MS）方法，还有基于抗体的酶联免疫（ELISA）方法。

一旦甲壳类被毒素污染，要使其将毒素释放出来可能会需要相当长的一段时间。由毒性海藻而导致的甲壳类中毒和解毒的速率随物种而变，释放毒素的速率也随着季节的变化而变化。低水温明显会阻止毒素的释放，但是，目前对温度影响毒素吸收和释放的机理还不清楚。不论怎样，应尽量避免甲壳类中藻类毒素的吸收和保留。某些属甲壳类可以长期保留毒性（保留时间＞3年）。如果要在一个会有毒性海藻泛滥的地区选择某个种属的甲壳类进行养殖，应该事先考虑毒素积累和保留速率之间的差别。

为了解除麻痹性贝类毒素，人们尝试了很多办法。最简单的方法就是将甲壳类迁移到没有毒性有机物的海域中。虽然这种办法对甲壳类的许多属都是一种令人满意的方法，但是解毒的速率随甲壳类种属的不同而有很大程度的变化，而且很多种甲壳类保留毒性的时间较长。此外，迁移大量的甲壳类需要高强度的体力，且花费较大。垂直放置蚌类在解除PSP中毒方面具有一些积极的效果，但是研究者指出，垂直放置蚌类的培养基受到高剂量PSP的限制（加拿大东部）。此外，科学家已经开始研究消除贝类毒素（特别是PSP）的其他一些物理和化学解毒方法，这些方法包括温度、渗透压、电击处理、降低pH、用氯处理和臭氧处理等。但是，目前还没有发现任何一种真正有效的方法，在虚拟体系中发明大规模的有效且可行的解毒方法还不是一件现实的事。

烹调也被推荐为消除甲壳类中PSP的一种可行的方法。这种方法能减少毒素水平，但是不能从根本上排除中毒的危险。实践证明，商业罐装可以有效减少甲壳类中PSP的毒性。但是，该方法的有效性取决于毒素的最初水平，对此必须加以注意。如果最初的毒性水平较高，烹调过程就不能将毒素减少到安全水平。据测定，经116℃加热的罐头，仍有50％以上的毒素未被去除。因此，加强卫生防疫部门的监督，实施积极的预防措施是最有效的。

3.1.3 植物毒素

固有的植物毒素是植物中自然含有的成分，它们具有毒性并且会对几种营养成分的生物利用率带来消极的影响。一些植物产生的毒素在阻止细菌进入植物的防御系统中有重要作用。这个作用可能是植物在其发展进程中积极选择有利于自身的结果。虽然由植物毒素引起的中毒早已广为人知，但是，目前人们对植物毒素的功能还不清楚，缺乏植物毒素的基本数据和充分考虑植物毒素发生的安全性评估。

另一方面，随着现代分子基因技术和选择培养技术在发展具有抗性的植物品种中的成功应用，有可能导致已知植物毒素浓度的增加以及在可食用植物产品中出现新的植物毒素，并给消费者带来健康问题。例如，可以利用培养的野生型菌株使土豆取得对植物疾病的抗性，用这种方式获得的新品种土豆曾被美国作为可食用土豆引进，但是，由于其中毒性生物碱和查茄碱的积累，引起了公众健康问题，它被迫从市场上迅速撤退。又例如，最近开发的对昆虫有更高抗性的芹菜品种，这种芹菜会给采摘者和处理者带来严重的皮疹和水泡，其原因是其中含有高水平的补骨脂素，这种成分通常积累在有病的组织中。因此，防止新的植物毒素也是人们面临的一个新问题。

下文将对目前人们较为关注的植物毒素：糖苷生物碱、硫代葡萄糖苷、能产生氰的糖苷、肼、吡咯双烷类生物碱进行详细讨论。

3.1.3.1 糖苷生物碱

糖苷生物碱由含有一个或多个单糖的类固醇组成。它们产生于一些茄科植物中，如马铃薯、西红柿、茄子和红辣椒。虽然缺乏有效的数据，但食用实践证明，如果在糖苷生物碱处于高水平的情况下，将会引起人体中毒。土豆中最重要的糖苷生物碱是α-茄碱和α-查茄碱（别名龙葵碱）。马铃薯发芽会导致这些毒素的快速形成。通常情况下，马铃薯中的龙葵碱含量为3～6mg/100g，食用后不会引起中毒。但是当马铃薯贮藏中解除休眠后，温度条件适合时便发芽，或者收获后长时间暴露在阳光下而致薯皮变绿，其表皮中的龙葵碱可达到50～70mg/100g。龙葵碱对热稳定，一般烹调不易被破坏，若不经处理食用，会引起恶心、呕吐等中毒症状，严重时可致人死亡。

糖苷生物碱对热很稳定，它们在烧煮、通蒸汽、烘焙或者油炸的情况下也不会分解。它们有苦味且不易溶于水。当糖苷生物碱的水平大于2.8mg/kg时可观察到人体急性中毒症状。总的来说，人体内中毒的严重症状为肠胃和神经紊乱，它没有特定的专一性。人体内的糖苷生物碱内毒素在有些病例中会被误诊为细菌的肠胃感染。但是，偶尔摄入大量含糖苷生物碱的土豆所导致的严重中毒和长期摄入低水平糖苷生物碱可能引起的毒性作用之间没有联系。

因为缺乏实际的慢性中毒数据，还无法评估土豆中糖苷生物碱有没有消极影响，目前也不能确定人体每天能摄入的量。科学家正进行各项研究，包括亚慢性毒性研究，以确定土豆糖苷生物碱亚急性和亚慢性中毒情况。

3.1.3.2 硫代葡萄糖苷

硫代葡萄糖苷，特别是其水解产物具有非常复杂的生理学特性。硫代葡萄糖苷由含有硫氰酸盐的糖苷配基组成。目前已发现100多种硫代葡萄糖苷。这种化合物主要存在于十字花科植物中，如油菜、花椰菜、皱叶甘蓝、红白菜、大头菜和萝卜等。硫代葡萄糖苷使这些蔬菜具有特定的风味。烧煮能减少25％～35％的硫代葡萄糖苷含量。

硫代葡萄糖苷在加入芥子酶的情况下会降解，这个酶反应通常发生于植物中。降解产物是异硫氰酸盐、硫氰酸盐、腈和含硫的噁烷酮。这些降解产物能引起一些毒性作用，如肝毒素和致甲状腺肿。最重要的毒性作用是抑制甲状腺功能。异硫氰酸盐、硫氰酸盐和腈作用的方式是建立在对碘的竞争上。含硫的噁烷酮干扰甲状腺素的合成，这种合成不依赖于碘的提供。另外，已观察到某些降解产物对肝、肾和胰腺的损害。不过，硫代葡萄糖苷在解毒过程中也有积极的作用，例如，吲哚的降解产物可能具有抗癌的效果。

估计每人每年摄入硫代葡萄糖苷3～11g。长期低剂量接触不同种类硫代葡萄糖苷及其降解产物对人类健康的影响目前还不清楚，需要进行更多的研究来确定其对人体的影响。

3.1.3.3 生氰糖苷

生氰糖苷广泛存在于植物中，例如，木薯、高粱、巴旦杏、竹子和豆类种子，能水解释放氢氰酸（HCN）从而对人体造成危害。生氰糖苷对人的致死量为18mg/kg体重，HCN被吸收后，随血液循环进入组织细胞，并透过细胞膜进入线粒体，氰化物通过与线粒体中细胞色素氧化酶的铁离子结合，导致细胞的呼吸链中断。木薯（非洲撒哈拉以南地区的一种食物）的消费，特别在饮食营养状况下降时，会引起严重的氰毒性作用。WHO和FAO食品添加剂联合专家委员会评估了可产生氰的糖苷的毒性并对此进行总结。人体有一个积极的解毒机制，如果饮食中的硫黄充分的话，能将氰化物转化为毒性更小的硫氰酸盐。在进行免疫学观察的基础上，已经在慢性感染可产生氰的糖苷和疾病间建立了联系，如痉挛性下肢轻瘫、甲状腺肿等。高水平氰化物的摄入和低水平硫黄的摄入，这两种情况叠加在一起可引起双腿瘫痪。碘供应匮乏可以使氰化物引起甲状腺肿的症状。通过机械分解或者根茎发酵可以从木薯中去除氰化物。

3.1.3.4 肼

虽然蘑菇是真菌，蘑菇肼常常被认为是植物毒素而不是真菌菌素。毒蕈中毒的发生常常是由于采集野生鲜蕈，误食毒蕈所致。我国目前已鉴定的蕈类中，可食用蕈近 300 种，有毒蕈约 80 种，其中含有剧毒可致死的不到 10 种。毒蕈中毒是法国急性肝功能衰竭较常见的原因，服食 3 个毒蕈即可致命。

引起国际科学界关注的一个蘑菇毒素是伞菌氨酸，它是一种苯肼，在香菇中就存在这种物质。目前对伞菌氨酸的兴趣在于以下的观察结果，当老鼠吃了生蘑菇后会引诱瘤的产生。另外，有些人相信伞菌氨酸的代谢具有诱变性。伞菌氨酸的意义和它的代谢对人体健康的影响还不清楚，值得去做更深入的研究。

对于毒蕈中毒，一般根据所含有毒成分和中毒的临床表现为 4 种类型，在许多食品卫生学教材中都有涉及，在此不再赘述。

3.1.3.5 吡咯双烷类生物碱

吡咯双烷类生物碱有 200 种不同的化合物。它们存在于药草、药茶和紫草科植物中。食用紫草科植物的人每天可消化 5mg 吡咯双烷类生物碱。十多种吡咯双烷类生物碱在动物研究中有毒性和致肝癌性。它们也是诱发人体癌症的潜在因素。在亚洲和非洲国家，消费含有吡咯双烷类生物碱的药草可能导致慢性肝病的高频发生，包括肝癌，特别是当它们和肝毒素试剂、黄曲霉毒素和肝炎 B 病毒协同作用时。目前已获得一些毒性数据，如在肝活化、伴随肺部高血压的肺中血管的损害、动物实验中慢性肝炎等方面的数据。关于急性静脉闭塞的作用、人体的肝硬化、神经作用等方面也有报道。儿童更易感染。

3.1.3.6 其他植物毒素及控制措施

除了上述列举的主要植物毒素外，其他一些植物毒素也会对消费者构成危险。这其中包括呋喃并香豆精、皂角苷、蚕豆嘧啶葡萄糖苷、伴蚕豆嘧啶核苷。此外，还包括草酸盐、薯蓣属和毒性脂肪酸。例如夹竹桃是一种著名的观赏植物，但它的枝、叶、树皮和花中都含有夹竹桃苷，误食其叶片或在花期中的花丛下进食、散步时，有可能受花粉、花瓣污染中毒。另外，如在夹竹桃树下种植各类瓜果蔬菜，也可能因花粉作用，使所种的果蔬发生变异，而具有毒性。

控制植物毒素中毒，一是要加强宣传教育，采取有效去毒措施和恰当的加工工艺，或者不要食用；二是采用正确的食物储藏方法，避免有害物质的产生。

3.1.4 动物毒素

自然界中有毒动物种类很多，下文所述仅限于在食品加工中可能遇到的一部分动物毒素。

3.1.4.1 河豚鱼毒素

河豚鱼又称气泡鱼，属于鲀形目、鲀亚目、鲀科，是暖水性海洋底栖鱼类，在我国各大海区都有分布，个别品种也进入江河产卵繁殖。

河豚鱼体内只含有一种毒素，称为河豚鱼毒素，是自然界中所发现的毒性最大的神经毒素之一。河豚鱼毒素具多羟基氢化 5,6-苯吡啶母核结构，分子式为 $C_{11}H_{17}N_3O$，是一种低分子量化合物（分子量为 319），提纯后为白色柱状结晶，无臭味，微溶于水和乙醇，不溶于油脂和脂溶性试剂，具有葡萄糖脂性质，易被碱还原。

河豚鱼含毒情况复杂，其毒力强弱随鱼体部位、品种、季节、性别以及生长水域等因素而异。在鱼体部位中，卵、卵巢、皮、肝的毒力最强，肾、肠、眼、鳃、脑髓等次之，肌肉和睾丸毒力较小。河豚鱼所含毒素比较稳定，不易被一般物理性处理方法所破坏，日晒、盐腌、一般加热烧煮等方法都不能解毒。

河豚鱼毒素的毒理作用为：主要表征是阻遏神经和肌肉的传导。除直接作用于胃肠道引起局部刺激症状外，河豚鱼毒素被机体吸收进入血液后，能迅速使神经末梢和神经中枢发生麻痹，继而使得各随意肌的运动神经麻痹；毒量增大时会毒及迷走神经，影响呼吸，造成脉搏迟缓；严重时体温和血压下降，最后导致血管运动神经和呼吸神经中枢麻痹而迅速死亡。河豚鱼毒素可选择性地抑制可兴奋膜的电压，阻碍 Na^+ 通道的开放，从而阻止神经冲动的发生和传导，使神经肌肉丧失兴奋性。河豚鱼中毒患者一般都在食后0.5～3h出现症状，最初表现为口渴，唇舌和指头等神经末梢分布处发麻，以后发展到四肢麻痹，共济失调和全身软瘫，心率由加速而变缓慢，血压下降，瞳孔先收缩而后放大，重症因呼吸困难窒息致死。

目前对河豚鱼中毒患者尚无特效的解救药物，预防至关重要。预防河豚鱼中毒应从渔业产销上严格控制，具体要求如下：①凡在渔业生产中捕获得到的河豚鱼都应送交水产购销部门收购，不得私自出售、赠送或食用，水产购销部门应将收购到的河豚鱼调送指定单位处理；②供市售的水产品中不得混入河豚鱼；③经批准加工河豚鱼的单位应严格按照规定进行“三去”，即去脏、皮、头，洗净血污，再盐腌晒干；④各销售加工单位存放、调运河豚鱼等过程必须严格妥善保管，严防流失；⑤向群众，特别是渔业管理人员宣传河豚鱼的危险性和有关法制，劝导不要自行取食河豚鱼。

3.1.4.2 嗜焦素

在泥螺的黏液和内脏中，以及鲍鱼体内均含有一种叫“嗜焦素”的脱镁叶绿素，当人体摄入后，再经太阳照射，会发生日光性皮肤炎。症状多出现在人体暴露的部位，在手背、足背、颜面和颈项处，发生局限性红肿，皮肤潮红、发痒、发胀，并有灼热、疼痛或麻痹僵硬等感觉，红肿退后，患处出现瘀点，有水疱、血疱，溃烂。

预防发生泥螺日光性皮肤炎应从以下几个方面着手：①有日光性皮肤炎病史的人忌食泥螺；②进食泥螺后避免在日光下长时间的照射，室外工作者尽可能少吃泥螺；③咸泥螺的加工应采用多次卤腌法，以去除黏液，减少其体内的嗜焦素。

3.1.4.3 蟾蜍毒素

蟾蜍又称癞蛤蟆，属两栖类无尾目蟾蜍科。蟾蜍的耳腺、皮肤腺能分泌一种白色的浆液，称为蟾酥，可药用，但具有毒性，服用过量可致中毒。蟾酥是结构复杂的有机组合物，迄今仍不清楚其成分，仅从其脂溶性部分分离到十多种具有强心作用的毒素和配质，如华蟾蜍毒素、华蟾蜍素、华蟾蜍次素等，上述各种蟾蜍配质均可由蟾蜍毒素水解而产生，其基本结构与强心苷相似。蟾蜍毒素可以刺激消化系统，导致恶心、呕吐、腹鸣、腹泻、严重失水；也可以刺激循环系统，导致胸部胀闷、心悸、脉搏缓慢而不规则、心率慢到40次/min以下，重症有休克、厥冷、房室传导阻滞、房颤；在神经系统方面，头晕、头痛、唇舌四肢麻木、嗜睡、冷汗。

预防蟾蜍中毒的措施主要有：①向群众宣传蟾蜍中毒的危险性，教育群众勿食；②用蟾蜍治病，要严格按照剂量，不仅每次不能多吃，而且还要限制历次相加的总剂量。

3.1.4.4 组胺

青皮红肉的鱼类中含有血红蛋白较多，因此组氨酸含量也较高，当受到富含组氨酸脱羧酶的细菌污染，并在适宜的环境中，组氨酸就被大量分解脱羧而产生组胺。摄入含有大量组胺的鱼肉，就会发生过敏中毒。青皮红肉的鱼类品种很多，如鲣鱼、金枪鱼、沙丁鱼、秋刀鱼、竹荚鱼等。

组胺的毒理作用主要是刺激血管系统和神经系统，促使毛细血管扩张充血，使毛细血管通透性加强，使血浆大量进入组织，血液浓缩，血压下降，引起反射性心率加快，刺激平滑肌使之发生痉挛。食用者的过敏性症状一般在食后1～3h内出现，主要症状包括：尖利或辛辣的味觉、恶心、呕吐、腹部痉挛、腹泻、面部红肿、头痛、头晕、余悸、荨麻疹、脉搏快且弱、口渴、吞咽困难。

使组胺生成的细菌往往在较高温度下迅速繁殖，在32.2℃以下6h以内出现的组胺含量可达到不安全水平，在21℃以下，需24h。由于在相同的条件下，鱼类个体产毒的差异变化较大，因此，必须保证新捕捞的鱼类在较低温度下贮存，特别是对于大的鱼类，要求有专门的设备和措施迅速散热降温。组胺可以在无明显腐败分解气味的情况下产生。由于组氨酸脱羧酶是产生组胺的直接原因，所以不论细菌存活与否，一旦形成了组氨酸脱羧酶，在鱼体内就能不断发生酶分解反应，不断形成组胺。该种酶在较冷温度下仍有活力，在冷冻温度下比细菌更稳定，并且解冻后能迅速恢复活性，产生毒素。鲭鱼毒素比形成酶类的细菌和形成毒素的酶类更为稳定。形成酶类的细菌在24周冷冻期会受抑制，加热也会使细菌及酶类失活，但是一旦形成鲭鱼毒素不论是加热（包括罐头热力杀菌）还是冷冻均不能使毒素消除。

组胺产生细菌普遍存在于海水环境中，一般生活在活鱼的鳃和内脏中。当鱼体成活时，该细菌不对鱼产生危害，但一旦鱼死亡，鱼类的防御系统就不再能抑制细菌的生长，产组胺细菌就开始生长并产生组胺。某些捕捞方法会使鱼类在离开水面时即已死亡，因此，鱼刚上渔船甲板即已有组胺。如鱼在水下挣扎死亡，鱼体温度会升高，更有利于产组氨酸脱羧酶的细菌生长。

鲭鱼毒素可以通过以下措施控制：①改善捕捞方法，防止鱼体在水下死亡时间过长；②将死亡后的鱼体快速冷却，在6h内冷却到10℃以下，并在另外18h内将鱼体温度从10℃冷却至冻结点或以下；③鱼体从渔船上冷却至4.4℃后在4.4℃以上贮存时间累计不能超过12h，连续时间不得超过6h；④防止已加热半成品受产组氨酸脱羧酶细菌的再次污染。

3.1.4.5 动物甲状腺毒

如果牲畜屠宰时没有进行甲状腺摘除，使之混在喉颈等碎肉中被人误食就会导致动物甲状腺毒中毒。甲状腺的毒理作用是使组织细胞的氧化率突然提高，分解代谢加速，产热量增加，交感神经中枢过度兴奋，并影响下丘脑的神经分泌功能，扰乱机体的正常内分泌活动，各系统和器官的平衡失调。

误食甲状腺一般在食用后12～24h出现症状，但是潜伏期最短的仅1h，最长的可达10d。临床表现随进食量多少而差别很大，一般病例主要症状为：头晕、头痛、肌肉关节痛、胸闷、恶心、呕吐、食欲不振、腹痛、便秘或腹泻、乏力，并伴有出汗、心悸等症状。

预防甲状腺中毒的方法主要是在屠宰牲畜时严格摘除甲状腺，因为甲状腺耐高温，须加热到600℃才开始破坏，一般烧煮方法不能使之无毒化。所以只有防止甲状腺流入市场，才能防止其中毒事故。

3.1.4.6 动物肾上腺毒

肾上腺的皮质能分泌多种重要的溶脂性激素，已知的有二十余种，肾上腺皮质激素能促进体内非糖化合物或葡萄糖维持体内钠离子间的平衡，对肾脏、肌肉等功能都有影响，但当浓度过高时，就形成了剧毒。肾上腺造成危害的原因往往是在牲畜屠宰时未进行摘除或摘除未尽。患者多在食用后15～30min内发病，潜伏期短，主要症状为心窝部位疼痛、恶心、呕吐、腹泻、头晕、手麻舌麻、心跳加速，个别还有面色苍白、瞳孔变大、恶寒等症状。

预防肾上腺毒的方法主要是在屠宰时要严格将肾上腺摘除，在摘除时还应慎防髓质流失。

除了上述几种动物毒素外，还有一些其他动物也含有自然毒素，如玳瑁、湟鱼、海兔、海葵、章鱼、鳝鱼、海黄鳝等。另外，在任何鱼类的腹腔内壁上都有一层薄薄的“黑膜”，它既可保护鱼体内脏器官，又可阻止内脏器官分泌的有害物质渗透到肌肉中去。而膜本身则由于长期被各种有害物质污染而增色，因此，人们不应食用这种黑膜，否则，等于是吃进鱼体内富集的各种有害物质。

3.1.5 食品过敏原

3.1.5.1 食品敏感症与食品不耐性

食品的非毒性反应分为免疫相关和非免疫相关两类，免疫相关型（食品敏感症）又可分为 IgE 介导型和非 IgE 介导型。IgE 介导型中 IgE 抗体起重要作用，过敏原经消化系统后，进入循环系统与 IgE 抗体特异结合，从而引起过敏症状。非免疫相关型“食品不耐性”可以分成三类，即“酶促性的”（因酶缺陷造成，如乳糖酶缺乏症）、“药理学的”（取决于直接效应，如食品中天然存在的血管活性胺）以及“不明确的”。

食品不耐性与免疫无关，主要由于自然生成的毒性物质、微生物或化学性食品污染以及遗传新陈代谢失调，很少危及生命。比如乳糖不耐症，表现为饮用牛奶后感觉腹痛、腹胀或腹泻。除了个体在高剂量下会出现“食品毒性反应”外，“食品敏感症”“食品不耐性”属于非免疫介入型不良反应。鲭亚目鱼组胺中毒是典型的食品毒性反应。

化学性的和功能性的食品添加剂由各种不同的物质组成，如酶、风味物、色素、防腐剂、乳化剂、抗氧化剂和甜味剂等。食品添加剂不良反应中存在许多免疫和非免疫的综合症状和机理，有些机制是已知的，如 IgE 介导型的蛋白质敏感症；其他是未知的，如酒石黄或安息香酸、亚硫酸盐或味精的不耐性。一些添加剂可能有一种以上的作用机制。

此外，心理作用造成的不良反应或对食品的厌恶属于心理不适，并不真正由食品引发。近年来，食品的过敏反应引起了比较多的关注。

3.1.5.2 食品中的过敏原

过敏原是能引起敏感的抗原，来源于花粉、哺乳动物、螨、其他昆虫和食品。

目前已知近 200 种主要过敏原，已知结构的过敏原都是蛋白质或糖蛋白，分子质量从 3kDa 到 90kDa，大部分在 10kDa 到 40kDa 之间。蛋白质是生物体内最复杂，也是最重要的物质之一，异体蛋白质进入人体后可能发生过敏反应。这就是为什么在食品成分和食用量都正常的情况下，少数人食用后会发生不同形式的过敏反应。

由于各地区各民族的遗传因素和饮食习惯的不同，过敏原的排列顺序可能会有所不同，具体见表 3-2。

表 3-2 过敏原清单

国家或组织	过敏原	食品举例	法规依据
CAC（8 种）	含有麸质谷类食品	小麦、黑麦、大麦、燕麦	GB 7718《食品安全国家标准 预包装食品标签通则》
	甲壳类动物及其产品	蟹、虾	
	蛋及蛋类产品	鸡蛋	
	鱼及鱼类产品	鲈鱼、鳕鱼	
	花生、大豆及其产品	花生、大豆	
	乳及其产品(包括乳糖)	牛奶	
	树生坚果及其产品	杏仁、腰果、核桃	
	浓度大于 10mg/kg 的亚硫酸盐	—	
中国（8 种）	含麸质的谷类及其制品	小麦、黑麦、大麦、燕麦、玉米等	GB/T 23779《预包装食品中的致敏原成分》
	甲壳类及其制品	蟹、虾	
	鱼类及其制品	鲈鱼、鳕鱼	
	蛋类及其制品	鸡蛋、鸭蛋	
	花生及其制品	花生	
	大豆及其制品	大豆	
	乳及其制品	牛奶、乳糖	
	坚果及其制品	杏仁、腰果、胡桃、板栗	

续表

国家或组织	过敏原	食品举例	法规依据
美国（8种）	乳 蛋 鱼 甲壳动物和贝类 树生坚果 含麸质的谷类 花生 大豆	牛奶、乳糖 鸡蛋、鸭蛋 鲈鱼、鳕鱼 蟹、虾 杏仁、板栗、腰果、胡桃 小麦、黑麦、大麦、燕麦 花生 大豆	《食品过敏原标识和消费者保护法案—2004》（FALCPA—2004）
	备注：除以上主要8类外，还有芹菜、芥菜、芝麻、二氧化硫或亚硫酸盐含量在10×10^{-6}以上。 食品中的“无麸质”标识：麸质含量大于20mg/kg不得使用“无麸质”标签。		
欧盟（14种）	含麸质的谷类及其制品 甲壳类动物及其产品 蛋类及其产品 鱼类及其制品 花生及其制品 大豆及其制品 乳及其制品 坚果及其制品 芹菜及其制品 芥菜及其制品 芝麻及其制品 二氧化硫或亚硫酸盐含量在10×10^{-6}以上，以SO_2表示 羽扇豆及其制品 软体动物及其制品	小麦、黑麦、大麦、燕麦 蟹、虾 鸡蛋、鸭蛋 鲈鱼、鳕鱼 花生 大豆 牛奶、乳糖 杏仁、腰果、胡桃、板栗 芹菜 芥菜 黑芝麻、白芝麻 蜜饯食品（话梅、陈皮） 羽扇豆（鲁冰花） 牡蛎、蜗牛	1.欧盟指令2007/68/EC 附件Ⅲa条款6(3a)、(10)和(11)条涉及的成分 2.欧盟指令2009/41/EC (1)主要内容：针对提供给麸质不耐受的人的食品成分和标签方面的规定。 (2)于2012年1月1日开始实施。 (3)终产品中麸质含量不超过100mg/kg，食品标签上产品名称可标示“极低量的麸质”；如果不超过20mg/kg可标示“无麸质”
加拿大（10种）	坚果 花生 芝麻 含麸质的谷类 蛋 乳 大豆 甲壳类 贝类 鱼类	杏仁、腰果、核桃、开心果 花生 芝麻 小麦、黑麦、大麦、燕麦、裸麦 鸡蛋、鸭蛋 牛奶 大豆 蟹、虾 鲍鱼 鲈鱼、鳕鱼	1.《2003食品标签和广告指南》 2.《修改食品和药品条例（1220-加强食品过敏原、麸质和添加的亚硫酸盐标签指南）》 3.产品中存在浓度总量10mg/kg以上的一种或多种亚硫酸盐
日本（7种）	虾/龙虾 蟹 蛋类 牛奶 小麦 荞麦 花生	推荐标识的过敏原成分（18种）：鲍鱼、墨鱼、鲑鱼卵、橙、猕猴桃、牛肉、坚果、鲑鱼、鲭鱼、大豆、鸡肉、猪肉、松茸蘑菇、桃、山药、苹果、明胶、香蕉	《食品卫生法》
澳大利亚和新西兰（8种）	含有麸质及其制品的谷类 甲壳类动物及其产品 鸡蛋及其产品 鱼类及其制品 乳及其制品 花生、大豆及其制品 浓度大于10mg/kg的亚硫酸盐 坚果、芝麻及其制品	小麦、黑麦、大麦、燕麦 蟹、虾 鸡蛋 鲈鱼、鳕鱼 牛奶 花生、大豆 — 杏仁、腰果、核桃	1.《澳大利亚新西兰食品标准法典》 2.《食品过敏原管理和标签——企业指南》

食品中的过敏原具有一定的稳定性，可以抵抗水解蛋白酶的水解和消化系统的消化，还具有一定的抗热性，当加热或煮沸到100℃时，花生和蛋类过敏原仍保持稳定。牛奶在经过凝聚、蒸发和烘干后仍保留过敏性。大部分过敏原有一定的酸稳定性，经过温和的酸处理仍保持稳定性。花生过敏原在pH值

2.8、蛋类过敏原在pH值3.0的情况下仍保持稳定。

食品过敏原产生过敏反应包括呼吸系统、肠胃系统、中枢神经系统、皮肤、肌肉和骨骼等不同形式的临床症状，有时可能产生过敏性休克，甚至危及生命。当摄入了有关的食物，其中的食品过敏原可能导致一系列的过敏反应。过敏反应通常会在1h内出现，症状明显，有时表现得较激烈，包括诸如呕吐、腹泻、呼吸困难、嘴唇或舌头或咽喉肿胀、血压骤降等。而因食品产生的敏感或不适反应可能几小时甚至几天后才会发生。主要症状有：湿疹、胃肠不适综合征、偏头痛、麻疹、鼻炎、全身乏力、哮喘、关节炎、疼痛、儿童多动症等。

过敏原是常规的食品原料，因此，预防食品过敏症应从产品开发时开始考虑：①在配制食品时，防止含有过敏原；②组织原材料、生产和清洁程序，防止过敏原交叉污染；③培训人员，注意过敏原；④清楚标注过敏原；⑤建立恰当体系，收回含有不明过敏原的产品。作为消费者来说，远离过敏原的食品不失为一种最佳选择。

3.2 环境污染导致的化学危害及其预防措施

从陆地和水生环境中的生产到人们对产品的消费，在这条食物链中，污染产生的源头和路径是相当复杂的。环境污染——空气、水和土壤的污染是引起食品污染的主要原因之一。但是，环境污染相当复杂，这里主要介绍痕量金属或有毒元素的污染、有机物污染、放射性污染及其预防措施。[注：这些污染物同样也可能在食品加工和贮藏过程中污染食品，但是，污染源是食品加工过程中的生产环境（如生产设备、工器具等），或食品贮藏过程中的包装及容器。]

3.2.1 痕量金属或有毒元素的污染

早在石器时代，金属元素就被人们当成有毒物质。有些金属元素是生命体必需的（如锌、铜、铁、锰、铬、钼）；有些不但没有生理功能，而且还会对人类造成危害；还有些元素具有引发毒性的潜能。作为必需营养元素的金属，一旦超过人体所需的量，将破坏维持自身平衡的生理极限，产生毒害作用。

金属在自然环境中通过自然的地理和生物循环进行再分配：岩石与矿石溶解于雨水中，再流入溪水和河水中（水圈）；流水把附加物质从附近的土壤中解吸出来，并将其运送到海洋中，部分金属将作为沉淀物沉降下来；在水蒸气中，空气把金属带入大气层，和雨水一起降落在土壤上（植物圈）。生物循环（生物圈）通过植物和食物循环中的生物放大来实现生物浓缩金属元素的过程。但是，人类的工业活动不可避免地缩短了金属在矿石中停留的时间，极大地提高了金属元素在世界范围内的分配。例如，从公元前800年到1920年期间，冰岛冰角中铅的含量增加了200倍，这是由于人类将铅作为防爆剂加入到汽油中所导致的。

总的说来，金属污染的途径可简单概括为：①工业“三废”、农药化肥施用不当引起环境污染；②空气、土壤或水域中金属含量高，导致该地区动植物对金属元素的富集；③食品加工生产中的机械、管道、容器中金属元素的溶出，或食品添加剂不纯或被金属元素污染，从而导致食品被污染。

有毒金属元素半衰期一般较长，经蓄积作用在人体内达到高浓度，对人体的影响主要以慢性毒性为主。下文将详述铅、镉、汞、砷、锡、镍、铬等重金属或有毒元素污染物的来源及其对人体的危害。

3.2.1.1 铅

铅自然存在于泥土中。环境中的铅是电池、弹药、焊料、染料、色素、电烙电镀、管道、农药等的产物。四乙基铅是一种汽油中的抗爆剂，通过交通工具排放含铅汽油废气传入环境中。在家庭中，铅可以随家庭管道中使用的铅管、铅材料和铜一起作为焊接材料而出现在饮用水中。此外，铅还可能添加到玩具、家具、墙面等的涂料中，也可能出现在厨具、瓷器的上釉中以及在罐头食品和饮料容器的焊接中。

植物可通过根部吸收土壤中溶解状态的铅，人类很容易通过吸入含铅废气、通过皮肤吸收含铅化学物质或者食用含铅食物和水而将铅吸收到体内。铅在人体内至少有五个可以积累的地方，其中两个为骨骼（90%铅蓄积于其中），即表层骨和小梁骨。铅在表层骨中的半衰期约20年，与镉类似。储存铅的其他三个地方为肾脏、肺和中枢神经系统。

正常情况下，沉积在骨骼中的铅，并不表现出毒性，当机体受感染，抵抗力降低等，可从骨骼中释放出来，引起明显的中毒症状。铅对人体的毒性作用主要表现为神经毒。人类常见铅中毒的损伤和症状为血液（贫血病）、脑（痉挛、麻木）和肾（蛋白尿）。

因铅污染环境而引起食物污染，进而引起的人类铅中毒通常是慢性的。食物摄入引起的急性铅中毒，多为铅污染食品或饮料，以及误食所造成。铅中毒时，对神经系统、造血器官、肾脏等都有明显损害。主要表现为：食欲不振、口有金属味、失眠、头昏、头痛、肌肉关节酸痛、腹痛、腹泻或便秘、贫血等，对心、肺、血管和内分泌也有明显影响。

通过口腔吸收无机铅是铅进入儿童体内的主要途径。儿童对铅的吸收率往往高于成年人。铅对儿童最重要的影响是神经系统。国外报道425例小儿急性铅中毒病例，有25%遗留有视力发育迟缓、癫痫、脑性瘫痪和视神经萎缩等永久性后遗症。研究还发现，婴幼儿血液铅含量高会导致他们成年后注意力集中时间变短，存在阅读障碍。

铅污染的食品非常广泛，基本是所有食品都可能被污染。GB 2762《食品安全国家标准　食品中污染物限量》中对所有食品类别都有限量规定，这些食品类别包括：谷物、蔬菜、水果、食用菌、豆类、藻类、坚果及籽类、肉、水产动物、乳、蛋、油脂、可可及其制品，还有调味品、食糖及淀粉糖、淀粉、焙烤食品、饮料、酒类、冷冻饮品、特殊膳食用食品以及果冻、膨化食品、茶叶、干菊花、苦丁茶、蜂产品这些其他类食品。限量值根据食品而有所不同，在0.01～5.0mg/kg之间。

3.2.1.2 镉

镉是一种独特的有毒物质，主要应用于电镀，由于它具有抗腐蚀能力，常作为塑料稳定剂、颜料成分、镍-镉电池阴极材料使用。镉产生于工业上的金属原料的释放，化肥中的磷石，以及采矿和金属工业。镉存在于周围空气、饮用水、烟草、工作环境、土壤、灰尘和食物中，食物是非职业环境中镉的主要来源。镉进入食品主要通过含镉的土壤，一般说来，动物性食物含镉量比植物性食物略高。含镉化肥、农药、工业三废以及容器与包装材料等均可造成食品的镉污染。

镉主要通过消化道和呼吸道进入人体，香烟中含镉较多，而且呼吸道对镉的吸收率（30%）较消化道吸收率（5%）为高。

镉进入人体后，由血液带到各个脏器中，最后蓄积在肾脏和肝脏，肾脏含镉量占全身蓄积量1/3，肝脏占1/6。镉在血液中主要与低分子的胞浆蛋白结合，形成金属硫蛋白，其功能是捕获和储存机体必需微量元素，也捕获有毒金属。当大量摄入镉后，金属硫蛋白的量不能与其全部结合，因而出现毒作用。此外，金属硫蛋白还对镉的迁移起重要作用。镉与金属硫蛋白结合后，由血液带到肾脏，经肾小球过滤进入肾小管或排出体外，或者重新吸收，因而镉主要蓄积在肾脏，肾脏也是镉中毒主要损害的器官之一。镉在体内生物半衰期很长，约16～31年，因此，其在体内的蓄积作用很明显。镉摄入体内后，大部分由粪便排出，其次还有尿、汗、乳、毛发等排泄途径。

镉不是人体必需元素，其进入人体后，干扰铜、锌、钴等必需元素的正常代谢，抑制某些酶系统，大量摄入可引起急性中毒。长期低浓度摄入，可引起慢性中毒。中毒症状为肺气肿、肾功能损害、支气管炎、高血压、贫血、牙齿颈部黄斑，严重的导致疼痛病，俗称“痛痛病”。该病曾发生在日本神通川流域富山县境内。神通川上游有一冶炼锌矿厂，排出含镉废水污染了河水，经灌溉农田后，稻米含镉量很高，长期食用这种高含镉米而得的病。估计该地区人们每天可从食物中摄取镉约 300μg，为非污染区的七倍。患者多为四十多岁以上多子女的妇女，大多在经期前后发病，初为腰痛，下肢肌肉痛，行走困难。患者骨质疏松极易骨折，往往轻微活动即可引起。由于长期卧床，导致患者在疼痛衰弱中死去。镉除了引起急性、慢性中毒外，经动物试验还发现其有致癌致畸作用，以及致突变作用。

镉污染的食品比较广泛，基本是所有食品均可能被污染。GB 2762《食品安全国家标准 食品中污染物限量》中对所有食品类别都有限量规定，这些食品类别包括：谷物、蔬菜、水果、食用菌、豆类、坚果及籽类、肉、水产动物、蛋及其制品，还有调味品、饮料，限量值以 Cd 计，在 0.003～1.0mg/kg 之间。而对藻类、油脂、可可及其制品，还有食糖及淀粉糖、淀粉、焙烤、酒类、冷冻饮品、特殊膳食用食品以及其他类食品，没有限量规定。

3.2.1.3 汞

环境中汞的污染，是由于人类经济活动而造成的。微量汞对人体一般不引起危害，其摄入量与排泄量基本上平衡。如果汞的摄入量过多，就会对人体引起危害。汞对人体的毒性，主要决定于它们的吸收率。金属汞吸收率约为 0.01%以下，无机汞平均为 7%，有机汞较高，其中甲基汞最高达 95%，因此甲基汞的毒性最大。有机汞除了从胃肠道进入体内外，还可以通过胎盘进入胎儿体内。人体吸收汞后，直接进入血液，主要与红细胞结合，少数在血浆中，二者的比例为 10∶1。甲基汞在体内与巯基亲和力高，具有亲脂性，分子小，易扩散到各种组织中去，如肾、肝、脑，但以肾脏含量最多，从而干扰蛋白质和酶的生化功能。

甲基汞中毒主要侵犯神经，对人体的影响取决于摄入量的多少，中毒大致可分为急性、亚急性、慢性和潜在性中毒等四个类型。如患者是生育期妇女，摄入甲基汞量的多少，可影响胎儿的健康，严重的为停止妊娠或流产、死产或者患先天性水俣病。慢性汞中毒的症状，开始是疲劳、头晕、失眠，而后感觉障碍，肢体末梢、嘴唇、舌等处麻木，并有刺痛等异常感觉；随后出现共济运动障碍，患者动作缓慢，解扣子困难，指鼻试验障碍，发展后即出现视野缩小、言语和听力障碍等症状，严重的出现精神紊乱，进而疯狂痉挛而死。先天性水俣病病儿表现为发育不良、智力减退、畸形，有的甚至脑瘫痪而死亡。

因此，汞污染的食品主要包括：水产动物、谷物、蔬菜、食用菌、肉、乳、蛋及其制品，还有调味品、饮料、特殊膳食用食品，限量以 Hg 计，有总汞和甲基汞两个指标，限值在 0.0001～1.0mg/kg 之间。

3.2.1.4 砷

砷普遍存在于环境（包括农田、淡水等）、植物和动物体内，因此，一般食品中多少都含有一点砷。而且生物体对砷有较强的富集能力。砷可通过饮水、食物经消化道吸收分布到整个身体中，最后蓄积在肝、肺、肾、脾、皮肤、指甲及毛发内，其中以指甲、毛发的蓄积量最高，可超过肝脏的五十倍。

元素砷没有毒性，砷化合物，如氧化物、盐类及有机化合物均有毒性，三价砷化物的毒性比五价的高。砷是机体的微量元素，在细胞代谢中起一定作用，但长期摄入可致慢性中毒。急性砷中毒常常因食用砷污染的食品，或者受砷废水污染的饮水而引起。主要表现为胃肠炎症状，如恶心、呕吐、腹痛、腹泻，严重者有米泔样大便，发展到血性腹泻。摄入量大时，可出现中枢神经系统麻痹，四肢疼痛性痉挛，意识丧失而死亡。长期经口摄入可导致慢性砷中毒，表现为自主神经衰弱综合征，如皮肤色素沉着(俗称黑脚病)、过度角化、多发性神经炎、肢体血管痉挛而坏疽等症状。1958 年，日本永森奶粉公司在生产奶粉时，使用磷酸氢二钠作为奶粉的稳定剂，因其含砷过高，以致奶粉受污染，造成严重后果，全国先后出现砷中毒患者，总数达 12159 人，其中 128 人患脑麻痹病死亡。近年来发现砷有致癌作用，职业性接触砷的人和饮水中含砷高区域的居民，其皮肤癌发病率高。

因此，砷污染的食品也比较广泛。GB 2762《食品安全国家标准　食品中污染物限量》中对有限量规定的食品类别包括：谷物、水产动物、蔬菜、食用菌、肉、乳、油脂、可可及其制品，还有调味品、食糖及淀粉糖、饮料、特殊膳食用食品，限量以 As 计，有总砷和无机砷两个指标，限量值在 0.01～0.5mg/kg 之间。

3.2.1.5 锡

锡石（SnO_2）是生产锡的一种重要矿石，常用于生产制造锡板、食物包装材料、焊接、青铜、黄铜。锡的有机化合物除了用于制造塑料和稳定器外，还用于各种杀菌剂中。

大量食用锡污染的食品，可导致呕吐、腹泻等中毒症状。三乙基锡会引起萎靡不振、高血糖等症状。锡盐在体内不能大量被吸收和蓄积，因此，锡的危害性低于其他金属。

为防止食品包装容器对食品的污染，GB 2762《食品安全国家标准　食品中污染物限量》专门针对采用镀锡薄板容器包装的食品、饮料和婴幼儿配方食品、婴幼儿辅助食品，分别进行了限量规定，限量值在 50～250mg/kg 之间。

3.2.1.6 镍

镍是人体必需的生命元素，镍缺乏可引起糖尿病、贫血、肝硬化、尿毒症、肾衰、肝脂质和磷脂质代谢异常等病症。同时也是最常见的致敏性金属，摄入过多会导致中毒，特有症状是皮肤炎、呼吸器官障碍及呼吸道癌症。

在植物油氢化过程中需要加入含镍的催化剂，因而，GB 2762《食品安全国家标准　食品中污染物限量》专门制定了氢化植物油及氢化植物油为主的产品中的限量要求，限量值 1.0mg/kg。

3.2.1.7 铬

自然界、水、土壤、植物、动物体内都有铬。畜禽肉由于生物浓缩作用，含铬量往往比植物高。铬可以通过食物、水、空气进入人体，其中以食物为主。含铬废水和废渣是污染食品的主要来源，尤其是皮革厂下脚料含铬量极高。用这种污水灌溉农田后，土壤和农作物籽实中含铬量随灌溉水的浓度及污灌年限而增加。食品中的铬也可能随着其与含铬器皿的接触而增加。

六价铬的毒性比三价铬大 100 倍，经口进入体内的铬主要分布在肝、肾、脾和骨骼内。铬盐在血液中可形成氧化铬，使血红蛋白变为高铁血红蛋白，导致红细胞携带氧的机能发生障碍，血氧含量减少，发生内窒息。人口服铬酸盐（红矾）致死量为 6～8g。

铬污染的食品类别也比较广泛，GB 2762《食品安全国家标准　食品中污染物限量》有限量规定的食品类别包括：谷物、蔬菜、豆类、肉、水产动物、乳及其制品，限量值在 0.3～2.0mg/kg 之间。

3.2.2 有机物污染

环境中稳定的有机废物有多种来源，而不是单一的来源，它大部分沉积在脂肪食品中，是一种普遍的食品污染物，包括多氯化联（二）苯（PBSS）、多氯化（二）氧（二）苯（PCDDs）、多氯二苯并呋喃（PCDFs）、多环芳香碳水化合物（PAH）、邻苯二甲酸甲酯和有机磷酸酯。这些有机物多数与癌症有关。

3.2.2.1 多环芳香烃、石油和其他烃污染物

随着石油化工工业的发展，烃在自然界中无处不在，空气、水、土壤和微生物中都有它们的足迹，

因此，不难理解烃类化合物同样会通过生物聚集作用存在于人类食物链中。

挥发性单环芳香烃（MAHS）(例如，苯、甲苯、乙苯和二甲苯)、多环芳香烃（PAHS）、石油和其他烃污染物在人类食物链中表现出广泛的物理、化学、生化以及致癌性质。科学证明，烃类化合物可以视为致癌或辅助致癌因素，或诱癌因素，PAHS是环境致癌物中传播最广泛的环境污染物之一。表3-3列举了可能是人类致癌物的烃类化合物及其相对致癌能力。如果需要进一步了解环境中烃类化合物对人类的危害，读者可以阅读关于烃方面的各种论著。

表3-3 可能的人类致癌物（IRIS，1992）和估计的相对概率（EPA，1993）

多环芳香烃	相对致癌能力	多环芳香烃	相对致癌能力
苯并(*a*)芘	1.0	二苯(*a*,*h*)蒽	1.0
苯(*a*)蒽	0.1	二苯并(*a*,*e*)荧蒽	
苯并(*b*)荧蒽	0.1	二苯并(*a*,*e*)芘	
苯并(*j*)荧蒽		二苯并(*a*,*h*)芘	
苯并(*k*)荧蒽	0.01	二苯并(*a*,*i*)芘	
䓛	0.001	二苯并(*a*,*l*)芘	
环戊(*c*,*d*)芘		茚并(1,2,3-*d*)芘	0.1

3.2.2.2 多氯联苯（PCB）

PCB是具有很好的热与化学稳定性的工业用液体，自1930年就在全世界得到广泛应用。它作为电解质液体用于转换器和电容中，在影印纸、黏结剂、密封胶和塑料中都有所应用，还用于润滑剂和切削油中。1970年初，对其生产和许多应用开始采取严格的限制；1977年，美国禁止其使用。

商业制造产品是许多氯苯的混合物，在个别化合物的苯环上发现不同数目和位置的氯原子。在理论上，存在209种不同的同分异构体和同族元素是可能的。商业产品明显含有70～100种此类化合物。

GB 2762《食品安全国家标准　食品中污染物限量》中对水产动物及其制品进行了限量规定，0.5mg/kg，这个限量是以7种成分的总和计。

3.2.2.3 二噁英类化合物

1968年3月，日本九州、四国等地有几十万只鸡突然死亡，但未引起人们的注意。不久之后，北九州、爱知县发现一种怪病，食鸡者起初眼皮肿胀，全身起红疙瘩，其后重者呕吐、肝功能下降、肌肉疼痛、咳嗽不止，仅几个月患者达5000人，有16人死亡。后查明，九州一家食用油工厂生产的米糠油被污染，产生了二噁英物质，该米糠油的副产品用作饲料，使几十万只鸡中毒。

二噁英（PCDDs和PCDFs）是含氯化合物的俗称，是一类氯代芳香族化合物，其全称为多氯二苯并-对-二噁英，又称为二噁英类环境毒物，是一种严重影响人类健康的环境污染物。二噁英有200多种异构体，其毒性是氰化钠的130倍，是砒霜的900倍。

二噁英主要是工业生产过程中，二噁类化合物和呋喃的热力学反应所释放的产物。纸浆漂白厂及其他工业化学物质生产中也存在这些化合物和反应。这些污染物的其他一些次要来源包括咖啡过滤器、牛奶包装纸和香烟。人可以通过呼吸、皮肤吸收和食用食品摄入这些污染物。其中，90%污染物来自食物。研究确定二噁英是一种具有生殖毒性、免疫毒性和内分泌毒性的化合物，它可经皮肤、黏膜、呼吸道、消化道进入人体内，对人体造成伤害，造成免疫力下降、内分泌紊乱等，损伤人体的肝肾，并使人发生皮炎及出血。二噁英不但毒性极强，致癌性也极强，国际癌症研究中心已把二噁英列为人类一级致癌物。

3.2.2.4 酚类化合物

酚具有多种衍生物，可分为一元酚、二元酚、三元酚等，又可以根据其能否与蒸汽一起挥发，分为挥发酚和不挥发酚两类。挥发酚以苯酚的毒性最大。高等植物对酚类化合物不敏感，含酚废水灌溉浓度如控制在50mg/L以下时，对作物的生长没有什么毒害作用，但使农产品具有异味，萝卜、马铃薯在收获后易腐烂，不易保藏，并在产品中大量积累。

3.2.3 放射性污染

食品中放射性污染的危害属有害物质对人体慢性长期作用的性质。环境中的放射性核素可以通过消化道、呼吸道、皮肤三种途径进入人体。一般情况下，放射性均通过生物循环，主要通过食物链经消化道进入人体，食物占94%～95%，饮水占4%～5%，呼吸道次之，经皮肤的可能性极小。

3.2.3.1 放射性污染的来源

食物中的放射性物质来自于天然放射性物质和人工放射性物质。

天然放射性物质在自然界中分布很广，它存在于矿石、土壤、天然水、大气及动植物的所有组织中。从卫生学意义上讲研究最多的辐射α射线的核素有U、Th、Ra、Rn（属Th系），以及辐射β射线的核素有^{40}K、^{14}C和^{3}H。由于放射性核素与其稳定性核素都具有相同的化学性质，都可参与周围环境与生物体间的转移、吸收过程，所以均可通过土壤转移到植物而进入生物圈，成为动植物组织成分之一，因此在任何动植物组织中，都有放射性核素。并且由于它的化学性质对某些组织有亲和性而蓄积在动植物机体组织内，使得该放射性核素的含量可能显著超过周围环境中存在的该核素比放射性。从放射性含量来看，动植物组织中含有的天然放射性主要是^{40}K，其他天然放射性核素含量均很低，因^{226}Ra的毒理学意义较大，故相比之下，与人体关系较密切的是^{40}K、^{226}Ra。

人工放射性物质来自于核试验、核工业和核动力、放射性核素的应用等人类活动。由于核试验大部分放射性沉降于地面，放射性在应用过程中“三废”（废气、废物、废水）的排放，因而导致土壤和水源的污染，而这些放射性物质通过水及土壤，污染农作物、水产品、饲料和牧草，经过生物圈进入食品，最终进入人体。近年来世界范围内的核试验、核事故构成了对食品安全的新威胁，1986年苏联切尔诺贝利的核事故，几乎使整个欧洲都受到核沉降的影响，牛羊等食草动物首当其冲，导致欧洲许多国家当时生产的牛奶、肉类、肝脏都因存在超量放射性核素而被大量废弃。

3.2.3.2 放射性污染的危害

(1) 天然核素对人体的危害

^{226}Ra，是^{238}U的子体，毒性比铀大。是α放射体，进行α衰变的同时，放射γ射线。是亲骨性、属于极毒性的放射性核素。因为发现早，它的危害早已被人们重视。可溶性镭盐进入人体内后，沉积在骨组织中，骨中固定的镭大约四十年后才能排出50%。

^{210}Po，是铀镭系中另一员，存在于一切铀矿中，在开采时，通过排放“三废”污染水源和农作物，进而转移至人体，根据半衰期、α粒子能量、排泄特点，认为其毒性比镭大120倍。

钍，具卫生学意义的是子体氡，为α放射性，分散相的气溶胶体通过吸入或污染食品而进入体内引起内照射。

铀、钍、镭是天然放射性核素，广泛分布在自然界中。铀、钍在环境样品中的含量为10^{-4}～10^{-6}数量级。随着原子能事业的发展，放射性铀、钍矿的开发造成对环境的污染，经过自然界生态环节，由食品、水源及大气进入人体造成危害。

铀、镭及它们的子体产物，作为一种超微量元素，被农作物吸收和积累，参与整个生物链并通过地质循环造成对人、畜危害。有的学者认为，当土壤中铀含量达5g/kg时，所培育的农作物供人、畜食用将使每日摄入的总铀量超过现行允许标准，并带来一定的危害。

(2) 人工核素对人体的危害

① 放射性碘　其主要来源是核工业和核试验，在核爆炸早期及核动力装置运转过程中产生。^{131}I是β、γ辐射源，半衰期为8.05d，极易由消化道、呼吸道及伤口吸收，且吸收速度快，吸收率高，机体内甲状腺具有选择性蓄积碘的能力。从对核试验进行期监测和实验证明，一些牲畜甲状腺内放射性碘主要来自被污染的牧草，而人体甲状腺内所含放射性碘与摄入被污染的动植物性食品有关。

碘绝大部分经肾排出，尿排出率与甲状腺吸碘率之间呈相反关系。^{131}I由甲状腺内排出很缓慢，生物半衰期为138d，有效半衰期为7.6d。从生物半衰期考虑，^{131}I几乎全部在甲状腺内衰变。^{131}I的物理半衰期虽短，由于对甲状腺的损伤作用，所以属高毒性核素。从动物实验研究表明，微量放射性碘对动物的甲状腺有损害作用，且年幼动物比成年动物敏感性强。有报道胎儿与新生儿对放射性碘也具有较大敏感性。放射性碘对动物甲状腺致癌作用已经有许多实验证明。有关资料也认为处于发育时期的儿童，其甲状腺细胞分裂旺盛，分化能力高，且对射线敏感，而成年人甲状腺中细胞分裂较少见，有理由认为儿童时期放射性碘的蓄积要引起重视。

② 放射性锶　放射性锶是裂变产物，它随核武器爆炸或反应堆事故后进入到环境，其中特别是^{90}Sr，对人体危害性最大，其半衰期为28年，纯β辐射源。化学性质类似于钙。在计算该核素放射性量时常以锶单位表示（即μCi❶^{90}Sr/g）。^{90}Sr参与生物循环，易被机体吸收，蓄积于骨骼内，其特点是进入骨内速度相当快，量也多，且难以排出。可溶性锶盐易被胃肠道吸收，也能经完整皮肤进入体内。因锶与钙化学性质相似，这就决定了它在体内的行径和钙一样，在器官组织中的分布通常是和钙平行的，即含钙盐多的部位锶含量也高，其机理可能与骨骼的物理化学性质和生理代谢过程有关。

环境中放射性锶通过食物链进入人体，自体内排出均随时间、年龄及食料成分不同而变动。通常进入体内后，早期排出快而多，越到晚期排出越少，甚至不排出。国际辐射防护委员会资料认为：^{90}Sr由骨排出的生物半衰期为10.7年，有效半衰期为7.5年。^{90}Sr进入人体内的危害作用主要是β射线引起的电离辐射，由于其半衰期较长，除非进入量多会引起急性放射损伤外，一般^{90}Sr以远期效应引起人们的重视，如染色体畸变和遗传效应等。

③ 放射性铯　铯是核裂变产物的重要成分之一，不论在放射性沉降物中，还是以核燃料为动力的工业部门的污染物中，均含有放射性铯，其中特别是^{137}Cs，因其本身为β辐射，而其子体^{138}Ba是γ辐射，半衰期为2.6min，能迅速与母体^{137}Cs达到放射性平衡，故称β、γ辐射源。^{137}Cs半衰期为30年，是核裂变后产生寿命最长的β、γ辐射源之一。

铯为碱金属元素，化学性质与钾相似，因而在体内参与钾的代谢，在计算该核素放射性量时常以铯单位表示（即μCi^{137}Cs/g钾）。^{137}Cs化学活性极强，它的各种盐类易溶于水，呈离子态，因此易进入体内，在体内分布较均匀，软组织内含量较高。^{137}Cs不论通过何种途径摄入均以肾脏排出为主。在人体内的生物半衰期为50～130d。母体中^{137}Cs易透过胎盘转递给胎儿，或由乳汁转移给婴儿。^{137}Cs自体内排出较快，在一定程度上降低了对机体的辐射作用，但因其半衰期长，极易被机体吸收，一次大量或长期小量摄入，可引起急慢性放射损伤及远期效应。

④ 其他有关放射性核素　^{3}H、^{14}C这两个核素随着核动力的发展而引起了人们的重视。其他还有^{144}Ce、^{95}Zr、^{106}Ru等核素。

^{3}H是纯β射线，其产生β射线能量极低，所以在组织内射程很短，故属低毒类放射性核素。^{14}C是纯β射线，由于其半衰期长达5750年，摄入体内后剂量负荷在活体内是较小的。

^{3}H和^{14}C的生物代谢过程和在组织中的剂量负荷，国际上学者都在进行研究。其他放射性核素，如^{144}Ce主要蓄积于肝脏，^{95}Zr、^{106}Ru、^{91}Y主要蓄积于骨中。有人认为产生β射线的放射性物质，不管其

❶ 1Ci=37GBq。

分布特点如何，晚期常引起白血病，而主要沉积在肝中的核素晚期可引起肝肿瘤；也有学者认为凡均匀分布的核素不会引起骨瘤，而常见引起肺及皮肤和内分泌腺方面的肿瘤以及软组织的肉瘤。

3.2.4 控制环境污染物的主要措施

只要大气、水体、土壤受到污染，其中的污染物必将通过农作物的根系吸收，进入叶、茎或籽实中，或通过水生生物富集而最终带入人体，危害人体健康。因此，控制环境污染物最根本的措施就是减少并最终消除环境污染，目前很多国家对放射性污染指标，采取“尽可能小”的原则，并制定了相应的具体规定。具体措施包括：减少不合格污物排放；不用不合格污水灌溉农作物；搞好综合利用，减少工业污染等。还需要注意必须采用合格的材料制造生产食品的设备、工器具，保证食品包装材料的安全性。此外，有关部门应制定科学的允许残留量标准，把好食品的质量控制关。

3.3 有意加入的化学品及其预防措施

食品中有意加入的化学品主要指各类食品添加剂，以及禁止加入的物质。投毒亦属在食品中有意加入危害物，而且这种危害的发生率在我国食品安全案例中还占有相当高的比例。

3.3.1 食品添加剂和食品营养强化剂

GB 2760《食品安全国家标准　食品添加剂使用标准》对食品添加剂的定义为：为改善食品品质和色、香、味，以及为防腐、保鲜和加工工艺的需要而加入食品中的人工合成或者天然物质。食品用香料、胶基糖果中基础剂物质、食品工业用加工助剂也包括在内。GB 14880《食品安全国家标准　食品营养强化剂使用标准》对食品营养强化剂的定义为：为了增加食品的营养成分（价值）而加入到食品中的天然或人工合成的营养素和其他营养成分。

由于食品工业的快速发展，食品添加剂和食品营养强化剂已经成为现代食品工业的重要组成部分。这种添加物的利弊目前还很难下定论，虽然所有食品添加剂和食品营养强化剂的使用都必须经过适当的安全性毒理学评价，要求对具有一定毒性的食品添加剂应尽可能不用或少用，使用时必须严格控制使用范围和使用量，但是消费者，甚至包括科学家对此仍然心存疑虑。

3.3.1.1 食品添加剂和食品营养强化剂可能导致的潜在危害

食品添加剂在按有关法律或法规的要求使用时，应该是没有危害的，但使用不当或超剂量使用，就有可能成为食品中的化学危害。随着食品添加剂的广泛应用，各国纷纷立法进行管理，甚至对各种食品添加剂进行再评价，对致癌、致突变或毒性较强的食品添加剂皆加以限制禁用。总结起来，食品添加剂和食品营养强化剂可能导致的潜在危害主要有以下几方面。

（1）急性和慢性中毒

食品中滥用食品添加剂，可引起急性和慢性中毒，这种案例在世界各国均有发生。在批准使用的食品添加剂中，有许多都不能过量使用，若过量使用可能就会造成急性毒性，譬如含砷的盐酸、食碱等；有些食品添加剂会造成慢性毒性甚至致癌，譬如亚硝酸盐、漂白剂、色素等。

（2）引起的变态反应

近年来食品添加剂引起变态反应的报道日益增多，例如，糖精可引起皮肤瘙痒症、日光性过敏性皮炎（以脱屑性红斑及浮肿性丘疹为主），苯甲酸及偶氮类染料皆可引起哮喘等系统过敏症状，柠檬黄等可引起支气管哮喘、麻疹、血管性浮肿等。

(3) 体内蓄积问题

国外在儿童食品中加入维生素A作为食品营养强化剂，由于它具有脂溶性，在人体内有蓄积作用。例如，在蛋黄酱、奶粉、饮料中加入这些食品营养强化剂，经摄入3～6个月总摄入量达到25万～28万单位时，消费者出现食欲不振、便秘、体重停止增加、失眠、兴奋、肝大、脱毛、脂溢、脱屑、口唇龟裂、痉挛，甚至出现神经症状、头痛、复视、视神经乳头浮肿、四肢疼痛、步行障碍。动物实验证明，大量食用维生素A会发生畸形。维生素D过度摄入也可引起慢性中毒。

还有一些脂溶性食品添加剂，如二丁基羟基甲苯（BHT）可在体内蓄积，近年来发现在尸体脂肪中含量增加，且与有机氯农药相类似，至于蓄积最后会不会导致疾病目前还不清楚。但设想，一旦由于疾病，体脂急剧减少的情况下，其在血液中可达到充分的中毒量，因此，潜在的危害性较大。

(4) 食品添加剂转化产物问题

食品添加剂转化产物问题包括：①制造过程中产生的一些杂质，如糖精中的杂质邻甲苯磺酰胺，用氨法生产的焦糖色素中的4-甲基咪唑等；②食品贮藏过程中食品添加剂的转化，如赤藓红色素转为内荧光素等；③同食品成分起反应的物质，如焦碳酸二乙酯，形成强烈的致癌物质氨基甲酸乙酯，亚硝酸盐形成亚硝基化合物等，又如环乙基糖精形成环已胺，偶氮染料形成游离芳香族胺。

(5) 食品添加剂与致癌物

近十多年来，国际上认为可疑或确定的致癌添加剂为数不多，但也有目前尚未定论的。例如，甘精（对位乙苯尿）已确证为致癌物；溴酸钾，经大鼠实验，已确定为致癌物；食用紫色一号，已确定为致癌物；甜蜜素，据报道可能导致膀胱癌，亦有否定报告，因此目前尚无定论；过氧化氢，日本实验有致癌性，美国FDA病理结果，认为有过度病变，而否定其致癌；BHT（丁基羟基甲苯）经大鼠实验确证为致癌物。

(6) 食品添加剂的潜在危害是联合毒性

这个潜在危害指的是化学添加剂本身的分解产物、各种化学添加剂之间在毒性方面的相加甚至相乘作用，化学添加剂与食品中其他成分之间发生化学反应后的产物及其毒性。例如，红色2号、海棠素与双晶60三者联合，可能会造成严重的毒性反应，果汁饮料中同时存在防腐剂苯甲酸钠和维生素C可能产生致癌危险的苯等。因此，在GB 26687《食品安全国家标准　复配食品添加剂通则》中强调“复配食品添加剂在生产过程中不应发生化学反应，不应产生新的化合物”。

3.3.1.2 目前食品添加剂使用中存在的问题

目前，食品添加剂使用中的主要问题就是超范围、超限量违规使用食品添加剂。原因众多，包括：

① 首先是刻意违规。

② 由原辅料带入导致超范围使用，典型的案例是鲜肉月饼中会检出防腐剂苯甲酸钠。那是因为酱油允许使用苯甲酸钠，而月饼中不允许添加。烧煮肉馅时会用到酱油，酱油中的苯甲酸钠就会因为饼层和肉馅的接触，迁移进入月饼。即使仅检测饼层，也会有检出。还有泡椒卤蛋中的山梨酸，它是允许使用于泡椒的，但不允许使用于卤蛋。

③ 使用多种复合食品添加剂导致的超限量使用，如食品加工企业同时使用A、B两种复合食品添加剂，但是，如果A与B中均含有某种添加剂，其结果往往会导致终产品中这种添加剂超出最大允许使用量。

④ 企业“不懂”，即食品加工企业分不清使用范围、使用限量，从而超量、超范围使用食品添加剂。

⑤ 混合技术方面的原因。在加入添加剂的过程中，有一个混合比例的最高限必须遵守，譬如固液混合比例为1∶10，固固混合比例为1∶100，液液混合比例为1∶1000，若超过这个比例进行添加剂的混合操作，就会造成混合不均匀问题，抽样检测时就很容易造成检出超标。

3.3.1.3 常用食品添加剂的安全性

食品添加剂的种类很多，应用也非常广泛。可以说，所有的加工食品都含有食品添加剂，例如防腐剂、营养素添加剂、抗结剂、消泡剂、抗氧化剂、漂白剂、膨松剂、着色剂、护色剂、乳化剂、面粉处理剂、被膜剂、保水剂、稳定剂、甜味剂、增稠剂等。

(1) 抗氧化剂

主要为酚类化合物，例如丁基羟基茴香醚（BHA）、二丁基羟基甲苯（BHT）、没食子酸丙酯（PG）、叔丁基对苯二酚（TBHQ）等。

一般认为BHA毒性较低，有研究证明大剂量可导致大鼠前胃癌，对狗并无毒性作用。FAO/WHO规定其ADI值为0～0.5mg/kg bw（1996）。我国规定BHA的使用范围为食用油脂、油炸食品、干鱼制品、饼干、方便面、腌腊肉制品。

BHT稳定性较高，没有BHA特有的臭味，安全性也值得信赖，FAO/WHO规定其ADI值为0～0.3mg/kg bw（1996）。

PG在体内水解，最终以葡萄糖醛酸的形式随尿排出体外，不在体内蓄积，毒性较小，FAO/WHO规定其ADI值为0～1.4mg/kg bw（1994）。

TBHQ是目前对多不饱和脂肪酸的理想抗氧化剂，FAO/WHO规定其ADI值为0～0.2mg/kg bw（1995）。

L-抗坏血酸类主要用于啤酒、无酒精饮料和果汁，能防止褐变及品质风味的劣变，阻止亚硝胺的生成，对预防癌症有良好作用。

(2) 漂白剂

漂白剂有氧化型和还原型两种（见表3-4）。氧化型漂白剂是将着色物质氧化分解后漂白，用途及用量都有所限制，主要用于面粉漂白。还原型漂白剂主要通过所产生的二氧化硫的还原作用使其作用的物质褪色。此外抗坏血酸和L-抗坏血酸钠也具有一定的漂白作用。

表3-4 食用漂白剂

食用漂白剂种类		用途
氧化型	过氧化氢 过硫酸铵	面条、烤鱼卷、蛋糕等 面粉等
还原型	亚硫酸及其盐类（亚硫酸钠、亚硫酸氢钠、低亚硫酸钠、焦亚硫酸钠等）	蜜饯、干果等

亚硫酸盐类在食品加工中多用以制作蜜饯、干果等食品和处理、保藏水果原料及其半成品。亚硫酸盐在体内可被代谢成硫酸盐并通过解毒过程从尿中排出。除硫黄外，亚硫酸盐的ADI值规定为0～0.7mg/kg bw（1994），但应严格控制二氧化硫残留量。此外，亚硫酸盐不适用于肉、鱼等动物性食品，以免其残留的气味掩盖了肉、鱼的腐败味及破坏其中的硫胺素。近年有研究证明亚硫酸可能会造成哮喘和皮肤过敏症状。低亚硫酸钠和焦亚硫酸钠毒性很小，过多可破坏食品中的硫胺素。

(3) 着色剂

着色剂按其来源可分为天然色素和合成色素两类。

天然色素长期以来就作为人们的食物成分，对其使用人们多了几分安全感，但却存在难溶、着色不均、难以调色、稳定性差、成本高等缺点。其个别也具有毒性，例如藤黄、焦糖也因可引起动物惊厥被限量使用；加工制造过程中也可能因污染或化学结构变化而产生毒性。因此，使用前也必须进行毒性试验以保证其安全性。

合成色素主要指用人工合成的方法从煤焦油中制取或以苯、甲苯、萘等芳香烃化合物为原料合成的有机色素，故又称为煤焦油色素或苯胺色素。合成色素性质稳定，着色力强，可任意调色，成本低廉，使用方便，因此被广泛使用。近年来发现合成色素多数有毒害（ADI值见表3-5），各国对其严加控制。合成色素按化学结构可分为偶氮类色素和非偶氮类色素，毒性作用主要有一般毒性和致癌性。会造成不良反应的含氮色素例如酒石黄、落日黄、偶氮玉红，可造成皮肤风疹，非含氮色素也可造成类似症状。致癌机制可能是偶氮化合物在体内经生物转化形成芳香胺，再经*N*-羟化和酯化等代谢活化，生成易与大分子结合的终致癌物。合成色素多属偶氮类化合物，故多具有致癌性。另外，许多合成色素除本身或代谢产物有毒性外，在其生产合成的过程中可能由于其原料不纯或受到有害金属污染，生成有毒的中间产物。

表3-5　食用合成色素的ADI值（FAO/WHO，1994）

名称	ADI/(mg/kg bw)	名称	ADI/(mg/kg bw)
苋菜红及其铝色淀	0～0.5	诱惑红及其铝色淀	0～7
新红及其铝色淀	0～0.1	赤藓红及其铝色淀	0～0.1
胭脂红及其铝色淀	0～4	柠檬黄及其铝色淀	0～0.75
日落黄及其铝色淀	0～2.5	亮蓝及其铝色淀	0～12.5
靛蓝及其铝色淀	0～5	叶绿素铜钠盐	0～15
β-胡萝卜素(合成品)	0～5	二氧化钛	无需规定

(4) 防腐剂

防腐剂是指防止食品腐败变质，延长食品保存期并抑制食品中微生物繁殖的物质。我国允许使用的有苯甲酸及其钠盐、山梨酸及其盐、脱氢醋酸及其钠盐、对羟基苯甲酸酯类、丙酸及其盐类等30多种。

苯甲酸及其钠盐防腐效果好，对人体安全无害。一般认为苯甲酸的代谢过程参与了体内的代谢途径，在生物转化过程中可以与甘氨酸结合形成马尿酸，或与葡萄糖醛酸结合形成葡萄糖苷酸，由尿排出体外。但也有可能会引起中毒的报道，所以其应用范围比较窄。FAO/WHO建议其ADI值为0～5mg/kg bw（以苯甲酸计）。

山梨酸可参与体内正常代谢产生二氧化碳和水，几乎对人体无害，所以山梨酸及其钾盐是目前国际上公认较好的防腐剂。FAO/WHO规定其ADI值为0～25mg/kg bw。

丙酸及其盐类可认为是食品的正常成分，无毒。

对羟基苯甲酸酯类是苯甲酸的衍生物，摄入体内后与苯甲酸的代谢途径基本相同，不在体内蓄积，故毒性很低。

乳酸链球菌素是一种生物型防腐剂，是蛋白质类物质，能在人的消化道中为蛋白水解酶水解，所以是一种较为安全的防腐剂。现已广泛应用于乳制品、罐藏果蔬食品的保藏。FAO/WHO规定其ADI值为0～33000IU/kg bw（1994）。

(5) 甜味剂

按来源可分为天然甜味剂和人工合成甜味剂。人工合成甜味剂是一些具有甜味的化学物质，甜度比较高但无任何营养价值。近年来陆续发现人工合成甜味剂对人体具有潜在的危害性。

糖精在体内不能被应用，大部分被肾脏排出而不损害肾功能。20世纪70年代美国食品和药品管理局在动物试验中发现糖精有致膀胱癌的可能，后又有研究证明食用糖精与膀胱癌可能无关，目前尚无定论。1997年FAO/WHO建议其ADI值为0～5mg/kg bw。

甜蜜素（环己基氨基磺酸钠）在某些国家被认为有促癌性和可能致癌作用，1994年FAO/WHO规定其ADI值为0～11mg/kg bw。

阿斯巴甜的甜度高，对血糖值没影响，不会造成龋齿，但因含有苯丙氨酸成分，不能用于苯丙酮尿症患者。

3.3.1.4　预防措施

食品添加剂对促进食品工业发展发挥了巨大作用。在食品添加剂的使用中，除保证其发挥应有的功能和作用外，最重要的是应保证食品的安全卫生。按照GB 2760《食品安全国家标准　食品添加剂使用标准》、GB 14880《食品安全国家标准　食品营养强化剂使用标准》，在规定范围内使用食品添加剂是安全的。

过分夸大食品中添加剂的风险而忽略其在食品工业中的作用是不对的，而且也不利于社会稳定。将食品中添加剂作为危及人类健康的重大危害是人们认识上的误区。但是，我们必须关注导致人们产生这种错误认识的原因，制定更加科学、有效的风险控制措施，同时，也需要对食品中化学添加剂进行正面的宣传，使人们恢复对目前食品供应链的信心，增强人们对政府行政监管能力与有效性的信心。

所以，预防出现因添加剂导致的食品安全问题的主要措施就是严格按照相关法规和标准使用食品添加剂，切实、有效实施GMP和HACCP的各项要求和规定。

3.3.2　违禁添加的有毒有害物质

由于食品供应过程中不断出现违禁添加的事件和案例，国家根据最新的案例，不断公布禁止使用的违禁添加物清单，迄今为止共6批，共177种违禁添加物。食品中可能违法添加的非食用物质名单（表3-6）、食品加工过程中易滥用的食品添加剂品种名单（表3-7）中涵盖了违禁添加物的名称、主要成分、可能添加的主要食品类别以及可能的主要作用等内容。

表3-6　食品中可能违法添加的非食用物质名单

批次	序号	名称	主要成分	可能添加的主要食品类别	可能的主要作用
第一批	1	吊白块	甲醛次硫酸氢钠	腐竹、粉丝、面粉、竹笋	增白、保鲜、增加口感、防腐
	2	苏丹红	苏丹红Ⅰ	辣椒粉；含辣椒类的食品（辣椒酱、辣味调味品）	着色
	3	王金黄、块黄	碱性橙Ⅱ	腐皮	着色
	4	蛋白精、三聚氰胺		乳及乳制品	虚高蛋白质含量
	5	硼酸与硼砂		腐竹、肉丸、凉粉、凉皮、面条、饺子皮	增筋
	6	硫氰酸钠		乳及乳制品	保鲜
	7	玫瑰红B	罗丹明B	调味品	着色
	8	美术绿	铅铬绿	茶叶	着色
	9	碱性嫩黄		豆制品	着色
	10	酸性橙		卤制熟食	着色
	11	工业用甲醛		海参、鱿鱼等干水产品；血豆腐	改善外观和质地
	12	工业用火碱		海参、鱿鱼等干水产品；生鲜乳	改善外观和质地；增加"防腐"
	13	一氧化碳		金枪鱼、三文鱼	改善色泽
	14	硫化钠		味精	
	15	工业硫黄		白砂糖、辣椒、蜜饯、银耳、龙眼、胡萝卜、姜等	漂白、防腐
	16	工业染料		小米、玉米粉、熟肉制品等	着色
	17	罂粟壳		火锅；火锅底料及小吃类	
第二批	1	皮革水解物	皮革水解蛋白	乳与乳制品、含乳饮料	增加蛋白质含量
	2	溴酸钾		小麦粉	增筋
	3	β-内酰胺酶（金玉兰酶制剂）		乳与乳制品	掩蔽、抗生素
	4	富马酸二甲酯		糕点	防腐、防虫

续表

批次	序号	名称	主要成分	可能添加的主要食品类别	可能的主要作用
第三批	1	废弃食用油脂		食用油脂	掺假
	2	工业用矿物油		陈化大米	改善外观
	3	工业明胶		冰激凌、肉皮冻等	改善形状、掺假
	4	工业酒精		勾兑假酒	降低成本
	5	敌敌畏		火腿、鱼干、咸鱼等制品	驱虫
	6	毛发水		酱油等	掺假
	7	工业用乙酸		勾兑食醋	调节酸度
第四批	1	β-兴奋剂类药物	盐酸克伦特罗(瘦肉精)、莱克多巴胺等	猪肉、牛羊肉及肝脏等	提高瘦肉率(养殖环节)
	2	硝基呋喃类药物	呋喃唑酮、呋喃它酮、呋喃西林、呋喃妥因	猪肉、禽肉、动物性水产品	抗感染(养殖环节)
	3	玉米赤霉醇		牛羊肉及肝脏、牛奶	促进生长(养殖环节)
	4	抗生素残渣	万古霉素	猪肉	抗感染(养殖环节)
	5	镇静剂	氯丙嗪、安定	猪肉	镇静、催眠、减少能耗(养殖、运输环节)
	6	荧光增白物质		双孢蘑菇、金针菇、白灵菇、面粉	增白(加工、流通环节)
	7	工业氯化镁	氯化镁	木耳	增加重量(加工、流通环节)
	8	磷化铝		木耳	防腐(加工、流通环节)
	9	馅料原料漂白剂	二氧化硫脲	焙烤食品	漂白(加工、餐饮环节)
	10	酸性橙Ⅱ		黄鱼、鲍汁、腌卤肉制品、红壳瓜子、辣椒面和豆瓣酱	增色(流通环节)
	11	抗生素	磺胺类、喹诺酮类、氯霉素、四环素、β-内酰胺类	生食水产品、肉制品、猪肠衣、蜂蜜(氯霉素)	杀菌防腐(餐饮环节)
	12	喹诺酮类		麻辣烫类食品	杀菌防腐(餐饮环节)
	13	水玻璃	硅酸钠	面制品	增加韧性(餐饮环节)
	14	孔雀石绿		鱼类	抗感染(养殖、流通环节)
	15	乌洛托品	六亚甲基四胺	腐竹、米线等	防腐(加工环节)
第五批	1	五氯酚钠		河蟹	灭螺、清除野杂鱼(养殖环节)
	2	喹乙醇		水产养殖饲料	促生长(养殖环节)
	3	碱性黄	硫代黄素	大黄鱼	染色(流通环节)
	4	磺胺二甲嘧啶		叉烧肉类	防腐(餐饮环节)
	5	敌百虫		腌制食品	防腐(生产加工环节)
第六批	1	邻苯二甲酸酯类物质*		乳化剂类食品添加剂、使用乳化剂的其他类食品添加剂或食品等	

注：*第六批邻苯二甲酸酯类物质，包括17种物质：邻苯二甲酸二（2-乙基）己酯（DEHP）、邻苯二甲酸二异壬酯（DINP）、邻苯二甲酸二苯酯、邻苯二甲酸二甲酯（DMP）、邻苯二甲酸二乙酯（DEP）、邻苯二甲酸二丁酯（DBP）、邻苯二甲酸二戊酯（DPP）、邻苯二甲酸二己酯（DHXP）、邻苯二甲酸二壬酯（DNP）、邻苯二甲酸二异丁酯（DIBP）、邻苯二甲酸二环己酯（DCHP）、邻苯二甲酸二正辛酯（DNOP）、邻苯二甲酸丁基苄基酯（BBP）、邻苯二甲酸二（2-甲氧基）乙酯（DMEP）、邻苯二甲酸二（2-乙氧基）乙酯（DEEP）、邻苯二甲酸二（2-丁氧基）乙酯（DBEP）、邻苯二甲酸二（4-甲基-2-戊基）酯（BMPP）。

表 3-7 食品加工过程中易滥用的食品添加剂品种名单

批次	序号	食品类别	可能易滥用的添加剂品种或行为
第一批	1	渍菜(泡菜等)	着色剂(胭脂红、柠檬黄等)超量或超范围(诱惑红、日落黄等)使用
	2	水果冻、蛋白冻类	着色剂、防腐剂的超量或超范围使用,酸度调节剂(己二酸等)的超量使用
	3	腌菜	着色剂、防腐剂、甜味剂(糖精钠、甜蜜素等)超量或超范围使用
	4	面点、月饼; 酒类(配制酒除外); 酒类	馅中乳化剂的超量使用(蔗糖脂肪酸酯等),或超范围使用(乙酰化单甘脂肪酸酯等);防腐剂,违规使用着色剂,超量或超范围使用甜味剂,包括酒类(配制酒除外)中的甜蜜素、酒类中的安赛蜜
	5	面条、饺子皮	面粉处理剂超量
	6	糕点;面制品和膨化食品	使用膨松剂过量(硫酸铝钾、硫酸铝铵等),造成铝的残留量超标准;超量使用水分保持剂磷酸盐类(磷酸钙、焦磷酸二氢二钠等);超量使用增稠剂(黄原胶、黄蜀葵胶等);超量使用甜味剂(糖精钠、甜蜜素等)
	7	馒头	违法使用漂白剂硫黄熏蒸
	8	油条	使用膨松剂(硫酸铝钾、硫酸铝铵)过量,造成铝的残留量超标准
	9	肉制品和卤制熟食; 腌肉料和嫩肉粉类产品	使用护色剂(硝酸盐、亚硝酸盐),易出现超过使用量和成品中的残留量超过标准问题
	10	小麦粉	违规使用二氧化钛,超量使用过氧化苯甲酰、硫酸铝钾
第三批	1	小麦粉	滑石粉
	2	臭豆腐等	硫酸亚铁
第四批	1	乳制品(除干酪外)	加工环节为了防腐(山梨酸)
	2	乳制品(除干酪外)	加工环节为了防腐(纳他霉素)
	3	蔬菜干制品	加工环节为了掩盖伪劣产品(硫酸铜)
第五批	1	鲜瘦肉	生产加工、流通环节为了增色(胭脂红)
	2	大黄鱼、小黄鱼	流通环节为了染色(柠檬黄)
	3	陈粮、米粉等	流通、餐饮环节为了漂白、防腐、保鲜(焦亚硫酸钠)
	4	烤鱼片、冷冻虾、烤虾、鱼干、鱿鱼丝、蟹肉、鱼糜等	流通、餐饮环节为了防腐、漂白(亚硫酸钠)

下面介绍几种主要物质的毒性和危害。

(1) 甲醛

甲醛为原生质毒物，能和核酸的氨基及羟基结合使之失去活性，能影响代谢机理，对大白鼠 LD_{50} 260mg/kg，其 30%～40%水溶液即福尔马林。日本报道在牛奶中加入万分之一的甲醛，婴儿连服 20d 即引起死亡。对果蝇和微生物有致突变性，由于有强的腐蚀性，欧洲各国曾用于酒类和肉制品、牛奶及其他制品中防腐，其五万分之一即可防止细菌生长，但食后引起胃痛、呕吐、呼吸困难等，国内外皆禁用。

(2) 硼酸、硼砂

早年各国曾用其作为肉、人造奶油等防腐剂及膨松剂，该物质在体内蓄积，排泄很慢，影响消化酶的作用，每日食用 0.5g 即引起食欲减退，妨碍营养物质的吸收，以致体重下降。

(3) β-萘酚

对丝状菌和酵母菌有抑制作用，曾用作酱油的防腐剂，毒性很强，对人体黏膜有刺激作用，造成肾脏障碍，引起膀胱疼痛，蛋白质、血色素尿，大量可引起石炭酸样中毒，也可引起视觉神经萎缩，可经皮肤吸收引起膀胱癌，对狗皮下注射 LD_{50} 400mg/kg，给 16 只狗喂服 β-萘酚 20～26 个月，13 只出现乳头状膀胱癌。

(4) 水杨酸（柳酸）

水杨酸对蛋白质有凝固作用，对大鼠 LD_{50} 1500～2000mg/kg，对大鼠慢性中毒剂量为 500mg/kg，可引起生长障碍，700mg/kg 可引起胃出血、肾障碍，一日 10g 以上可引起中枢神经麻痹，呼吸困难，听觉异常，目前世界各国皆禁用。

(5) 吊白块

有强烈还原作用，曾用于食品漂白，由于有甲醛残留，对肾脏有损害，我国已经禁用。

(6) 硫酸铜

硫酸铜的 LD_{50} 400mg/kg，吸入本品可引起金属热。本品大白鼠 LD_{50} 300mg/kg。人服 0.3g 可引起胃部黏膜刺激，呕吐，大量可引起肠腐蚀，部分被肠吸收可引起铜中毒。由于能引起红细胞溶血，在肝、肾蓄积可引起肝硬化，长期食用可引起呕吐、胃痛、贫血、肝大和黄疸、昏睡死亡。

(7) 黄樟素

国际肿瘤中心已经确证黄樟素、异黄樟素、二氢黄樟素有致癌作用。大鼠饲料中含有 5000mg/kg 黄樟素饲养二年，50 只大鼠中 19 只发生肿瘤，其中 14 只为恶性。

(8) 香豆素

香豆素动物实验可导致肝脏损伤，将其配制成 100mg/kg 溶液，进行大白鼠灌胃，9～16d 肝有病变；当浓度为 25mg/kg 时，133～330d 出现病变。饲料中加入 10000mg/kg，4 周即有明显的肝脏损坏。二氢香豆素、6-甲基香豆素有类似毒性作用。黑香豆酊和黑香豆浸膏主要成分为香豆素，故均禁用。

3.3.3 投毒

所谓毒物，是指含有毒质的有机物或者无机物，如砒霜、敌敌畏、氰化钾、西梅脱、1059 剧毒农药等，不包括鸦片、大麻、吗啡等。这种危害的发生率在我国食品安全案例中占有较高的比例。

毒鼠强因其剧毒和易得性，常常为投毒者的首选。毒鼠强毒性极大，对人致死量 5～12mg。一般在误食 10～30min 后出现中毒症状。轻度中毒表现头痛、头晕、乏力、恶心、呕吐、口唇麻木、酒醉感。重度中毒表现突然晕倒，癫痫样大发作，发作时全身抽搐、口吐白沫、小便失禁、意识丧失。

砒霜，即三氧化二砷，口服 5～50mg 即可中毒，60～100mg 即可致死。急性中毒，可见烦躁如狂，心腹绞痛，头晕，欲吐不吐，或剧烈吐泻，面色青黑，四肢逆冷，甚则迅速昏迷，导致死亡。慢性中毒，可见各种皮肤损害，毛发脱落，腹痛腹泻，黄疸及肢体麻木痛等。

3.4 无意或偶然加入的化学品及其预防措施

无意或偶然加入的化学品主要有农用化学物（如杀虫剂、饲料添加剂）和工厂中使用的化学药品（如润滑剂、清洁剂、消毒剂和油漆等）。

3.4.1 农药残留

化学农药按其用途可分为杀虫剂、杀菌剂、除草剂、植物生长调节素、粮食熏蒸剂等；按其化学组成可分为有机氯、有机磷、有机氟、有机氮、有机硫、有机砷、有机汞、氨基甲酸酯类等。另外还有氯化苦、磷化锌、溴甲烷等粮仓熏蒸剂。农药通过食物链严重威胁着人们的饮食卫生。

3.4.1.1 农药使用现状

化学农药是有机化学污染中最集中研究的群体，它影响食品从生产到消费几乎所有的阶段。毫无疑问，农药是把“双刃剑”。

一方面，农药是人类用以与植物病虫害、杂草作斗争的武器，也是实现农业机械化保证农业获得高产、稳产的主要措施。实践也证明，化学农药的单位面积用量越多，产量越高，粮食的损失率也越小。另一方面，农药具有各种毒性。化学农药自二十世纪四十年代工业化以来，人们就注意到其容易造成人畜急性中毒的“剧毒”品种，如内吸磷、对硫磷等，在使用时就采取了相应的安全措施。但对急性毒性较低的另一些品种，在生产和使用上没有加以限制，盲目推销和滥用，造成了公害。如日本从 1952 年开始使用有机汞农药，到 1967 年禁止大田使用的十六年间，共施用了 6800t 汞制剂农药，使自然环境造成严重的污染，人畜中毒事故屡见不鲜。随后，DDT、六六六等农药在环境中的长期残留，通过食物链进入人体并在脂肪组织内蓄积的现象被发现和证实，引起了人们的极大关注。由于农药管理监督力度不够，高毒农药生产和使用没有得到有效控制，滥用农药现象较严重，因而造成农作物药害，环境污染，农产品中农药残留量超标，农药中毒等事件时有发生，不仅经济损失惊人，而且还严重威胁着人们的健康和安全。

农药施用后，即进入环境，在环境中农药的代谢途径、代谢物以及它们在外环境中的特定残留部位，随农药的结构、化学物理性质等特点的不同而不同。目前还有不少农药的代谢及其代谢物的情况还不清楚，它们在各种食品中残留，随食物进入人体的残留农药将在人体内运转与积累。农药对人体造成的危害问题还有待深入研究。

目前最令人关注的是某些农药对人和动物的遗传与生殖方面的不良影响，产生畸形和引起癌症等方面的毒害作用。不仅如此，农药在杀灭病虫害的同时还杀害了其他有益的生物和鱼类、益鸟、益虫等，不但破坏了生物界相互制约的平衡关系，而且使鱼虾等水产品大幅度减产。

二十世纪七十年代以后杀虫剂发展趋势波动较大，有机杀虫剂代替无机杀虫剂，高效低残留农药逐步代替了高残留的品种，有机氯杀虫剂如 DDT、六六六基本被淘汰，汞砷制剂农药被限制使用，有机磷杀虫剂发展最快，品种最多，氨基甲酸酯、拟除虫菊酯类也有很大发展，除草剂的发展也比较快。近年来，人们倾注了较大精力研究无残留的生物农药。

3.4.1.2 农药污染食品的途径

化学农药主要通过食物链以生物浓缩、食品残留这两个重要途径进入人体，造成人类健康的潜在威胁。据研究，进入人体的农药，通过大气和饮水仅占 10%，90%是通过食物进入人体的。农药污染食品的途径主要有以下几方面：

(1) 防治农作物病虫害中使用的农药

农药施用后，部分农药黏附在作物上，通过叶片组织渗入植物体内，运转到植物各部分，并在植物体内进行代谢。影响农药进入植物体内的因素主要有：农药的性质、施药次数、施药方法、施药浓度、施药时间、气象条件以及植物种类。

(2) 植物根部吸收土壤中污染的农药

大田喷洒农药后，一般只有 10%～20%是吸附或黏着在农作物茎、叶、果实的表面，起杀虫或杀菌作用，而有 40%～60%的农药降落在地面，且主要集中在土壤耕作层，污染土壤。土壤中农药通过植物的根系吸收转移到植物组织内部和食物中去，土壤中农药污染量越高，食物中农药残留量也越高。

(3) **通过生物富集环境中的农药**

化学性质比较稳定的农药，例如，有机氯和汞砷制剂，与酶和蛋白质的亲和力强，不易排出体外，可在食物链中逐级浓缩，尤其是水生生物。假设湖水中 DDT 浓度为 1，则藻类为 500，鱼类为 2600，食鱼水鸟高达 12 万多倍。因此，这种食物链的生物浓缩作用，可使水体中微小污染变成严重污染。陆生生物也有类似作用，但富集程度没有水生生物那么高。实验证明，长期喂饲含有农药的饲料可造成动物组织内农药蓄积，饲料中农药残留量越高，该动物各器官和组织内的蓄积量也越高，哺乳动物乳汁中的含量也相应增高。

(4) **通过气流扩散大气层污染的农药**

农药的喷洒可直接污染大气层，其量虽微，但长时期的接触也会造成土壤和水域的污染，并危及在大气层生活的生物和人类。同时还可通过气流进行远距离的扩散，据研究 DDT 等有机氯杀虫剂已通过气流污染到南北极地区，因纽特人虽然没有见过 DDT，但在他们的体内已检出有微量的 DDT 蓄积，那里的海豹、海豚的脂肪中也有较高浓度的 DDT 蓄积。

3.4.1.3 常用农药

(1) **有机氯杀虫剂**

常用有机氯杀虫剂有 DDT、六六六和林丹。其他还有毒杀酚、氯丹、七氯、艾氏剂和狄氏剂等。有机氯农药具有高度的物理、化学、生物学的稳定性，在自然界不易分解，在土壤中消失 95%所需要的时间可达数年甚至数十年。在 1940 年到 1960 年期间，这些化学物质被广泛用于农业和林业各方面，甚至在建筑上也用来防治害虫。因为它们在环境中残留，并在脂肪组织中生物富集，在食物链，例如鱼和其他野生动物，特别是在鸟类（例如，阿比，塘鹅，猎鹰，鹰）中生物富集，所以，它们占据了相应热带食物链的顶层。这些化学物质主要存在于脂肪组织，它们会影响钠离子、钾离子、钙离子和氯离子对膜的穿透性；阻碍神经系统选择性酶活力，并有助于在神经尾部末梢释放或保持化学传递物。许多这些物质的短期实验表明其对人和动物具有致癌性（NRC，1989）。

即使有机氯杀虫剂只用于非食品用途，但是它们仍可以通过谷物、土壤和水污染动物源食品而进入食品供应。这些严重的环境问题导致其在欧洲和北美被禁用。但是它们在发展中国家仍被广泛使用，因为它们具有相当低廉的生产成本和十分有效的杀虫效果。

(2) **有机磷杀虫剂**

1938 年德国发现有机磷有强大的杀虫效果后，开始使用于农业。目前世界上有机磷制剂有数百种，广泛用于农业、林业的有 60 多种。早期发展的多为高效高毒品种，如对硫磷、内吸磷、甲拌磷等；近期发展的多为高效低毒低残留品种，如乐果、敌百虫、杀螟松、倍硫磷，还有毒性极低的马拉硫磷、双硫磷、氯硫磷、锌硫磷、碘硫磷、地亚农等。

有机磷农药除少数为固体外，大多为油状液体，脂溶性，一般不溶于水，易溶于有机溶剂。化学性质不稳定，易降解失去毒性，无论在土壤或水体中的作物上和动物体内，都能较快分解，不致长期残留，所以在生物体内不易蓄积。因此，有机磷杀虫剂正逐渐取代有机氯杀虫剂。

滥用有机氯农药的时期已基本过去，但近年来有机磷农药用量不断上升，尤其是蔬菜、瓜果等用量较大，残留量问题比较突出。有机磷农药在食品中的残留，主要是在植物性食物，如水果、蔬菜等最易接受有机磷，在这些植物里残留量高，残留时间也长。一般在蔬菜和水果上的有机磷农药，在室温下经 7～10d 可消失一半，在低温状态下则分解缓慢。用 0.1%乐果处理苹果两次，经过 63d，仍残留 0.4mg/kg。

有机磷农药中毒的主要机理是抑制胆碱酯酶的活性。有机磷与胆碱酯酶结合，形成磷酰化胆碱酯酶，使胆碱酯酶失去催化乙酰胆碱水解作用，积聚的乙酰胆碱对胆碱能神经有如下三种作用。

① 毒蕈碱样作用：乙酰胆碱在副交感神经节后纤维支配的效应器细胞膜上与毒蕈碱型受体结合，产生副交感神经末梢兴奋的效应，表现为心脏活动抑制，支气管胃肠壁收缩，瞳孔括约肌和睫状肌收缩，呼吸道和消化道腺体分泌增多。

② 烟碱样作用：乙酰胆碱在交感、副交感神经节的突触后膜和神经肌肉接头的终极后膜上与烟碱型受体结合，引起节后神经元和骨骼肌神经终极产生先兴奋、后抑制的效应。这种效应与烟碱相似，称烟碱样作用。

③ 中枢神经系统作用：乙酰胆碱对中枢神经系统的作用，主要是破坏兴奋和抑制的平衡，引起中枢神经调节功能紊乱，大量积聚主要表现为中枢神经系统抑制，可引起昏迷等症状。

有机磷与胆碱酯酶结合形成的磷酰化胆碱酯酶有两种形式。一种结合不稳固，如对硫磷、内吸磷、甲拌磷等，部分可以水解复能；另一种形式结合稳固，如三甲苯磷、敌百虫、敌敌畏、对溴磷、马拉硫磷等，使被抑制的胆碱酯酶不能再复能，可谓胆碱酯酶老化。

胆碱酯酶不能复能，可以引起迟发影响，如引起周围神经和脊髓长束的轴索变性，发生迟发性周围神经病。

有机磷杀虫剂可经呼吸道、皮肤、黏膜及消化道侵入人体。进入体内6～12h以后血中浓度达到高峰，以后逐渐分解，至24h以后已难查出，48h内可完全消失。

有机磷杀虫剂的急性中毒主要表现是中枢神经系统功能失常，一般在临床上可分为：①轻度中毒，头晕、无力、多汗、胸闷、恶心、食欲不振、瞳孔缩小，血中胆碱酯酶活力下降20％～30％；②中度中毒，除上述症状加重外，还有流涎、大汗、呕吐、腹痛、腹泻、气管分泌物增多、轻度呼吸困难、血压和体温升高、神志清楚或模糊、肌肉纤颤等，血中胆碱酯酶活性可下降50％～75％；③重症中毒，除上述症状表现外，瞳孔小似针尖、呼吸极度困难、紫绀、肺水肿、肌纤颤更加明显、大小便失禁、昏迷及惊厥等，血中胆碱酯酶活性可降低75％以上。

有机磷农药的慢性中毒，从临床观察发现，某些有机磷农药具有迟发性神经毒性，可使急性中毒患者在“康复”之后又发生肌肉无力、下肢发软、共济失调和记忆力减退等症状。国外有人观察慢性接触有机磷农药一年半至十年历史的16例患者中，有7例为精神抑郁症，5例为精神分裂症，1例为神游症，其余病例主要表现为记忆力的损害。近年来，人们还比较重视慢性接触有机磷农药对视觉机能损害，对生殖功能和免疫功能的影响以及致突变、致畸、致癌的问题，正在进一步研究中。

(3) 氨基甲酸酯类杀虫剂

氨基甲酸酯类杀虫剂，是一种*N*-取代氨基甲酸酯类化合物。用于农业上的氨基甲酸酯类化合物分为两类：一类为具*N*-烷基的化合物，用作杀虫剂；另一类为*N*-芳香基的化合物，用作除草剂。此外，尚有六种不同结构的氨基甲酸酯，包括肟、乙酰氨基等。它们的优点是杀虫的药效快，选择性高，不伤害天敌，大多数品种对温血动物和鱼毒性较低，易被土壤微生物所分解，不留残毒。而且它们被微生物分解后所产生的氨基酸和脂肪酸，又可作为土壤微生物的营养来源，促进微生物的繁殖，同时还提高水稻蛋白质和脂肪的含量，改进大米口味。

氨基甲酸酯类是一种抑制胆碱酯酶的神经毒，其杀虫作用与有机磷相似，但氨基甲酸酯类与胆碱酯酶作用时不发生化学反应，水解后可复原成具有活性的胆碱酯酶和氨基甲酸酯。因此，是一种可逆性的抑制剂。急性中毒可见流涎、流泪、颤动、瞳孔缩小等胆碱酯酶抑制症状。在低剂量轻度中毒时，可见一时性的麻醉作用，大剂量中毒时可表现深度麻痹，并有严重的呼吸困难。对鱼类进行实验证明，中毒症状和有机磷相似，鱼体失去平衡，侧卧水中，尾向下弯曲，中毒鱼的脑胆碱酯酶活性显著降低。

3.4.1.4 农药污染和良好农业规范

良好农业规范（GAP）是1997年欧洲零售商农产品工作组（EUREP）在零售商的倡导下提出的。

2001年EUREP秘书处首次将EUREPGAP标准对外公开发布。EUREPGAP标准主要针对初级农产品生产的种植业和养殖业，分别制定和执行各自的操作规范，鼓励减少农用化学品和药品的使用，关注动物福利、环境保护、工人的健康及安全和福利，保证初级农产品生产安全的一套规范体系。它是以HACCP、良好卫生规范、可持续发展农业和持续改良农场体系为基础，避免在农产品生产过程中受到外来物质的严重污染和危害。该标准主要涉及大田作物种植、水果和蔬菜种植、畜禽养殖、牛羊养殖、奶牛养殖、生猪养殖、家禽养殖、畜禽公路运输等农业产业等。

GAP主要针对未加工和最简单加工（生的）出售给消费者和加工企业的大多数果蔬的种植、采收、清洗、摆放、包装和运输过程中常见的微生物的危害控制，其关注的是新鲜果蔬的生产和包装，但不限于农场，包含从农场到餐桌的整个食品链的所有步骤。

2003年4月国家认证认可监督管理委员会首次提出在我国食品链源头建立“良好农业规范”体系，并于2004年启动了ChinaGAP标准的编写和制定工作。ChinaGAP标准起草主要参照EUREPGAP标准的控制条款，并结合中国国情和法规要求编写而成。目前ChinaGAP标准为系列标准，包括：术语、农场基础控制点与符合性规范、作物基础控制点与符合性规范、大田作物控制点与符合性规范、水果和蔬菜控制点与符合性规范、畜禽基础控制点与符合性规范、牛羊控制点与符合性规范、奶牛控制点与符合性规范、生猪控制点与符合性规范、家禽控制点与符合性规范。ChinaGAP标准的发布和实施必将有力地推动我国农业生产的可持续发展，提升我国农产品的安全水平和国际竞争力。

在我国加入世界贸易组织之后，GAP认证成为农产品进出口的一个重要条件，通过GAP认证的产品将在国内外市场上具有更强的竞争力。良好农业规范允许有条件合理使用化学合成物质即如何用药施肥，并且其认证在国际上得到广泛认可。因此，进行良好农业规范认证，可以从操作层面上落实农业标准化，从而提高我国常规农产品在国际市场上的竞争力，促进获证农产品的出口。我国为有效控制食品农药残留问题，不仅在不断修订GB/T 20014《良好农业规范》，而且在不断更新GB 2763《食品安全国家标准　食品中农药最大残留限量》。

3.4.1.5　控制农药污染食物链的措施

控制农药污染食物链的最根本措施是从农药使用端着手，可以加强农药管理和监督、禁止和限制某些农药的使用范围、规定施药与作物收获的安全间隔期、制定农药在食品中的残留量标准、研究高效低残留以及无残留毒性的新农药等。但在农业生产中，使用农药不可避免，对应地农药残留也不可避免。对于进入食用农产品和食物中的农药，在食品供应链中，还可以采取一些措施来降低残留量，提高食品的安全性。

① 浸泡水洗法。水洗是清除果蔬农药残留和污染的基础方法，一般先用水冲洗掉表面污染，再用清水浸泡。采用果蔬清洗剂可提高农药的溶出，浸泡后用流水冲洗。有机磷农药在碱性环境下分解迅速，因此，可用碱水浸泡果蔬去除有机磷农药。另外，采用淡盐水洗涤果蔬也有效果，还能去除果蔬表面凹坑或缝隙内的虫子或虫卵。

② 去皮法。果蔬表面农药残留量相对较多，可采用去皮方式去除农药，虽然很多果蔬的营养成分都在皮上。

③ 储存法。果蔬在存放过程中，空气中的氧气、果蔬内的活性物质会与残留的农药发生反应，达到降解农药的效果，也能降低毒性。所以，对于易于保存的果蔬，可通过一定时间的储存，减少农药残留量。

④ 晾晒法。光谱效应会分解、破坏农药分子。所以，经日光照射后的果蔬，农药残留会有所减少。

⑤ 新型清洗技术。在本章最后统一讲述。

3.4.2 兽药残留或饲料添加剂

3.4.2.1 使用现状及危害

与农药一样，兽药和饲料添加剂的发展也极大地促进了饲料工业和养殖业的发展，在防治动物疾病、提高产量等方面做出了突出贡献。

但是，动物机体内残留有兽药或饲料添加剂，会造成食品安全问题。兽药残留指食品动物用药后，动物产品的任何可食用部分中所有与药物有关的物质残留，包括药物原形或/和其代谢产物。另外，在饲料生产、使用中出现了过量使用抗生素、非法使用违禁药品的现象。导致这些现象的主要原因：①受经济利益驱动，为使畜禽增重，或提高蛋白质比例，人为给予畜禽违禁药品。②兽药使用不科学、不规范。畜禽发病，一出现临床症状，在未确定病因的情况下，立即使用青霉素类、磺胺类和喹诺酮类抗生素；为预防疾病，在饲料中大量重复使用药物；治疗时随意加大用药量，改变给药途径。③对临近出栏屠宰残留监督管理不严。以往对畜产品安全认识停留在是否卫生、注水和染疫上，未把饲料添加剂残留作为影响畜产品安全的重要因素之一；对生产销售和使用违禁药品管理不严；缺乏兽药残留检验机构和必要的检测设备；兽药残留检测标准不够完善。

兽药残留的危害主要体现在：危害人体健康，影响畜牧业发展和畜产品国际、国内贸易。兽药通过食物链最终进入人体，药物残留是人体的“隐形杀手”、口中的“定时炸弹”，长期食用会破坏人体各个系统和器官。此外，滥用药物造成残留，畜禽一旦发病，难以控制和治疗，致使发病和死亡率升高，饲养畜禽成本增高，严重挫伤养殖户饲养的积极性，从而影响畜牧业的发展。

3.4.2.2 常见兽药或饲料添加剂

“瘦肉精”，其化学名为盐酸克伦特罗，也称β-兴奋剂，是一种高选择性的兴奋剂和激素，可以选择性地作用于肾上腺受体，在医疗上，用于治疗哮喘。盐酸克伦特罗是20世纪80年代起应用的一类营养重新分配剂，在动物代谢中可促进蛋白质的合成，降低脂肪的沉积，加速脂肪的转化和分解。掺入猪饲料，猪吃后，瘦肉率明显提高，脂肪含量降低。盐酸克伦特罗会导致人心跳过快、心慌、不由自主地颤抖、双脚站不住、心悸胸闷、四肢肌肉颤动、头晕乏力等神经中枢中毒后失控的现象，甚至导致死亡。这种瘦肉精含量过大或无病用药的中毒，尤其对高血压、心脏病、糖尿病、前列腺肥大、甲亢患者的危险性很大。慢性摄入盐酸克伦特罗，还会导致儿童性早熟。部分专家表示，β-兴奋剂还可能使人体组织致癌致畸。

常用抗生素有青霉素、链霉素、庆大霉素、四环素、头孢霉素等。抗生素残留对人体的危害包括：经常食用含抗生素残留的畜肉可使人产生耐药性，影响药物治疗效果；对抗生素过敏的人群具有潜在危险性。

生长促进剂和激素类在使用时亦能在畜肉中残留，会对人体造成一定危害。如己烯雌酚对动物的正常合成代谢具有促进作用，可提高动物生长率，一直用以促进牛和羊的生长。现已证实己烯雌酚可在肝脏内残留并存在致癌性。

3.4.2.3 控制兽药、饲料添加剂污染食物链的措施

控制兽药、饲料添加剂污染食物链的最基本措施是源头控制，包括强化饲料添加剂监督管理、进一步完善饲料添加剂残留监督控制体系等。良好兽医操作规范（GVP）是欧盟发达国家如德国、法国、荷兰等普遍采用的一种兽医资格认定制度，它结合兽医工作特点，借鉴和引用了ISO 9000标准的术语、方法，对兽医工作进行了全面界定、规范和要求，为欧盟各国疫情疫病的防控奠定了技术队伍基础，收到了良好的经济效果和社会效果。特别是在预防兽药、饮料添加剂超范围、超剂量

使用方面效果显著。

食品企业需建立原料供货商制度，加强对动物原料的监控，保证所有动物性原料中饲料添加剂残留符合 GB 31650《食品安全国家标准　食品中兽药最大残留限量》。该标准规定了动物性食品中阿苯达唑等 104 种（类）兽药的最大残留限量；规定了醋酸等 154 种允许用于食品动物，但不需要制定残留限量的兽药；规定了氯丙嗪等 9 种允许作治疗用，但不得在动物性食品中检出的兽药。

3.4.3　工厂中使用的化学药品

食品工厂中使用的化学药品是那些在食品生产和制备过程中使用的化合物，其中包括清洗剂、消毒剂、杀虫剂、灭鼠剂和空气清新剂。这些物质作为食品污染的传递载体，可能会污染设备、器具或食品接触表面。采用喷雾或蒸汽形式使用杀虫剂、灭鼠剂、空气清新剂和脱臭剂，有时也会污染食品。

3.4.3.1　工厂中使用的化学药品类型

食品工业中使用的多数清洗剂属于混合物。将各成分混合起来得到一种具有一定特性和多种清洗功能的产品。在食品经营业和加工厂中，最常用清洗剂的类型见表 3-8。

表 3-8　工厂中使用的化学药品的常见类型

分类		主要成分或举例	性质或危害
碱性清洗剂	强碱性清洗剂	主要成分为 NaOH（烧碱）和具有高 $N_2O:SiO_2$ 值的硅酸盐	强的溶解能力和腐蚀性，能使皮肤烧伤、溃烂、结疤，接触时间过长可能会使组织长期受损。吸入烟或雾状强碱性清洗剂会使呼吸道受损
	重垢型碱性清洗剂	活性成分为硅酸钠（一种良好的缓冲剂）、六甲基磷酸钠、偏磷酸钠、碳酸钠和磷酸钠	一定的溶解能力，一般有轻微的腐蚀性或者无腐蚀性。但长时间与身体接触可能会除去皮肤上的必需油脂，使皮肤容易被感染
	中等碱性清洗剂	例如重碳酸盐、倍半碳酸盐、焦磷酸四盐、磷酸调节剂（螯合剂）和烷基芳香基磺酸盐（表面活性剂）	
酸性清洗剂	强酸性清洗剂	例如盐酸（或盐酸化的）、氢氟酸、氨基磺酸、硫酸和磷酸	对混凝土、多数金属和植物都有腐蚀作用。有些清洗剂在加热时能产生腐蚀性有毒气体，吸入可引起肺部溃烂
	中等酸性清洗剂	例如乙酰丙酸、羟基乙酸、乙酸和葡萄糖酸	中等程度的腐蚀性，可能会导致过敏反应。有些酸性清洗剂会伤害皮肤和眼睛
溶剂性清洗剂	活性氯清洗剂		容易与其他组分作用
	合成清洗剂	阴离子型、烷基磺酸盐、阳离子型、非离子型、混合型	
	碱性皂	为羧酸碱性盐	使用不多
	酶类清洗剂		使用局限
民用清洗剂中磷酸盐的替代品			其使用效果并不令人满意
消毒剂		氯化物、碘化合物、溴化物、季铵化合物、酸杀菌剂、过氧化氢、臭氧等	

3.4.3.2　工厂中使用的化学药品可能造成的危害

一般洗涤剂中各种成分对人体的危害为：伤害皮肤形成皮肤病，污染血液，酸化体质，致癌，伤害肝肾，致不育不孕，损害淋巴系统、降低免疫力，污染环境等。此部分内容还有待进一步研究。

3.4.3.3 预防工厂用化学药品污染的措施

建立严格的卫生管理制度并在生产、清洗、消毒过程中监督执行，就能有效防止工厂中化学药品的污染。除了一般性问题和细节需要注意之外，实施卫生操作规程可防止用于食品的容器、玻璃、金属、塑料、纸张、纸板和异物引起的污染。只要全体雇员改掉粗心和不整洁的个人习惯就可以减少甚至消除这方面的污染。

对于本小节有关清洗剂、消毒剂（杀菌剂）的详细内容，可参考本书对应章节内容。

3.5 食品加工中产生的化学危害及其预防措施

食品在加工过程中也会产生一些化学危害，例如，亚硝酸盐、亚硝胺、氯丙醇、3,4-苯并芘等。

3.5.1 亚硝酸盐、硝酸盐

食物中亚硝酸盐的来源主要是食物中作为发色剂和防腐剂的亚硝酸盐；从食物中添加的硝酸盐转化而来；蔬菜，尤其是从不新鲜的蔬菜中转化而来。高剂量的亚硝酸盐会产生很大毒性。误食了亚硝酸盐会导致亚硝酸盐类食物中毒，长期使用甚至会导致食道癌和胃癌。如果食用硝酸盐或亚硝酸盐含量较高的腌制肉制品、泡菜及变质的蔬菜可引起中毒，可因呼吸衰竭而死亡。

GB 2762《食品安全国家标准　食品中污染物限量》中对蔬菜及其制品中的腌渍蔬菜、乳及乳制品、饮料类、特殊膳食用食品中的亚硝酸盐和硝酸盐分别进行了限量规定，亚硝酸盐在 0.005～20mg/kg 之间，硝酸盐在 45～100mg/kg 之间。

3.5.2 苯并[a]芘

苯并[a]芘在自然环境中分布很广，有人认为，有机物质在土壤中分解或经过微生物的作用，可以形成苯并[a]芘，而且有的作物可以自己合成，所以食物中普遍含有苯并[a]芘。但在正常情况下，食品中的含量甚微，有些食品中苯并[a]芘含量较高，主要是由于环境污染所致，尤其工业废水和烟尘的污染，可使食品中苯并[a]芘含量明显增加。但是，在某些食品加工过程中也会产生苯并[a]芘。

烘烤或油炸是常用的食品加工方法，有许多食品，如面包、饼干、糕点、大饼、烤肉、烤鸭等都是采用烘烤的方法制作。一般烘烤食品常用的燃料有煤、木炭、焦炭、煤气和电热等。烤制时食品与燃烧产物直接接触，除烟尘中的苯并[a]芘可使食品遭受污染外，由于烘烤时温度较高，有机物质受热分解，经环化、聚合而形成苯并[a]芘，使食品中苯并[a]芘含量增加。烘烤对食品的污染程度，往往与烘烤温度、燃料种类以及烘烤时间长短有关。一般烘烤食品的温度约 400℃左右，在正常情况下，烘烤对食品的污染并不严重；当食物被烤焦或炭化时，则苯并[a]芘显著增加。烘烤动物性食品，在烤制过程中滴下来的油中苯并[a]芘含量比产品中含量高 10～70 倍。有时为迅速降低粮食中的水分，往往采用烘烤的方法进行处理，直接烘干，也可使粮食的苯并[a]芘含量增加。

油脂经多次反复加热，可促使脂肪氧化分解，而产生苯并[a]芘，如炸油条的油，由于反复循环使用，经测定苯并[a]芘含量比一般植物油高，油条中的含量有的高达 11μg/kg。

GB 2762《食品安全国家标准　食品中污染物限量》中对谷物、肉、水产动物和油脂及其制品中的苯并[a]芘分别进行了限量规定，5.0～10.0μg/kg之间。

3.5.3 亚硝胺

亚硝胺化合物中有一些是潜在的致癌物质，主要在加工和干燥过程中由硝酸盐和仲胺反应产生。亚硝胺类的基本结构为：

$$\begin{matrix} R_1 \searrow \\ \quad N-N=O \\ R_2 \nearrow \end{matrix}$$

根据化学性质可将其分为两大类：①亚硝胺，R_1 与 R_2 为烷基、芳烷基和芳基；②亚硝酰胺，R_1 为烷基或芳烷基，R_2 为酰基。通常所说的亚硝胺类是这两类的总称。

一般来说，亚硝胺为黄色中性物质，常温下为油状液体或固体，稍溶于水和脂肪，易溶于有机溶剂，一般化学性质稳定，但是亚硝酰胺的化学性质较活泼。两者在紫外线（波长220nm）作用下均可发生光分解反应。胺类化合物在酸性介质中经亚硝化作用易生成亚硝胺。若在甲醛的催化作用下，在碱性介质中也能发生。亚硝基不仅能同二级胺起反应，也能同一级和三级胺反应，生成亚硝胺。亚硝胺类在动物体内、人体内、食品中以及环境中皆可由前体物质合成。

亚硝胺与亚硝酰胺的毒性不同，这与二者稳定性不同有关。二烷基和环状亚硝胺主要是造成肝脏损伤，包括出血及小叶中性坏死，有时胸腹腔血性渗出或肺等器官出血等，也有肾小管及睾丸坏死。如长期接受小剂量亚硝胺，除诱发癌肿外，还可有胆管增生、纤维化，肝实质细胞结节状增生等变化。亚硝酰胺所致肝中毒病变则较轻，如肝坏死多为小叶周缘坏死。还可引起摄入部位的局部损伤，可能是亚硝酰胺分解产物所致，因它是不稳定的。亚硝胺类化合物因其结构不同，对动物的 LD_{50} 也不同，毒性随着烷链的延长而逐渐降低，毒性最大的是甲基苄基亚硝胺，LD_{50} 为18mg/kg。

GB 2762《食品安全国家标准　食品中污染物限量》中对肉、水产动物及其制品中的*N*-二甲基亚硝胺进行了限量规定，在3.0～4.0μg/kg之间。

3.5.4 氯丙醇

氯丙醇是一类公认的食品污染物，其中的3-氯-1,2-丙二醇可以引起某些实验动物肿瘤，并造成肾脏和生殖系统损伤。

它产生于利用浓盐酸水解植物蛋白的加工过程中，盐酸与植物蛋白中的残留脂肪作用生成氯丙醇。食品工业中利用这种富含氨基酸的酸水解植物蛋白液作为一种增鲜剂，添加到酱油、蚝油等调味汁及固体汤料等复合固体调味品中以增加其鲜度，从而造成对食品的污染。目前，美国、日本等国已明确指出“氯丙醇四种异构体对人体可产生不同程度致癌反应”。

GB 2762《食品安全国家标准　食品中污染物限量》中对调味品中的3-氯-1,2-丙二醇进行了限量规定，液态调味品的为0.4mg/kg，固态调味品的为1.0mg/kg。

3.5.5 杂环胺类

杂环胺是一类具有致突变性的化学物质，目前共分离出20多种，均属于氨基咪唑氮杂芳烃和氨基咔啉。早期的细菌致突变实验发现，几乎所有经高温烹调的肉类食品都有致突变性，而不含蛋白质的食品致突变性很低或完全没有致突变性。现证实，食品在高温（100～300℃）条件下，形成杂环胺的主要前体物是肌肉组织中的氨基酸和肌酸或肌酐。鱼类和肉类是食品中杂环胺的主要来源，烹调方式、烹调时间、烹调温度和食物成分都会影响杂环胺生成的量。

在哺乳类细胞测试系统中，杂环胺具有显著的遗传毒性作用，表现为诱发基因突变、染色体畸变、姐妹染色单体交换、DNA 链断裂和程序外 DNA 合成等。所有的杂环胺都是前致突变物或致癌物。杂环胺致癌的主要靶器官是肝脏，还可诱发其他多种部位的肿瘤。

3.5.6 丙烯酰胺

研究表明，淀粉含量较高的食品，如土豆、饼干、面包和麦片等，在经过煎、炸、烤等高温（120℃）处理后，容易产生一种致癌性物质——丙烯酰胺，且随着温度的升高，其含量也随之增高。丙烯酰胺是人体的可能致癌物。流行病学观察表明，长期低剂量接触丙烯酰胺会出现嗜睡、情绪和记忆改变、幻觉和震颤等症状。油条在油炸温度 160～200℃、油炸时间 3～5min 时，油条可取得最佳感官特征，同时也是丙烯酰胺产生最多的时段。1000g 炸薯条丙烯酰胺含量约为 400μg，而世界卫生组织（WHO）提示每个成年人每天每千克体重摄入的丙烯酰胺量不应超过 1μg。

3.5.7 预防措施

预防食品加工过程中产生化学危害的主要措施包括：改进生产工艺，规范操作过程，减少危害物的生成。例如，烘烤食品时选用发烟少的燃料，煤气、木炭比木材、煤炭、锯末等燃料发烟量少，最好用电热烘烤食品可大大减少苯并[*a*]芘的污染。用发烟燃料烘烤时，不要使食品与燃烧产物接触。据报道，炉子上装有烟熏洗净装置，食品中苯并[*a*]芘含量可以减少 70%左右。在烘烤食品时掌握好炉温和时间，防止烤焦和炭化。

3.6 食品接触材料及制品中有害迁移物的来源及其预防措施

食品包装被称作是“特殊食品添加剂”，它是现代食品工业的最后一道工序，在一定程度上，食品包装已经成为食品不可分割的重要组成部分。虽然食品容器、加工设备、包装材料在食品加工、运输、销售及使用过程中占有相当重要的地位，但因使用不当而造成的对食品的污染屡有发生。如果生产加工设备和加工用具的材料中存在有毒有害物质，并通过与食品的直接接触而转移到食品中，将对消费者造成危害。下面从不同材质的角度，阐述各类食品接触材料中的有害迁移物。

3.6.1 有害迁移物的来源

长期以来，人们普遍认为食品质量安全问题主要在于食品本身，而忽略了食品包装的安全性，实际上与食品直接接触的各类包装材料的质量有时恰恰是食品质量安全事件的罪魁祸首之一。食品直接接触材料中的有害污染物，主要来自于食品直接接触材料的单体残留、添加剂残留、聚合物体中的低聚物残留、老化产生的有毒物。可发生迁移的材料有很多，包括天然材料（竹子、纸等）、无机及金属材料（陶瓷、搪瓷、金属容器、玻璃制品等）、高分子化合物（塑料、橡胶、化学纤维等）。

在 GB 4806.1《食品安全国家标准　食品接触材料及制品通用安全要求》明确了食品接触材料及制品的基本要求、符合性原则等，GB 4806.2 到 GB 4806.11 分别为上述各类材质的安全性要求。在 GB 9685《食品安全国家标准　食品接触材料及制品用添加剂使用标准》中规定了食品接触材料及制品用添加剂的定义，指的是在食品接触材料及制品生产过程中，为满足预期用途，所添加的有助于改善其品质、特性，或辅助改善品质、特性的物质；也包括在食品接触材料及制品生产过程中，所添加的为保证生产过程顺利进行，而不是为了改善终产品品质、特性的加工助剂。同时规定了各类添加剂的最大残留限量（QM）、特定迁移限量（SML）、特定迁移总量限量［SML(T)］等安全性指标。

3.6.1.1 塑料包装材料与容器

塑料包装材料的安全性主要表现为材料内部残留的有毒有害物质迁移、溶出而导致食品污染。其主要来源有以下几方面：①树脂本身具有一定毒性。②树脂中残留的有害单体、裂解物及老化产生的有毒物质。③塑料制品在制造过程中添加的稳定剂、增塑剂、着色剂等助剂的毒性。④塑料包装容器表面的微生物及微尘杂质污染。因塑料易带电，易吸附微尘杂质和微生物，对食品形成污染。⑤非法使用的回收塑料中的大量有毒添加剂、重金属、色素、病毒等对食品造成的污染。塑料材料的回收复用是大势所趋，由于回收渠道复杂，回收容器上常残留有害物质，难以保证清洗处理完全。有的为了掩盖回收品质量缺陷，往往添加大量涂料，导致涂料色素残留大，造成对食品的污染。因监管原因，甚至大量的医学垃圾塑料被回收利用，这些都给食品安全造成隐患。国家规定，聚乙烯回收再生品不得用于制作食品包装材料。⑥复合薄膜用黏合剂。黏合剂大致可分为聚醚类和聚氨酯类黏合剂。聚醚类黏合剂正逐步被淘汰，而聚氨酯类黏合剂有脂肪族和芳香族两种。黏合剂按照使用类型还可分为水性黏合剂、溶剂型黏合剂和无溶剂型黏合剂。水性黏合剂对食品安全不会产生什么影响，但由于功能方面的局限，在我国还没有被广泛应用。我国主要还是使用溶剂型黏合剂。在食品安全方面，人们普遍认为如果残留溶剂低就不会对食品安全产生影响，其实这只是片面的。我国使用的溶剂型黏合剂 99%是芳香族的黏合剂，它含有芳香族异氰酸酯，用这种包装材料装食品后，经高温蒸煮，芳香族异氰酸酯可迁移至食品中，并水解生成芳香胺，这是一类致癌物质。我国规定凡是塑料材质，应符合 GB 4806.7《食品安全国家标准　食品接触用塑料材料及制品》的要求。

塑料食品包装袋的主要不合格项是苯残留超标，而造成苯超标的主要原因是在塑料包装印刷过程中为了稀释油墨使用含苯类溶剂。这种物质容易析出，随着食物进入人体，对人体有致癌性，特别是造成内分泌、激素的紊乱。

美国食品和药品管理局指出，不是 PVC 本身而是残存于 PVC 中的聚氯乙烯游离单体氯乙烯（VCM）在经口摄取后有致癌的可能，因而禁止 PVC 制品作为食品包装材料。氯乙烯（VCM）具有麻醉作用，可引起人体四肢血管的收缩而产生痛感，同时具有致癌、致畸作用，它在肝脏中形成氧化氯乙烯，具有强烈的烷化作用，可与 DNA 结合产生肿瘤。聚苯乙烯中残留物质苯乙烯、乙苯、甲苯和异丙苯等对食品安全构成危害。苯乙烯可抑制大鼠生育，使肝、肾重量减轻。低分子量聚乙烯溶于油脂产生蜡味，影响产品质量。制作奶瓶用的聚碳酸酯树脂原料产生苯酚，有一定毒性，产生异味。这些有害物质对食品安全的影响程度取决于材料中这些物质的浓度、结合的紧密性、与材料接触食物的性质、时间、温度及在食品中的溶解性等。

下面举例说明几个典型的有害迁移物的来源、特性与危害。

(1) 邻苯二甲酸酯类

邻苯二甲酸酯类（PAEs），又称酞酸酯类，由邻苯基团、酯基和烷基链组成，脂溶性物质，分子结构如图 3-1 所示。烷基链不同，种类不同，如 $R_1=R_2=CH_3$ 时，为邻苯二甲酸二甲酯（DMP）；$R_1=C_4H_9$，$R_2=C_7H_7$ 时，为邻苯二甲酸丁苄酯（BBP）；$R_1=R_2=C_8H_{15}$ 时，为邻苯二甲酸二（2-乙基己基）酯（DEHP）或邻苯二甲酸二正辛酯（DNOP）。PAEs 具有类雌激素毒性，对人体产生内分泌干扰作用，影响女性生殖健康，导致胚胎畸形、女性儿童性早熟、男性精子数量减少，损害生殖能力，引发肿瘤。内分泌干扰物经过生物体内会发生高度浓缩的现象，多种内分泌干扰物会产生相加或协同的联合。

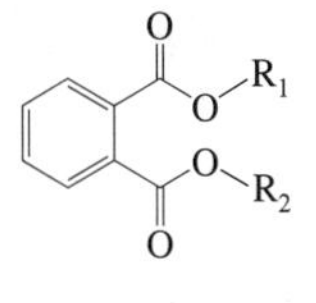

图 3-1　邻苯二甲酸酯分子结构

由于 PAEs 物质用途广、产量大，已经成为一种无处不在的污染物。PAEs 在化工领域应用广泛，最主要的用途是在塑料合成中作为增塑剂使用，可以增加产品的可塑性和柔韧性。从方便袋、水杯、食品包装到儿童玩具到医用制品等常见用品很大一部分都是塑料材质的，塑料制品在当今人们的日常生活中的普遍性，决定了 PAEs 的普遍性；另外，PAEs 还被用作农药载体和黏合剂、涂料、薄膜、胶水、化妆品等产品成分。很多研究检测了食品、化妆品、农用肥料、医药用品、江湖水源、城区环境、蔬菜生产基地等，PAEs 污染程度都比较严重。据世界卫生组织（WHO）估计 PAEs 的年产量为 800 万吨，其中 DEHP 占 50%，每年约有 1.8% 的 DEHP 泄漏进入环境。PAEs 的广泛使用导致其广泛地存在于自然界中，主要通过食品、水和空气三大途径进入人体。

（2）双酚 A 类

双酚 A 是世界上使用最广泛的工业化合物之一，主要用于生产聚碳酸酯、环氧树脂、聚砜树脂、聚苯醚树脂、不饱和聚酯树脂等多种高分子材料。也可用于生产增塑剂、阻燃剂、抗氧剂、热稳定剂、橡胶防老剂、农药、涂料等精细化工产品。被广泛用于罐头食品和饮料的包装、奶瓶、水瓶、牙齿填充物所用的密封胶、眼镜片以及其他数百种日用品的制造过程中。

金属食品罐主要使用环氧树脂（ER）和有机溶胶树脂（OR）作为内壁涂层，保护罐体不受内容物的腐蚀，延长产品的货架期，同时防止罐体重金属迁移至食品中。其中，环氧-酚醛树脂（EPR）和乙烯基有机溶胶树脂（PVCR）最为常见，它们有着优良的柔韧性、耐化学品性和附着力，并且安全性得到了一定的证实，因此被广泛用于金属食品罐的内涂料。前者主要由双酚 A（BPA）和双酚 A 二缩水甘油醚（BADGE）反应合成；后者的生产过程中需要加入 BADGE 和双酚 F 二缩水甘油醚（BFDGE）以中和固化反应所产生的盐酸，避免涂层受到分解。BFDGE 则由双酚 F（BPF）和环氧氯丙烷缩合而成。由于 BPA 的使用受到越来越严格的限制，作为其替代品，双酚 E（BPE）和双酚 B（BPB）同样可以用于生产树脂涂层。如果涂层生产过程中的化学反应不完全，原料不充分交联，就可能导致上述双酚类物质的残留。同时，罐头食品在加工过程中经历高温杀菌，储运过程中受到暴晒、剧烈振荡都有可能引起双酚污染物向食品中迁移。表 3-9 列出了六种双酚类物质的名称、分子结构式。

表 3-9　六种双酚类物质的名称、分子结构式

名称及简称	CAS No.	分子式	分子量	分子结构
双酚 A(BPA)	80-05-7	$C_{15}H_{16}O_2$	228.29	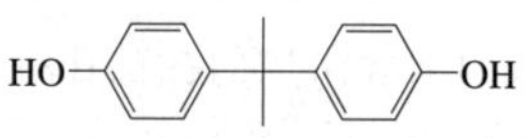 HO—⟨苯环⟩—C(CH₃)₂—⟨苯环⟩—OH
双酚 B(BPB)	77-40-7	$C_{16}H_{18}O_2$	242.31	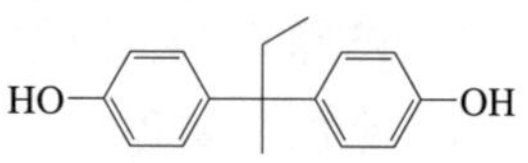 HO … OH
双酚 E(BPE)	2081-08-5	$C_{14}H_{14}O_2$	214.26	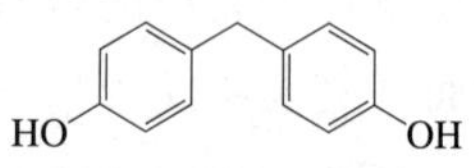 HO … OH
双酚 F(BPF)	620-92-8	$C_{13}H_{12}O_2$	200.24	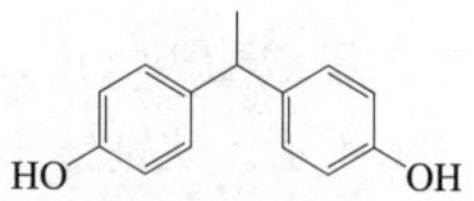 HO … OH
双酚 A 二缩水甘油醚(BADGE)	1675-54-3	$C_{21}H_{24}O_4$	340.42	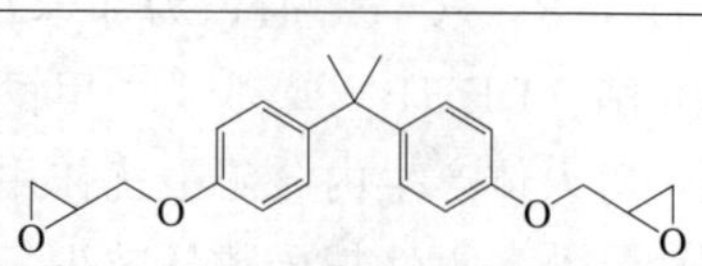 O … O … O … O
双酚 F 二缩水甘油醚(BFDGE)	2095-03-6	$C_{19}H_{20}O_4$	312.37	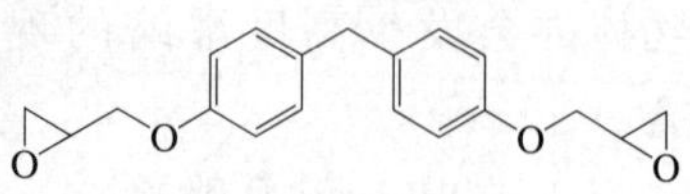 O … O … O … O

研究已证实，双酚类物质具有一定的危害性。其中，BPA有雌激素活性，是一种弱雌激素物质。它通过与体内的雌激素受体结合，改变其原本功能，影响其正常作用。尽管BPA对雌激素受体的结合力比体内17β-雌二醇低4～6个数量级，但是，大量的体外实验显示低剂量的BPA就可能对人类和动物产生消极作用，例如引起性早熟，对哺乳动物和水生动物的生殖发育造成不同程度的影响，引发前列腺癌细胞和乳癌的增殖，造成子宫内膜异位，阻碍睾丸激素的合成，影响甲状腺激素的功能等。BPA还表现出诱变性和急性毒性，在急性毒性实验中对大型溞的24h和48h半数活动抑制浓度（EC_{50}）分别为24mg/L和10mg/L。此外，BPA还与许多疾病的发生，如糖尿病、心血管疾病都存在一定的关系。

BPB、BPE和BPF的化学结构与BPA相似，它们也可表现出与BPA相似的雌激素活性，其激素活性大小的顺序为BPB＞BPA＞BPF。特别是在酵母双杂交系统中，当它们的浓度为10～1000mg/L时，表现出了极强的内分泌干扰作用。此外，BPB、BPE、BPF对大型溞的48h半数活动抑制浓度分别为5.5mg/L、18mg/L、56mg/L。然而，它们在Umu试验中都没有表现出明显的诱变性。

BADGE被美国国家职业安全与健康研究所（NIOSH）列为致癌和致突变物质，并具有抗男性激素作用。BFDGE的毒性与BADGE类似，它能够与雄性激素受体强烈结合，其诱变性和遗传毒性分别在鼠伤寒沙门氏菌原核细胞实验和人体淋巴细胞微核试验中得到了证实。BADGE和BFDGE都可能引起人类内分泌系统、免疫系统和神经系统的异常，影响正常的生殖遗传功能。

考虑到双酚类污染物可能对人类造成的潜在危害，各国相关机构不断颁布法令限制双酚类物质的使用、残留及迁移量。

3.6.1.2 纸包装材料与容器

我国纸包装材料占总包装材料的40%左右，主要安全问题包括：

① 原料本身的问题。如原材料本身不清洁，存在重金属、农药残留等污染；或采用了霉变的原材料，使成品染上大量霉菌；有的甚至使用社会回收废纸作为原料，因为废旧回收纸虽然经过脱色，但只是将油墨颜料脱去，而有害物质铅、镉、多氯联苯等仍可留在纸浆中。

② 造纸过程中的添加物。为了改善纸包装制品的色泽，造纸过程中会添加荧光增白剂；造纸还需在纸浆中加入其他化学品，如防渗剂/施胶剂、填料、漂白剂、染色剂等。纸的溶出物大多来自纸浆的添加剂，例如，在纸的加工过程中，尤其是使用化学法制浆，纸和纸板通常会残留一定的化学物质，如硫酸盐法制浆过程残留的碱液及盐类。此外，从纸制品中还能溶出防霉剂或树脂加工时使用的甲醛。

③ 含有过高的多环芳烃化合物。

④ 包装材料上的油墨污染等。我国没有食品包装专用油墨，在纸包装上印刷的油墨，大多是含甲苯、二甲苯的有机溶剂型凹印油墨，为了稀释油墨常使用含苯类溶剂，造成残留的苯类溶剂超标。同时，油墨中所使用的颜料、染料中，存在着重金属（铅、镉、汞、铬等）、苯胺或稠环化合物等物质。这些金属即使在mg/kg级时就能溶出，并危及人体健康，而苯胺类或稠环类染料则是明显的致癌物质。印刷时因相互叠在一起，造成无印刷面也接触油墨，形成二次污染。此外，如果是使用二次纤维造纸，残余油墨组分，包括微量元素、蜡、荧光增白剂、有机氯化物、增塑剂、芳香族碳水化合物、有机挥发性物质、固化剂等可能会有更大的危害。纸制包装材料与容器中的上述残留有毒有害物质迁移、溶出将导致食品污染。

此外，在包装食品的贮存、运输过程中，纸包装表面易受到灰尘、杂质及微生物污染，也对食品安全造成影响。我国规定凡是纸质材质，应符合GB 4806.8《食品安全国家标准　食品接触用纸和纸板材料及制品》的要求。

3.6.1.3 陶瓷包装容器

陶瓷是我国的传统商品，近年来发展迅速，产量和出口量都居世界第一。陶瓷制品是常见的食品包装容器之一，在餐饮行业和家庭中常作餐具使用。人们一般认为陶瓷包装容器（相对于塑料包装容器和纸制包装容器）是无毒、卫生和安全的，因为它不会与所包装食品发生任何不良反应。但长期研究表明，釉料特别是各种彩釉中往往含有有毒的重金属元素，如铅、镉、锑、铬、钡、铜、钴等，甚至含有铀、钍和镭226等放射性元素，则对人体危害更大。陶瓷在1000～1500℃下烧制而成。如果烧制温度偏低，彩釉未能形成不溶性硅酸盐，则在陶瓷包装容器使用过程中会因有毒有害重金属物质溶出而污染食品。特别在盛装酸性食品（如醋、果汁等）和酒时，这些重金属物质较容易溶出而迁入食品中，从而引起食品安全问题，其中广受关注的重金属元素主要是铅和镉。

目前国内外对陶瓷包装容器铅、镉溶出量允许极限值均有严格的规定。近年来，随着我国陶瓷包装食品出口贸易的日益扩大，因重金属超标引发的出口退货事件屡见不鲜。我国规定凡是陶瓷材质，应符合GB 4806.4《食品安全国家标准　陶瓷制品》的要求。

3.6.1.4 金属包装材料与容器

金属包装是我国包装材料的重要组成部分。金属包装材料主要为钢材和铝材两大类。马口铁是最常用的钢材食品包装材料，又叫镀锡铁，普遍用来装各种食品罐头。另一类钢材为镀铬薄钢板，即无锡钢板，目前它在国内主要用于制作啤酒瓶盖、饮料及中性食品罐涂料盖，作食品罐还很少。铝罐强度低于马口铁罐，因此常用于包装饮料，如啤酒、含气饮料等有内压的食品。随着啤酒和饮料制造行业整体水平的提高，世界铝制易拉罐的用量正在逐年增长。为了防止金属罐内重金属溶入内容食品中，并防止食品内容物腐蚀容器，金属食品罐内通常有一个内表面涂层。目前所用的合成树脂内涂料，不论是溶剂型的还是水基的，都是以环氧树脂为主的内涂料，如环氧-酚醛涂料、水基改性环氧涂料。另外，PVC有机溶胶也是金属罐常用的内层涂料。金属食品包装罐内存在的主要安全性问题如下：

(1) 金属元素

金属作为食品包装材料最大的缺点是化学稳定性差，不耐酸碱性，特别是用其包装高酸性食品时易被腐蚀，同时金属离子易析出，从而影响食品风味和安全性。锡存在于未涂层或部分涂层的镀锡马口铁罐中，其中约20%的食品罐是未涂层的镀锡罐。未涂层的镀锡罐中的锡更容易迁移到食品内容物中。虽然通常铝罐内壁都会有有机涂层保护，但是在一些特殊情况下，铝还是可能迁移进食品。采用铅焊接包装罐中的铅、铝制材料本身含有铅、铝等元素也可能会造成罐装食品污染。此外，回收铝和钢材中的杂质和有害金属更是难以控制，使金属食品包装材料的安全性评价更加复杂。当人体长期过量摄入这些金属元素时，会造成慢性蓄积中毒，给人体健康带来不良影响。

(2) 内壁涂料中的有机污染物

因为大部分罐的内层都有聚合物涂层，因此直接的食品接触面是涂层，而不是金属。BPA、BADGE、BPF、BFDGE、酚醛甘油醚酯（NOGE）及其衍生物作为金属罐内层涂料的初始原料、热稳定剂或增强剂，存在于金属罐内层涂料中。

(3) 塑料垫圈内污染物

为了达到密封的目的，金属罐内盖往往会加软质PVC塑料内圈。邻苯二甲酸酯类化合物是塑料内圈中常用的增塑剂，它会迁移到食品内容物中，特别是油脂性食品，从而危害人体健康。

我国规定凡是金属材质，应符合GB 4806.9《食品安全国家标准　食品接触用金属材料及制品》的要求。

3.6.1.5 橡胶制品及其危害性

橡胶分天然橡胶和合成橡胶。天然橡胶是橡胶树上流出的乳胶，经过凝固、干燥等工序加工而成的弹性固体。橡胶是一种以异戊二烯为主要成分的不饱和状态的天然高分子化合物，含烃量达90%以上，含有少量蛋白质、脂肪酸、糖分及灰分等。由于加工不同，种类很多。天然橡胶因不受消化酶分解和细菌分解，也不被人体吸收，所以一般无毒，但由于加工中往往需要添加多种配合剂，可能带来一定有毒物质，必须加以防范。

橡胶加工中使用的配合剂种类繁多，常用的有以下几种：

(1) 促进剂

促进橡胶硫化作用，提高硬度及耐热性等。无机促进剂有氧化锌、氧化镁、氧化钙等，除含铅的促进剂外，少量使用尚较安全。有机促进剂有：醛胺类乌洛托品（促进剂）能产生甲醛，对肝脏有毒性，不能使用；硫脲类亚乙基硫脲（NA-22），有致癌性（美国禁用）；2-巯醇基苯并噻唑（MBT）含有异硫氰苯；秋兰姆类（Thiuram 或 Thiram），例如二硫化四甲基秋兰姆类与锌结合可能对人体有害。

(2) 防老剂

促进橡胶耐热、防酸、耐臭氧、耐曲折等，在食品中主要使用的有酚类和芳香胺类。芳香胺类衍生物有明显毒性，如苯基β-萘胺中含1～20mg/kg β-萘胺能引起膀胱癌，禁用。N,N'-二苯基对苯二胺，在人体内可转化为β-苯胺。

(3) 填充剂

填充剂多用炭黑，常含有苯并［*a*］芘，炭黑提取物有明显致突变作用，有些国家规定先除去苯并［*a*］芘后才能应用。炭黑中苯并［*a*］芘含量，法国规定<0.01%，德国规定<0.15%。所以，在使用橡胶制品时必须考虑如何防止有毒物质的迁移。

我国规定凡是橡胶材质，应符合 GB 4806.11《食品安全国家标准　食品接触用橡胶材料及制品》的要求。

3.6.1.6 玻璃制品

玻璃是以二氧化硅为主要原料，加入辅料熔制而成。二氧化硅的毒性很小，因此玻璃制品本身没有毒性。但加入的辅料有的毒性很大，如红丹粉、三氧化二砷，尤其是高档玻璃器皿，如高脚杯，其中加铅量占玻璃的30%以上，铅、砷的毒性较大，因此构成了玻璃器皿突出的卫生问题。玻璃制品有不少贴花，或把颜料混入原料中制成彩色玻璃，使用不当也会向食品中迁移。我国规定凡是玻璃材质，应符合 GB 4806.5《食品安全国家标准　玻璃制品》的要求。

3.6.1.7 搪瓷食具容器

搪瓷是以铁片作为坯料，搪釉后经800～900℃的高温烧结制成。搪瓷可认为是无毒的，问题主要是来自于釉料。搪瓷的釉料配方复杂，为降低釉药的熔融温度，往往添加硼砂、氧化铝等。搪瓷制品采用的颜料多为金属盐类，如白色的用氧化钛、氧化锌、氧化砷、氯化锡和硫化镉等。与食品接触后，这些有害成分可向食品中迁移，造成污染。因此，对原料应选择无毒和低毒的品种，尽量少用或不用铅、砷、铬、镉等有毒金属的氧化物。搪瓷容器内壁应表面光滑，涂釉均匀，无缺口、裂口、脱瓷、孔泡等异常现象。我国规定凡是搪瓷材质，应符合 GB 4806.3《食品安全国家标准　搪瓷制品》的要求。

3.6.2 控制措施

预防来自于容器、加工设备和包装材料中化学危害的主要措施包括以下几个方面：

① 明确相关食品安全的法律，不断修订制定相关标准法规；

② 把好生产容器、加工设备和包装材料的原料关，不用或尽量少用有毒有害物质；

③ 注意正确的使用方法，防止其中的化学危害迁移到食品中；

④ 借鉴发达国家的经验，建立科学、有针对性、实用的食品包装安全控制体系；

⑤ 加大投入，提高科技水平，推动包装技术的改进，研发绿色环保的食品包装材料；

⑥ 提高企业的道德意识和自律意识，并加强对企业生产过程的管理和控制；

⑦ 消费者要加大自我保护意识，增强对食品包装材料卫生安全的认识。

3.7 化学性污染物的控制技术与措施

(1) 化学污染物的控制技术

① 清洗技术 针对食品原料的清洗过程不仅能够显著降低微生物残留，更能实现化学污染物控制。传统的清洗过程主要通过浸泡、物理清洗和喷淋作用完成清洗。物理清洗环节有毛刷清洗、机械振动清洗和桨叶清洗等方式，该类机械清洗主要适用于土豆、番茄、胡萝卜等果菜，以及虾、蟹等甲壳类产品，对叶菜等食品原料损伤较大。

超声波清洗开始于20世纪50年代初，初期主要用于电子、光学和医药等领域。超声波清洗的主要特点是速度快、效果好、容易实现工业控制等，应用于蔬菜、瓜果等食品清洗时，可较彻底地清洗根茎类、叶菜类等各种蔬菜和瓜果的夹缝部位，普通机械清洗方法很难实现上述目标。

气泡清洗通常采用底部给气的方式，利用气泵在流动或静止的水槽中加入具有一定正压力的气体（空气）。加入的正压力气体产生正压气泡，气泡在上升过程中破裂，引起的压强变化会对食品原料表面的杂质进行不断吸附与冲击，从而实现清洗的目的。与传统清洗机相比，气泡清洗机的应用范围更广，且对食品原料的损伤较小。利用微纳米臭氧气泡水对果蔬等食品原料进行清洗属于气泡清洗方式，气泡清洗方式对果蔬的损伤最小，可适用于叶类蔬菜。但与传统气泡清洗不同的是，微纳米气泡的粒径小，可以渗入果蔬交叠的细微处，将常规方法较难触及的细微处清洗干净，清洗效果更好。微纳米气泡臭氧水具有强氧化性，不仅能够快速杀灭虫卵、细菌、病毒等，还能够分解果蔬表面的农药残留，保持果蔬新鲜爽口，延长果蔬的货架期。臭氧分解后形成氧气，在果蔬表面无残留，是一种安全可靠的消毒方式。

② 去除与降解技术 为了规避传统热加工过程中产生的化学危害物，采用非热加工技术可实现化学污染物生成量的显著降低。主要包括：高压、超声、辐照、低温等离子体、高压电场等。另外，发酵是人类利用有益的微生物在适宜的温度加工食品的生物学方法，一般多采用酵母菌、霉菌和细菌等进行固态或液态发酵。与传统热加工相比，发酵食品不仅能够形成独特的风味，不产生有害物质，而且能提供人体所必需的一些益生菌，增加营养物质的利用率。

此外，新型加工工艺或微生物可以达到降解、消化代谢化学污染物的功能，在一定程度上可实现食品中初始化学污染物的控制，包括重金属、农药、兽药残留等。有研究指出，化学污染物受降解后的产物毒性仍需重点关注。部分农药、兽药残留，经降解后的产物毒性高于母体毒性，或与之持平。因此，在采用新技术控制化学污染物的同时，应该关注其降解产物毒性。

(2) 食品企业控制化学污染物的常用措施

食品企业控制化学污染物的常用措施见表3-10。农用化学试剂（农药残留和饲料添加剂残留）超过容许限量的食品原料应当拒绝接收。检查和现场检查原料的说明、卖主的证明和能提供确定食品原料中是否存在化学危害的证明。应当检查其他化学试剂的使用目的、纯度、分子式和正确的标签。必须控制和记录添加于食品中以及用于食品加工区域的化学试剂的量。为避免因缺乏管理而引起混淆，将一些要预先称量的食品添加剂，如防腐剂、亚硝酸盐、营养强化剂、色素添加剂等提前称好，贴上适当标签或涂上不同的颜色。

表3-10 化学危害的控制

控制点	控制措施
配方之前的控制	原材料的说明 卖主的证明/保证 现场检查——确证
使用之前的控制	审查使用化学试剂的目的 确保化学试剂的纯度、分子式和标签 控制化学试剂的添加量
控制贮藏和管理条件	防止自然生成毒素
登记加工中使用的所有化学制品	总结使用目的 记录使用情况

本章小结

本章主要介绍了生产生活中常见的化学性污染，比较偏重于理论上的阐述，以辅助后面实践内容的理解。因篇幅有限和本书宗旨所在，部分内容不能较详细列入，如有需要可参考其他书目。

本章将化学性污染分为天然毒素类物质、有意添加的物质、环境污染中的化学物、无意或偶然进入的化学品、食品加工中产生、来自于容器以及加工设备和包装材料的化学物等内容。此种分类方法存在一定的缺陷，部分内容可能会有所交叉或遗漏，但之所以采用此种分类方法，是为了帮助读者建立比较符合食品卫生学的思维方式，从源头、加工、贮藏、销售等整个食品链来看待化学性污染。每节的内容力求前后对应、一致，大致包括来源、污染途径、毒性、预防控制措施等部分进行论述，以便于读者理解。

思考题

1. 食品的化学性污染都有哪些？这些化学性污染是如何进入食品中的？对人体会产生何种危害？如何预防控制？

2. 是否可以从本章的分类方法得到分析食品中化学性污染的一般思路？

3. 在我国，食品的化学性污染引起比较多的关注，这与国外某些发达国家形成鲜明对比，试根据所学知识分析原因。

4. 试总结食品化学性污染的特点。

5. 黄曲霉毒素的性质、毒性、防控措施有哪些？

6. 贝类毒素又称海洋毒素，试总结其特点。

7. 对于青皮红肉鱼的食用者或加工者，你会提出什么建议？

8. 食品过敏反应的特点。

9. 食品添加剂使用不当会造成什么后果?

10. 你认为要如何操作以避免工厂中使用的化学药品对食品造成污染?

11. 列举传统的烹调方法可能产生的有害化学物质，要避免或减少这些物质的产生，该如何做?

12. 食品包装材料和容器也会对食品造成污染，在你看来，选择何种包装材料或容器会对人体产生最小的危害?

13. 请查阅有关资料，试着阐述有关毒蕈的分类、毒性以及避免毒蕈中毒的措施。

4

物理性污染物的预防与控制

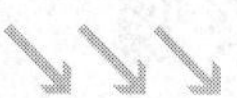

1. 物理性污染的来源。
2. 常见物理性污染物的预防措施。

物理性污染主要指食品被从外部来的物体或异物，包括在食品中非正常性出现的能引起疾病（包括心理性外伤）和对个人伤害的任何异杂物污染。与生物性污染和化学性污染一样，物理性污染可能在食品生产的任何环节中进入食品。

1991 年，美国食品和药品管理局（FDA）下属的一个投诉机构共收到 10923 项有关食品的投诉。投诉最多一项占总数的 25%，涉及的内容是食品中存在异杂物，即物理性污染。在所有关于食品中存在异杂物的投诉中，有 387 次（14%）导致了疾病和伤害。这类投诉中最多的异物是玻璃。并不是所有在食品中检出的异杂物都会导致人体伤害和致病。对消费者来说，虽然头发对他并不会造成伤害，但在他所享用的食品中发现一根头发确实是件非常不愉快的事情。

表 4-1 列出了消费者投诉最多的几种食品中含有异杂物的统计结果。虽然物理性污染在各种食品安全污染事件中所占的比例只有 1%左右，但其投诉率却非常高。主要原因就是异杂物本身就是一个确凿的证据。当消费者发现掺杂食品或食品受污染或证明食品是在对健康有害的条件下生产、包装和管理时，就开始要求有法规来制约食品的生产。

表 4-1　某年中投诉最多的几种食品发生物理危害的频率

食品种类	投诉次数	危害发生的百分率①
焙烤食品	227	10.2
软饮料	228	8.4
蔬菜	226	8.3
婴儿食品	187	6.9
水果	183	6.7
谷类食品	180	6.6
鱼制品	145	5.3
巧克力及其制品	132	4.8

① 在某年所收到的 2726 件物理危害投诉中所占的百分率。

4.1　物理性污染及其来源

几乎所有能想象到的东西最终都有可能通过物理性污染混入到食品中。如玻璃破碎产生的玻璃碴，钝的开罐器产生的金属屑，混入三明治中的牙签和头发，可能意外失落并进入食品中的珠宝、绷带等物品。

物理性污染的来源可能是原辅料、水、原料处理设备（如绞肉机）、食品加工器具（如烹调用具）、食品生产过程、生产场所中的建筑材料和雇员本身。例如植物收获过程中掺进玻璃、铁丝、铁钉、石头等；水产品捕捞过程中掺杂鱼钩、铅块等；食品加工设备上脱落的金属碎片、灯具及玻璃容器破碎造成的玻璃碎片等；畜禽在饲养过程中误食铁丝，畜禽肉和鱼剔骨时遗留骨头碎片或鱼刺等均有可能造成食品最终的物理性污染。表 4-2 总结了食品中常见物理性污染及其来源。这份总结并不全面，还有头发、尘埃、油漆及其碎片、铁锈、机油、垃圾和纸等没有列出。事实上，也不可能将所有物理性污染都列出来。

表 4-2　常见物理性污染及其来源

物理性污染	来源
玻璃	原料，容器，照明设施，实验室设备，加工设备
金属	原料，办公用品（图钉，曲别针），电线，清洁用具，钢丝，螺钉，机器，员工等
石粒，嫩枝，树叶	原料（通常来自植物），食品加工设施周围环境
木制品	原料（通常来自植物），包装（例如箱柜、篓、垫板）
首饰	人员

续表

物理性污染	来源
塑料	包装(柔性塑料,硬性塑料)
绝缘体	建筑材料
昆虫及其他秽物	原料,食品加工设施周围环境,肮脏的建筑设施
骨头	原料,不良加工过程等

物理性污染常常来自偶然的污染和不规范的食品加工处理过程。它们可能发生在从收获到消费这个食物链的各个环节点。因此，按物理性污染的不同来源，可以分为：

① 来自食品原材料的物理性污染：叶子、枝茎、贝壳、树籽、草籽、木屑、小石头、害虫等；

② 来自食品生产过程的物理性污染：牙签、头发、指甲、玻璃、金属屑、珠宝、绷带、害虫残肢、害虫粪便、包装物料、设备小配件、骨头、果核等；

③ 来自人为失误造成的物理性污染：订书钉、假牙、金属屑、指甲、设备小零件等。

同时，不妨通过下面的案例来形象地了解一下食品生产过程中存在的各种物理性污染及其发生的可能性。

目前许多国内大型超市“自加工食品”主要有：各类面包、主食、炸制品、卤制品、凉拌菜等。自加工产品在整个生产过程各环节如果没有进行有效管理，很有可能引发物理性污染，具体情况如下：

原辅料采购环节：如果不能严格按要求筛选供应商，没有对供应商、商品资质进行审核把关，所采购的原辅料本身可能存在物理性污染，如面粉中的小虫、蔬菜中泥土等。

收货环节：假设供应商送来合格的产品，但是由于收货环节没有做好环境的定期清扫，做不到无积尘、无食品残渣、无虫鼠害（苍蝇、蟑螂、老鼠）等，就很易造成物理性污染，如掉进或飞入原料中的小虫、杂物、老鼠屎等。

储存环节：仓储环境未按要求进行定期清洁、清扫，做好整理、整顿工作，可能出现积尘及空纸箱中滋生害虫，造成物理性污染。

制作与销售环节：从业人员未能严格执行从业人员个人卫生标准；未对原材料彻底清理分拣；未按规程进行清洗、消毒；未按规程对设施和设备进行巡检、定检或从业行为不当等原因都有可能造成物理性污染，如头发、指甲、小石头、碎片、设备小零件、虫害尸体、金属屑等。

因此，在食品的加工生产中，每一个环节都应严格执行卫生操作规范。

4.2 物理性危害

由物理性污染造成的物理性危害，系指在食品中非正常性出现的从外部来的物体或异物，对人体引起疾病（包括心理性外伤）和伤害。一般来说，物理性危害既可能是由于食品本身（温度、体积等因素）所造成的，也可能是通过物理性污染进入食品的异杂物所引起的。

4.2.1 食品本身潜在的物理性危害

食品本身因其特有的性质也可能会对消费者产生一定程度的危害，最常见的是因食品本身的体积问题，导致消费者窒息甚至死亡；或因温度过高导致消费者被烫伤。

4.2.1.1 食品引起的哽塞或窒息

对一些特殊人群而言，食品本身有可能具有潜在的物理性危害，即因食品堵塞气管，引起窒息甚至死亡。如 3 岁以下的幼儿咽部发育远未成熟，吸食食物的时候较容易被堵住气管；此外，10 岁以上的儿童以及老人也容易被噎。这方面的报道非常之多，已经引起各国相关政府部门、食品生产企业和消费者的关注。

1999年，美国一女童吃了“盛香珍”生产的蒟蒻果冻后被噎住，不幸成为植物人。她的家属因此以“意外伤害罪”起诉“盛香珍”。2001年7月，女童不治身亡，原告指控的罪名也随之改为“意外致死罪”。美国法院最终判决，生产果冻的盛香珍食品公司败诉，赔偿1670万美元。其中，1200万美元赔偿女童之死，其余是对家属的精神赔偿及医疗费用等。这一事件导致美国好几百间超级市场召回了这些从亚洲进口的畅销食品。此外，约有17%与食品有关的窒息是由热狗引起的，因此，消费者呼吁，希望看到“重新设计”的热狗形状，以便阻止它们卡住儿童的喉咙。2008年，日本政府宣布，自1995年以来，果冻已导致17人窒息死亡，死者多为儿童和老人。因此，日本政府向一家大型糖果生产商施压，要求厂商回收旗下的果冻产品（小型杯装啫喱）。据有关资料报道，我国0～12岁的儿童每年因吞食果冻而引起窒息死亡的人数达200～300人。

除了果冻以外，还有软糖哽在四岁女孩咽喉中令其呼吸循环衰竭致死的报道；8个多月大的女婴吃荔枝被荔枝核卡住喉咙造成孩子窒息死亡的悲剧；一岁半幼儿在吃钙片时气管不慎被卡住，导致窒息昏迷，等家长把孩子送到医院时，孩子已不幸死亡的惨剧等。

日本国家食品安全委员会评估小组针对由食品导致的窒息事故进行了调查，并分析了国内外有关窒息事故的统计信息、各种食品的物理特性等情况，计算出每种食品若一口吞下可能引起的窒息事故的发生频率。其中事故发生频率最高的是黏糕，以下依次是糖块类、面包、肉类、鱼贝类、水果、米饭。评估小组表示，要对魔芋果冻进行科学的风险分析尚存在一定困难，但是根据事故发生次数等数据，可以推断其危险性同糖块是相同的，也就是说，果冻同糖块类的发生频率相同。另外，评估小组还注意到年龄在15～64岁的人很少发生窒息事故，事故的发生多集中在摄食机能尚处在发育中的幼儿以及咀嚼能力下降的高龄人群，指出“事故发生的一大原因在于年龄”。为避免发生窒息，进食时减少每口食物的摄入量是关键。另外，果冻生产企业也采取了有效措施，例如，在产品包装上提醒老年人和儿童不要食用，或改变形状使产品不易卡住喉咙等。

对此，我国也有相关法律法规，对这类食品安全事件的处理做出了规定。如我国《产品质量法》第四十一条规定：“因产品存在缺陷造成人身、缺陷产品以外的其他财产（以下简称他人财产）损害的，生产者应当承担赔偿责任。”第四十六条规定：“本法所称缺陷，是指产品存在危及人身、他人财产安全的不合理的危险。”根据《消费者权益保护法》第三十五条规定：“消费者或者其他受害人因商品缺陷造成人身、财产损害的，可以向销售者要求赔偿，也可以向生产者要求赔偿。属于生产者责任的，销售者赔偿后，有权向生产者追偿。属于销售者责任的，生产者赔偿后，有权向销售者追偿。”国家质量监督检验检疫总局2003年7月18日颁布的《食品生产加工企业质量安全监督管理办法》第三条规定：“食品的质量安全必须符合国家法律、行政法规和强制性标准的规定，满足保障人体健康、人身安全的要求，不存在危及健康和安全的不合理危险。”《消费者权益保护法》第十八条规定：“经营者应当保证其提供的商品或者服务符合保障人身、财产安全的要求。对可能危及人身、财产安全的商品和服务，应当向消费者做出真实的说明和明确的警示，并说明和标明正确使用商品或者接受服务的方法以及防止危害发生的方法。”根据这些法律、法规，引发事故的食品，如果其规格大小与小孩咽喉相近，供小孩食用具有潜在的危险性，但是生产厂家没有尽到警示的义务，就要承担赔偿的责任。厂家通过必要的方式作出了警示，依然不能有效地避免产品危及人身安全，那就说明产品结构存在缺陷。因厂家产品缺陷引起的人身伤害，消费者同样可以索赔。

4.2.1.2 高温食品引起的烫伤

吃刚出锅的油炸食品、刚出笼的灌汤包子或者喝热饮料而导致的烫伤舌头、喉咙、食道的事件也屡见报道。这类事件也是由食品本身的特性所致，因此，生产者有责任提醒消费者注意预防过热食品导致的伤害。

2000年8月2日，英国曼彻斯特高级法院开庭审理了顾客被世界著名快餐连锁店麦当劳的热饮烫伤一案。当日大约有20多名消费者到庭。法庭就麦当劳是否有意将热茶和热咖啡的温度定得过高进行了辩论。原告律师称，麦当劳违反了消费者权益保护法，将热饮的温度定在87℃到90℃之间，也许有人会说，这样的饮料本来就是很热的，顾客应该加倍小心。但顾客根本不可能知道饮料到底有多热，多危险，能带来多大的伤害。麦当劳有着良好的环境，很多孩子都非常喜欢去那里，但他们提供温度这么高的饮料将直接威胁到顾客的安全。几年前，在美国麦当劳曾发生相同的事件，由于热咖啡烫伤顾客，麦当劳付出高额赔偿。因此，食品生产或经营企业必须关注高温食品所具有的潜在危害。

4.2.2 食品中异杂物导致的物理性危害

食品中异杂物导致的物理性危害有三种。

① 存在明显的公共健康威胁。如割伤皮肉、损坏牙齿、需外科手术查找并除去物理性异物等。发生这种事件会让食品生产企业非常被动。

② 违反监管要求。如FDA规定，含有污物、不纯物或未加标示的配料属于掺假或标签不当。因为，只要食品中的异杂物含量超过一定水平，如苹果沙司中发现太多的昆虫碎片，这说明，产品纯度、生产条件、贮存条件等可能存在很大的卫生隐患，必须对产品进行扣压、召回或其他监管处置。

③ 存在消费者可以感觉的审美问题或心理伤害。如果产品中存在的某种异杂物并不构成公共健康威胁，并且也是该产品监管机构所允许的，但是，仍有可能引起消费者的不满和投诉。如消费者不喜欢即食鸡肉糜制品中出现长肌腱等。某些异杂物污染，例如头发、昆虫及其他污秽等，虽然对人体不会造成损害，但会引起消费者的不满和心理伤害，毕竟在食品中发现这些是非常糟糕的，这可能会使消费者对食品的生产厂商失去信任，对于厂商的信誉和声誉产生不良影响，从而影响经济效益。

事实上，对食品中异杂物所导致的物理性危害进行分类是非常困难的，因为有时难以给出明显的界限。表4-3总结了常见物理性危害及其预防措施。

表4-3 常见物理性危害及其预防措施

物理性污染	潜在危害	预防措施
玻璃	割伤、流血、需外科手术查找并除去危害物	使用被认可的供应商，员工培训，用塑料外罩覆盖灯，禁止玻璃进入加工区域
金属	割伤、窒息或需外科手术查找并除去危害物	使用被认可的供应商，培训员工和服务商，禁止金属进入加工区域，预防性维修，金属探测器
石粒，嫩枝，树叶	窒息、损坏牙齿等	使用被认可的供应商，保持建筑设施周围的卫生，员工培训，制定建筑物保安措施和污染物规定
木制品	割伤、感染、窒息或需外科手术除去危害物	使用被认可的供应商，加强对箱柜和垫板的管理，员工培训
首饰	窒息、损坏牙齿等	培训员工注意个人卫生，限制佩戴饰物
塑料	窒息、割伤、感染或需外科手术除去危害物	员工培训，正确的清洁程序，包装设计
绝缘体	窒息，若异物是石棉则会引起长期不适	制定建筑物保安措施和污染物规定
昆虫及其他秽物	心理伤害	使用被认可的供应商，保持食品建筑设施周围的卫生，窗户上加纱网，保持门关闭，定时清除垃圾，保持食品容器关闭，溢出的食品要及时清理，定时清洁建筑物，员工培训，注意员工卫生
骨头	窒息、外伤	规范加工过程，利用X射线技术

4.2.3 物理性危害的评价

对于食品中存在的物理性污染，不能只从物理性危害的角度评估，而应当全面考虑。

例如，热处理过的低酸性食品中混入碎木片。看起来这是简单的物理性污染事件，但是，你是否会提出这样的疑问：热处理时，木头对其可能携带的微生物可以起保护作用？或者木头碎片可能中断了产品内部热量的传递？在这两种情形下，木头的存在作为一种物理性污染，会导致该食品的商业灭菌效果得不到保证，最终还可能会导致生物性危害。

再例如，无意混入的异杂物是包装过花生类制品的塑料袋，那么，该塑料袋就可能成为花生过敏原的载体，引入化学性危害；蔬菜罐头里混有过多的梗子，导致容器边缘凸起，容易使密封产生空穴，可能导致慢速泄漏，引起热处理后的微生物污染。

上述实例说明，在特定情况下，物理性污染不但可能导致物理性危害，还可能导致生物性危害和化学性危害。

4.3 预防物理性污染的卫生措施

要在食品生产加工过程中有效地控制物理性污染，及时除去异杂物，必须坚持预防为主的原则，严格实施标准卫生操作程序，保持厂区、设备、人员、生产过程的卫生；要充分了解一些可能引入物理性危害的环节，如运输、加工、包装和贮藏过程以及包装材料的处理（特别是一些玻璃包装材料）等过程，并加以防范。

建立完善的食品安全计划，针对原料采购、验收、储存、加工的每个关键环节，建立预防控制措施，并有效实施；加强检查及时发现问题和纠正问题；建立纠正措施和有效的培训制度，减少或杜绝类似事件发生。

各项检测和除去某些污染物的预防措施也是有效的。如许多金属检测器能发现食品中含铁的和不含铁金属微粒，X 射线技术能发现食品中各种异杂物，特别是骨头碎片。一些具体的物理性危害的预防措施见表 4-3。

本章小结

物理性污染主要指食品被从外部来的物体或异物，包括在食品中非正常性出现的能引起疾病（包括心理性外伤）和对个人伤害的任何异杂物污染。

几乎所有能想象到的东西最终都有可能通过物理性污染混入到食品中，而且物理性污染的来源可能是食品生产中的任何环节。

物理性危害既可能是由于食品本身导致消费者被烫伤、哽塞、窒息甚至死亡，也可能是通过物理性污染进入食品的异杂物所引起的公共健康威胁，如割伤皮肉、损坏牙齿、需外科手术查找并除去物理性危害异物等。在某些特殊情况下，物理性污染不但可能导致物理性危害，还可能导致生物性危害和化学性危害。

由于食品中的异杂物本身就是一个确凿的证据，因此，物理性危害的投诉率较高。

思考题

1. 什么是物理性污染？物理性污染通过哪些途径进入食品？
2. 物理性危害包括哪些现象？
3. 为什么不能只从物理性危害的角度来评估食品中异杂物污染的风险？

5

食品生产卫生设计

本章学习要点

1. 食品生产厂区与布局。
2. 食品厂房设计要求。
3. 食品企业所要求的卫生设施。
4. 食品加工设备的卫生设计与要求。
5. 卫生设计和验证的目的与意义。

在食品生产企业中，良好的卫生设计、合理的布局与有效的设施，是减少或控制污染的基本条件。目前，大多数设备和厂房在设计时都以其功能性为主，但是，要确保良好卫生操作规范的实施必须重视有关卫生设计和建筑方面的各项基本要求。因为，符合卫生设计要求的厂房和设施不但能提高产品的安全性，而且还有利于保持环境卫生。食品生产卫生设计首先必须符合相应法律、法规或规范的要求，为生产合格的卫生食品提供基本保证。

5.1 厂区与布局

5.1.1 食品生产企业工厂设计要求

食品工厂卫生设计主要目的是为了防止微生物和其他污染物污染食品而建立有效预防手段。食品工厂需要建造一系列建筑以限制污染物进入加工食品，并按照不同卫生程度和操作要求，划分出不同区域。一般可分成三类区域：非生产区域；处理未净化食品和成品的加工区域；净化食品和未进行保护性包装但已净化食品的加工区域。

非生产区域包括管理和行政人员的办公室、生产人员生活设施如食堂和休息室、停车库和设备储藏室。与其他两个区域相比，其卫生设计和建筑施工要求相对没那么严格。非生产区域要与生产区域相对分隔，以防止该区域人员直接进入其他两个区域，并配备足够的厕所和盥洗设施，以保证生产人员的卫生需求。就近并按照合理布局安排辅助性厂房和储藏区域，以防止因吸引害虫而变成污染源。

处理未净化食品和成品的加工区域是“卫生区”（有时称“低风险区”或“良好生产操作区”，包含所有未净化食品原料的加工和净化产品内包装后的后续操作。主要目的是保证原料在加工过程不再额外增加污染物的数量，同时还要防止其他已净化原料受到任何污染。因此，低风险区的卫生设计和建造必须能满足有效阻止细菌污染、减少微生物引起安全问题或防止成品保质期缩短。例如，加工区的布局设计若遵循正向流动的原则，可有效防止已净化与未净化原料间的交叉污染。除非有合适的卫生控制和分离措施，一般不能让处理未净化食品原料的人员同时处理终产品，也不能让其进入相对高要求的卫生区域。该区域的设计和建筑要求容易清洗，以防止致病菌在该区域生长繁殖而污染其他原料，从而达到高标准的卫生要求。

最关键的卫生区域是“高风险区”，是处理净化食品和未进行保护性包装但已净化食品的加工区域。高风险区一定是有明确边界、与其他加工区域相对分隔的一部分加工区域。为了防止净化原料和已有相应内包装食品的二次污染，其设计和操作有特殊要求，包括布局、建筑和设备的卫生标准、相关人员（工人、工程师和管理人员）的培训和卫生控制、不同操作程序（尤其是物料和内包装材料的进出）等。食品工厂可采用不同屏障区分不同区域，图 5-1 是一个示例图。

符合卫生设计要求的厂房和设施不但能提高产品的安全性，而且还有利于保持环境卫生，即要确保卫生操作规范的实施符合有关卫生设计和建筑方面的一些基本要求。然而，目前国内大多数食品企业的厂房和设备在设计时都以其功能性为主，尤其是中小型规模以下的老厂。如果考虑企业的未来发展以及产品的更新换代，就需要充分估计将来可能会出现的新风险。而且，与翻新改造旧厂房或旧设备相比，从一开始就按照最高卫生标准设计并建造三个卫生区域，其成本反而比较便宜。因此，新建、改建或扩建的食品加工与经营企业应该遵照相应法律、法规或规范的要求，有计划地按照卫生操作规范进行选址和设计，才能为生产合格的卫生食品提供基本保证。

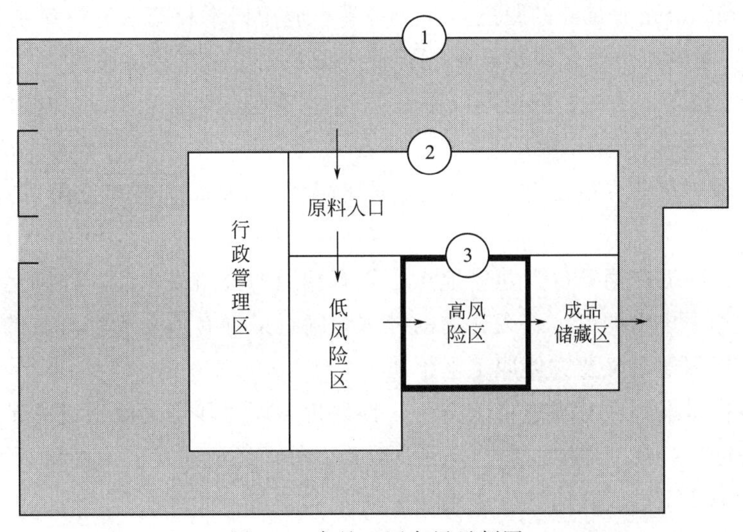

图 5-1　食品工厂布局示例图

1—围墙；2—主厂房；3—高风险区；→食品物料的走向

5.1.2　工厂选址

厂址选择不但与投资费用、基建进度、配套设施完善程度及投产后能否正常生产有关，而且与食品企业的生产环境、生产条件和生产卫生关系密切，因此是一件非常重要的大事。由于不同地区的不同环境中工业化程度和“三废”治理水平不等，其周围的土壤、大气和水资源受污染程度不同，因此，在选择厂址时，既要考虑来自外环境的有毒有害因素对食品可能产生的污染，确保食品的安全与卫生；又要避免生产过程中产生的废气、废水和噪声对周围居民的不良影响。综合考虑食品企业的经营与发展、食品安全与卫生以及国家有关法律、法规等诸多因素，食品企业厂址选择的一般要求如下：

① 在城乡规划时，应划定一定的区域作为食品工业建设基地，食品企业可在该范围内选择合适的建厂地址。

② 有足够可利用的面积和较适宜的地形，以满足工厂总体平面合理的布局和今后发展扩建的需要。

③ 厂区应通风、日照良好、空气清新、地势高燥、地下水位较低、地面平坦而又有一定坡度、土质坚实。厂区一般向场地外倾斜至少达 0.4%。基础应高于当地最大洪水水位 0.5m 以上，并应设在受污染河流和有废水排放工厂的地势上方。

④ 要有充足水源，水质符合国家生活饮用水水质标准，以靠近自来水管网较好，同时考虑自来水的供给量及水压是否符合生产需要。采用深井水、河塘水的，必须事先进行水质检验，为选址和水质处理提供依据。

⑤ 厂区周围不得有粉尘、烟雾、灰沙、有害气体、放射性物质和其他扩散性污染源；不得有垃圾场、废渣场、粪渣场以及其他有昆虫大量滋生的潜在场所。

⑥ 厂区需远离有害场所，生产处建筑物与外界公路或通路应有防护地带，其距离可根据各类食品厂的特点由各类食品厂卫生规范规定。但总的原则是有毒、有害场所排出的含有害成分的废气、烟尘、废水、废渣等物质对食品企业不造成环境影响。

食品企业要远离的污染源主要是产生化学性、生物性、放射性物质的厂矿企业、医院及受到它们污染的场所。厂址虽远离有害场所，但在一定范围内又存在污染源而可能影响食品工厂时，食品厂必须在污染源的上风向。位于居民区的下风向。一个地区的风向是指主导风向，它是一年中该地区风吹来最多的方向，可从当地气象台（站）了解这方面的资料。

在食品工厂外墙与外缘公路之间设防护地带，一般距离在 20～50m，如达不到这个距离，在设计时要考虑食品车间与外缘公路有足够的距离。在防护带里应用树木和花草进行绿化，这样在夏天可以遮挡太阳对土壤的辐射，植物水分蒸发时消耗热能，使土壤及附近空气温度降低；在冬季有植被覆盖，使土壤及附近的空气温度较高。因此，绿化可以更好地改善周围的微小气候，减少灰尘，减弱外来噪声，美化环境，防止污染。

⑦ 有动力电源，电力负荷和电压有充分保证。同时要考虑冷库、电热发酵等设施不能停电，必要时考虑备用电源。

⑧ 交通运输方便。根据交通条件，建厂地点必须有相应的公路或水运、铁路运输条件。

⑨ 要便于食品生产中排出的废水、废弃物的处理，附近最好有承受废水流放的地面水体。

⑩ 既要考虑生活区用地，又要方便职工上下班。

⑪ 尽量不占或少占耕地，注意当地自然条件，预评价工厂对环境可能造成的影响。

而针对某类食品生产企业，其选址除了满足一般要求外，还应满足各自特殊行业或特殊产品的卫生规范、良好生产规范（GMP）或其他法律法规和标准要求。

当厂址选好后，还必须对其进行预处理。为了消除潜在的污染源，必须将已定厂址上所有的有毒物质处理掉，同时还要平整地表、修筑可排暴雨的排水沟以保证厂区内不存在积水（积水是昆虫，特别是蚊子的栖息地）。

食品加工企业的规划和设计必须符合一定的审美观，但是要注意：灌木丛与车间的距离不能少于10m，以保证鸟类、啮齿类动物以及昆虫等没有活动场所；草地与墙之间的距离至少为1m，以便在其中铺设具有聚乙烯层、厚度为7.5～10cm的鹅卵石路面，防止啮齿类动物进入生产区域。

5.1.3 厂区布局

各类食品厂应根据本厂特点制订整体规划。

若要做到合理布局，首先必须划分好生产区和生活区；生产区应在生活区的下风向。有的企业为了节约空间，建筑采用复式建筑，底层作车间，上层作生活区和办公区，这是不合理的。

另外要保证建筑物、设备布局与工艺流程三者衔接合理，建筑结构完善，并能满足生产工艺和质量卫生要求；原料与半成品和成品、生原料与熟食品均应杜绝交叉污染。

建筑物和设备布置还应考虑生产工艺对温度、湿度和其他工艺参数的要求，防止毗邻车间受到干扰。

利用工厂周围位置的设计、建造和维护建立初步的外部屏障保护生产操作免于污染。理想的位置应该是在有良好的空气质量、没有污染问题（如从其他的工业区）和未受土壤污染的地区。厂区内，紧邻厂房的外部区域不能种树、灌木或草坪，最好铺一层较深的砾石或石块层（图5-2）；灌木丛与车间的距离不能少于10m，草地与外墙之间的距离至少为1m，以保证鸟类、啮齿类动物以及昆虫等没有活动场所；可沿围墙和工厂基础墙的15～21m处，设置两行灭鼠毒饵，并在大楼入口处附近设置几个捕鼠陷阱。

工厂要进行建筑定位，以便范围很广的风不能直接进入生产区域。好的景观美化也能减少进入工厂之内的灰尘数量，因为明智的选址可以为工厂之外的原材料做一些初步的清洁。从厂房周围运输通道可能将粉尘吹进建筑物，在某些区域，有必要限制较脏车辆的行驶路线，以尽量减少灰尘污染。废材料是不能留在无遮盖的容器里的，任何原料的残留要及时清理，这样才不会吸引鸟、动物或昆虫等有害生物。一些昆虫需要水维持它们的生命周期，如蚊子。在水可以被收集的所有区域需要被移除或受到控制。必须有夜间照明的入口，其照明灯最好不要安装在入口的正上方，应稍远离入口，以防止飞虫被吸引而直接进入加工区。照明灯最好使用高压钠灯，而不是水银灯，因水银灯的白光更易吸引昆虫。

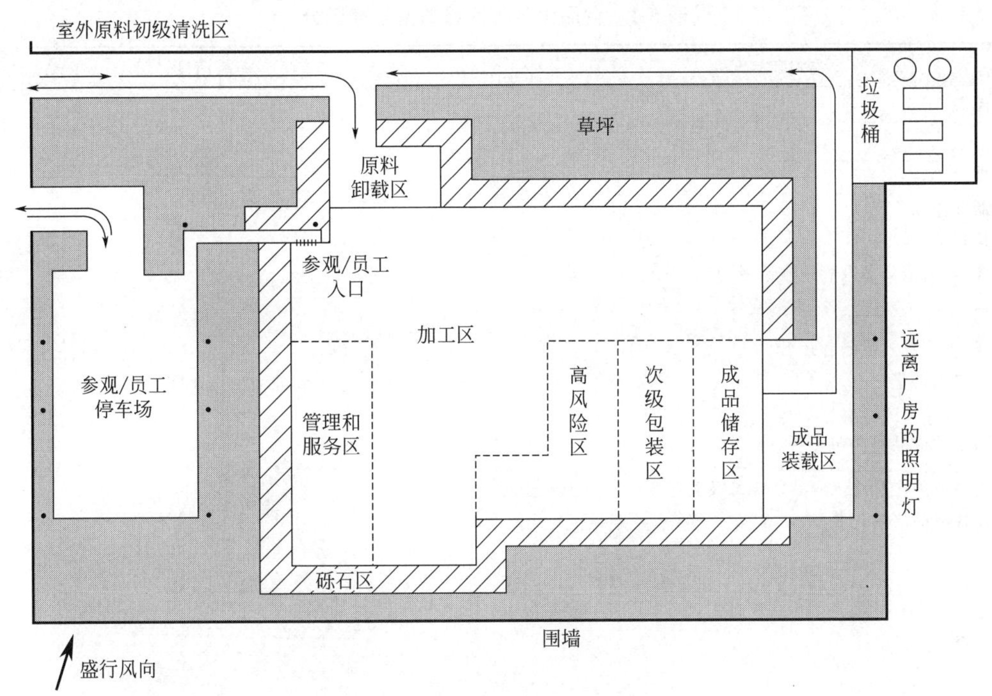

图 5-2　食品工厂卫生布局示例图

5.2　厂房

5.2.1　车间分区与内部通道

一般说来，食品生产企业的厂房指用于食品加工、包装、贮存等或与其有关作业的全部或部分建筑或设施。食品企业一般设加工场所、原料库、辅料库、包材库、半成品、周转库、成品库、危险品库、工具和器材库等。

食品生产的加工场所包括：

① 原材料处理场是从事原材料的整理、准备、解冻、选别、清洗、修整、分切、剥皮、去壳、去内脏、杀青或撒盐等处理作业的场所。

② 加工调理场指从事切割、磨碎、混合、调配、整形、成型、烹调及成分萃取、改进食品特性或保存性（如提油、淀粉分离、豆沙制造、乳化、凝固或发酵、杀菌、冷冻或干燥等）等处理作业的场所。

③ 包装室是从事成品包装的场所，包括内包装室及外包装室。内包装室指从事与产品内容物直接接触的内包装作业场所；外包装室指从事未与产品内容物直接接触的外包装作业场所。与包装室相关的场所通常有内包装材料准备室和缓冲室。内包装材料准备室是不必经任何清洗消毒程序即可直接使用里面的内包装材料，进行拆除外包装或成型等的作业场所；缓冲室指原材料或半成品未经过正常制造流程而直接进入管制作业区时，为避免管制作业区直接与外界相通，于入口处所设置的缓冲场所。

(1) 车间分区

根据食品生产各个环节对卫生的要求，可以将生产区域分成管制作业区、一般作业区和非食品处理区。这些对清洁度要求不同的区域之间，必须进行有效隔离。表 5-1 总结了食品生产各区域及其清洁度区分。

表 5-1　食品生产各区域的清洁度区分

厂房设施[①]	清洁度区分	
•原材料仓库 •材料仓库 •原材料处理场 •内包装容器洗涤场[②] •空瓶(罐)整列场 •杀菌处理场(采密闭设备及管路输送者)	一般作业区	
•加工调理场 •杀菌处理场(采开放式设备者) •内包装材料之准备室 •缓冲室 •非易腐败即食性成品之内包装室	准清洁作业区	管制作业区
•易腐败即食性成品之最终半成品之冷却及贮存场所 •易腐败即食性成品之内包装室	清洁作业区	管制作业区
•外包装室 •成品仓库	一般作业区	
•品管(检验)室 •办公室[③] •更衣及洗手消毒室 •厕所 •其他	非食品处理区	

① 原则上根据工艺过程排列，如果有法规规定，应以法规为准。

② 内包装容器洗涤场之出口处应设置于管制作业区内。

③ 办公室不得设置于管制作业区内（但生产管理与品管场所不在此限，但是应该有适当之管制措施）。

(2) 内部通道

通道要宽畅，便于运输和卫生防护设施的设置。

楼梯、电梯传送设备等处要便于维护和清扫、洗刷和消毒。

任何食物的加工区域的设计必须考虑以下 5 个基本要素：原材料和成分、加工设备、涉及这些设备操作的员工、包装材料、最终产品。

产品的生产从最开始的原材料加工到最终完成产品，遵循一条单一的途径可以使最终产品或者半成品受到污染的可能降到最低，这是在操作期间最有效的方法。它也更容易区分卫生的或者不卫生的加工过程，并限制人员流动不能从污染区域到卫生区域。虽然理想的加工路线应该是直线，这几乎是不可能的。因为没有反向跟踪，生产流程的方向一旦发生变化，就必须有足够的物理屏障。

图 5-3 是一个可实现的比较理想的布局示意图。布局显示了一个工厂的不同部门中不同级别的卫生设计和操作要求。

非生产的“低风险”和高风险污染的处理，例如废弃物被放置在离生产区尽可能远的位置，尤其是远离高风险区。

从无生产区进入生产区必须经过更衣室，人员要求洗手和穿着恰当的衣服。

进入高风险区必须经过为高风险生产而专门设计的更衣室（见图 5-4）。

高风险区与低风险区分开是为了防止非工作人员或者其他物品的进入。

从低风险区接收的原材料和分配到高风险区的终产品是被严格控制的。

原材料的行进路径使污染或者再污染的可能性降到最低，通过屏障来防止原材料、半成品和成品之间发生接触。

在图 5-4 中提出了更衣室的基本布局设计，包括清洁双手的一系列过程，同时还有以下一些要求：

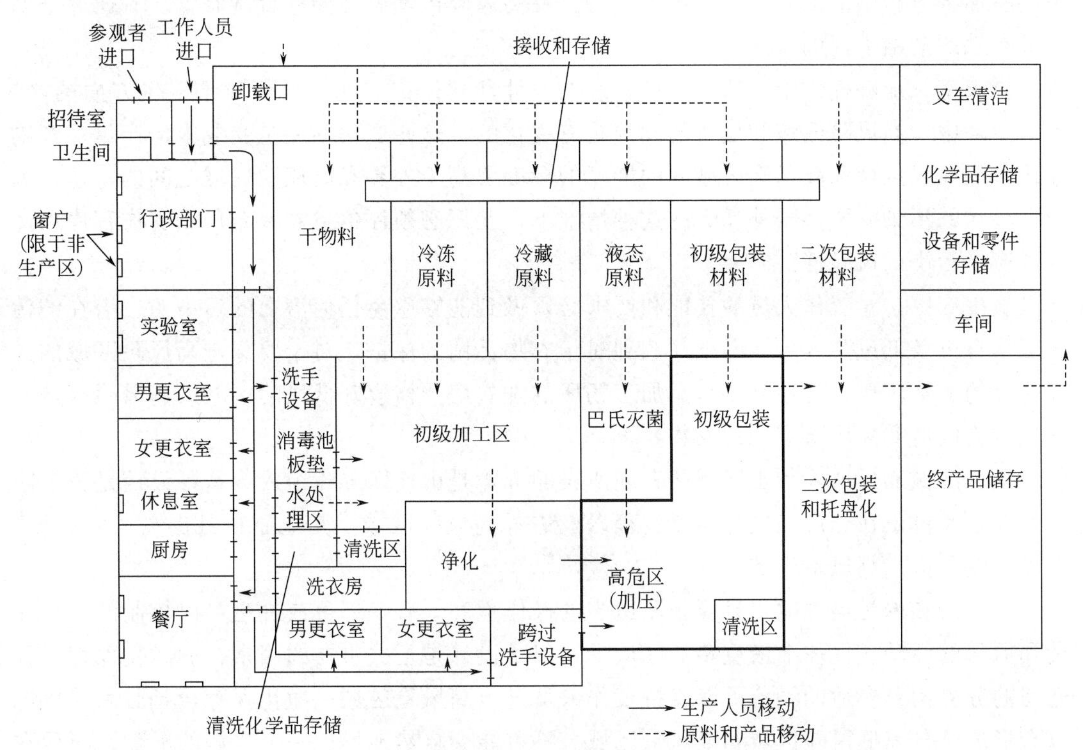

图 5-3　食品加工厂内部布局的卫生设计

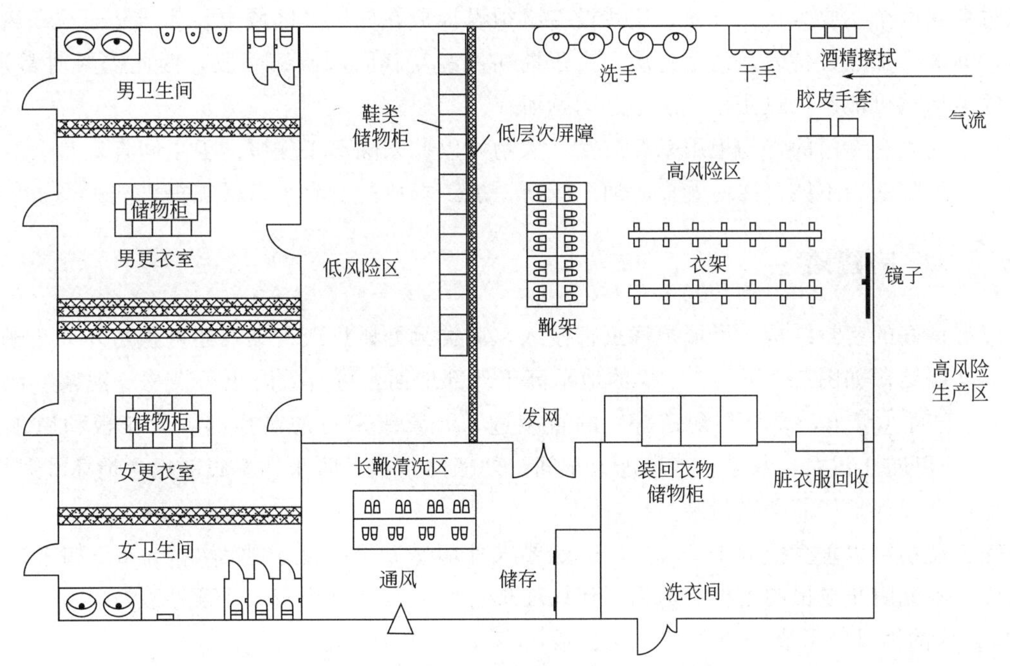

图 5-4　低风险区和高风险区的更衣室布局

包括用于存放室外以及安全区域的衣物的储物柜必须有盖；有区分低风险区和高风险区的屏障，如墙壁；有存放鞋类的储物柜；有干鞋的设备；设计一个适合的排水系统以便进行清洗工作靴的操作，有手工清洗和机洗两种；洗脸盆必须是自动或者是脚踏出水的，并且要维持水温的恒定，同时要有废水抽排管道；有合适的干手设备，比如纸巾分发器或者烘干器，以及废物桶；脏的工作服应该送给邻近的洗衣房清洗；在特定的时期，高风险区域与其他区域互通；通过闭路电视监控清洁工作的遵守状况；进入高风险区域应立即用酒精擦手。

如果产品加工过程中清洁双手是必不可少的，在高风险区域就必须放置洗脸盆。有研究证明使用酒精擦手是最有效的清洁手部的方法。

高风险更衣室只能够提供唯一的进出口，它的设计和建造都要充分贯彻对于卫生方面的严格要求。在实际生产活动中，高风险区域和设备的设计是有变化的。这些变化主要是受成本、产量、产物等的影响。一般建造低风险区域和高风险区域间的屏障的标准要高于外界和高风险区域之间的，这是因为在低风险区域中潜在的污染源要多于外界。在这种情况下，工厂必须评估更衣室布局和工作程序以此来降低高风险区域遭受污染的风险性。

在高风险生产区，对工作人员的技能和要求必须做到能够避免任何潜在的污染源。潜在的污染源主要存在技工自身以及低风险区域。必须注意到对于衣物无菌的保护，对于要穿进高风险区域的衣物尤其要进行针对性的清洁工作。现在有些食品加工场所的洗衣房严格遵守低风险区域或高风险区域的相关规定。进出低风险区域和高风险区域的衣物要求是不同的。

高风险加工区域和低风险加工区域两者间所设的屏障是由许多屏障组成，这种设计是为了防止一系列的污染途径，关键点在于产品经过净化过程以及进入高风险区域，其他原料进出高风险区域，空气、工作人员以及设备进出高风险区域。

在应对这些潜在的污染源时，只要采取适当的操作程序，有一部分或许是可以控制的，比如，调节工作人员和原料的活动。往往在最重要的区域里，卫生设计是至关重要的因素，如净化保存过程和高风险区域之间的分界面；合适的设备可以支持工作人员进出高风险区域；净化保存设备必须尽可能设计成立体，以有形屏障分离低风险区域和高风险区域。不可能会自然地形成一个立体的屏障，充斥在设备周围的空气应当被忽略不计，而低风险区域和高风险区域间的连接点应当密封到最高限度。适当的设备在提供热能时存在两个主要难点。首先，这些设备必须设计成在低风险区域中装载产品而在高风险区域中卸载产品。其次，加热设备表面的密封层，由于周期性经受膨胀和收缩阶段，因此需要时常进行保养。此外屏障的结构也可能产生热胀，这点也是问题所在。

在工厂里应该有专门的寄物柜用来存放室外衣物并以此来隔离工作服。卫生间肯定是会有的，但必须确保的是卫生间的门不能直接向着食品加工场所，加工场所的所有入口必须提供洗手设备。

5.2.2 厂房建筑

外墙应有良好的密封结构，可抵抗病虫害侵入，鸟类无处栖息或筑巢，还可预防外部车辆的直接撞击。理想的外墙结构如图 5-5 所示。工厂的地平高于外部地面，可有效防止污染物（泥浆、泥土、异物等），特别是车辆（铲车，原材料配送等）的直接进入。紧紧密封的墙顶部（天花板和屋顶）和底部（基础和地板）可防止污垢、灰尘和害虫进入车间。外墙防水板可防止外墙底部免受损坏和腐蚀。因此，外墙的设计可全面保护产品免受污染。

一些啮齿动物可以垂直挖洞 1m 以上，这就要求外墙基础至少低于地面 600mm。如果旧厂房的已有地基太浅，不能阻止老鼠向下挖洞的话，建议在现有外墙或地基内置一个至少低于地面 600mm 并向外延伸 300mm 的地基，形成一个“L”形状（图 5-6）。

鼠类还可沿着房屋外立面的落水管内外立面攀爬到屋顶，进入建筑物内。在落水管的下端加集水管，上端加铁皮球或网罩（网目孔径不大于 6mm），可防止鼠类从管内攀爬，这个方法也适用阴沟或通风管道。在不影响车辆、行人出入，但又低于窗台或支管等高度以下安装挡鼠板，以防止鼠类进入建筑物。挡鼠板为锥形或圆形，伸出落水管 300mm。管道和电缆进出室内处，要装挡鼠板或用铁皮、水泥密封，防止鼠类侵入。

墙内应避免有洞，电动机的壳子、通风烟囱应该有足够的遮蔽措施以防止鼠类进入。鼠类能从小于自己身体直径很多的缝隙中钻过，如小鼠能钻过直径为 6mm 的小孔，挪威大白鼠（体积最大的鼠）可以从 12mm 的洞中钻过。

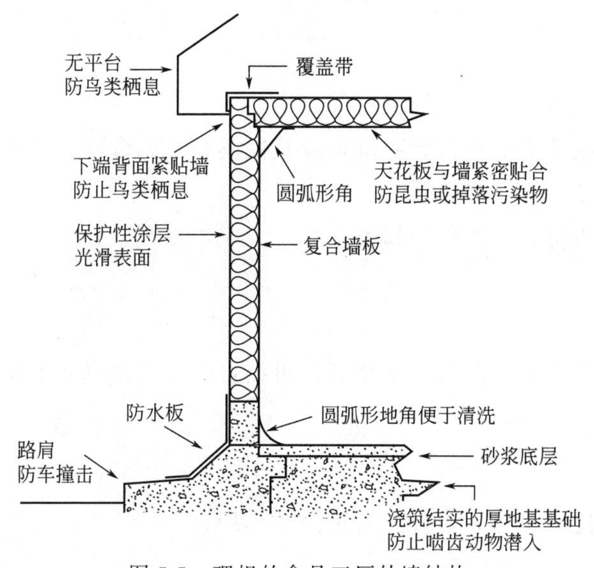

图 5-5　理想的食品工厂外墙结构

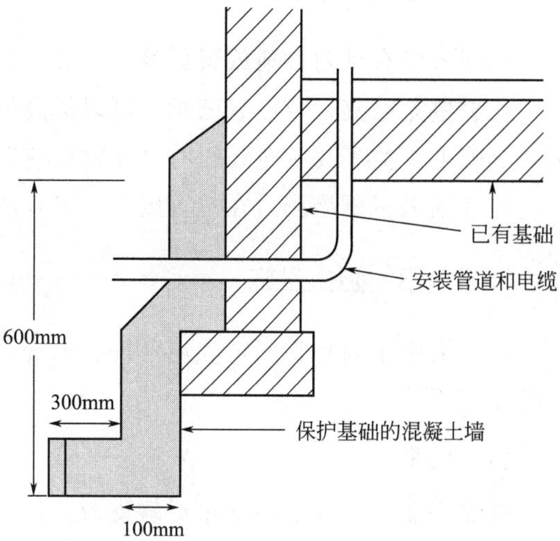

图 5-6　食品工厂外墙的地基设计

给排水系统应能适应生产需要，设施应合理有效，经常保持畅通，有防止污染水源和鼠类、昆虫通过排水管道潜入车间的有效措施。

下水道的鼠类常常通过砖缝、破碎的管道、雨水排放管道或排污水沟与主管道、楼板或地平之间的接缝等处打洞到地面，进入建筑物内。因此，必须密封电缆、排水渠和公共设施等通过基础墙和地板可能形成的缝隙。

如果管道完整无缺，鼠类也可以从管道内部攀爬而上，从没有加盖的地漏或马桶中进入室内，或从管道内部攀爬到屋顶，从没有铁丝网罩的气孔进入室内。因此，通向车间外的管道入口处设计成弯管的样子（图 5-7），可防止啮齿动物沿着内壁潜入车间。假如未设计成弯管式，也可以在外侧出口处安装铁丝网，网孔直径不大于 6mm，这个方法也同样适用通风管顶部或与外相通的任何出口。

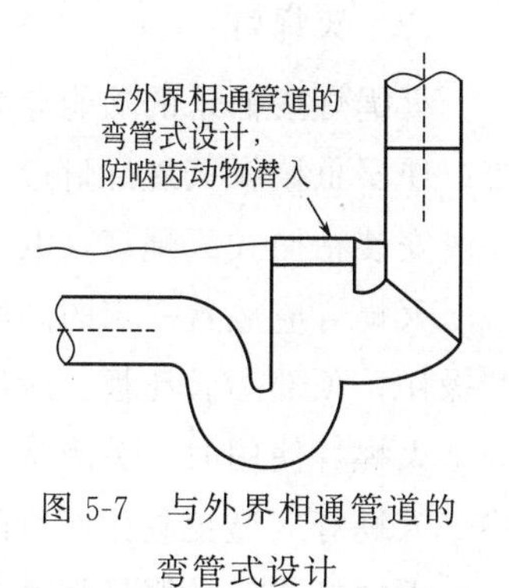

图 5-7　与外界相通管道的弯管式设计

下水道的检查口、盲端和废弃支道等还是鼠类筑巢、繁殖后代的场所，这些与外界相通的入口必须定期检修。所有的盲端都要填死，废弃的排水管及其侧支要么填充混凝土直至与外界的连接口，要么干脆清理掉，并将暴露于车间的接口用铁皮或铁丝网罩盖紧。任何雨水渠都应覆盖严实，并定期清理淤泥和树叶。

5. 2. 3　车间入口

车间入口的设施，即进入车间前的设施有：门、防鼠设施、防虫设施、更衣室。进入洁净区前有时还要经过风淋室或缓冲间。

5. 2. 3. 1　门

车间门应采用密闭性能好、不变形、不渗水、防腐蚀、光滑、无吸附性的材料制作，以便于清洁，需要时也可以进行消毒处理。

一般情况下，门应能自动闭合。防护门要能两面开，双层门能够减少害虫和污染物的进入。如果在门外安装风幕，便可进一步提高卫生水平。门的位置应设置适当，且便于卫生防护设施的安装。

产品或半成品通过的门，应有足够宽度，避免与产品接触。

5.2.3.2 防鼠设施

车间入口有针对性地放置鼠笼、鼠夹、挡鼠板、粘鼠板、电子捕鼠器等。

安放鼠笼（夹）要沿着墙脚，可以提高捕杀率；鼠笼上的诱饵要新鲜，应是鼠类爱吃的食物。一般第一个晚上鼠类不易上笼，因有“新物反应”，2～3d后上笼率会提高。

应规划灭鼠网络图，在放置鼠笼（夹）的灭鼠点应标号，以便于检查。

5.2.3.3 防虫设施

防虫措施主要包括门帘、风幕机、灭蝇灯、暗道、纱窗、门禁、水幕等，可结合防虫效果和企业实际搭配使用。

(1) 门帘

食品企业一般应安装棉帘或软皮帘，以遮光避免昆虫进入，另外还有控温的作用。

(2) 风幕机

风幕机又称空气幕、风帘机、风闸，应用特制的高转速电机，带动贯流式、离心式或轴流式风轮运转产生一道强大的气流屏障，防止灰尘、昆虫及有害气体的侵入。

安装风幕机要注意气流的方向，风幕应该具备一定的风速（最小为500m/min）以阻止昆虫和空气污染物的进入。风幕的宽度必须大于门洞的宽度以便于进行彻底吹扫。风幕的开关应该直接与门开关相联，以保证门一开风幕便开始工作，并持续到关门为止。

(3) 灭蝇灯

灭蝇灯按捕杀的功能分为电击式和粘捕式，其原理都是用光线引诱虫蝇，诱使虫蝇靠近灭蝇灯灯管，使昆虫接触灭蝇灯附近的高压电栅栏或粘蝇纸，将其电死或粘住，达到杀灭虫蝇的目的。食品企业一般安装粘捕式灭蝇灯，电击式的容易击碎昆虫，造成食品安全隐患。

灭蝇灯应放置一定的高度，其下端离地面一般2m左右，既是苍蝇通常出现的高度，又避免影响生产操作；顶部离天花板一般应0.5m左右。

灭蝇灯使用时，关闭其他灯光可以提高灭杀效果，故食品企业车间入口一般应做成暗道。

灭蝇灯应避免直接面对门、窗，防止出现吸引外界虫蝇的情况。

灭蝇灯的效果跟灯管寿命密切相关，应定期更换粘蝇纸和灯管。

应定期检查灭虫效果和清理灭蝇灯。

(4) 暗道

暗道，又称黑色通道，通过门或门帘的避光，使车间最外侧的门至车间之间形成光线昏暗的走道。食品企业车间入口处一般设计为暗道。

暗道要有一定的长度，暗道内可以设置灭蝇灯，这样可以有效避免昆虫进入车间，污染产品。

暗道可以设计为一个长长、直直的走道，也可以利用有限的空间设计成曲折迂回的形式。

(5) 门禁

食品企业使用门禁主要是双门、多门联网门禁，比如车间入口处的第一道门和第二道门不能同时开启，从而避免昆虫由外界直接进入车间。

(6) 水幕

在产品入口或产品传递窗还可以设置水幕，通过喷雾水防止昆虫进入车间。

5.2.3.4 更衣室

(1) 更衣室设施

更衣室应设数量足够的储衣柜或衣架、鞋箱（架），衣柜之间要保持一定距离，离地面 20cm 以上。如采用衣架应另设个人物品存放柜。

更衣室还应备有穿衣镜，供工作人员自检用，也可以在进入车间的通道内设穿衣镜。

(2) 要求

清洁程度要求不同的区域应设有单独的更衣室，个人衣物（鞋、包等物品）与工作服应分别存放，不造成交叉污染。更衣架和鞋架不能靠墙。储衣柜、鞋箱材料采用不易发霉、不生锈、内外表面易清洁的材料制作，保持清洁干燥。更衣柜应有编号，柜顶呈 45°斜面。更衣室应配备紫外灯等空气消毒设施，并保持通风良好。易腐败即食性成品工厂的更衣室应与洗手消毒室相邻。

5.2.3.5 淋浴室

淋浴室可分散或集中设置，淋浴器按每班工作人员计每 20～25 人设置一个。淋浴室应保持清洁卫生，排水畅通，并有排气设施（天窗或通风排气孔），地面、墙壁用的材料便于清洗，照明灯具应加防爆罩。凡采暖地区淋浴室冬天室温不得低于 25～27℃。

5.2.3.6 厕所

厕所设置应有利于生产和卫生，其数量和便池坑位应根据生产需要和人员情况适当设置。

厕所的设置经常使食品企业感到迷惑，厂区内和车间内都可以设置厕所，只是生产区、办公区、生活区设置厕所的要求不一样，车间内设置厕所要比厂区内设置厕所要求严格。

生产车间的厕所应设置在车间外侧，并一律为水充式，备有洗手设施（非手动开关）和排臭设施，备有洗涤用品和不致交叉污染的干手用品，其出入口不得正对车间门，要避开通道；其排污管道应与车间排污管道分设；门应能自动关闭，门、窗不得直接开向车间，且关闭严密；卫生间的墙壁和地面应采用易清洗消毒、不透水、耐腐蚀的坚固材料。

生产车间入口的厕所不能设置坑式厕所。

员工如厕时，一般应更衣、换鞋。

凡采暖地区厕所冬天室温不得低于 12℃。厕所的设计计算人数，一般按最大班工人总数的 93%计算。男厕所，100 人以下的小便器的数量与蹲位数相同。女厕所，100 人以下的工作场所按 20 人设一蹲位；100 人以上每增加 35 人，增设一个蹲位。

5.2.3.7 风淋室

洁净厂房车间入口一般设置风淋室，用于吹除进入洁净区域的人体和携带物表面附着的尘埃，同时起气闸作用，防止未经净化的空气进入洁净区域。

单人空气风淋室按最大班人数每 30 人设一台。洁净区工作人员超过 5 人时，空气风淋室一侧应设旁通门。生产人员通过风淋室时，要举起双手，左右转动，使腋下等部位的尘埃吹除干净。

5.2.3.8 缓冲间

原材料或半成品没有经过生产流程而直接进入车间时，为避免车间直接与外界相通，一般会在入口处设置两道门，物料先进入第一道门，经过一定的空气消毒等措施后再由第二道门进入车间，且两道门不能同时开启，两道门之间的缓冲场所就构成了一个缓冲间。

5.2.4 窗、墙、天花板、地面

5.2.4.1 窗

害虫和以空气为传播媒介的污染物常通过窗进入车间。因此窗、天窗要严密不变形。窗台要设于地面1m以上，内侧要下斜45°，外窗台应该倾斜60°以防止鸟类栖息和灰尘积聚。非全年使用空调的车间，窗应有防蚊蝇、防尘设施，纱窗应便于拆下洗刷。随着消费者对食品中出现玻璃的关注，许多食品企业加强了对玻璃的控制。各窗的玻璃一般贴膜处理防止破碎后混入食品中，并对窗玻璃统一编号、定期检查。

5.2.4.2 墙

对于一般的食品企业，生产车间墙壁要用浅色、不吸水、不渗水、无毒材料覆涂，并用白瓷砖或其他防腐蚀材料装修成高度不低于1.8m的墙裙。墙壁必须能阻止啮齿类动物进入生产或加工区域。一般不采用以波状金属为材料制作的外墙板，因为其不足以阻挡昆虫和啮齿类动物进入，而且很容易被毁坏。如果必须使用部分波状金属材料，应该将其外面的波孔全部堵住或塞住，阻止害虫侵入。通常，与地板相接触的墙壁至少有2.5cm厚的墙裙保护，而且保护层上部要密封，防止啮齿类动物和昆虫进入。

对于生产环境潮湿的企业（如肠衣厂）或利用微生物发酵的企业（如黄酒厂），墙壁还要求防霉，常用的方法有整个墙面贴瓷砖或涂环氧树脂等。

墙壁表面应平整光滑，墙壁与墙壁交界面、墙壁与地面交界面、墙壁与天花板交界面以及墙角均要呈漫弯形，不能呈直角，以防止污垢积存，并便于清洗。

天花板与墙体的连接处可在墙体顶部塞上镀锌或不锈钢停止珠，用硅酮密封胶密封瓷砖、树脂与停止珠的缝隙以便于墙和地板的热胀冷缩和其他可能的移动。地板龙骨和椽之间所有空隙处都须填满密封胶以防止啮齿动物进入墙体顶部。

由空心砖或复合板组成的空心墙，其顶部和底部必须密封，以防止啮齿动物潜入其内部空心筑窝。有损坏时及时修复。

目前非承重墙大多使用的是压模式绝缘板，中间用200～500mm绝缘材料作为夹心层，两边用钢板作为支撑，钢包层内稍加筋条以增加刚性。材质的选用不仅要考虑材料的绝缘和防火性能，还要考虑万一发生火灾是否会燃烧产生有毒气体而阻碍救火工作顺利进行。

可将墙体直接安装到地板的U形凹槽、混凝土支柱或基座上，并用硅酮密封胶密封（见图5-8）。这种设计便于将来调整产品时随时灵活改变车间布局。基座可有效防止车辆，尤其是铲车的撞击。基座与地板直接接触处弯成圆角，并用硅酮密封胶紧紧密封。圆形角结构易于清洗，并具防水功能。

紧固件如螺栓、螺母、螺钉和钉子表面尽量光滑，螺母头表面必须光滑。

为了确保墙面外观和表面特性的连续性，外墙和承重墙可套封上绝缘薄片（50mm），一般用聚丙烯、聚氯乙烯或不锈钢等材料覆盖。此时一定注意要覆盖紧密，以免给害虫提供匿藏空间，主要是防止霉菌生长或蜘蛛和昆虫等虫害。

承重墙和防火隔墙一般用砖墙或砌块墙，其表面粗糙，无法直接覆膜，可先涂抹一层水泥和沙子层，再贴上瓷砖或塑料板。首选瓷砖，并保证每块瓷砖都贴合平整，用树脂填充瓷砖间的接缝。非常潮湿、易长霉菌区域须防霉，常用的方法有整个墙面贴瓷砖或涂环氧树脂等。用液体油漆涂膜墙体表面时，可用多层油漆，包括底漆、内层漆和面漆，面漆可用乳胶漆、油性环氧或聚氨酯涂料、氯化或丙烯酸酯橡胶漆。有些油漆可以通过油漆内部渗出化学物达到防霉作用，但由于其潜在安全风险和出现污点问题，一般不建议用于加工区。另外，用玻璃纤维与环氧树脂混合的强化液体涂料也可以做成光滑、易于清洗表面，并具有良好的耐化学腐蚀、抗撞坏、抗磨损等良好的卫生性能，然而，在使用中也会出现污点。窗台或类似功能的局部墙体会有积累碎片的显著风险，应在设计时就考虑。

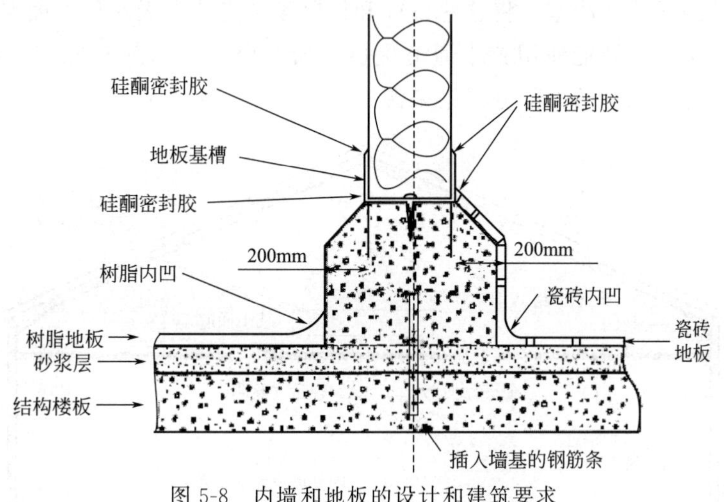

图 5-8 内墙和地板的设计和建筑要求

5.2.4.3 天花板

天花板应光滑，无接缝。若有接缝应予以封闭。如果天花板上有吊顶，这个空间应该易于清洁。允许的最小间隙是 1.5m。由于金属的传热速率很高，其表面容易凝结水珠，而且金属的热胀冷缩作用能破坏交接处勾缝材料的性能，导致昆虫寄生，所以天花板上不能安装金属嵌板。此外，也不能采用玻璃纤维毛胎制作天花板，因为啮齿类动物能在其中生活繁殖。天花板或屋顶应选用不吸水、表面光洁、耐腐蚀、耐温的浅色材料覆涂或装修，要有适当的坡度，在结构上减少冷凝水滴落，防止虫害和霉菌滋生，以便于洗刷、消毒。

将天花板设计成弧形，从而使水滴沿天花板滑至离墙 10cm 处滴落，而不是直接滴落在食品表面是控制冷凝水的一个方法。另外，可以通过增强通风减少冷凝水的形成。

5.2.4.4 地面

生产车间地面应使用不渗水、不吸水、无毒的防滑材料（如耐酸砖、水磨石、混凝土等）铺砌，应有适当坡度，在地面最低点设置地漏，以保证不积水。

另外，地面应平整、无裂隙、略高于道路路面，便于清扫和消毒。

当选用的地板砖面积较大时，往往造成局部地面不平整，易出现积水，所以应选择规格适当的地板砖。

地板的设计规格应该包括结构楼板；防水膜，应该超出墙壁的正常溢出水平；底层地板，地板周围、承重墙上、圆柱和机械底座周围应设计有伸缩缝；排水系统，应考虑设计设备的布局；整平板，要么提供一个足够平坦的表面以装上地板，要么并入混凝土板时形成必要的坡度；地板涂层选用瓷砖或者合成树脂。

处理过程涉及的考虑因素，包括下列各项：货运、来自预期操作、新设备及机器安装的冲击载荷、溢出物及与其随之带来的相关的腐蚀，热冲击及排水设备要求等潜在问题；使用的防滑化学清洁剂类型。

地板表面材料的选择，大致可分为三类：混凝土、充分玻璃化的陶瓷砖、无缝树脂整平板。

5.2.5 辅助设施

卫生建筑设计必须考虑辅助设备，比如关于水、蒸汽、压缩空气的管道工程，电气导管和线槽，人造照明单元；通风管道、压缩机、制冷/加热单元和泵。Ashford（1986）提出建立“框内框”，通过在工厂结构性框架内创建绝缘的洁净室，将这些设施和控制设备定位在天花板上面空旷的屋顶处，装备和管道系统自构架上悬挂下来，并能使用狭小通道提供的所有服务（如图 5-9）。这种设计，如果在恰当的条件下，能排除来自加工区域的大部分污染来源。

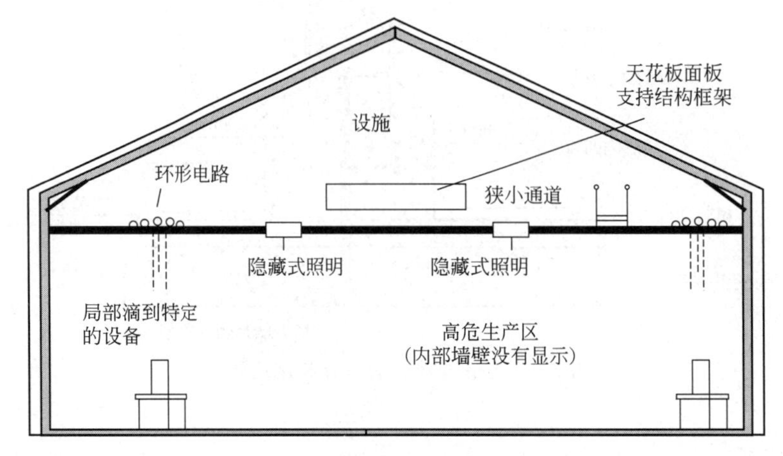

图 5-9　工厂内部用于隔离生产与辅助设施的“框内框”设计

将设施管道通过墙壁引到加工区域外部，也可将管道用不锈钢固定件沿着墙或工厂内部四周排列，并远离敞口容器和生产线的正上方。这是为了防止管道上冷凝水、渗透液、绝缘层材料、油漆剥落、灰尘等污染物滴落到产品中。

在生产区域安装管道时不要离墙面或地面太近，应该至少留出 50mm 空间用于清洗、检查、维护和修理。应将生产区域的所有管道组合排布，并用合适材料覆盖住。

为防止昆虫的入侵、减少空气源污染物和完善环境控制，尽量减少加工区域墙壁的开口数目。所有穿过内部墙壁和地面的管道和电缆不能成为昆虫的通道。用于供暖、供水和其他目的的地下管道往往成为昆虫在建筑物四周、建筑物内或建筑间的活动通道，因此，应该在每个建筑物外墙安装障碍物。同时应该对管道和电缆进行适当防护，并留出便于检查、清洗和操作的空间。管道穿过墙壁的最有效方式是采用套管或预制开口。管道可以直接铸进混凝土墙或直接嵌在砖结构中。

支撑物和架子应该是不锈钢的或热的电镀钢。为了防止油漆脱落的发生，所以不能使用涂漆钢。导管绝缘材料必须是氟氯化碳的。覆层表面必须持久耐用。

理论上，所有电缆应该被置于墙壁后方或天花板上面。如果不能达到以上要求，则应该放置在圆形管道或架子里，这样不容易堆积污垢并易于清洁、维护和控制有害物。

为了防止污垢堆积，电缆架应该拥有更适宜的垂直圆形支撑物。

灯适合装在平滑地方如天花板或其他建筑部分。照明水平在大部分操作区域应该不低于 500lx。

所有的水系统必须设计成能防止水的停滞不动。给水箱和水的加热器必须是封闭和绝缘的，并能够插入短并且直的管道。冷水管需加上外膜，保证水温在 20～45℃。非饮用水，例如生产蒸汽、制冷或控制火灾用水，必须不能通过加工区域，它必须通过一个不同颜色的单独管道输送，并且不能够与饮用水有交叉区域。

由于自然风多变并且不易受控制，所以在大多数情况下应采用通风系统。在生产区域之内的空气应该比外界的压力稍高（至少 25Pa），以防止来自外面污染物的进入。压缩空气管道中的空气应该保持干燥状态以防止微生物的生长，同时，如果要跟食品接触，必须经过微生物过滤处理（紫外过滤）。通风系统应该每小时进行一定次数的换气，换气次数取决于使用区域的洁净程度要求。气流必须从干净或高危区到肮脏或低危区。引入的空气必须经过处理后才能再进入加工区域。通风系统必须跟其他的手段，如空气过滤、温湿度和气温控制及气压变化等联合使用，以产生干净、不含污染物的环境。

生产过程中的湿度应该控制在 50%～60%。冷凝器应该放置在生产区域外，管道应该装在墙壁或天花板上。管道必须能够进行常规清洗操作。

楼梯的台阶和地板应该是封闭的。阶梯应该至少备有 100mm 高的逆向边缘。不固定的阶梯和地板一定要能完全排水。楼梯的结构和台阶扶手不应该有任何水平面。管道应该是完全封闭的。

5.3 卫生设施

5.3.1 洗手消毒设施

5.3.1.1 必备的洗手消毒设施

对食品企业而言，洗手消毒设施必须包括：洗手池、消毒设施、干手设施、纸篓。此外，为了保证洗手、消毒的时间，还应在洗手消毒处放置钟表，钟表应固定牢固。为了保证洗手效果和员工易于洗手，还应配备冷热水混合器，以便于调节水温。

(1) 洗手池

组成：水池、非手动式水龙头、洗手液、指甲刷。

水池材料可以是不锈钢或瓷。

非手动式水龙头可以采用感应式、脚踏式、膝顶式、肘动式，应根据企业具体情况选用。

(2) 消毒设施

最常见的消毒设施是消毒池，即盛有有效浓度消毒液的水池。通过浸泡手部达到消毒效果。消毒液应定期更换，以保持有效浓度。消毒液主要为氯类、碘类、季铵类消毒液。此三类消毒液的浓度可用试纸快速检测。

也可使用喷雾式的手部消毒器。通过感应，消毒液自动喷洒于手心、手背，通过双手涂抹达到手部消毒。消毒液一般为酒精类。

(3) 干手设施

可以采用烘手器、消毒纸巾、消毒干毛巾等。一般的喷气式烘手器，热风来自未消毒的空气，因此在保证手部卫生方面并不比消毒纸巾、消毒干毛巾效果好。

(4) 纸篓

用以盛放使用后的纸巾、毛巾等，应为密闭、脚踏式。

5.3.1.2 洗手消毒设施的要求

GB 14881《食品安全国家标准　食品企业通用卫生规范》对洗手、消毒设施的设置做了如下主要规定：

① 洗手设施应分别设置在车间进口处和车间内适当的地点。

② 要配备冷热水混合器，其开关应采用非手动式，龙头设置需根据员工人数确定。每班人数在 200 人以内者，按每 10 人 1 个，200 人以上者每增加 20 人增设 1 个。

③ 车间中应设计卫生用具存放间、工器具清洗消毒间。

5.3.2 给排水设施

5.3.2.1 给水设施

① 给水系统应能保证工厂各个部位所用水的流量、压力符合要求。

② 企业加工用自来水或井水或地下水应根据当地水质特点增设水质处理设施（软化装置、加氯装置等），以确保水质符合卫生要求。

③ 自备蓄水设施应有防护设施并定期进行清洁。

④ 车间内应设置清洗台案、设备、管道、工器具以及生产场地用的水龙头，水龙头的数量应足够用于车间清洗。

⑤ 各种与水直接接触的供水管均应用无毒、无害、防腐蚀的材料制成。生产、加热、制冷、冷却、消防等用水应用单独管道输送，并用醒目颜色的标识区别，不得交叉连接。热源的上方不得有冷水管通过，以防止产生冷凝水。加工用水的管道应有防虹吸或防回流装置，避免交叉污染。

5.3.2.2 排水设施

排水系统包括排水沟，防止固体废弃物进入排水沟的装置（如箅子等），排水沟出口的防虫、防鼠、防异味溢出装置（如积水弯、防鼠网）。

车间内排水沟应为明沟，必要时应加盖。

排水沟底角应呈弧形，易于清洗。

排水沟应有坡度，保证排水畅通，不积水。排水沟的流向不应由一般清洁区流向高清洁区。

应避免加工用水直排地面，设备排水应有专门管道，直接导入排水沟，防止漫流。管道应该拥有栅栏，管道栅栏应该便于移动，拥有宽敞的口径（至少 20mm）以便残渣进入管道。

令人满意的排水装置应该保证有足够的落差。通常地面与排水沟的落差应该在五十分之一到百分之一，这取决于操作过程和地面结构。然而在一般的目的和安全下，一个折中的落差为八十分之一。

排水沟的类型通常很大程度上取决于相关的操作过程。对涉及大量的水和固体的操作来说，管道排水通常是最合适的。而对于产生一定体积水并带很少量固体的操作来说，孔径管道排水更为合适（图 5-10）。在大多数情况下，为易于清洁，通道应至少有百分之一的落差，圆底并且不应深于 150mm。为安全起见，排水沟上面设置栅栏，栅栏应该便于移动，栅栏间间距至少 20mm，以便残渣进入管道。最近几年使用耐腐蚀材料日益增加，例如不锈钢管道栅栏。

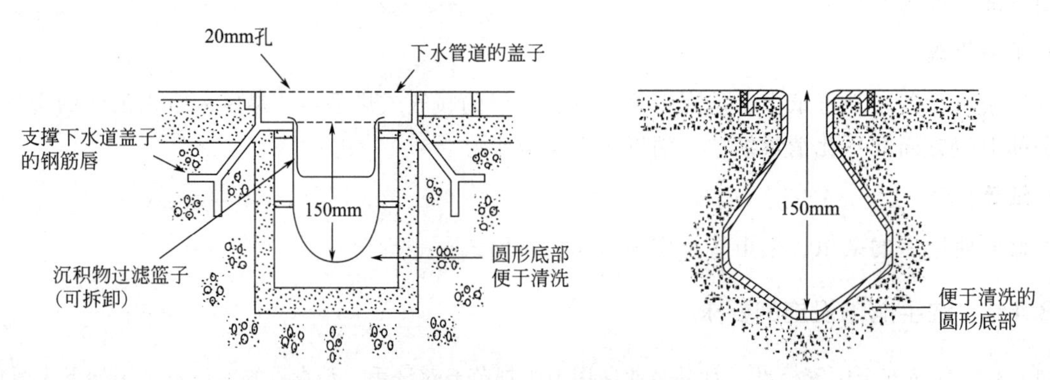

图 5-10 管道和孔径管道的排水设计

排水系统应该遵循生产的相反方向（从高风险区到低风险区），在任何情况下，从低风险区到高风险区的逆流是不应该发生的。最好是在每一个收集器和主管道中拥有一个分隔的高、低风险排水沟可以一同流入带有空气压力破坏体的主收集管道。运用筛选的方式固体应该与液体尽快分离，来防止滤出物与流出液高度浓缩。随身携带物很容易因掉落而进入排水系统，一般不要携带并且最好留在加工区外。

5.3.3 废弃物处理设施

废弃物处理设施主要指生产过程中废弃物、报废品、废弃的杂物或危险物质的收集暂存容器以及转运容器，它们的设计和使用以不产生污染为原则。

① 合适的地点：不同清洁区应分设废弃物处理设施，废弃物产生的区域和废弃物处理设施的地点也不应相距太远，以避免废物转运过程中产生污染。

② 明确的标识：无论是转运废弃物的容器还是盛装废弃物的容器，应具有特殊的可辨认性，都应该与盛装产品的容器有明显区别，可以通过颜色、标志、标识加以区分。

③ 防止外溢：废弃物处理容器应采用合适的材料制作，防止液体等流出，必要时可内衬塑料袋。垃圾桶或废物收集容器应加盖。用来装危险物质的容器应当有明显标识，而且适当情况下，可以上锁以防止蓄意或偶发性食品污染。

④ 及时清理：废弃物应及时清理，并对容器和工具清洗消毒。

5.3.4 供电与照明设施

5.3.4.1 供电设施

供电应满足生产需要。动力线与照明线应分设，车间内供电线路不得有明线，必须用线槽板或其他方式予以安装。必要时车间内应备有应急照明设施。

5.3.4.2 照明设施

应提供充足的自然或人造光线，以保证工作在卫生的方式下进行。照明光线的色彩不应产生误导。光的强度应与食品加工过程的性质相适应。

(1) 防护罩

车间内位于食品生产线上方的照明设施应装有防护罩，以防止因破损而造成对食品的污染。

(2) 照度要求

工作场所以及检验台的照度符合生产、检验的要求，光线以不改变被加工物的本色为宜。检验岗位的照明强度应不低于540lx，生产车间的照明强度应不低于220lx，其他区域照明强度应不低于110lx。洁净室（区）应根据生产要求提供足够的照明。对照度有特殊要求的生产部位可设置局部照明。如啤酒厂检瓶光源的照度应在1000lx以上。不同车间的具体照度要求可参阅相关的GMP标准或规范。

5.3.5 通风和温控设施

5.3.5.1 通风

通风的目的是尽量减少由空气造成的食品污染，例如，由气雾或飞沫造成的污染等；控制操作环境温度、湿度，确保现场人员的环境生产条件；控制可能影响食品适宜性的异味。

通风系统的设计和安装应能避免空气从污染区流向清洁区，通风系统需定时进行彻底养护和清洁。有大量水蒸气、热量产生的区域，应有强制通风设施，防止产生冷凝水。蒸、煮、油炸、烟熏、烘烤设施的上方应设有与之相适应的排油烟和通风装置。车间进气口应远离排气口、污染源并装有易拆下能清洗的空气过滤网罩。排气口应装有防雨、防尘、防蝇虫装置。废气排放应符合国家环境保护要求。有粉尘产生的区域应装有排除、收集或控制装置。

5.3.5.2 温度控制设施

有温度要求的工序和场所（如洁净厂房、屠宰厂的肉分割包装车间）应安装空调、制冷机等温控设施和温度显示装置，车间温度按照产品工艺要求控制在规定的范围内。

在生产过程中，许多高度小心和高危险的生产区域制冷是为了维持一个低产品温度。这是必要的，因为一旦食品被包装和堆放在托盘上，再去冷藏通常是不实用且不经济的。食品安全性（温度控制）条例（HMSO，1995）规定支持有害细菌生长或毒素形成的食品最高温度为8℃。然而，健康与安全执行局也规定，工作需要有重的体力劳动参与的合理温度至少为16℃或者13℃。因此温度要求有明显的冲突。一个是为了食品的安全性，另一个是为了操作者的舒适。解决这个问题的方法即产品温度控制、风险评估、空气处理系统的设计和人员服装的要求在立法上给出了指导。

5.4 设备的卫生设计

5.4.1 卫生设备设计的目的

通过卫生设计，能够：①给产品最大的保护；②对所有与产品接触的表面进行一些必要的处理，使其便于检查和机械清洗；③尽可能地减少或消除清洗死角，避免化学污染和微生物污染；④提供设备清洗、消毒、检查的方法。

因此，通过设备的卫生设计，能达到下述目的：

(1) 保障安全

良好的卫生设计可以防止产品被污染，保护消费者的健康。食品污染源可能有微生物（如致病菌）、化学制品（如润滑剂、清洗剂）和机械制品（如玻璃、螺母）等。由于不好的设备设计，可能导致产品召回、产量下降甚至停产的后果。物理性污染物，如塑料片，虽然影响食物卫生，但是很少受到媒体注意。天然的物理性污染物，例如，玻璃或腐蚀性的CIP清洗液引起的危害更加严重。大多数人关心的是致病性微生物，例如，李斯特氏杆菌或大肠埃希氏菌O157∶H7，这些致病菌在生产过程中有可能污染产品，并在适宜的条件下非常迅速地繁殖，因此必须避免与食品直接接触的设备有缺口和裂缝，以防止微生物在其中生长和繁殖。

总之，一切设备系统和周围场所必须符合安全和卫生法规要求：①没有滞留液体或残渣的凹陷及死角（如图5-11所示）；②可以防止混入杂质；③与外界隔离；④零件、螺丝、插头和螺帽等不会因震动而松离；⑤投入原料及排出产品均能卫生操作；⑥构造面可防止害虫侵入。

(2) 便于清洗

显然，清洁的本质就是防止污染。如果产品残渣积累，微生物能以此为营养迅速繁殖，使本来就难清洗的设备不得不提高清洗的频率、使用更加高效的清洗剂和增加清洁去污环节或程序，结果导致费用增加、合格产品减少、设备寿命缩短和产生更多的废水。为了更有效地清洗设备，设备的表面必须保持光滑，没有裂痕、尖角、突出的部分。

总之，设备的设计必须考虑易于清洗。所有与产品接触的表面应便于检查和机械清洗；各部件要便于拆开，以达到彻底清洗的要求。所有设备在首次使用之前，先进行清洗和钝化（对能与产品反应表面进行灭活处理），在某些情况下，由于设备某部分的变化需要进行再钝化。

设备必须安装在易于操作、检查和维修的场地上，其环境应易于清洗，以保证卫生，而使产品受污染的可能性减少到最低程度。部件结构（支柱、曲柄、基座等）设计，对集污的可能性必须减少到最低程度。

(3) 便于检查

实践证明，检查、测试和检验卫生设计的质量是非常重要的。在设备的维护保养以及生产过程中，经常需要检查清洁度，因此，设备设计师必须确保设备中的相关区域便于检查。

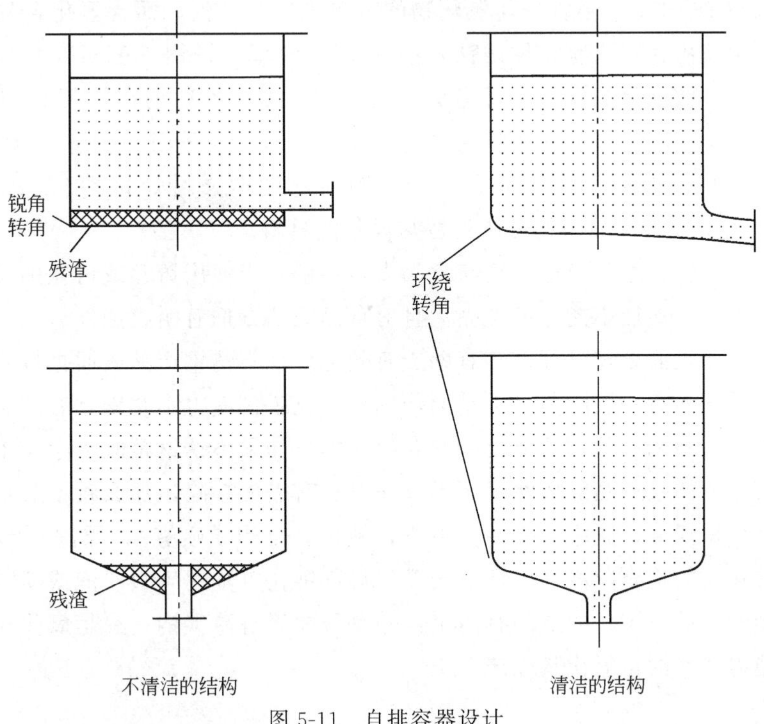

图 5-11　自排容器设计

5.4.2　设备结构材料

根据欧盟条例（2004 年颁布第 89/109/ECC 指令的条款 2）的规定："在正常或可预见的使用情况下，直接接触食品的材料不可将其组分转移至与之接触或可能接触的食品中，以致对人体健康造成威胁或使食品的感官性质遭到破坏，或使食品本身性质、品质发生无法接受的改变。"

食品直接接触材料必须满足一系列要求，在工作条件（包括不同的温度、压力、清洗剂和消毒剂）下，保持惰性，且耐腐蚀、无毒、机械稳定、光滑和易于清洗。食品非直接接触的材料则应机械稳定、光滑和易于清洗。选用食品接触材料时，需考虑两个方面：一是无毒，所有应用于食品加工的材料必须证明其安全后才可实际应用；二是材料表面应足够光滑以便于清洗，表面粗糙度 $Ra=0.8\mu m$。

5.4.2.1　金属

食品加工中可供使用的金属种类非常有限，主要使用不锈钢。在某些设备的结构材料中会使用奥氏体不锈钢，因其良好的抗腐蚀性和易于清洗消毒。

食品加工中常见的奥氏体不锈钢为 AISI-304（18%Cr、10%Ni）和 AISI-316（17%Cr、12%Ni、2.5%Mo）。当选择易切割的不锈钢时，应确保这种不锈钢中不含铅和硒。实际上，食品加工设备的供应商大多采用 316 型的不锈钢，但是某些特殊的设备如板式热交换器，会使用多种材料。

在多数实际应用中，奥氏体不锈钢具有较理想的使用寿命，但是它也有缺点，其中最主要的问题是其对于各种形式的局部腐蚀非常敏感，而对同一种原因引起的全面腐蚀的抗性却很好，这使得奥氏体不锈钢表面坚韧的氧化膜在大多数情况下提供了很好的耐腐蚀性。但是，在这层氧化膜局部磨损的地方，例如发生磨损或摩擦磨损而不能自我修复时，若再受到强烈的局部攻击时，往往会造成较轻金属的损耗和组件故障。发生局部腐蚀的四种最常见的形式为点蚀、裂隙腐蚀、沉积腐蚀、应力腐蚀。尽管在适当的条件下运作，腐蚀疲劳仍是一种可能的失效形式。不锈钢的局部腐蚀通常与环境中存在的卤离子有关，食品加工业中通常是氯化物。

选择合适型号的不锈钢取决于产品的耐腐蚀性、消毒剂、清洗剂（特别要注意含氯的流体会导致点蚀、应力腐蚀开裂)。AISI-304 在不含任何氯化物的情况下应用广泛,而含氯化合物会导致腐蚀。如果有氯存在的情况下,可使用含钼(有时候是钛)的 AISI-306 型不锈钢。AISI-316 和 AISI-316L 适用于工作温度适中(<60℃)的含氯的设备和管道制造。AISI-316 型不锈钢在 60℃以下不会因为氯的存在而发生腐蚀,而在 60~150℃温度范围内则会发生腐蚀。AISI-316 适用于设备的部件,如阀门、铸件、转子、轴等;而 AISI-316L 则被用于管道和容器,因为它能增强可焊接性。AISI-410、AISI-409 及 AISI-329 不会受到应力腐蚀开裂,因此可作为特殊设备的材料。

铝合金的抗腐蚀性不佳,通常应避免其与食品直接接触。当使用铸镍或铸铁的设备时,镀层必须可靠且完整,在使用条件下,镀层不能污染食品,且对食品级消毒剂有耐腐蚀性。

钝化是不锈钢的重要表面处理过程,其有助于有效地保证不锈钢产品表面抵抗腐蚀。不锈钢具有抗腐蚀的性能是因为在其表面有一层既薄又不易损伤的铬氧化膜,使得不锈钢具有"不锈"的特性。不锈钢表面的钝化膜是由铁、铬和一些钼的氧化物混合组成的。如果不锈钢是既干净又干燥的,在空气中可瞬间地形成铬氧化膜。但如果产品的接触表面不干净或含有表面缺陷,那么将不会形成完整的氧化膜。

钝化过程包括:机械清洗,脱脂、去油,检查,钝化(浸泡或喷雾),漂洗。清洁和脱脂能除去表面的污染物,并在钝化前的检查阶段来验证清洁度。局部钝化可采用硝酸浸泡或喷雾(根据钝化面积)。使用氧化性酸(如硝酸)进行钝化的目的有两个:一是酸能溶解高碳钢;二是氧化性酸能保证得到一个均匀清洁的表面且使得惰性的铬氧化膜稳定。

5.4.2.2 塑料

塑料应用于众多领域,经常被用作保护工具,又因其可塑性和耐腐蚀性,可作为软管,实现金属管道之间的连接。但值得注意的是,某些塑料具有多孔性,可能吸收产品的组分并藏匿微生物。塑料类型多样,要拥有像不锈钢一样明确的标准是不可能的。在食品工业中应用的塑料,必须是食品级材料,且要求提供批准的认证细节和展示在适当情况下的正确使用的协定。"污染"转移是指食品扩散至塑料中,随后塑料转移至食品,而溶有塑料的这部分食品又回到原食品中。因此,必须确定扩散率和机械性能的变化。再者,一些清洁剂会破坏塑料,因此需要选择合适的清洁剂。

随着时间的推移,塑料在特定的化学环境中会降解,且机械应力会加快降解过程,并导致环境应力开裂(ESC)。加速试验可以帮助我们选择合适的塑料,但加速试验需要进行验证,即预测性的推断和有效性。特定塑料应适用于特定的操作条件并符合预期的寿命,如纤维增强复合材料(FRP)和玻璃纤维增强塑料(GRP)被用于储存原料。

常用的易于清洗、可应用于卫生设计的塑料包括:聚丙烯(PP)、不加增塑剂的聚氯乙烯(PVC)、聚乙缩醛、聚碳酸酯(PC)、高密度聚乙烯(PE)。

注意:如果使用聚四氟乙烯(PTFE)应当特别注意,因为它具有渗透性并很难清洗。任何暴露的塑料添加物(如玻璃、碳纤维和玻璃珠)不应该接触到产品,除非添加物和塑料之间的黏合物无法渗透到产品中去。

5.4.2.3 合成橡胶

橡胶是食品材料和设备中应用最广泛的材料之一。橡胶具有高弹性,去除压力可以恢复到原形的能力,使得橡胶材料广泛应用于垫圈、盖、软管制造。合成橡胶有许多成分,如弹性体(橡胶)、矿物填料、增塑剂、活性剂、抗氧化剂、催化剂、硫化剂。橡胶的性能主要来源于弹性体,弹性体由不同来源的重复结构形成的长分子链组成,如 NR(天然橡胶)、EPDM(三元乙丙橡胶)、CIIR(氯化丁基橡胶)、NBR(丁腈橡胶)、SBR(丁苯橡胶)。

目前,编制合适材料的列表非常困难,原因如下:

① 生产供应商之间没有生产橡胶的相关标准,如精确的化合物配方、搅拌周期和固化等。

② 材料可能遇到的特定条件有很多，比如温度范围、臭氧、紫外线、脂溶性等，也与最终黏附的材料的种类及如何加工处理有关。

弹性体的种类丰富，每个种类中又包括多种，而每种都可能有不同的机械和化学性能。因此，为了高效地选用橡胶，我们可进行加速试验。但是，我们还不能科学地解释加速寿命试验的原理。因此，特定的弹性体化合物应评估其特定的加工条件和预期寿命。

许多文献提供了橡胶在单个条件下的信息，如压力、温度的影响等，然而实际上橡胶受到压力和温度的综合影响，而这通常没被考虑到。了解高温和高压的共同作用会导致橡胶提早失效是很重要的。弹性橡胶在食品工业中主要用作密封圈、垫圈和接头密封环，一般使用 EPDM、NBR、硅胶、氟橡胶（后两种可用于高温 180℃）。

5.4.2.4 陶瓷

陶瓷通常只用于高度专业化的领域，如用作旋转设备的机械密封元件。通常也不使用玻璃，因为玻璃易破损，但如果已经使用了玻璃，则必须在其表面用塑料涂层进行保护。

5.4.2.5 木材

木材只在极少数的情况下使用，如在相对湿度调节或微生物生态（如奶酪催熟，酒、醋的生产等）发挥有利作用的情况下采用。木制品表面必须进行有效的清洁和消毒，因为其表面会残留微生物，且微生物会在产品的养分下生长繁殖。木屑还可能导致外来物污染。

一般来说，所有与食品表面接触的材料都应该是惰性、无毒、不渗水、无吸附性、不可溶解的。在设计和制造过程中要将材料及其耐腐蚀性结合起来考虑。

5.4.3 设备设计中的风险评估

食品加工设备是为了某种目的而设计和制造的，在实际生产中，这意味着不同的卫生设备需要不同的卫生设计水平。例如，一台生肉的搅拌器不需要设计成跟纯熟肉搅拌器一样的卫生水平。同样，添加防腐剂的设备通常拥有比灌装机的设计更严格的卫生要求或标准。卫生设计标准与危害转移至最终产品的风险性相关。

食物的安全风险很大程度上取决于产品的加工方式、保藏的温度、消费者在使用前的烹饪步骤。例如，一个被很好保存的食品，如密封、干燥，或者在食用前彻底烹调的食品，几乎不可能引入微生物污染。但是，食品在加工过程中还有可能引入非微生物危害，例如，物理危害（玻璃、塑料、金属等）或化学危害（润滑油、清洗剂、杀虫剂等）。卫生要求决定了食品加工设备设计师和制造者必须关注下述问题：确定设备的工作程序；确定与食品生产相关的危害；采取措施除去危害以降低食品安全风险；采取方法确保使可能随之发生的其他危害减少至可接受范围内；确认消除危害或减少风险的可行性；描述残渣的风险和保障设备安全运行所必需的其他预防措施。

要帮助设备制造商解决上述问题，以便用有效的方式预防在食品生产过程中引入危害。食品生产商应该对设备制造商提出以下要求：①设备的功能。设备是否仅用于一个具体过程，满足特定目的，可从哪几方面识别危害，或者设备属通用型的，可用于许多产业，能为各种各样的产品使用，例如泵。②被处理的产品类型。产品是否已经被污染（例如，原材料），有没有按要求保存或者是不是无菌。③产品深度加工的程度。产品被加工出来，随后会有一个深加工的过程，如消除危害（如热处理）或对产品最终的加工有意义的加工过程。④净化和检查的程度。每次用完之后设备是否得到清洗和检查。定期检查的频率，每天还是每周。⑤机器的使用。设备是经常使用，还是偶尔才使用？它是为不间断高强度的使用设计的吗？它很容易被损伤吗？

风险评估的描述通常有下述几项内容：①满足最低生产目的要求的设备一定要确保安全。这可能包括对个别危害的控制，例如，没有玻璃的设备。②符合当前所有最优标准卫生设计的设备，尽管它需要拆下来清洗，但是它适合大部分食品的生产。③符合当前所有最优标准卫生设计的设备，清洗时无需拆卸。④符合当前所有最优标准卫生设计的设备，根据特殊加热去污或化学去污过程而设计。⑤符合当前所有最优标准卫生设计的设备，根据特殊加热去污或化学去污过程而设计，并且可以防止微生物污染，因此，适合无菌食品的生产。

使用高卫生要求的设备生产低风险食品是可接受的（尽管不一定划算），但反之则不行。为了保障食品的安全性，不能用低端的设备处理高风险或无菌食品。

5.4.4 卫生设备的结构

5.4.4.1 转角、缝隙和死角

设备转角必须很好地打磨成圆角，以便于清洗。圆角的最适宜半径应≥6mm，最小半径为 3mm。必须避免锐角转角（＜90°）。对于特殊设备，其锐角转角必须不断清扫，如凸轮泵。如果由于技术原因，锐角转角不能避免，那么角的半径必须＜3mm，这种设计用于补偿损失的清洗性能。如果用作衬垫角，这个角必须是锐角，用以在与产品和垫圈界面最接近的部位形成一个足够紧的衬垫。边缘需要去除毛刺。图 5-12 显示了无锐角转角焊接的方法。

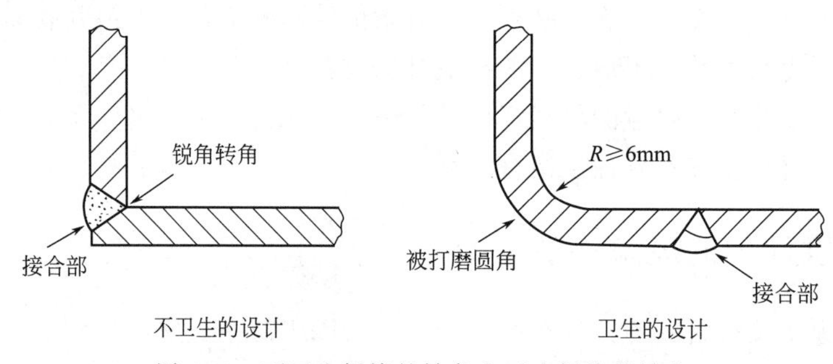

图 5-12　不卫生焊接的转角和卫生焊接的转角

5.4.4.2 紧固件

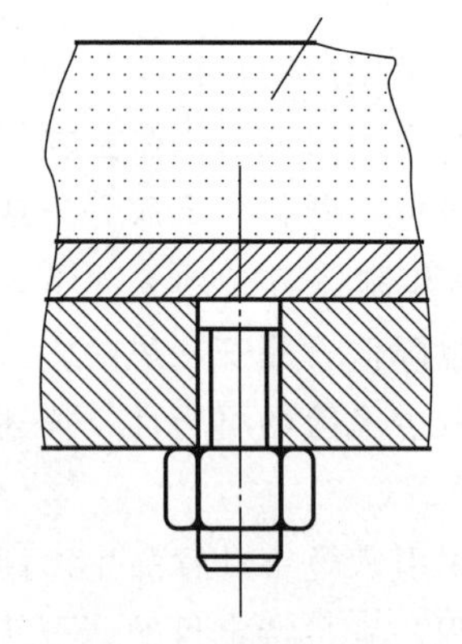
图 5-13　螺帽的安装

最常见失败的卫生设计之一就是用不合适的紧固件，如螺母、螺栓和螺丝钉。紧固件的使用存在两个问题：首先是危险，它们可能在使用过程中逐渐松动，最终掉入产品中；其次是在与金属接触的过程中，会增加磨损，造成更多裂缝，导致产品残留。如果必须使用螺帽或螺丝钉，符合卫生设计要求以及安装它们的最理想方式是将它们插于产品的背面（图 5-13）。如果不是，它们的设计应该有一个圆顶头，以最大限度地减少产品的风险以及便于清洗。

5.4.4.3 封口

图 5-14 显示了卫生设备中 O 形封口的正确设计方法。其中，(a) 是导管接口，(b) 是一个 pH 电极装置。在这两个示例中，O 形封口几乎完全被金属部分包围，与产品接触面相隔离。但是，由于弹性体的体积、弹性体事实上已经完全封闭、弹性体和钢之间的热膨胀系数差等因素，弹性体内部会产生压力，进而加速老化。所以应该定期更换弹性体。

使用金属制动机构可以确保微生物无法进入，并且在加热时可防止弹性体的损坏。为了便于清洁，动态封口也需要认真设计。封口周围的空间应该尽可能大。朝向产品的一面禁止出现狭窄的环形间隙。图 5-15(a) 是上述问题的一个示例，图 5-15(b) 则减小了围绕轴的环形间隙，并同时保证了封口周围

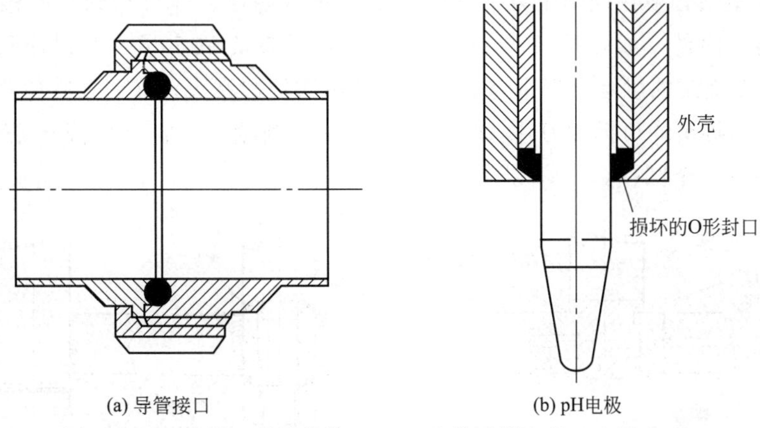

图 5-14　O 形封口在导管接口（a）和传感器中的卫生用法（b）

留有足够的空间。因为动态封口仍然允许一些微生物通过，所以在无菌设备中禁止使用这种设计。作为替代，可以使用襄形膜板来隔离封口和产品。如果不允许使用襄形膜板（比如转动密封），则必须使用双重水封。封口中间的空隙必须充满抗菌液（热水、蒸汽或抗菌剂溶液）或无菌水。

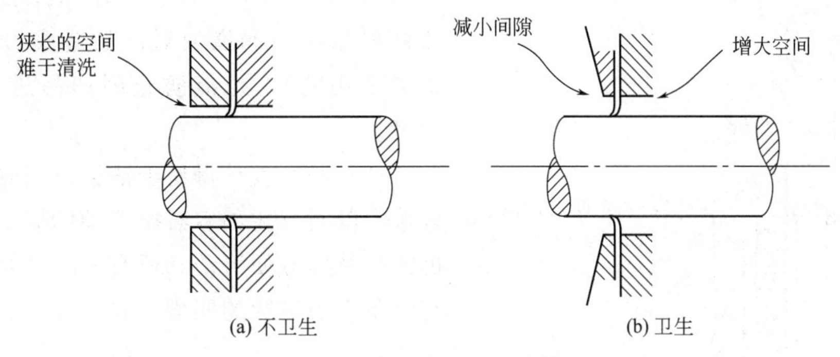

图 5-15　动态封口的卫生设计

5.4.4.4 软管

软管经常用来连接工艺管线（如填料机的可动装料头）的移动和静止部分。图 5-16 显示了按照传统方法安装而产生的不可清洁缝隙和不产生缝隙的正确安装方法。

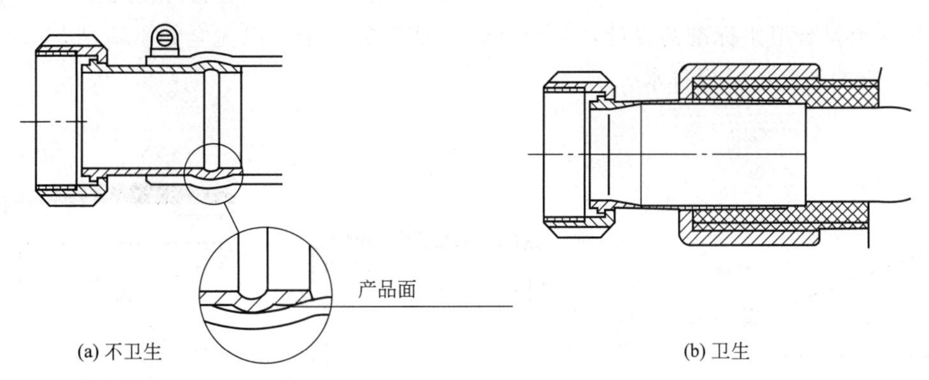

图 5-16　不卫生以及卫生的软管连接方式

5.4.4.5 轴端

搅拌器、均质器、混合器或铣刀等设备可能会产生相当大的风险。必须禁止由金属对金属的触点产生的裂隙和凹槽内的死角。如果使用黏合剂来黏合金属，黏合剂和黏合产生的构件必须遵守固定接点的规则。毂、螺母和联结轴必须在控制压力下仔细密封。角（如毂、螺母等的）应做成圆角并且水平倾斜。为避免螺旋结合，附件（如刀刃）应该焊接在毂上。图 5-17 展示了一些刀片附件的设计方法。图 5-17(a) 使用的金属对金属的触点会产生缝隙，还用了暴露的螺钉头，这两处败笔都会容纳微生物；图 5-17(b) 设计的带密封接头的可拆卸刀片（附加一个封口、圆帽、结合点）符合卫生要求；图 5-17(c) 设计的焊接刀片附件有一个圆帽，很容易清洁。

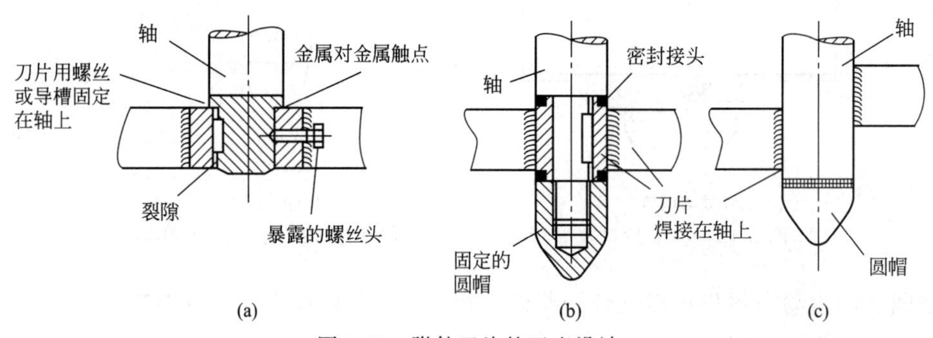

图 5-17　附件刀片的卫生设计

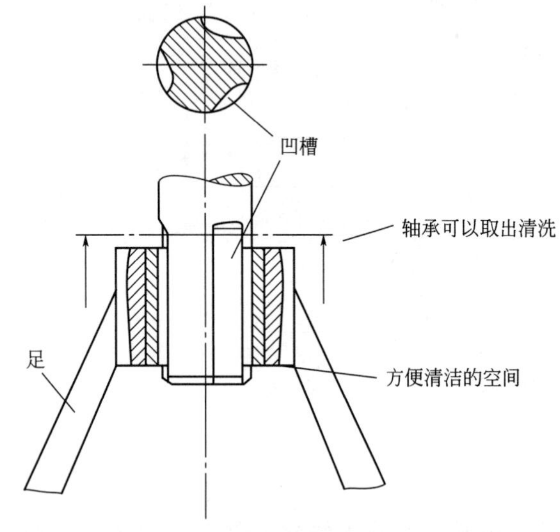

图 5-18　底部轴承的卫生设计（轴的截面）

轴承应该尽可能设计在产品接触区域的外面，这样可以防止润滑油对产品造成污染（除非润滑油是可食用的），也能防止因产品进入轴承而造成的故障。

轴封必须设计得易于清洁。当轴承位于产品接触区域内部时（比如容器搅拌轴的底部轴承）应该可以拆卸，从而方便清洁。还有一点很重要，套筒上应该有一条上下贯穿的凹槽，方便清洁液通过（图 5-18）。

5.4.4.6　门、盖子和面板

门、盖子和面板的设计应注意防止污垢的进入和积累。它们的外面应该是斜面，而且容易拆下清洁。图 5-19 展示了一个用来保护产品的容器盖子的设计，是如何积累污垢，并在打开时污染产品的。

图 5-20 是一个符合卫生标准的设计，其中（a）、（b）的盖子可以完全卸下清洁，（c）不能拆卸的盖子必须具有一定的斜面以方便排水。

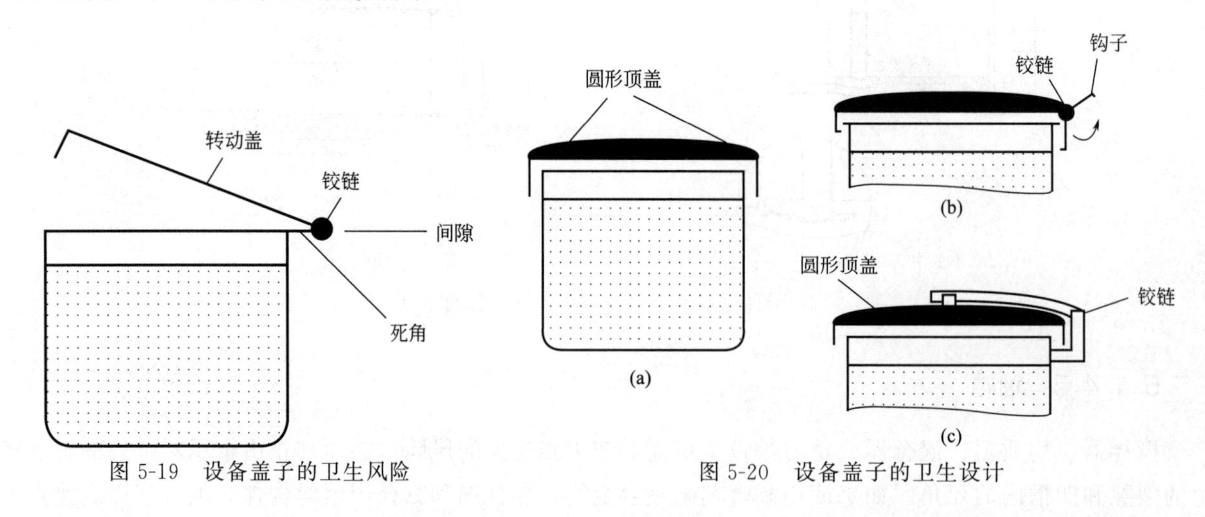

图 5-19　设备盖子的卫生风险

图 5-20　设备盖子的卫生设计

如果使用铰链盖子，铰链必须可拆除或者易于清洗，并且要求能够防止积累产品、灰尘和异物（包括昆虫）。透过或附加在盖子上的管道、工具应该焊接在盖子上，或者仔细封口。图 5-21 展示了盖子正确（b）和错误的（a）安装方法。在盖子盖上时，(a) 中会产生一个锐角，不易清洁；(b) 的设计可以防止这个问题。在生产中除非特别必要，箱体不应被打开。

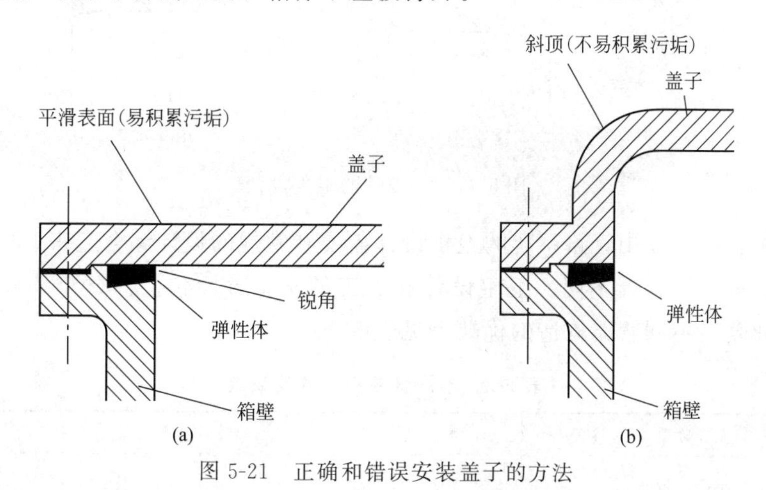

图 5-21　正确和错误安装盖子的方法

5.4.4.7　外缘

产品设备的外缘设计（即容器、滑道盒子）必须避免产品有可能产生聚集，或者是难以清洗的地方（图 5-22）。

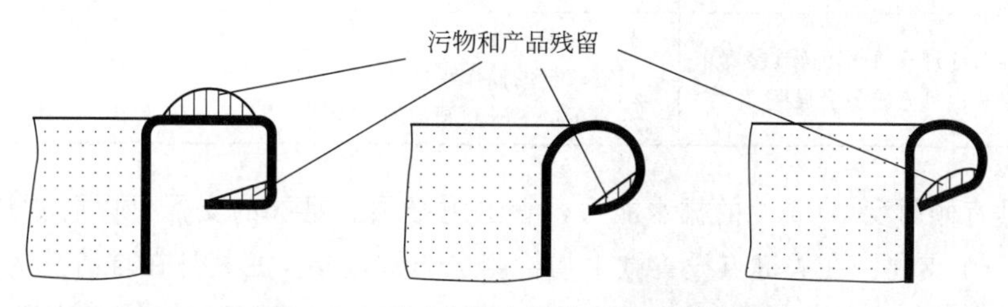

图 5-22　不卫生的产品设备的外缘设计

开放的顶部外缘必须设计成圆形的或是倾斜的，以避免液体残留（图 5-23）。

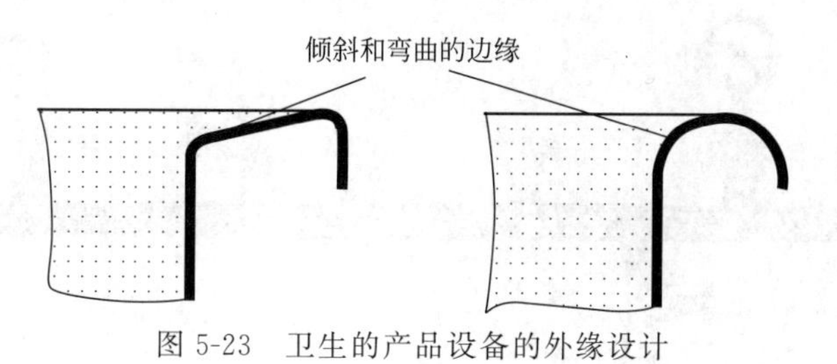

图 5-23　卫生的产品设备的外缘设计

5.4.4.8　传输带

不可拆卸的传输带表面和盖子会有污垢堆积并且不易清理。转动的枢纽同样会产生裂缝并且不容易清理，如图 5-24(a) 所示。因此，方便清洁、盖子可分离的设计更有优越性，如图 5-24(b) 所示。

5.4.5　设备连接系统

在食品加工设备中，管路系统对于每个加工单元中流体的运输是必需的，比如原材料的接收，在搅拌槽中的储存、发酵、热处理、装罐。管路系统中典型的部件是管道（管子、弯管、T 形部件）、管道

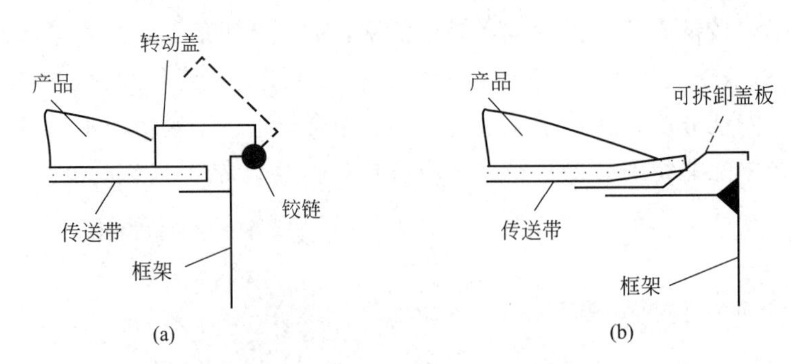

图 5-24　传输带的卫生设计

连接件、阀门和泵。食品工业中管路系统的卫生设计需要和常规的设计综合起来，以保证食品加工过程的安全性，这与一贯的工厂设计不同。卫生设计和加工的基本方面包括：材料和表面的卫生、排水能力、清洁度、避免死角。不同管路构造的优缺点见表 5-2。

表 5-2　不同管路构造的优缺点

管路构造	特点	优缺点
独立的管道	每个容器都有自己的管路连接容器灵活使用不受限制	高度的灵活性 繁琐的操作过程只需较少的程序设计 需要大量的管子和阀门
管道组	容器被聚集在一起每组一次完成一道程序	灵活性受到限制 需要重复设计程序次序 在两组之间采用交互的操作程序可以避免这种限制 需较少的管子和阀门的数量
交叉管道	容器通过三通阀矩阵连接起来每组一次可完成多个程序	高度的灵活性 只需较少的操作程序设计 需较少的管子和阀门的数量

管路系统应具有倾斜度 1∶100 的排水能力，管道组必须有足够的支撑，以防管道下沉变形。建议每隔 3～4m 安装一个支柱。在关键点设置微生物检测也非常重要，尤其是在难清洗的部位。

管路系统的卫生设计必须保证在清洗过程中，产品接触到的区域都能够被清洗到。在加工线安装阀门和设备时使用 T 形部件仍然是较常见的（图 5-25）。

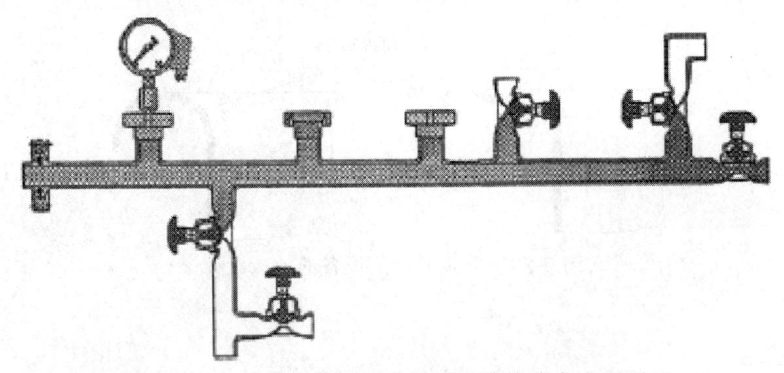
图 5-25　T 形部件的不卫生使用导致管路中出现死区

卫生设计不应有凹槽装置，以避免造成隐藏的微生物残留（图 5-26）。

另外，凹槽、圆顶盖、润滑油槽、小凹痕、裂缝、缺口、尖角或螺纹都会影响清洗的效率。

为了保证清洁率，小于 135°的内拐角处管道的最小半径应该是 3.0mm。更小的半径需要做出谨慎的估计，以保证在 CIP（就地清洗系统）过程中，这些部分能被充分地清洗到。所有的边缘处都应采用倒角。要尽可能地避免螺纹暴露。如果必须要暴露则应适当采取遮蔽措施，或者是采用被证明在常规

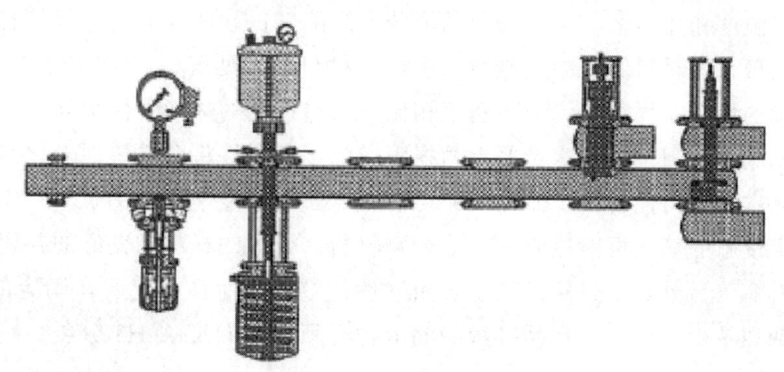

图 5-26 卫生的设计避免管路中出现死区

CIP 过程中能清洗到的开放型设计，以防止产品的进入。同样，弹簧接触产品的地方，必须使用开路线圈型弹簧安装在设备上，保证在普通 CIP 过程中清洗液能够容易进入。

5.4.5.1 管道连接

管道连接是设计的一个重要方面，要求易于维修保养、装拆方便、有较大的韧性。卫生的管道连接的基本要求包括：可靠的严密性，避免细菌进入；易清洗；机械强度；方便操作保养。

管道连接应按 DIN11846 标准设计（图 5-27）。典型的连接就是两块金属部分被焊接在管道上，中间有一个聚合物垫圈。两个金属部分主要是通过法兰螺丝钉、V 形夹钳或螺纹螺母连接在一起的。管道连接的关键设计参数在表 5-3 列出。

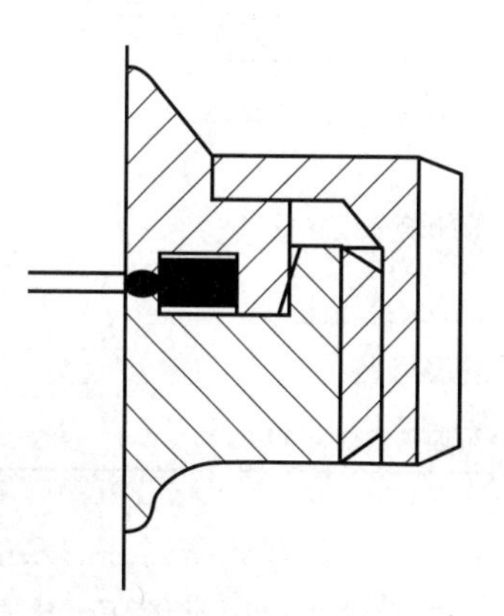

图 5-27 卫生的管道接口设计（DIN11846）

表 5-3 管道连接设计中的关键设计参数

关键设计参数	建议
弹性垫圈材料	使用人造垫圈肖氏硬度 70°(shore-A)
表面粗糙程度	金属表面 $Ra \leqslant 0.8\mu m$；垫圈表面尽量光滑
接触压力	最小 $1.5N/mm^2$，最大 $2.5N/mm^2$
产品接触表面的孔隙	金属部分：不存在孔隙；垫圈：不存在大于 $1\mu m$ 的孔隙
摩擦力	避免在压缩机里流动
人造橡胶的热膨胀率＝15×不锈钢的热膨胀率	减少人造橡胶的体积；提供双向膨胀的可能性
不可压缩但可变形的橡胶	考虑容纳变形的空间
在产品一侧的垫圈凹口	最大 0.2mm
在产品一侧的垫圈凸起	最大 0.2mm
人造橡胶的压力	避免张应力；最小压缩量 20%～25%
公差	临界区；半个法兰接头的位置；垫圈的压缩——内径
密封圈表面损害	保护表面避免受到损坏

5.4.5.2 密封件

对于零件间的紧密连接，密封件是不可缺少的。对于密封件的一般要求是：①能承受处理时的温度和压力；②能承受蒸汽灭菌；③与制造的原材料兼容以及能抵抗产品和清洁、消毒所用的化学药品；

④在上面提及的所有温度和压力情况下对细菌的屏蔽或阻隔性；⑤能有大约一年的有效寿命。

密封件通常是用聚合物材料做成的。典型的密封件材料描述见表5-4。使用合适的材料和为放置密封件的部分提供正确的设计一样重要。和不锈钢相比，人造橡胶的热膨胀性很高。如果在封闭系统的设计时不适当考虑热膨胀，密封件可能遭受严重的损害。除了密封件将会更快地老化而且变得不适用于有效的清洁处理之外，它们还可能折断，而且产品可能被人造橡胶材料的碎片污染。食品、CIP（就地清洗）的清洗液和卫生设施的蒸汽可能溶解一些聚合物材料。合适的材料和良好的封闭系统设计能很大程度地提高密封件的寿命。另外，密封件必须是具耐磨性的零件，而且一定要在固定的周期里替换使用。密封件也需要润滑油和减少摩擦。与食品接触的润滑物必须遵从USDA H1分类。

表5-4　密封件原料的性质和使用

原料	性质和使用
EPDM(三元乙丙橡胶)	一般用途的材料；对CIP溶液和蒸汽具有良好的抗性；不适用于较高脂肪含量的产品，尤其是包含矿物油/脂肪的产品
HNBR人造橡胶	一般用途的材料；抗脂肪、碱液和蒸汽；有足够的机械强度，防止出现磨损和裂缝；压缩形变不如MVQ和EPDM
MVQ(硅)橡胶	适用于含脂产品；良好的压缩形变，尤其在低温情况下；对热酸的抗性有限
FPM橡胶	对热水、蒸汽和热酸的抗性有限
聚四氟乙烯(PTFE)	普通抗性；必须用回弹性弹簧以支撑触点压力

除材料外，密封件的效能还取决于密封面的封闭情况。表面粗糙程度的最大值为$Ra=0.8\mu m$。密封件须强加在用足够压力密封的零件上面。压力程度取决于密封件的弹性性能。例如，当使用一个70°肖氏A硬度的人造橡胶时，需要$1.5N/mm^2$的最小触点压力。当人造橡胶垫圈被压缩为原始厚度的15%时可获得触点压力。推荐将压缩率控制在20%～25%以达到可接受的水平。此外，密封件的形状和设计也很重要。当拉伸应力过大或垫片因几何形状不同而导致压差过大时，密封件都有可能会出现裂缝。这通常发生在锋利的转角处。如果这些角落做成倒角，将高压到低压的过渡变慢，可以防止裂纹的扩大。

值得注意的是，密封件的设计也需考虑人造橡胶的热膨胀性高于不锈钢。如果密封件没扩张的空间，温度的升高将导致人造橡胶变形和突出。理论上，当温度降低时，人造橡胶将会恢复到原始位置，但在实践中，由于温度和人造橡胶延伸变形，在摩擦力的影响和弹性性能损失下，这种形变的回复会随时间而降低。突出的人造橡胶将会吸附污染物或折断，从而污染产品。因此，必须控制暴露在产品处的垫圈区域尽可能小。合适的垫圈设计的主要特征是：①产品接触面的最大变形度是20%；②垫圈的功能部位最小程度地受热膨胀的影响；③垫圈的小部分暴露在产品处；④轴肩的处理使垫圈具有一定硬度（同样使得垫圈的小部分功能部位能往两个方向展开）。

5.4.5.3　阀门

每个加工设备都需安装阀门。根据系统的大小，一个运输液体的管道设备能有数百甚至数以千计的阀门。在加工设备或车间中阀门具有许多功能：关闭、打开管道，切换，控制和在过度或不足的压力或者管道交叉点处不兼容介质情况出现时作保护作用。

(1) 阀门的一般主要卫生要求

① 清洁度：所有与产品接触的表面必须清洁，特别注意支座和密封件。

② 表面：表面粗糙度对清洁度有很大影响。表面粗糙度越高，所需的清洁时间也越长。原则上，产品接触面的处理会导致粗糙度$Ra\leqslant 0.8\mu m$。一个较粗糙的表面在某些情况下可被接受，但是必须清楚地详细说明偏离的表面粗糙度（例如，在饮料产业中，表面粗糙度$Ra=1.6\mu m$通常是可以接受的）。

③ 材料：阀门（包括静态和动态的密封件）的材料，必须符合已实施的工序。

④ 几何结构：阀门设计必须确保在与产品接触的所有空间中都有充足的液体交换。除了在生产和清洁处理时的液体交换外，液体流过时气泡不留在阀门中也是很重要的。因此，在产品区域、凹点、裂缝和间隙处，应该避免有锐利的边缘、螺线和死角。如果不能够避免死角，则需尽可能地将其缩短，并使之可被清洗到。如果清洁度取决于某个特定的程序（如 CIP 的流程方向），则必须清楚地指出这个程序。

⑤ 排水能力：至少有一个安装部位（无需拆除的）中，有能够完全将污水排出沟外的阀门。

⑥ 密封件：一个阀门的密封件的数量应该尽可能地少。必须采取措施来确保在所有的情况下密封材料的变形特性是可控制的。密封件变形太少同变形过多一样，都是不利的。

⑦ 弹簧：应该避免弹簧与产品接触。当弹簧与产品接触时，它们必须是最小范围的表面接触。

⑧ 泄漏检查：阀门的设计应该提供内部泄漏的快速外观检测，如通过隔膜阀和防混阀。除此之外，液体一定流到产品区域。

⑨ 外表面：阀门的外表面应易于清洗。

⑩ 说明书：应该注释关于阀门的安装、操作、清洁和维护的全面资料和建议。

⑪ 微生物的不透性：对于无菌性应用，与产品接触的动态密封的移动轴必须包括一个环境和产品之间的屏障，以避免微生物的入侵。密封件的双重配置最好设计为两个密封件的距离超过轴的冲程。如果不是这种情形，必须证明能够防止微生物入侵。对于无菌性应用，阀门的移动轴最好通过隔膜或波纹管与产品分离。

（2）特殊阀门的需求类型

① 隔膜阀和波纹管阀：通过大气的排出口或一个特定的检测泄漏系统可检测出渗漏。

② 旋塞阀：旋塞阀不适合 CIP。使用说明必须明确说明清洁时需拆除旋塞阀。

③ 减压阀：这些阀门一定能自动排水到出口，以避免产品残渣的堆积。

④ 球阀：球端、遮蔽物和表面之间的区域一定是可清洁的。CIP 一般不用传统的球阀门。如果 CIP 使用需要，球端、遮蔽物和表面之间的区域一定要完全与 CIP 流程结合。

⑤ 防混阀：防混阀被定义为在产品线中能形成一个独立的特殊区域，该区域能安全地排出产品和不相容的液体。该特定区域必须能排空到大气中，可清洁，且必须设计成泄漏不会导致压力积聚。

5.5 卫生设计的验证

食品生产加工设备的设计在卫生方面常常需要验证。原因包括；①证明其符合食品卫生方面的法律、法规或规范的要求；②设备制造者用于检查设计的质量及其制造过程；③确保满足购买合同要求；④确定新的或改良后的设计不会与卫生学的设计标准相冲突。

验证的性质由下述因素决定：①设备的复杂性；②是开放式的加工设备（如传送带）还是封闭式的设备（如热传导）；③是用于食品生产加工过程的清洁过程前，还是清洁过程中，还是用于处理包装密封前的食物。

对于开放式、不是处理净化好的产品的设备的验证方法比较简单。过程如下：①通过对二维或三维设计图的检查来验证其是否遵循卫生学设计原则；②检查设备本身，包括必要时拆开它；③检查制造设备的材料是否满足卫生设计标准的要求。

对于一些开放式的设备，上述验证方法也许是足够的，但是，对于更加复杂的设备，尤其是隐蔽地处理已净化好的产品的设备来说需要更加全面的验证。食品企业中，最常见的卫生效果的验证有下述四种：①巴氏杀菌效果的验证；②高温杀菌效果的验证；③防止微生物污染的能力验证；④清洗效果的验证。

本章小结

加工食品的设施和建筑的卫生设计是保证良好卫生操作规范有效实施的基本条件。在卫生设计过程中，首先需要选择无环境污染（如空气污染、害虫污染和致病性微生物污染）的场所。工厂的设计必须具备合理的给排水系统，合乎卫生要求的车间设计，尽量减少来自环境的污染。各种食品加工设备都必须具有光滑、无渗透性的表面以防止害虫侵入。还要考虑设备的结构、材料及对设备进行风险评估、验证，而且设备布局要合理。在加工生产中还应注意成品不得与原料或半成品接触。

思考题

1. 在选择食品加工企业的厂址时，必须考虑哪些问题？
2. 设备设计中风险评估的意义是什么？
3. 食品生产企业门窗和墙壁有哪些要求？
4. 食品生产卫生设计的意义是什么？
5. 设备的卫生设计的基本原则有哪些？

6

食品卫生的控制与监测

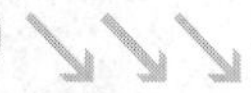

1. 生物被膜的形成与控制。
2. 清洗与消毒的方法、原理。
3. 食品直接接触面的卫生监测。
4. 空气卫生的监测。
5. 加工用水的卫生监测。
6. 卫生监测的技术。

6.1 清洗消毒基本原理与基本程序

6.1.1 生物被膜的形成与控制特点

生物被膜（biofilm）是微生物适应环境而形成有利于生存的特殊生长状态。在我国，生物被膜也被翻译成细菌生物膜或菌膜，是指细菌黏附于接触材料表面，分泌多糖基质（EPS）、纤维蛋白、脂质蛋白、DNA 等物质，并将自身包裹其中而形成的大量细菌聚集膜状物。其中，EPS 通常指的是多糖蛋白复合物，也包括由周边环境沉积的有机物和无机物等。此外，生物被膜中可能还含有细菌分泌的大分子多聚物、吸附的营养物质、代谢产物、菌体裂解产物等。

生物被膜是微生物的一种生存策略。尤其是当营养物质匮乏时，微生物便会黏附于含有有机物质的加工设备表面，形成生物被膜。在生物被膜内部的菌体被厚实的 EPS 包裹，不断地从外界获取养分和氧气，维持生命活动；内部深层的菌体，则会因为代谢率较低，处于一种休眠状态，不进行频繁的细胞分裂，因而对外界环境变化不敏感，抗性更强。随着研究的推进，部分科学家提出，浮游态微生物可能仅是微生物生长与繁殖过程的一种过渡态，而微生物的主要生存模式是以生物被膜态呈现在自然界中。

6.1.1.1 生物被膜的形成过程

生物被膜的形成是一个动态过程，生物被膜态的菌体在各阶段具有不同的生理生化特性。如图 6-1 所示，大致上可将该过程分为三大阶段，包括细菌黏附（对应 A 和 B）、生物被膜发展（对应 C）和成熟（对应 D 和 E）阶段。

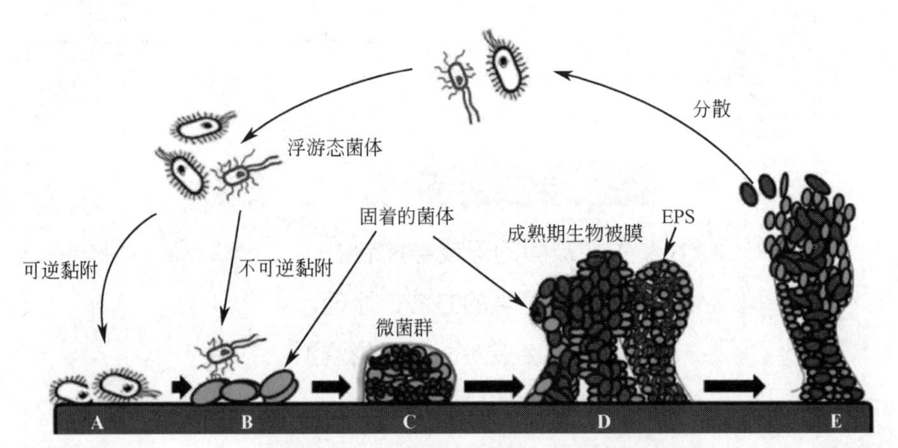

图 6-1 生物被膜的形成过程

(1) 细菌黏附阶段

细菌在接触表面的黏附是细菌形成生物被膜的第一步。这种黏附作用主要是细菌表面特定的黏附素蛋白识别接触表面受体的结果，因此具有选择性和特异性。接触表面的蛋白、糖蛋白和糖脂常可作为受体，选择性地吸附特定种类的细菌。细菌黏附于表面可免于被流体带到不利于其生长的环境。细菌在接触表面的黏附分为两个阶段：可逆黏附（对应图 6-1A）和不可逆黏附（对应图 6-1B）。细菌细胞和培养基之间开始微弱的相互反应称为可逆黏附阶段，影响可逆黏附阶段的相互作用力有范德华力、静电力、疏水作用等，在该阶段很容易被冲洗除去。细菌的不可逆黏附阶段是形成生物被膜的至关重要的第二阶段，相互之间的排斥力抑制了细胞直接接触表面，但是细胞通过它的附属肢体如鞭毛、纤毛、毛发、胞外多聚糖纤维到达接触表面。在这个阶段，除去黏附的细胞需要较强的作用力（如擦洗、打碎等）。在细菌黏附阶段，由于缺乏成熟的生物被膜结构保护，细菌的抗性不强，因此，此时杀菌剂的杀菌效果相对较好。

(2) 生物被膜发展阶段

细菌黏附到表面后，即调整其基因表达，在生长繁殖的同时分泌大量EPS。EPS可黏结单个细菌而形成细菌团块，称为微菌群（对应图6-1C）。大量微菌群使生物被膜加厚，因此，EPS分子的产生对生物被膜结构的发展十分重要。在微菌群阶段，除观察到EPS合成量增加外，细菌对杀菌剂的抗性也有所提高。另外，还伴有诸如增加对紫外线的抗性、遗传交换效率、降解大分子物质的能力以及增加二级代谢产物的产率等特性的改变。生物被膜的这些变化是细菌为适应自然环境而采取的生存策略，也正是由于生物被膜态细菌的这些特性，为食品加工业中带来了源源不断的食品安全问题。

(3) 生物被膜成熟阶段

生物被膜成熟期（对应图6-1D）形成高度有组织的结构，利用激光共聚焦显微镜（CLSM）观察到成熟生物被膜结构是不均匀的，即具有不均质性。由于大多数EPS带负电荷，可从周围环境中吸引各种有机物和无机物，所以不同细菌及不同环境下细菌生物被膜形态有所不同，如铜绿假单胞菌表面形成一种柔韧的、有一定厚度的并突向介质内的多糖蛋白复合物；克雷伯氏杆菌的多糖复合物则僵硬地且均匀完整地分布于细菌表面。

处于成熟期的生物被膜是由类似蘑菇形状的微菌落组成的，在这些微菌落之间围绕着输水通道，这些通道足以让细菌生长需要的营养物质进入生物被膜的深层，代谢产物和废物也可由此通道排出。用CLSM对生长在生物被膜中的铜绿假单胞菌做端面图像扫描，可观察到生物被膜由不同片状物组成。这些结构呈特殊排列，生物被膜高度亲水，游离端结构由73%～98%的胞外物质和空隙组成，这种结构也被形容为生物被膜“建筑物”。

在形成完全成熟的生物被膜之后，如果遇到合适的生长环境，成熟的生物被膜通过分散作用（对应图6-1E），将内部菌体分散至环境中，寻找新的落脚点以形成新的生物被膜结构。因此，生物被膜的生长是一个循环往复的过程，这也是生物被膜可持续造成生物污染的重要原因。

6.1.1.2 形成的因素及其机制

(1) 细菌自身特性

细菌以其菌毛通过非特异性的电引力或疏水作用与生物材料表面相结合是开始形成生物被膜的重要原因之一。在显微镜下可以观察到细菌表现出一种不可忽略的布朗运动，平均速度约40μm/h，这种运动可以解释小细菌在静止时与界面发生的随机作用，还能够解释细菌穿越没有对流的扩散层的事实。细菌通过菌毛等在宿主表面的黏附是其形成生物被膜的第一步。这种黏附作用主要是细菌表面特定的黏附素蛋白识别宿主表面受体的结果，因此具有选择性和特异性。宿主组织表面的蛋白质、糖蛋白和糖脂常可作为受体，选择性吸附特定种类的细菌，使其免于被流体带到不利于其生长的环境。细菌在异物表面具有黏附性，这种黏附性及结合的牢固程度与细菌表面的生化特性及惰性或活性表面的理化特性有关。

(2) 宿主的表面特性

细菌一般不在液体中形成生物被膜，但当含有营养成分的液体被细菌污染后，液体流经的物体表面（有无生物活性均可）就可以形成生物被膜。细胞沉积在固体表面以后，特殊的细胞表面结构（小纤维和聚合体）会将细胞与固体表面牢固地连接在一起。因此，附着材料表面的粗糙度与生物被膜的形成密切相关，表面越粗糙越有利于细菌的黏附，可促进生物被膜的形成；反之，表面越光滑，黏附难以发生，不利于生物被膜的形成。此外，附着材料表面的化学组成、临界张力、表面能、亲水/疏水性、表面电荷等对细菌黏附的影响也比较大。以上因素均决定了血浆蛋白吸附种类，而这些蛋白质是决定细菌黏附的重要因素。附着材料表面有许多能与细菌细胞分子和元素发生作用的结合位点，细菌通常黏附到有趋向浓缩营养物和表面产生刺激增生的自由能所在部位。前期研究表明，使用聚氨甲酸乙酯接枝其他亲水性材料，使聚氨甲酸乙酯表面呈亲水性，细菌黏附现象明显减少。

6.1.1.3 生物被膜控制的重点与难点

生物被膜已被证实在自然界、工业生产环境（尤其是食品工业和废水处理工业）、人和动物体内外广泛存在。食品输送管路、储罐、传送带等食品接触材料表面，食品工厂厂房的墙壁、天花板、地面等食品加工环境中均存在生物被膜。一旦生物被膜在以上部位形成，便会给食品企业带来巨大的经济损失，严重影响食品的安全性。处于生物被膜态的微生物对化学杀菌剂耐药性强，对热杀菌耐受性强，对环境变化不敏感，在食品加工和保藏过程中易于成为微生物污染源，为食品安全带来极大隐患。

作为潜在的污染源，食源性病原菌生物被膜可能引发食品污染或者食源性疾病的传播。实验证明，即使经过符合良好生产规范（GMP）的清洗和卫生操作，微生物仍能在设备表面残余。生物被膜中的细菌对各种消毒剂、清洗剂、加热、光照、干燥等不利环境的耐受性均较强。除此之外，加工设备材料也会显著影响生物被膜的形成。在清洗的过程中，病原菌的散播会产生空气悬浮微粒，并附着在加工设备材料表面，尤其是在一些不易清洗的地方形成生物被膜，包括裂纹、拐角处、垫圈、管道连接处等。生物被膜的存在会产生加工后的污染，缩短产品货架期。

6.1.2 污物的特性

污物是处于不适当位置的物质，通常由污垢、灰尘、有机物质组成。食品经营和加工设施中有时可能引入有机物。例如，切割板上的脂肪沉积物、移动传送带上的润滑油沉积物以及沉积在加工设备上的其他有机物。

灰尘是细干而成粉末的土或其他物质的粉粒，被化为微细部分的某物的细粉末。灰尘颗粒的直径一般在百分之一毫米到几百分之一毫米之间。一般堆积的灰尘可以通过物理清洗方法去除，而食品厂中的灰尘由于沾染了有机物成为油污，故可归结入有机油污，采用有机油污的处理方法进行清洗。

根据污垢的化学组成可以将其分为无机污垢和有机污垢。无机污垢主要是矿物盐、金属或非金属的氧化物和水化物。有机污垢主要包括脂肪、蛋白质、糖类或其他有机化合物。

根据去除污物的清洗方法，将其分成以下几类：

① 溶于不含清洗剂的水（或其他溶剂）中的污物。这类污物能溶解在自来水和其他不含清洗剂的溶剂中，具体包括无机盐、糖、淀粉和矿物质。通常处理这类污物不存在任何技术问题，因为将它们除去仅仅是一种溶解行为。

② 溶于含增溶剂或清洗剂溶液中的污物。酸溶性污物可溶解在 $pH<7.0$ 的酸性溶液中。这类沉积物包括三氧化二铁（铁锈）、碳酸锌、草酸钙、金属氧化物、不锈钢膜层、水垢（由各种碱性清洗剂与不具有碳酸硬度水中化学成分之间的反应而形成的沉淀物）、硬水水垢（碳酸钙和碳酸镁）以及奶垢（加热时水垢和牛奶表层发生相互作用，在金属表面形成的沉淀）。碱溶性污物可溶于 $pH>7.0$ 的介质中。脂肪酸、血液、蛋白质和其他有机沉积物在碱性溶液中可溶。在碱性条件下，脂类和碱反应生成肥皂（这一反应称为皂化）。肥皂是可溶的，能作为残留污物的增溶剂和分散剂。

③ 不溶于清洗剂的污物。这类污物不溶于常用清洗液中，必须使其从吸附表面上散开，然后悬浮在清洗介质中。

污物的分类还取决于清除污物时所使用的清洗剂类型，对某种清洗剂而言，它属于某一类，但对另一种清洗剂而言，它可能属于另一类。例如，在使用水相清洗体系时，糖能溶于水，但在干洗工业上采用有机溶剂时，糖是不可溶的，因此它就属于另一类了。选择合适的溶剂和正确的清洗剂在去除污物时是很重要的。表 6-1 总结了各种污物的溶解特性。无机类污物可以进一步分类。酸性清洗剂最适于清除无机沉积物。碱性清洗剂在清除有机沉积物时更有效。如果将它们细分，很容易确定每种污物的特性和最有效的清洗剂。表 6-2 列出了污物亚类的分类，并列举了一些沉积物的例子。

表 6-1 各种污物的溶解特性

污物的种类	溶解特性	去除难易程度	加热时表面发生的变化
单价盐	溶于水、酸	易到难	与难去除的其他组分相互作用
糖	溶于水	易	焦糖化，且难以去除
脂类	不溶于水，溶于碱	难	发生聚合且难以去除
蛋白质	不溶于水，微溶于酸，溶于碱	很难	发生变性而且极难去除

表 6-2 污物沉积物的分类

污物种类	污物亚类	沉积物实例
无机污物	硬水沉积物 金属沉积物 碱性沉积物	碳酸钙和碳酸镁 普通的铁锈，其他氧化物 使用碱性清洗剂后因不进行适当冲洗而留下的膜层
有机污物	食品沉积物 石油沉积物 非石油沉积物	食物残留 润滑油、工业润滑脂和其他润滑产品 动物脂和植物油

就本质而言，污物沉积物的特性很复杂。如果出现有机污物被无机污物沉积覆盖或相反情形时，其特性就更加复杂。因此，为了最有效地除去污物沉积，正确鉴定沉积物的种类和使用最有效清洗剂或合成化合物是很重要的。有时，为了除去无机和有机沉积混合物，不得不采用含有一种以上清洗剂的两步清洗程序。

污物的表面吸附性能受其化学和物理性质的影响，例如，表面张力、润湿能力以及与吸附表面的化学反应性；物理特性包括颗粒大小、形状和密度。有些污物靠黏附力或分散力附着于表面。有些污物与被吸附颗粒的表面活性部位结合。表面活性剂可降低二者之间的吸附力，因为表面活性剂能降低污物的表面能，从而削弱污物和吸附表面之间的结合。

污物的物理特性也会影响其吸附强度。吸附强度与环境湿度和污物与表面的接触时间直接相关。此外吸附力还取决于污物的几何形状、颗粒大小、物体表面不规则程度和增塑性。不规则表面和裂缝中的机械截留使污物在设备和其他表面沉积下来。

6.1.3 清洗原理与清洗剂

对食品企业而言，从物体上清除污物的过程统称为清洗。清洗是为了：①除去有利于微生物生长的物质，减少病原体污染食品的机会；②除去可能导致异物污染或可能为有害物提供食物或庇护所的材料；③除去离开生产线的食品原材料，这些原材料可能会变质和/或在后序生产过程中污染产品；④延长设备的寿命，并防止其表面的损害；⑤为员工提供一个安全和洁净的工作环境；⑥给参观者展现一个良好的形象。

6.1.3.1 清洗的原理

清洗体系的关键要素是物体和污物，而要想完成清洗必然需要一种作用力使污物脱离物体，同时还必须在特定的介质中实现这种分离。因此，一个清洗体系包括 4 个要素——清洗物体、污物、清洗的介质及清洗作用力。

(1) 清洗物体

了解清洗物体的性质，特别是其表面物理、化学性质对清洗方法的选择是十分重要的。食品企业清洗的物体，无外乎人（人员）、机（仪器）、料（检品、材料）、法（方法）、环（环境、通信）、测（质量检查和反馈）六要素，涉及的材料主要是人的手和皮肤、衣物、金属材料、玻璃、塑料、陶瓷和地砖。它们的主要性质特点见表 6-3。

表 6-3 主要清洗物体的性质

清洗物体	性质
员工的手和皮肤	皮肤组织对清洗剂浓度很敏感
衣物	无论是天然布料还是化学合成布料，食品企业中使用的工作服、帽就其主要成分而言主要是纤维素（羊毛、骆驼绒、丝绸等衣物主要成分是蛋白质）
金属材料	钢铁的耐酸腐蚀性较弱，耐碱腐蚀性较强，在强电解质溶液中易发生化学腐蚀
玻璃	玻璃不易被酸清洗剂腐蚀，玻璃中的二氧化硅易与碱清洗剂发生反应而被腐蚀，磷酸盐和金属离子螯合剂会使玻璃表面物理、化学性质不稳定
塑料	各种塑料会因热、机械外力、酸碱、有机溶剂等而引起损伤或性能改变
陶瓷和地砖	一般不耐碱洗、耐酸洗

卫生专管员应该充分熟悉食品设施中不同设备或区域内使用涂料的特性，并且应该知道哪些清洗用化学制品能与表面作用。如果企业内管理小组对清洗剂和表面材料的使用不熟悉，应该聘请相关顾问或清洗剂供应商提供技术帮助，包括推荐化学制品和卫生程序。

（2）污物

污垢的化学成分不同，所选用的清洗方法和清洗剂则不同。例如由于饮食习惯的差异，亚洲人餐具上的污垢以淀粉为主，而欧美人餐具上污垢以脂肪为主，因此有效的餐具清洗剂配方也有很大差别。一般情况，无机污垢常采用酸碱等常规化学清洗剂，而有机油污则经常利用氧化分解或乳化分散的方法清洗。

污物的清除分为三个步骤：

① 先将污物从材料表面或被清洗设备的表面分离。利用高压水、蒸汽、空气和洗气（（用于清洗的带有一定压力的空气）物理作用分离污物。此时加入的清洗剂使污物和表面完全润湿，能降低污物与表面的结合能，或可改变污物的化学性质将其从表面分离，或单纯利用机械作用将污物从表面剥离。而采用旨在除去表面重垢沉积物的高压喷雾方式，能降低结合力，同时提高节能效率。

② 将污物分散在清洗溶液中。分散是指用清洗溶液将污物稀释的过程。如果清洗介质保持足够的稀释度，而且污物在介质中的溶解量不超过最高限度，那么溶解在清洗溶液中的污物就可以分散开来。使用新鲜的清洗溶液能促进污物的分散。有些污物从清洗表面松散后不能溶解在清洗介质中，但最重要的是需要将污物变成更小的颗粒或微滴以便于将其从待清洗表面上除去。在实际操作中，通过搅动、高压水或洗气，提供机械能使污物分散成小颗粒以补充清洗剂的作用。清洗剂能降低活化能，它与机械能共同作用将污物变成小颗粒，并从表面分离。

③ 防止已经分散的污物重新沉积。及时将分散溶液从清洗表面除去，可减少重新沉积。表面活性剂吸附在污物颗粒表面使颗粒带有与其相同的电荷。由于带同种电荷的颗粒间的相互排斥作用，抑制了污物聚集成更大颗粒的趋势，同时覆盖着表面活性剂的颗粒和覆盖着表面活性剂的待清洗表面之间也存在同样的排斥作用，因此，可以将污物在表面的重新沉积减小到最低程度。

（3）清洗的介质

介质的存在很重要。清洗过程中如果没有介质的存在，清洗作用力不可能发挥其作用，同时介质的存在防止解离下来的污物再吸附。从固体表面清除污物的过程可以在液体和气体的环境中实现。在液体介质中进行的清洗称为湿式清洗，在气体介质中进行的清洗称为干式清洗。

食品企业的清洗通常都是湿式清洗，在溶液（如水、各种水溶液和有机溶剂等）中进行。

介质的选择要充分考虑介质的清洗作用力、输送能力和防止污物再吸附。例如超声波清洗工器具上的油性污物时，表面活性剂溶液这种介质的效果就优于清水。这是因为水这种介质对油性污物的分散作用力差，当超声波停止后，油性污物又会重新吸附在工器具上。

最常用的清洗介质为水。水作为清洗介质的主要作用包括：①漂洗，以除去大体积污物颗粒；②润湿或软化表面上必须除去的污物；③将清洗剂传送到待清洗区域；④使污物悬浮在介质中；⑤从清洗表面移去悬浮的污物；⑥漂洗以除去清洗区域内残留的清洗剂；⑦将消毒剂传送到清洗区域。

作为清洗介质的水必须符合一定的要求。一般要求水不含微生物，清澈、无色、无腐蚀性、无矿物质（常称为软水）。硬水中含有矿物质，可能会干扰某些清洗剂的作用，从而降低清洗效率（有些清洗剂与硬水的相互作用会产生相反的效果）。

空气主要用于除去包装材料、灰尘及其他不能用水作为介质的碎片。有机溶剂则主要用于除去润滑剂和其他类似的石油制品。

(4) 清洗作用力

清洗作用力根据目前的研究成果可归纳为下列6种：①溶解作用去污（如水和有机溶剂）；②化学反应作用去污（如酸、碱、盐、氧化剂、金属离子螯合剂，这类清洗剂称为化学清洗剂）；③表面活性作用去污（如阴离子、阳离子、非离子及两性离子表面活性剂，这类清洗剂称为表面活性剂）；④吸附作用去污（如活性炭）；⑤利用力、热、声、光、电等物理作用去污（如浸泡、擦洗、冲洗、真空清洗、超声波清洗、激光清洗）；⑥生化反应作用去污（如酶制剂及微生物）。根据上述清洗作用力的性质，可以将清洗分为化学清洗、物理清洗和生物清洗。清洗可以采用其中某一种方法，也可将几种方法结合起来。

6.1.3.2 清洗剂及其助剂的类型

清洗剂是用于清洗工作的化合物。例如，用于地面高压清洗和墙壁清洗、就地清洗（CIP）等工作。理想清洗剂必须具备经济、无毒、无腐蚀、不结块、不易染尘、易于测定或计量、易于完全溶解、贮藏稳定等特性。

清洗剂的主要作用是降低水的表面张力使污物移出并松散下来，成为悬浮的污物颗粒，同时立即将其冲走。在一个完整的清洗过程中，需要采用消毒剂以杀灭清洗中暴露出来的残余微生物。

食品工业常用的清洗方法有擦洗、冲洗、化学清洗剂清洗和表面活性剂清洗。

(1) 清洗剂类型

食品经营业和加工厂中，最常用的清洗剂类型如下：

① 碱性清洗剂　强碱性清洗剂具有很强的溶解能力和腐蚀性，主要有氢氧化钠（烧碱）等。清洗剂中加入硅酸盐可减弱腐蚀性，并提高其渗透和漂洗效果。其可以除去商业用炉和烟熏室中的重型污物，对于除去矿物质几乎无效。氢氧化钠具有很强的杀菌能力，蛋白质溶解性和反絮凝/乳化性质，因而适用于除去重型污物，不能作为手工清洗剂使用。

重垢型碱性清洗剂具有一定的溶解能力，一般有轻微的腐蚀性或者无腐蚀性，长时间与身体接触可能会除去皮肤上的必需油脂，使皮肤容易被感染。其种类主要有硅酸钠、六甲基磷酸钠、偏磷酸钠、碳酸钠和磷酸钠（良好的污物乳化能力，广为人知）。加入亚硫酸盐可以使镀锡表面少受腐蚀。重垢型碱性清洗剂可以与高压或其他机械化学系统一起使用，能有效去除油脂，但对于控制矿物质沉积物毫无作用。

中等碱性清洗剂主要用于手工清洗轻度污染区，包括重碳酸盐、倍半碳酸盐、焦磷酸四盐、磷酸调节剂（螯合剂）和烷基芳香基磺酸盐（表面活性剂）。其具有良好的水软化能力，但不能有效清除矿物质沉积物。

② 酸性清洗剂　酸性清洗剂主要用于去除表面结垢的物质和溶解矿物质沉积物，在去除因使用碱性清洗剂或其他清洗剂而形成的矿物质沉积物时特别有效。存在于水中的部分矿物质在加热到80℃以上时会沉积下来，黏附于金属表面形成锈或白垢。酸性清洗剂能与这些沉积物中的矿物质发生化学反应

使矿物质溶于水而易于去除。

强酸性清洗剂对混凝土、多数金属和植物都有腐蚀作用。有些清洗剂在加热时能产生腐蚀性有毒气体，吸入可引起肺部溃烂。在清洗操作中，用强酸性清洗剂去除蒸汽发生设备、锅炉和一些加工设备中的表面结壳物以及矿物质形成的污垢。如果溶液温度太高，矿物垢又重新沉积在清洗设备上，形成一层失去光泽或白色的膜。强酸性清洗剂主要包括盐酸、氢氟酸、氨基磺酸、硫酸和磷酸。硫酸和硝酸有腐蚀性，所以一般不用于手工清洗中。常利用一些腐蚀抑制剂来降低清洗剂的腐蚀性，例如，硝酸溶液的抑制剂为铬酸钾，盐酸的抑制剂为丁胺。磷酸和氢氟酸都能使某些金属清洁和光亮。氢氟酸会腐蚀不锈钢，而且使用时常产生氢气，操作比较危险。磷酸在美国清洗剂工业中使用广泛。相对来说，磷酸的腐蚀性较低，能与许多表面活性剂互溶，而且可用于手工和重垢清洗过程中。

中等酸性清洗剂具有中等程度的腐蚀性，可能导致过敏反应，伤害皮肤和眼睛。主要包括乙酰丙酸、羟基乙酸、乙酸和葡萄糖酸。

③ 次氯酸清洗剂　活性氯能降解蛋白质，并使其溶解，易于从污物表面去除。次氯酸清洗剂不具备贮存稳定性，制成后应尽快使用，不能放置太久以免失效。

④ 合成清洗剂　其主要成分所起的作用与肥皂一样——乳化油、脂、润滑油，但是其不发生形成凝结物的反应。肥皂的亲水末端在硬水中能形成凝结物，但合成清洗剂的亲水末端则没有这个特性。其原理为：合成清洗剂的有效性在于化学结构中的氢能降低溶液的表面张力，增强颗粒的润湿性，防止污物颗粒絮凝并促进其悬浮。

⑤ 碱性皂　皂类是脂肪酸和碱性化合物反应产生的羧酸碱性盐。大多数商业用皂由脂肪酸系列的月桂酸（C_{12}）到硬脂酸（C_{18}）、环烷酸、松香和单价碱（如 Na^+、K^+、NH_4^+）或铵盐制得。皂类在硬水中的清洗效果不佳，在酸性溶液中一般会失活，因此在工业清洗中用得并不多。

⑥ 酶类清洗剂　随着人们对有关细菌吸附知识的增加，在选择清洗剂时应优先考虑使用酶类清洗剂将污物分解成小碎片，同时破坏污物的吸附部位最终将其从表面去除。酶类清洗剂属于蛋白质一类，一般要求在不高于60℃的条件下使用。它们在降解蛋白质时，对蛋白质分子中的碱性侧基的作用力最大。这类清洗剂不含氯或磷，而且比含氯消毒剂的腐蚀性小，还能降低污水的 pH。但是其为液体清洗剂，需要安装喷射装置，同时还要设计一个两步活化程序。它们并不像含氯消毒剂那样适用于各种污物的清洗过程。

⑦ 溶剂清洗剂　主要是醚和乙醇类物质，用于清洗石油制品（如润滑油和润滑脂）所形成的污垢。

使用化学清洗剂（主要是酸性清洗剂）清洗金属材料时，要加入缓蚀剂及钝化剂等助剂。缓蚀剂能够在金属表面形成保护膜，以保证既能对污物进行溶解腐蚀，又能最大程度地减少对金属表面的腐蚀。主要的缓蚀剂有六亚甲基四胺、醛-胺缩聚物、硫脲及其衍生物、嘧啶及其衍生物。不同种类的酸应选择不同种类的缓蚀剂。

（2）清洗助剂

清洗助剂能保护敏感表面或提高化合物的清洗性能。常用的清洗助剂主要是螯合剂和表面活性剂。

① 螯合剂　螯合剂通过螯合作用与镁离子和钙离子络合形成新的化合物，从而有效降低与水硬度有关的成分形成污垢沉积物的作用。螯合剂由聚磷酸盐或有机胺衍生物组成。各种磷酸盐在热稳定性、润湿和漂洗能力、对水的调节能力、硬度及螯合能力等方面有所不同。

清洗剂由表面活性剂和增效助剂组成。增效助剂通过控制那些可能降低表面活性剂效能的清洗溶液的性质来提高清洗剂的清洗效果。一般认为磷酸盐是一种很好的助剂，尤其是在重垢型清洗剂中。磷酸盐在清洗剂中通过以下几方面发挥其作为增效助剂的作用：a. 增强润湿性，提高清洗剂的最终清洗效果；b. 在不产生危害的前提下，为有效清洗提供所必需的碱度；c. 由于具有缓冲能力，能保持清洗溶液所需的适当碱性；d. 通过降解作用，乳化油及润滑脂类形成的污垢，并最终使其离开需清洗的表面；e. 疏松污垢，防止污垢的悬浮物再次沉积到清洗表面上；f. 使矿物质保持溶解状态，避免其再沉积到待清洗物上，同时达到软化水质的效果；g.降低清洗表面的细菌数目。

某些聚磷酸盐具有一些特殊的性质，如焦磷酸钠具有非常好的缓冲能力、胶溶性质及有限的螯合能力。焦磷酸四钠，虽然不像高级磷酸盐那样具有螯合钙的能力，但在温度高于600℃和强碱性溶液中却非常稳定。

三聚磷酸钠和四聚磷酸钠螯合钙的能力优于焦磷酸钠，但是，当温度高于600℃或更高时，容易转变成正磷酸盐或焦磷酸盐而失效。六偏磷酸钠是一种有效的钙螯合剂，但它螯合镁的能力有限。无定形磷酸盐处于复杂的玻璃态，螯合钙的能力特别强。

有机螯合剂一般用于水质调节剂中，在螯合钙、镁和减少污垢聚集方面比磷酸盐更为有效。最常用的有机螯合试剂是乙二胺四乙酸盐。这种螯合剂在温度高于600℃以及长时间保存的溶液中都是稳定的。当pH值升高时，乙二胺四乙酸盐的螯合性能也随之提高。这类螯合剂也可用于机械润滑油的配料中。

② 表面活性剂　表面活性剂的作用就是帮助清洗剂和消毒剂移动到待清洗的表面上。尽管表面活性剂的主要功能是润湿、穿透，但是它的一些清洗特性，如乳化、抗絮凝、粒子悬浮，也有助于提高清洗效果。

由于表面活性剂具有多种性质，因此被划分在合成清洗剂中。对于助剂，根据它们的润湿性及其在溶液中的活性成分，将其划分为三类：a.阳离子表面活性剂，在溶液中能解离出带正电荷的离子，可作为优良的杀菌剂使用，但其去污性能不好；b.阴离子表面活性剂，在溶液中能解离并产生带负电荷的离子，可作为优良的清洗剂，但其杀菌作用不强；c.非离子表面活性剂，在溶液中不产生正离子或负离子，也不具有杀菌作用，但是其润湿和穿透性能却很优良。此外，两性离子表面活性剂，随溶液的pH值不同，可带正电荷或负电荷。

食品工业中使用的表面活性剂清洗剂，一般不是纯的表面活性剂，而是由化学洗涤剂、表面活性剂、洗涤助剂、添加剂组配而成。化学洗涤剂、表面活性剂的一起使用是为了更好地增加洗涤效果。洗涤助剂本身没有洗涤能力却可以使表面活性剂的洗涤能力得到提高。添加剂的作用则是除洗涤效果外再达到其他效果，如防腐剂、色素、荧光增白剂等。

(3) 擦洗剂

擦洗剂，又称为化学研磨剂，一般由惰性或温和的碱性物质制造而成。这些研磨剂常同各种肥皂一起使用，擦洗时用刷子或金属海绵状物作为工具。中性擦洗剂与酸性清洗剂复配后，常用于去除碱性沉积物和外层已结壳的物质。在对不锈钢进行清洗时，为了避免刮伤，使用擦洗剂时应格外谨慎。

弱碱性擦洗剂：这类擦洗剂由温和的碱性物质制造，常用于去除轻微的污垢。所选用的化合物一般是四硼酸钠和碳酸氢钠。这些化合物的去污能力和乳化能力都是有限的。

中性擦洗剂：这类化合物通常是从泥土中得到的，包括火山灰、浮石、石英粉和长石，一般用于配制手工擦洗和擦洗操作中使用的粉状物或浆状物中。

水质调节剂：对于大多数清洗剂来说，水是最基本的清洗介质。水中含有数量不等的钙、镁和其他碱性金属（一般在硬水中），这些物质能降低清洗剂的有效性（特别是碳酸氢盐类清洗剂），并导致沉淀物的形成。这些沉淀物可成为有机碎屑和微生物的聚集点，结果使清洗更难满足有效卫生的要求。如果不得不用硬水清洗，那么使用水质软化剂解决问题比使用螯合剂更为经济可行。除极个别情况外，使用热水所形成的片状物比冷水要少得多。但是，在82℃下使用硬水时，形成的片状物最大。

6.1.3.3 选择清洗剂的原则

清洗剂的选择取决于污垢的类型，必须坚持"同类清洗"的原则。一般来说，常用的碱性清洗剂能最有效地去除有机污垢，而脂肪和蛋白质的严重沉积则需要使用重垢型碱性清洗剂。矿物质沉积物和其他类型的污垢，一般不能用碱性清洗剂去除，而需要使用酸性清洗剂。最常使用的清洗-消毒剂是磷酸盐与有机氯的复合物。

(1) 污垢沉积

待去除污垢的量对所使用清洗剂的碱度和酸度有很大的影响，同时也决定了选用何种表面活性剂和螯合剂才能达到最佳清洗效果。清洗程度还受需去除的污垢量以及所使用清洗剂的类型影响。

污垢沉积物的种类决定了应该使用何种清洗剂。污垢的性质决定了需要使用何种保护助剂和清洗助剂，这些助剂的使用对最终清洗效果有较大的影响。

(2) 清洗剂溶液的温度和浓度

随着清洗剂溶液的温度和浓度的提高，清洗剂的活性也随之提高。但是，在极端温度（≥55℃）和使用浓度超过制造商或供应商所推荐的量时，可能会引起污垢沉积物中的蛋白质变性，从而降低污垢的去除率。

(3) 清洗时间

随着清洗剂同污垢直接作用时间的增加，待清洗表面会变得更为洁净。清洗剂的使用方法及其特性决定了清洗过程所需要的时间。

(4) 机械作用力

在搅拌和高压喷雾过程中，所使用机械性能的大小直接影响清洗剂的穿透作用以及表面污垢的物理分离过程。搅拌有助于污垢的去除。

清洗剂的选择主要考虑待清除污物的性质、水的特性、采用的清洗方法、待清洗的面积以及清洗设备等因素。

表 6-4 列举了清除前面讨论的各类污物所需清洗剂的种类。

表 6-4 污物的种类与相应清洗剂

污物种类	所需清洗剂
无机污物	酸性清洗剂
有机污物:非石油类	碱性清洗剂
有机污物:石油类	溶剂型清洗剂

6.1.3.4 影响清洗效果的因素

影响清洗效果的因素包括清洗物体集结污物的程度、时间、pH 值、温度、水的硬度和清洗次数。

(1) 清洗物体集结污物的程度

对于表面活性剂而言，在一定浓度范围内，随着浓度的增加，清洗能力呈正比例增加。但是，当达到一定浓度之后，清洗能力则不再随浓度的增加而正比增加。因此须考虑使用浓度的经济合理性。

清洗前应尽力去除大块污物，大块污物清理不彻底，对清洗剂发挥作用影响很大。污物较少时，清洗剂浓度可以低一些；污物特别多时，可以通过一定浓度的清洗液两次或多次清洗。很难除去沉积在裂缝、罐缝和其他不规则区域，特别是那些清洗剂难以到达区域的污垢。

从表面除去污物的难易程度取决于表面的光滑度、硬度、多孔性和润湿性等表面特性。

(2) 时间

清洗效果与清洗时间有着密不可分的关系，一般来说清洗时间越长，效果越好，但消耗的能源、水、清洗液越多，成本越大。不同种类、不同浓度的清洗液，对相同效果所需的时间也不同。

一般来说，随着清洗剂同污垢直接作用时间的增加，待清洗表面会变得更为洁净。

(3) pH 值

酸碱清洗溶液的 pH 值高低本身就影响清洗效果。pH 值还会影响表面活性剂和化学清洗剂的溶解能力和活性，也会影响酶制剂的活力。

(4) 温度

温度升高，化学清洗剂的化学反应作用提高，而且引起污物的物理状态发生变化，使其变得容易除去。

温度的变化使清洗物体的物理性质发生变化。例如清洗衣物时，在较高温度浸泡时，纤维会吸水而膨胀，有机污物会吸水软化，使附在纤维表面、管道表面的污物和深入纤维内部的污物更容易除去。

温度升高，使污物受热分解，而易于除去。

温度越高，离子型的表面活性剂越易溶解于水，而聚乙醇型的非离子型表面活性剂的溶解度却越低。

(5) 水的硬度

如果水的硬度高，即钙、镁离子含量高，会降低清洗效率，应尽量使用硬度低的水或软化水。当水的硬度较大时，应选择在硬水中稳定的清洗剂。

(6) 清洗次数

例行清洗作业从来都不是百分之一百有效，而且通过多次的污染/清洗循环，污染沉积物将被保留。由于污物的积累，清洗效率会降低。图 6-2 中的曲线 A 显示，污物沉积会在一个周期内以指数成倍增长。实际工作中可由定期清洗来控制。定期清洗可使表面范围内的污物沉积回归到一个可接受的基准水平（图 6-2 中的曲线 B），并通过增加清洗时间和/或能源的投入，如高温、替代化学品或人工擦洗等方法实现。

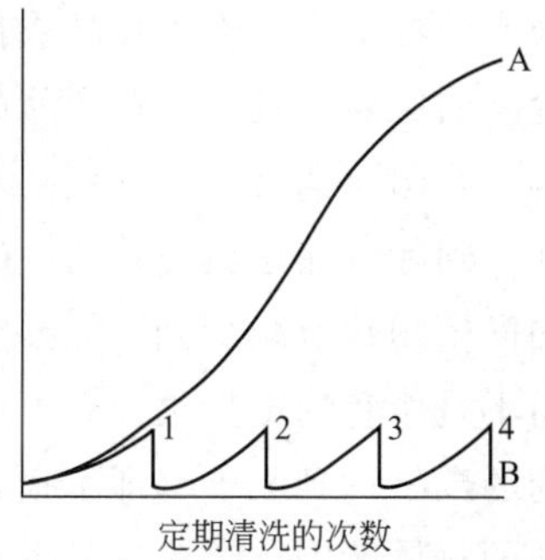

污物数量
A
1
2
3
4
B
定期清洗的次数

图 6-2　污物累积随时间的推移

A—无定期清洗；B—定期清洗

6.1.3.5　针对不同对象常用的清洗技术

(1) 生鲜食品的清洗

生鲜食品污染的污物主要是泥土、农药残留、寄生虫卵和有害微生物等。

清洗生鲜食品既要保证良好的清洗效果，又要保证食品的品质和安全。使用酸、碱等腐蚀性强的清洗剂要避免造成食品品质的损害；表面活性剂等还要考虑清洗剂残留对食品安全性的影响（洗涤剂中含有的砷、铅及洗涤剂成分会污染食品）。

所以，生鲜食品的清洗主要使用物理清洗，即使用清水通过浸泡、冲洗、刷洗、擦洗等方法去除污物。使用表面活性剂、碱溶液可以取得较清水好的清洗效果，但清洗后要充分冲洗干净。酶对食物是无害的，一些生鲜食物可以尝试用酶液进行清洗。

(2) 玻璃包装容器的清洗

玻璃瓶作为许多食品的包装容器，使用前需要进行清洗。而对于大多数回收循环使用的玻璃瓶，严格清洗对食品卫生影响更大。

玻璃瓶的清洗可以使用物理方法（如刷子刷洗、超声波）、化学方法（主要使用氢氧化钠溶液），也可以两者结合并用。规模化的企业都采用自动洗瓶系统，提高了洗瓶的效率。

(3) 工器具、设备的清洗

食品用工器具、设备指食品生产经营过程中接触的机械、管道、传送带、容器、用具、餐具等。其清洗使用最多的是使用碱性洗涤剂浸泡工器具或用高压水枪喷射清洗。食品企业车间内应设置专用的工器具清洗、消毒场所。

目前，针对贮罐、管道、泵、大桶、热交换器、离心机等设备，越来越多的企业采用CIP清洗系统。CIP清洗指将CIP装置与需清洗的管道、容器等设备相连，以泵产生动力促使水、清洗液、消毒液的循环，实现在不拆卸、不挪动管道和容器等设备情况下洗净污物。其基本清洗消毒程序如表6-5。

表6-5 清洗消毒基本程序

操作	功能
1. 预清洗(用热水或冷水)	除去大部分污垢
2. 清洗剂清洗	除去残余污垢
3. 清洗	除去清洗剂
4. 杀菌	除去残余微生物
5. 后清洗(根据消毒剂使用情况决定)	除去清洗液及消毒剂

6.1.4 消毒原理与消毒剂

消毒是为了除去食品或传播媒介上的微生物，以保证食品的安全性和适宜性，从而减少病原体污染食品的机会，延长一些产品的货架寿命。

我国《消毒技术规范》对消毒的定义是：杀灭或消除传播媒介上病原微生物，使其达到无害化的处理。国际食品法典委员会（CAC）《食品卫生通则》对消毒的定义是：通过化学试剂或物理方法使环境的微生物数量减少到不能损害食品的安全性和适宜性的水平。由此可见：①消毒的对象是病原微生物，而不是所有的微生物。杀灭或清除传播媒介上一切微生物的处理称为灭菌。②消毒的程度是使病原微生物的数量达到无害（即不损害食品的安全性和适宜性）的程度。③一般而言，消毒的物体范围要小于清洗的物体范围。杀灭食品本身的微生物不是消毒的目的，消毒主要针对环境的微生物。而且，消毒往往伴随清洗发生，因为消毒物体的清洗程度影响到消毒的效果。

6.1.4.1 消毒方法

根据杀灭微生物的原理不同，可将消毒方法分为物理消毒法、化学消毒法和生物消毒法。物理消毒法指用物理作用杀灭或消除病原微生物的方法；化学消毒法指用化学物质杀灭或消除病原微生物的方法，用于消毒的化学物质称为化学消毒剂；生物消毒法指用生物或生物物质杀灭或消除病原微生物的方法。

(1) 热杀菌

需高能耗，相对效率较低。其杀菌效果取决于湿度、温度和一定温度下的作用时间。如果被处理物的加热时间足够长，而且使得热量能渗透到所有部位的话，那么在适当温度下，就能破坏微生物。为了确保有效杀菌，应该在适当位置安装一支温度计以随时测定温度。热杀菌的两种主要能源是蒸汽和热水。

蒸汽消毒：能耗非常高，费用大，效果不够理想。待清洗部位的温度常达不到灭菌所需要的温度，且产生的冷凝水会使杀菌过程复杂化。

热水消毒：是杀灭食品接触表面微生物的一个有效且简便的方法，常用于盘式热交换器和食品器皿的杀菌过程中。其最大的缺点是很难使水保持杀菌温度，从而影响灭菌效果。

(2) 辐射消毒

波长大约在250nm的放射线，如紫外线、高能阴极射线或γ射线，可以破坏微生物组织。例如，在医院或家庭中，利用低压汞蒸气灯发射紫外线来杀灭微生物。在欧美，紫外线设备已广泛用于食品加工和饮料用水的杀菌。但是这种杀菌方法仅仅局限于水果、蔬菜和香料中，由于总灭菌效率的限制，这种方法在食品工厂以及食品服务设施方面不是非常有用。紫外线的有效杀菌范围太小，限制了它在食品操作中的应用。细菌的耐受力决定了杀菌时间。射线必须被灰尘、润滑脂的薄膜、透明或浑浊的溶液吸收后，才能真正攻击到微生物组织。对于昆虫，无论其处于哪个生命周期阶段，射线都可以控制其繁殖。

(3) 化学消毒

化学杀菌剂广泛应用于食品加工和食品经营中，具体应用条件决定其化学组分和活性的变化。通常杀菌剂的浓度越高，杀菌速率越快，杀菌效率也越高。但是必须了解并掌握各种杀菌剂的特征，以便在实际应用中能选出最合适的杀菌剂。由于化学杀菌剂缺乏穿透能力，存在于裂缝、裂隙以及污物中的微生物就不能被完全破坏。杀菌剂和清洗剂结合使用可以提高杀菌的效率，混合清洗溶液使用的温度应低于55℃，应该使用适当的照明工具使污物清晰可见。

6.1.4.2 化学消毒剂

理想的消毒剂应该满足以下几个特征：①对活性营养细菌、酵母菌和霉菌具有统一、广谱的破坏微生物的性质并将其快速杀死；②环境抵抗性（有机质存在时也有效，如洗衣粉和肥皂残留物；受水的硬度、pH值影响小）；③良好的清洗性能；④物美价廉；⑤能以任何比例溶解在水中；⑥无毒性、非刺激性和无污染，特别是对“免冲洗”消毒剂；⑦在浓缩和使用稀释时的稳定性；⑧放心使用；⑨即时可用性；⑩在溶液中的浓度易于测量。

由于许多化学品具有毒性，故许多普通消毒剂不能用于食品，如酚醛树脂或金属离子为基础的产品。此外，消毒剂需要在食品制造有限的范围内可以达到特定目的，故最为常用的产品为：氯化物、碘化物、溴化物、季铵化合物、酸杀菌剂、阴离子酸杀菌剂、酸-季铵杀菌剂、过氧化氢、臭氧、戊二醛和2-甲基-5-氯-2-甲基-1-异噻唑杀菌剂。

① 氯化物：主要有液态氯、次氯酸盐、无机氯胺、有机氯胺和二氧化氯。其中起消毒作用的主要是次氯酸和次氯酸盐，而次氯酸的效力是等浓度次氯酸盐的80倍。其主要原理是通过对在糖代谢中起重要作用的酶分子中的巯基进行氯氧化作用，以抑制葡萄糖氧化反应的发生，从而杀死微生物细胞。除此之外，还可以通过破坏蛋白质复合物、形成有毒物质、DNA损伤等进行杀菌。

② 碘化物：起消毒作用的主要是二价碘。其通过破坏维系蛋白质细胞的键，抑制蛋白质的合成而杀菌，游离碘元素和次碘酸是有效破坏微生物作用的活性剂。工业上主要使用碘伏作为设备表面的清洗剂、杀菌剂或皮肤防腐剂，或者用于水处理过程中。碘化物温度高时汽化，温度低时杀菌效果不好，且对pH敏感，对杀灭细菌芽孢和噬菌体的效果不如氯化物，但是碘化物对手部消毒很有效，故被大量应用于食品工厂中手的浸泡消毒过程和食品加工设备的消毒过程中。

③ 溴化物：常用于水处理，很少作为加工设备和工具的杀菌剂。但是氯与溴的混合物受碱性pH（pH≥7.5）的影响较小，故将溴添加到氯化物溶液中可以协同提高溴和氯的杀菌效果。

④ 季铵化合物：主要用于地板、墙壁、家具和设备的消毒。其具有很强的穿透力，可用于多孔表面，经常作为阳离子去垢剂使用，其去垢能力较弱，但杀菌能力出色，既可以抑制霉菌生长也可有效杀死单核细胞增生李斯特氏菌（革兰氏阳性菌）。但其对大多数革兰氏阴性菌无效，且易在设备上成膜。

⑤ 酸杀菌剂：比较安全，且具有生物活性，常用于漂洗和杀菌过程。酸可以中和清洗剂残留下来的碱，防止形成碱性沉积物并起杀菌作用。酸杀菌剂是通过穿透并破裂细胞膜，离解分子，然后酸化细胞内容物，最后达到破坏微生物的目的。

⑥ 阴离子酸杀菌剂：由阴离子表面活性剂和酸类（磷酸或者有机酸）组成，通过离子吸附并穿透带正电荷的细菌细胞壁，从而破坏细胞功能。其对热和有机物稳定，性质温和，且不受水的硬度的影

响，具有快速、广谱的杀菌效果。但是成本较高。有一定刺激性，易腐蚀金属，当存在有机物或者 pH 较高的时候杀菌效果不佳。

⑦ 酸-季铵杀菌剂：主要通过在有机酸杀菌剂中加入季铵盐化合物来制备，尤其是对单核细胞增生李斯特氏菌的杀菌效果好。

⑧ 过氧化氢：可用于各种表面、设备、地板以及水沟、墙壁、钢筛套、皮带和其他存在污染的区域，可单独使用，也可与其他操作结合起来处理食品接触表面。

⑨ 臭氧：可以作为氧化剂和杀菌剂，可用于控制微生物和化学毒物，也可作为卤素的替代物。但由于不稳定，需要现场制备。

⑩ 戊二醛：常用于控制普通革兰氏阴性菌和革兰氏阳性菌，以及在食品企业中使用的传送带润滑剂中发现的酵母菌和丝状真菌。如果将其加入到指定的润滑剂配方中时，戊二醛可在 30min 内将细菌水平降低 99.99%，真菌降低 99.9%。

⑪ 2-甲基-5-氯-2-甲基-1-异噻唑杀菌剂：已用于控制产品传送带上单核细胞增生李斯特氏菌。发现该杀菌剂以 10mg/L 剂量连续加入传送带润滑剂中时，对杀灭单核细胞增生李斯特氏菌非常有效。该杀菌剂在 pH9.0 以上能迅速杀灭微生物，而 pH9.0 正是大多数润滑剂的典型 pH 值。

6.1.4.3 影响消毒效果的因素

影响消毒效果的因素主要有消毒物体的清洗程度、微生物污染的种类和数量、消毒剂量、pH 值、温度、湿度、拮抗物质、穿透条件、表面张力、杀菌时间、水的硬度等。

① 消毒物体的清洗程度：消毒物体上的有机物或影响消毒因子的穿透，或消耗消毒因子，故对微生物有保护作用。绝大多数的消毒方法，其消毒受有机物的影响很大（如次氯酸盐、季铵盐、乙醇等），少数受有机物影响轻微（如胍类消毒剂）。例如次氯酸盐，其他含氯和碘的化合物以及其他杀菌剂能与设备上或其他表面上没有被清洗掉的污垢中的有机物质发生反应。因此，将消毒物体清洗彻底是保证消毒成功的关键。

② 微生物污染的种类和数量：微生物的种类不同，对其消毒的效果自然不同。微生物对消毒因子的敏感性从高到低的顺序是：a. 亲脂病毒（有脂质膜的病毒，如乙型肝炎病毒、流感病毒）；b. 细菌繁殖体；c. 真菌；d. 亲水病毒（没有脂质膜的病毒，如甲型肝炎病毒、脊髓灰质炎病毒）；e. 分枝杆菌（如结核分枝杆菌、龟分枝杆菌）；f. 细菌芽孢（如炭疽杆菌芽孢、枯草杆菌芽孢）；g. 朊病毒（感染性蛋白质，如疯牛病病毒）。

另外，微生物数量的多少也会影响消毒效果。微生物数量越多，需要作用的时间越长，消耗的消毒剂增加，微生物彼此叠加增强耐受力，耐力强的个体也随之增多，消毒就越困难。此外，某些细菌在固体表面的吸附作用增加了其对氯化物的抵抗力，而且随着吸附作用的增强可提高其对氯化物的抵抗力。其他一些因素，如微生物所处局部环境中的营养物缺乏对其耐受力也具有减弱效果。

③ 消毒剂量：消毒剂量是杀灭微生物的基本条件，它包括消毒强度和时间两个因素。

消毒强度，在热力消毒中是指温度；在电离辐射消毒中是指剂量率；在化学消毒中是指消毒剂浓度；在紫外线消毒中是指紫外线照射强度。

时间，是指所使用消毒方法对微生物作用的时间。

一般来说，强度越高微生物越易死亡，时间越长杀灭微生物的概率越大。

强度与时间之间存在互相关联关系。强度的减弱可以用延长时间来补偿。但是当消毒强度降低至一定程度后，即使再延长时间也达不到消毒目的。

④ pH 值：pH 值的变化可直接影响某些消毒方法的效果。一方面 pH 值对消毒剂本身的影响会降低或提高消毒剂的活性；另一方面 pH 值对微生物会产生一定的影响。如戊二醛在 pH 值由 3 升至 8 时，杀菌作用逐步增强；而次氯酸盐溶液，pH 值由 3 升至 8 时，杀菌作用却逐步下降；季铵盐类化合

物在碱性环境中杀菌作用较大。

⑤ 温度：除热力消毒完全依靠温度作用来杀灭微生物外，其他各种消毒方法亦都受温度变化的影响。一般来说，无论是物理消毒还是化学消毒，温度越高效果越好。由于化学试剂的应用，微生物的生长速率和死亡速率都随着温度的上升而提高，但高温会导致表面强度降低、pH 升高、黏度降低而有助于杀菌。一般说来，高温使杀菌速度大大超过了细菌生长的速度，因此提高温度的最终效果就是提高了微生物的死亡率。

温度变化对消毒效果影响的程度，往往随消毒方法、消毒剂及微生物种类不同而异。如氯化物消毒剂的温度决定了杀菌所需的时间（85℃，15min；80℃，20min）。

⑥ 湿度：消毒环境相对湿度对熏蒸消毒的影响十分明显，湿度过高或过低都会影响消毒效果，甚至导致消毒失败。室内空气甲醛熏蒸消毒的相对湿度以 80%～90%为宜，小型环氧乙烷消毒处理的相对湿度以 40%～60%为宜，大型消毒（$>0.15m^3$）以 50%～80%为宜。对于紫外线消毒，相对湿度 60%以下杀菌力较强；相对湿度增高，影响紫外线的穿透力，反而不利于消毒处理。

⑦ 拮抗物质：对于化学消毒，要注意拮抗物质的中和与干扰。例如，季铵盐类消毒剂的作用会被肥皂或阴离子洗涤剂所中和；次氯酸盐的作用可被硫代硫酸钠中和；过氧乙酸的作用可被还原剂所中和；酸性或碱性的消毒剂会被碱性或酸性的物质所中和。

⑧ 穿透条件：消毒因子必须接触到微生物才能起作用，所以，消毒时，要为消毒因子的穿透创造条件。例如，热力消毒时，物品不宜包扎太大、太紧；紫外线消毒工作服时，应将衣物散开挂起。

⑨ 表面张力：消毒剂表面张力的降低，有利于消毒剂与微生物的接触。故为增进消毒效果，应选择表面张力低的溶剂配制消毒液（如以乙醇作溶剂配制的碘酊，就比水配制的碘液表面张力低），或在消毒液中加入表面活性剂降低表面张力。

⑩ 杀菌时间：研究显示，微生物的死亡率遵循一个对数规律，如果在单位时间内有 90%的微生物被杀死，那么在第二个单位杀菌时间后，样品中只剩下起始菌落总数的 1%。微生物数量也影响杀菌剂的杀菌效果，因为不同的种龄、芽孢的形成以及其他生理因素决定了所需要的有效杀菌时间。

⑪ 水的硬度：季铵化合物和钙盐、镁盐不相溶，所以不能和钙含量超过 200mg/L 的水一起使用，或在没有螯合剂存在的情况下使用，因为水的硬度越高，这些杀菌剂的效果越低。

6.2 就地清洗系统

CIP 是一种新颖的清洗方式，即不必拆卸管道，不对设备解体，可以利用一定温度、浓度和流速的清洗液的强力作用，把与物料接触的内表面洗净（清洗及杀菌）。

CIP 系统有以下优点：

① 节约消耗——CIP 确保了水、清洁剂、消毒剂和蒸汽最恰当的使用；

② 提高设备利用率——罐子和管道清空后可以马上清洗，清洗后可以立即装满原料，这样可以缩短停工期；

③ 减少手动控制——可以减少甚至是没有手动操作，这取决于设备的自动化程度；

④ 安全性能好——操作人员不需要进入罐内，消除在罐内光滑表面摔倒的可能性，更不需要进入到危险的环境中；

⑤ 更加卫生——产品质量提高，货架期延长。

CIP 系统的缺点：

① 价格：大多数 CIP 系统是专门设计，这些设计和安装增加了设备的费用；

② 维护：先进的设备和系统往往需要更多的维护；

③ 缺乏灵活性：CIP清洗系统仅能有效地清洗已安装的设备，而便携式清洗设备可以覆盖更大的面积，CIP不能有效地清洗重度污染的设备，并且设计可以清洗所有加工设备的CIP非常困难。

随着劳动力价值的增长和卫生标准的提高，CIP系统变得越来越重要。CIP在奶制品和酿酒工业中已经应用了很多年。但由于设备和安装费用以及对某些加工设备的清洗具有一定困难等原因，因而CIP很少用于其他食品工业。但CIP仍被认为是清洗贮罐、管道、泵等设备的最佳选择，也被用在大桶、热交换器、离心机等设备上。

6.2.1 就地清洗系统的原理

CIP的工作原理是将清洗剂的化学活性优势与机械去污效果充分结合起来。在合适的时间、温度、清洗剂和作用力下，将清洗液洒到污垢表面。若要达到最佳清洗效果，必须用大量清洗液清洗污垢，清洗时间少则5min，多则1h。图6-3展示了CIP系统的运作流程。CIP系统由一个能储存清洗液和消毒液的储存罐及能将清洗液和消毒液泵入待清洗设备的泵组成。例如，管道可以被系统中高速流过的循环清洗液洗刷干净。大的容器如储罐和大桶可在其顶部安装喷头，它能均匀地喷射清洗剂并将其表面清洗干净。CIP能在不外加任何设备的情况下完成任务，例如一个可以装足够清洗液的适宜体积的储存罐就能实现要求。这种储存罐可以手动清洗然后再充满清洗液。如果泵不能满足管道清洗和喷雾的供给，备用的CIP泵就会发挥作用。其中清洗液只可以使用一次，清洗液放出后一次循环结束。

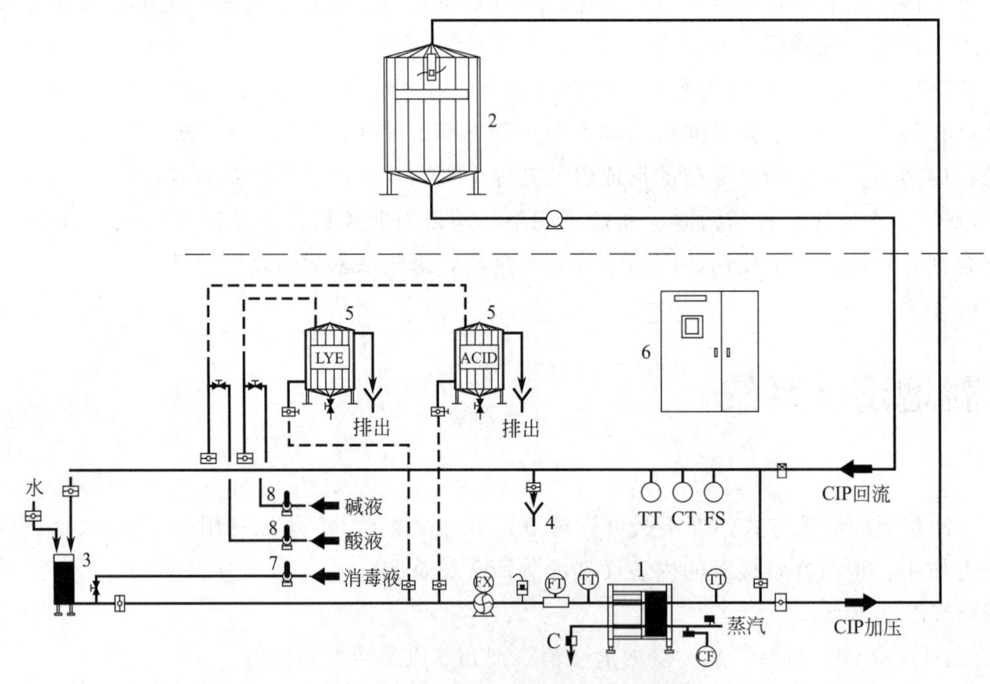

图6-3 罐体和管道的CIP系统

1—板式换热器；2—清洗回路（例如罐）；3—循环罐；4—排放；5—洗涤剂溶液储存罐；6—控制面板；7—消毒液计量泵；8—浓缩洗涤剂计量泵；TT—温度传感器；FS—流量开关；CT—电导传送器；FX—变频调速；FT—流量传送器

初级CIP系统的优势是不用投资额外的设备，但化学清洗剂和能源消耗较高，并且每次循环结束更换清洗液都需要一段时间。因此，这种初级的CIP系统只推荐在小型加工厂使用。对于大型的加工厂，建议使用精度高且能满足各种清洗循环的CIP系统，该系统一般由一或两个储存罐、泵及自动控制系统组成。

决定 CIP 系统去污效果的四个主要因素是时间、温度、去污力和压力。

① 时间：清洗时间过短会导致清洗效果不佳，清洗时间过长会影响有效产品的生产。总之，需要使用相对较大体积的清洗液对污染区清洗 5～60min。

② 温度：清洗液的温度在很大程度上影响清洗效果。一般情况下，温度越高清洗效果越好。CIP 清洗的最适温度是 85～90℃，在对超高温瞬时处理（UHT）清洗的过程中温度能达到 100～105℃，酸处理过程的清洗通常在 60～70℃。在特定情况下，如与酶结合，能增强清洗效果。在清洗的所有阶段，CIP 系统应该将温度保持在一个特定的目标温度。

③ 清洗液浓度/去污力：最佳的清洁效果需要有适宜的清洗液浓度，这取决于污染类型和使用的清洗液类型。浓度大小可以手动或自动控制。对于储存罐、管道和发酵罐的清洗，NaOH 的浓度 1%就足够；对于多用罐和板式换热器，建议清洗液的浓度 1%～2%；而对于 UHT 设备的清洗，则浓度需要达到 2%～3%。因此，控制清洗液的浓度对清洗效果十分重要，特别对循环使用和多用的系统尤其重要。但高浓度的清洗液成本高，所以多用于重度污染的设备。

④ 压力/流速：CIP 泵需要传输充足的液体供喷头和管道的清洗。其中管道需要至少 1.5m/s 的流速，储存罐的流量则要达到 $10m^3/h$。

有效的 CIP 系统应避免“死角”，即清洗液无法到达的地方（如 T 形管）或清洗液没有达到清洗效果的地方。因此，应确保管道没有裂缝和尽量避免障碍物，当障碍物无法避免时，应使清洗液有合适的流向，以到达这些“死角”。

6.2.2 罐体清洗用就地清洗系统

设备中的储存罐和其他大容器最好使用转动喷口或喷雾头将清洗液喷涂在容器表面。为了易于清洗，容器表面应设计得光滑平整，拐弯处光滑弯曲。旋转喷头和喷雾头需能 360°旋转以使罐中每一个角落的污染物都能被除去。

通过比较旋转喷头和喷雾头两种清洗类型，发现喷雾头比旋转喷头的流速快，能达到更好的清洗效果。不同储罐也需匹配各种清洗类型，如下所列：

① 高压低体积系统：在罐顶部有 2 个喷嘴而不是 4 或 8 个，运行压力在 0.4～1MPa 之间，流量 3000～8000L/h。

② 高压高体积系统：适用于大型设备。运行压力在 0.6～1.5MPa 之间，流量在 8000～35000L/h。

③ 低压低体积系统：安装了 6 个喷雾头和 6 个喷头，但不是旋转喷头。它仅限制地应用于较轻的清洗任务中。

④ 低压高体积系统：有较多的清洗头，较长的流程，一般安装喷雾头和旋转喷头，用喷射的反作用力使其旋转。

无论使用哪种装置，在清洗时容器都必须是空的。否则会出现以下问题：漂浮的脂肪或泡沫不能从罐中排出；容器底部不能有效清洗，导致清洗时间延长；产品和清洗液残渣很难被冲掉，导致 CIP 循环混乱，单独的清洗步骤难被分离，清洗液损失加剧。

6.2.3 避免产品污染用就地清洗系统

为了避免清洗液污染最终产品，应尽量使 CIP 循环与原料分离。由于阀门座偶尔会发生泄漏，但是在外部看不到，所以洗液和产品之间用单阀门是不安全的。如图 6-4 所示，处理单元 1 中的产品有四个地方可能被处理单元 2 中的清洗液污染。这种污染的危险可以通过使用下列系统来消除：流量选择板；手动关键部件或安全水管；使用特殊阀门。前两个系统适合小工厂的运营，联锁开关可作为进一步的预防措施。关键部件的安装能显著提高安全性。

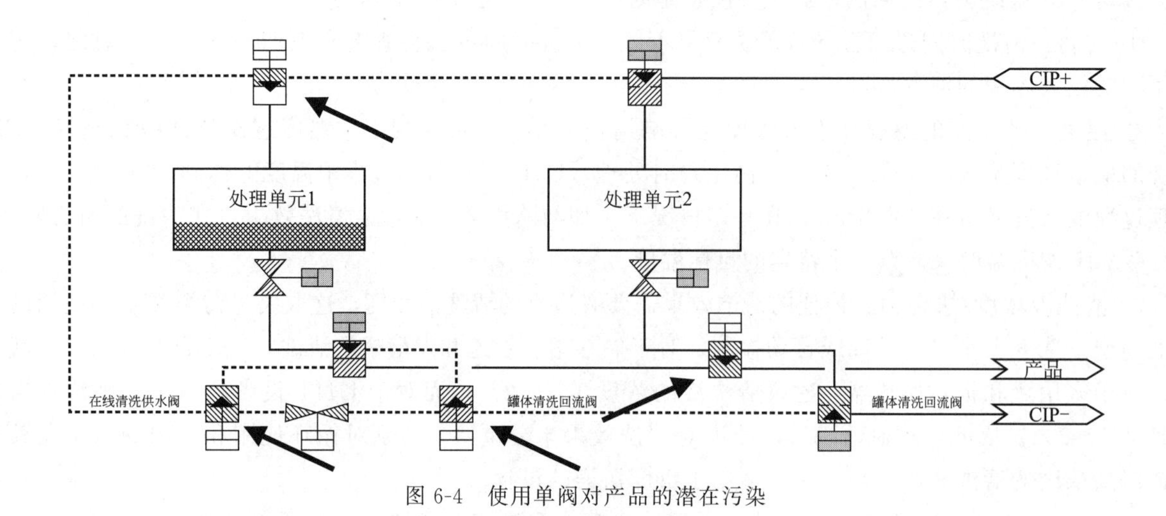

图 6-4　使用单阀对产品的潜在污染

6.2.4　就地清洗系统类型

(1) 单次使用系统

单次使用系统只使用一次清洗液，一般应用于小设备，一般位于设备附近进行清洁和消毒。重度污染的设备特别适合用单次使用系统，因为重复使用该清洗液不大可行。某些单次使用系统设计为回收上一个循环的漂洗水，并作为下一个循环周期的预漂洗液。图 6-5 就是这种系统的一个例子。相对于其他 CIP 系统，单次使用系统的结构简单紧凑，且成本较低。一个典型的清洗罐体过程，如一个储存罐或其他存储容器大约需要 20min。

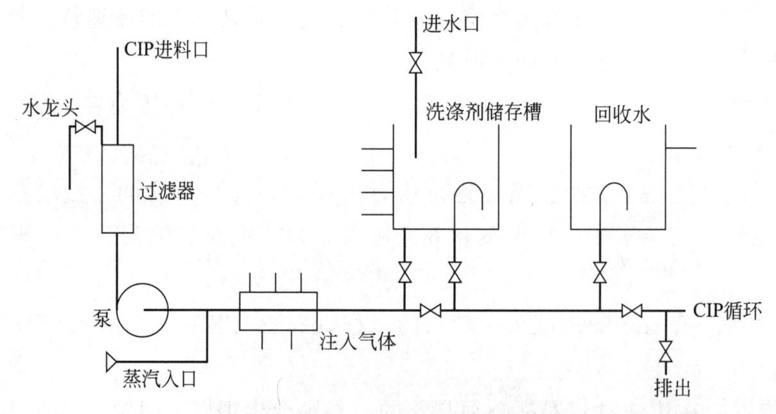

图 6-5　只能部分回收的单次使用系统

(2) 回收系统

在此系统中，清洗液和/或酸液可能被多次回收和重复利用，尤其在一些没被严重污染的工厂里。待清洗设备的初步冲洗去除了相当高比例的污染物。在清洗周期中，清洗液的循环利用并没有使其严重污染，因而清洗液还能再重复利用多次。回收 CIP 系统有以下几个基本构造：清洗液槽（强碱）、酸槽、热水槽、水回收槽和水加热系统，如图 6-6 所示。酸碱液的浓度通过罐中的浓缩化合物调节。另外，本系统还有中和罐，能将酸碱液排到污水系统之前进行中和。

(3) 多次使用系统

此系统结合了单次使用系统和回收系统两者的特点，专用于清洗管道、容器和其他储存设备。系统

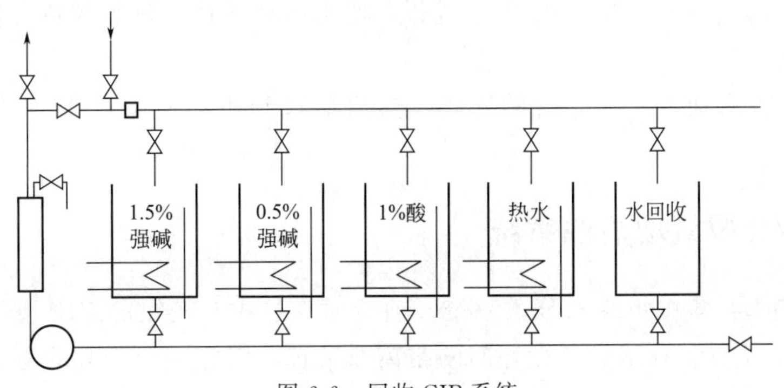

图 6-6 回收 CIP 系统

功能通过自动控制程序来控制清洗顺序组合，其中涉及的清洗步骤包括在不同时段、不同温度下的水循环、碱清洗液、酸清洗液、酸化冲洗。

典型的多次使用 CIP 系统的简化流程如图 6-7 所示。多次使用系统包括清洗液和水回收的储存罐及与其相关的单泵、循环管道和热交换器。板式换热器将水和清洗液加热到所需温度。温度控制的灵活性、罐体容积的最佳利用性和加热水或清洗液的灵活性都可通过热交换器来实现。

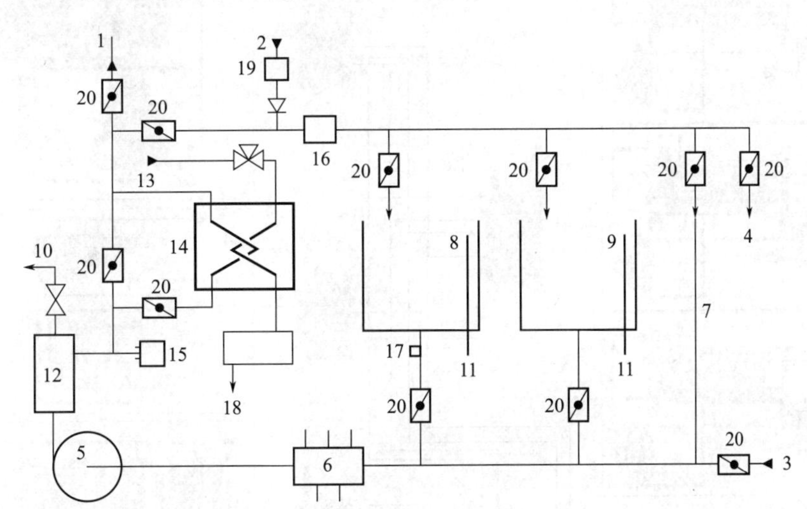
图 6-7 典型多次使用 CIP 系统简图

1—CIP 进口；2—CIP 回路；3—进水口；4—排出口；5—泵；6—注射套；7—循环回路；8—清洗剂储存槽；9—回收水槽；10—普通水龙头；11—溢流管；12—过滤器；13—蒸汽进口；14—巴拉弗洛热交换器；15—稳定探测器；16—溶剂观察孔；17—电导测试仪；18—冷凝水；19—无流动测试仪；20—蝶阀

多次使用系统遵循以下操作顺序：

① 预冲洗：当循环水或供水达到所需温度后，开始进行预冲洗。预冲洗结束后，清洗液可直接排出或通过回路进入下一轮清洗，然后再排出。

② 清洗液回流：利用清洗液储存罐或旁通回路进行清洗液循环。在理想情况下，能在不同循环阶段进行清洗液的混合。因为，适时注入清洗液可提高清洗液的去污力和利用率。盘式热交换器或旁通回路有助于清洗液的循环。

③ 中间冲洗：具体操作与预冲洗相似，其主要作用在于清除上一道清洗工序中残余的清洗液。

④ 酸液循环：为选择性步骤，操作与清洗液循环类似，酸槽可有可无。如果有酸槽，水通过盘式换热器或其他旁通回路建立循环回路。根据回流量和时间注入预设浓度的酸。

⑤ 清洗液再循环：该步骤的目的是减少生物污染。操作过程与酸注入过程类似，只是通常不需要

加热。

⑥ 热水灭菌：该步骤在不同时间和温度下进行，使水循环回路通过盘式热交换器达到加热灭菌的目的。

⑦ 最后水冲洗：将水抽入 CIP 系统的管路，然后输送到循环回路。水清洗的时间和温度是变化的。

6.2.5 集中/分散就地清洗系统

CIP 系统有两个类型：集中系统和分散系统。前者通常与相对较短的 CIP 管道一起用在小型工厂里。大工厂的中心 CIP 位置和外围 CIP 循环间的距离非常长，因此一个分散的 CIP 对于大工厂来说比较合适（见图 6-8）。在乳品产业中，大型 CIP 被许多小而紧密的工作装置所取代。但在个别的 CIP 单元中，酸碱清洗液的储存仍很重要。冲洗用水（有时还需要酸清洗液）的提供和加热的装置被安排在设备的附近。强大的循环泵被用于推动清洗液，以此获得其在循环中的高流量。

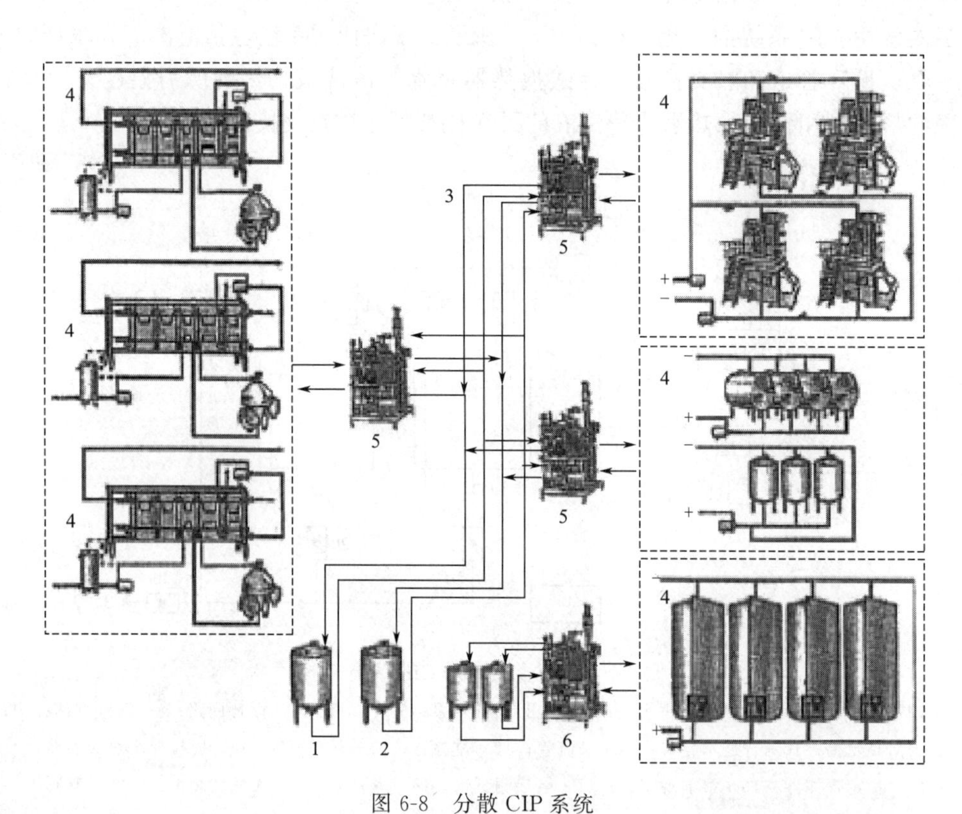

图 6-8 分散 CIP 系统

1—碱液储存罐；2—酸液储存罐；3—管道清洗剂；4—进行设备清洗；
5—CIP 单元；6—分散 CIP 系统与其自身的清洗剂储存罐

6.3 空气处理系统

6.3.1 食品生产对空气的卫生要求

美国宇航局（NASA）曾提出了各类食品工厂中主要操作工段的清洁度要求（表 6-6）。食品生产企业可以这些数值作为标准，针对各类食品加工状况采取相应的措施和对策来净化空气。

表 6-6 食品工厂的清洁度（以空气中的总颗粒数表示）

种类	作业工段	空气中的总颗粒数/(个/m^3)
肉加工	火腿切片包装 汉堡包投料、冷却、包装	10000 1000～10000
鱼肉加工	鱼糕、鱼卷	1000～10000
啤酒	洗瓶、干燥、冷却、灌装、封盖	10000
酿酒	灌装、封盖	1000～10000
乳品	干酪制造操作、包装 牛乳灌装	10000 1000
糕点	西式糕点冷却、包装和日式糕点制造操作、包装	1000～10000
米和小麦制品	饼干制造操作、包装 面包冷却、包装 制面冷却、包装	1000～10000
副食品	快餐加工、包装	10000～100000
清凉饮料	果汁类饮料灌装	1000～10000

6.3.2 空气控制的常用措施

目前常用的空气消毒系统如下。

(1) 消毒剂烟雾

“烟雾”的目的是减少生产区域空中微生物的数量，也适用于消毒难以达到的表面（如顶面）。应用范围包括冰箱、冷冻机、熟化室、生产流水线和生产区域。沙拉、三明治、即食食品和奶类制品的制造商也经常使用某种形式的烟雾。

雾化系统有很多种类型，目的是在生产区域清洁干净后在其内部分散消毒剂烟雾（烟雾不能完全取代传统的清洗和消毒程序），在这个程序中人员是排除在外的。英国高级卫生制造项目研究表明，“烟雾”有效减少上方空气中微生物的数量。“烟雾”最有效的时候是当雾滴平均直径在 10μm 和 20μm 之间。这个尺寸范围的液滴分散良好并在 45min 内完成。

(2) 紫外线处理

紫外线可用于空气消毒，杀菌的波长大约为 254nm。额定功率为 15～100W 的灯和额定功率为 0.5～5kW 更强大的中压电弧管（都是低能量系统）。使用紫外线系统，可以做到以每 $2m^3/s$ 的速度杀死空气中超过 99%的浮游微生物。因为微生物在暗处是不会被杀死的，所以避免遮蔽是非常重要的。物种间所需的剂量差别很大，例如以 $2mW/cm^3$ 杀灭脆弱的细菌如嗜肺军团菌，以 $132mW/cm^3$ 杀灭“黑曲霉”。高强度的紫外线会导致皮肤癌和眼睛白内障。因此对操作人员和联锁装置的适当保护是设计系统的一个重要组成部分。

(3) 臭氧

目前，大家都对臭氧应用在空气消毒中非常感兴趣。前期测试臭氧对荧光假单胞菌、大肠杆菌 O157：H7、肠膜明串珠菌和单核细胞增生李斯特氏菌的结果表明，暴露于 $2.5\mu g/m^3$ 的臭氧 40s，数量减少了 5～6 个对数单位，其中拥有最强抵抗力的是大肠杆菌 O157：H7。暴露在含量为 $2\mu g/m^3$ 的臭氧 2h，其空气中和黏附在表面的铜绿假单胞菌数量减小 2 个对数单位。臭氧对人体有毒性，$0.5\mu g/m^3$ 的含量就可以引起恶心和头痛，暴露于含量为 $50\mu g/m^3$ 的臭氧 30min 可导致死亡。健康和安全执行局（HSE）建议平均每天臭氧暴露限值为 $0.1\mu g/m^3$、8h 或者 $0.3\mu g/m^3$、15min。应当注意的是，保证操作人员的臭氧暴露量在推荐的限制范围内。在相对湿度为 80%～100%的水平上，臭氧消毒的效率最高。

6.3.3 专业的空气处理系统

图 6-9 展示的是一个典型的环境空气处理系统，这个图也表明了通风工程师所使用的标准术语。但并非所有的系统所有的组件都在图 6-9 显示，因为装置更趋向于单独个性化特制。为了节约能源，通常使一部分空气再循环。补充新鲜空气是必需的，从而为操作人员提供新鲜空气以及替换从工厂的其他部分的门口和输送舱口损失掉的空气。加工空气，是一个单独的供给，并且由一个单独的空气压缩机提供。加工空气可能仅仅用于操作气动设备或作为罐顶部的空气或用来输送产品。非常重要的是，如果控制室也是使用经过过滤并达到高标准的空气，尤其是如果它与产品接触，那么空气将很适合微生物生长。

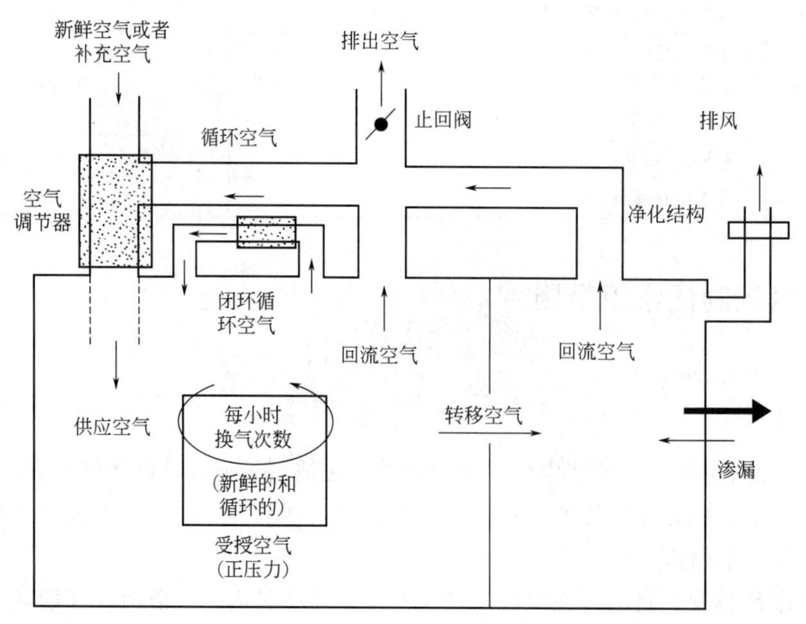

图 6-9 在空气处理不同阶段时空气的标准化术语

图 6-10 显示了一个典型的空气处理系统。也不是所有的组件将出现在所有设施中。新鲜空气和再循环空气混合在一个混合箱内，然后通过第一个过滤器或预过滤器。第一个过滤器粗等级过滤，并会防止二次和最后的过滤器有大的尘埃粒子，也有利于防止风扇电机有灰尘。加热、冷却和加湿部分将进行调整，以适应用户的要求。冷却盘管需要冷凝水排水管并且经过特别设计，能够顶住空气处理机组内部的压力。

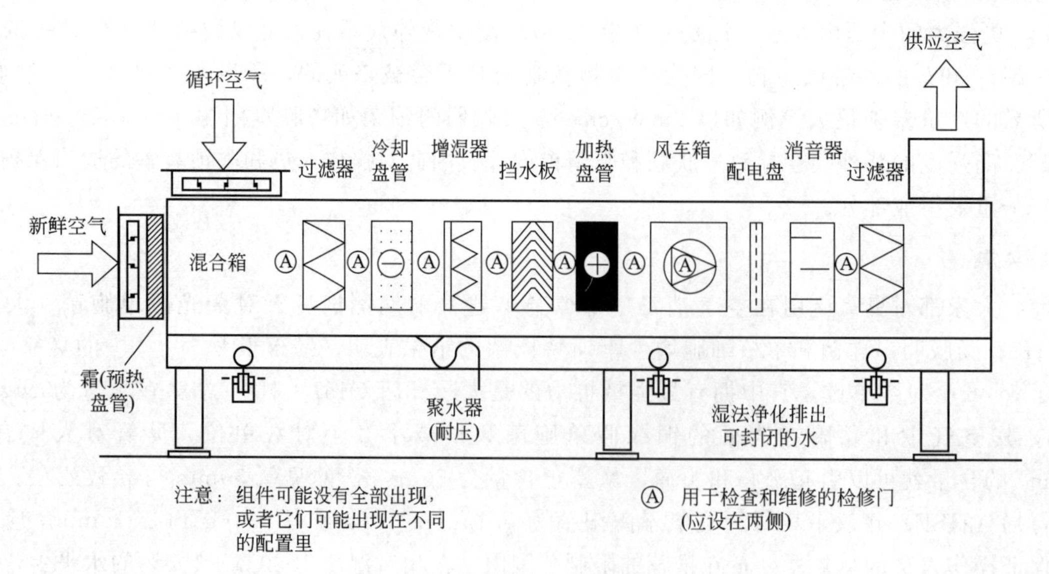

图 6-10 典型的空气处理装置图

应把灰尘控制和一般的环境空气质量控制区别开来。用于灰尘控制的过滤系统与那些用于环境空气控制的过滤装置有很大的不同。食品工业中的灰尘控制主要有 5 个目的：

① 防止操作者吸入微粒。例如，粉碎作业。

② 防止加工区域中粉尘蔓延，从而避免可能导致的交叉污染。

③ 防止可以作为啮齿动物和昆虫的食物的粉尘囤积。

④ 防止对环境的污染。

⑤ 防止爆炸。

在实际生产运用中选择合适的灰尘控制系统是很重要的。表 6-7 和表 7-8 中列举了不同类型的过滤和湿式洗涤类型的除尘装置。这是一个专业性的领域，在具体运用时应征求专家的意见。

表 6-7 过滤除尘系统

过滤器类型	应用	说明
气旋干燥器	可以提前收集空气中的大量灰尘	通常不适合作为最后的过滤器。对于粒子大小为 10μm 的灰尘效率很少超过 80%～90%
干织物过滤器(滤袋)		
1. 静态	间歇性使用的低粉尘负荷应用	
2. 机械震动	轻至中等粉尘量间歇性应用	可选择袋式除尘系统:仔细选择正确的袋式除尘器
3. 反向射流	重型连续粉尘量不断下降	仔细选择正确的袋式除尘器。膜包覆滤料比常规针刺毡材料实现更高的效率。排除量通常为 7～15mg/m³
刚性元件过滤器		
1. 墨盒	低成本高效率的过滤器	在墨盒使用中,压强将稳步上升并且控制元件改变频率
2. 刚塑性元件	高效率,低故障	不适合高温或腐蚀性环境。排除量通常小于 5mg/m³
二次过滤器	为防止初次过滤不足造成的灰尘散播	
静电除尘器	不被用作产品收集器,主要应用在大型排气系统(如锅炉)中的微粒污染控制	

表 6-8 湿式洗涤除尘系统

过滤器类型	说明
文氏管	十分有效的湿式收集器,效率随流体通过压力的增大而提高
湿式旋流分离器	低压低效率的收集器,主要用作除雾器,往往与一个更高效率的湿式收集器配套使用
诱导喷雾或 S-帷幕	中等效率收集器,依赖于诱导喷雾的排气风扇所造成的负面压力。效率一般为 80%～90%

6.4 卫生监测

6.4.1 原辅料、(半)成品的卫生监测

食品加工过程中常见的污染来源包括热分解产物、重金属污染物、生物污染和亚硝胺污染等。

(1) 目的

防止生产过程中各种污染物混入产品，从而对产品的安全卫生构成危害。加强对生产加工监督和指导，为科学的卫生管理提供有效可靠的依据。

(2) 适用范围

适用于原料、半成品、成品的微生物检测、验证。

(3) 职责

品控部负责卫生标准操作程序（SSOP）作业指导书的贯彻。

化验员负责 SSOP 作业指导书的实施。

(4) 内容

① 进厂原辅料的检测：新供货商每批进厂原辅料，按照相应的要求，抽取 2～3 个样进行检测，长期供应时可适当降低检测频率和数量。

② 成品检测：每批成品，依据检验要求，每个品种抽取 2 个样品检测菌落总数、大肠菌群。

③ 半成品检测：根据各工艺，确定 4～5 个不同工段的半成品作为检测样品，每周一次抽样不少于 4 个样。检测菌落总数和大肠菌群。

④ 定期对内包装袋抽样检测：每次对包装袋检测 2～3 样，检测项目为菌落总数、大肠菌群。

(5) 抽样计划

品控部统一制订抽样计划；实验室严格按照抽样计划实施抽样检测；如有特殊情况，按厂部或质量的要求进行抽样检测；检测结果提报品控部。

(6) 检验方法和判定标准

一般采用抽样检测的方法。具体见 SB/T 10314《采样方法及检验规程》。采样后，按 GB/T 4789.3《食品安全国家标准　食品微生物学检验　大肠菌群计数》进行检测。最后按照具体各食品的微生物学指标进行结果判定。

6.4.2　食品直接接触表面的卫生监测

食品直接接触表面包括工器具/设备表面、手部、靴子样外表面、包装袋内表面等。采样程序可分为表面涂抹法和影印法两种。采样后可以直接进行常规培养，根据菌落总数可判定清洁状态。目前市场上还有荧光检测仪（食品细菌快速检测仪），可代替现有的常规培养方法，提高检测速度。其基本原理是利用生化作用使细菌细胞的 ATP 发光，以其光亮度测定细菌量。但需用生物方法分离非细菌细胞的 ATP 以避免假阳性；用化学手段除去干扰物质（如盐、商业消毒剂等）的猝灭作用以避免假阴性。该方法可用于食品、饮品及空气卫生检测中细菌总数的现场测定。

(1) 表面涂抹法（又称棉拭采样法）

具体过程：在稍大些的正方形（边长 6～8cm）金属或纸板内部挖出一个正方形（边长 5cm，留出 1～2cm 做外框），制得规板；灭菌；以灭菌的规板压在食品直接接触表面，包括器具表面、手部、靴子、包装袋内表面等，各取 5 个不同部位，分别用 5 支无菌生理盐水蘸湿的灭菌棉拭擦拭手、靴子，充分擦洗到每个重点部位；每个取样点重复擦拭 5 次；采样后的棉拭应立即剪断投入盛有 50mL 灭菌生理盐水的广口瓶中；充分振摇后，吸取上清液做 10 倍递增稀释。按 GB/T 4789.3《食品安全国家标准　食品微生物学检验　大肠菌群计数》进行检测。检测结果中菌落总数需≤100 个/cm^2，大肠菌群阴性。

目前市场上的涂抹棒是一种预先制备好的环境涂抹系统，广泛用于食品、饮料、制药及化妆品行业的表面采样程序。

(2) 影印法

影印法（RODAC）是一种检测物体表面微生物污染的技术，是用琼脂培养基的凸起面直接接触预检测场所的表面。主要用于洁净环境（洁净厂房、机械设备、洁净服、包装材料等）光滑表面微生物的检测。广泛应用于制药、食品、医院以及化妆品等企事业单位的洁净环境微生物检测，比传统的棉签方法更简便、准确。可用于对洁净环境中的微生物进行动态/静态监测，以及检验消毒效果等。

这种方法特别适用于在平滑密实的表面采样，在不规则、破裂或有裂纹的表面不宜使用这种方法。最好对平滑表面进行打扫、清洁并消毒以后使用此方法。严重污染的表面会导致琼脂平板上细菌过度滋生，故不适宜用此法。

采样后的接触碟要置于20～25℃或30～35℃的培养箱中连续培养7d，培养后观察接触碟，计算单位面积（一小格为1cm^2）的菌数，通过对菌落形态的观察及菌落数量的计数，初步分类并鉴定。

接触碟种类包括胰蛋白大豆琼脂（TSA）、沙堡氏琼脂（SDA）、麦康凯琼脂（MCA）、营养琼脂（NA）、玫瑰红纳琼脂（RBA）等。可在培养基中添加青霉素酶等催化酶，用于去除生产中产生的抗生素粉尘的抗菌性。

6.4.3 空气的卫生监测

(1) 空气沉降法

空气中菌落总数检验宜采用直接沉降法。本法是GB/T 18204.1《公共场所空气微生物检验方法　细菌总数测定》中的标准方法之一。

具体操作如下：先设置采样点，应根据现场的大小，选择有代表性的位置作为空气细菌检测的采样点。通常设置5个采样点，即室内墙角对角线交点为一采样点，该交点与四墙角连线的中点为另外4个采样点。采样高度为1.2～1.5m。采样点应远离墙壁1m以上，并避开空调、门窗等空气流通处。然后将营养琼脂平板置于采样点处，打开皿盖，暴露5min，盖上皿盖，翻转平板，置（36±1）℃恒温箱中，培养48h；之后计数每块平板上生长的菌落数，求出全部采样点的平均菌落数。计菌落数以每立方米空气中菌落总数=每个平皿中菌落数之和/5。

(2) 空气捕集法

空气捕集法又称为撞击法，是采用撞击式空气微生物采样器采样，通过抽气动力作用，使空气通过狭缝或小孔而产生高速气流，从而使悬浮在空气中的带菌粒子撞击到营养琼脂平板上，经37℃，48h培养后，计算每立方米空气中所含的细菌菌落数的采样测定方法。此方法是GB/T 18204.1《公共场所空气微生物检验方法　细菌总数测定》中的标准方法之一。

具体操作如下：选择有代表性的位置设置采样点。将采样器消毒，按仪器使用说明进行采样；样品采完后，将带菌营养琼脂平板置（36±1)℃恒温箱中，培养48h，计数菌落数，并根据采样器的流量和采样时间，换算成每立方米空气中的菌落数。以每立方米菌落数（CFU/m^3）报告结果。

6.4.4 水的卫生监测

(1) 水中细菌的常规检验

水样用无菌瓶采集，打开要抽样的水龙头并持续足够长的时间（一般为2～3min)，使水流充满水龙头后面的管道，取样之前用酒精擦一下水龙头的端口，让水流出5min后再采样，如果检验是在抽样3h或更长时间之后进行，应将该样品瓶放在冰块中冷藏。菌落总数检测结果以“CFU/mL”表示，大肠菌群以MPN/100mL表示。合格标准如下：菌落总数<100个/mL（37℃)，大肠菌群、致病菌不得检出。

检测方法来源于GB/T 5750《生活饮用水标准检验方法》。各项检测结果参照GB 5749《生活饮用水卫生标准》中关于菌落总数和大肠菌群数量的要求。

(2) 水中余氯速测

方法：余氯速测盒（DPD分光光度法）。

测定范围：0.00～1.00mg/L（本法最低检测质量为 0.1μg，若取 10mL 水样测定，则最低检测质量浓度为 0.01mg/L）。

水样采集时，开水龙头 5min 后，用采样瓶采样。将水样直接加入到显色池（窄池）和参比池（宽池）中至左侧刻度线，再向显色池（窄池）中加入一片试剂，将参比色片插入参比池前的槽内，盖上盖，上下摇动使片剂溶解后，1～5min 内从正面观察，找出与显色池中水的颜色相同的色阶，该色阶上的数值表示每升测试水样中游离余氯的质量（mg）。

判定标准：管网末梢出水口游离余氯含量控制在 0.05～0.3mg/L。

6.5 卫生监测技术进展

6.5.1 食源性微生物负载量的检测技术

(1) 菌落总数计数法

食品经过处理后，在一定条件下培养，所得 1mL（或 1g）样品中形成的菌落数，作为判定食品被污染程度的指标。GB/T 4789.2《食品安全国家标准　食品微生物学检验　菌落总数测定》中的平板菌落计数法普遍适用于大多数食品。SN/T 3466《出口食品平板菌落计数　滤膜法》中的出口食品平板菌落计数法适用于矿泉水、纯净水、单晶糖、饮料、葡萄酒、牛奶等食品以及保健饮品中的菌落总数的检验。但由于平板菌落计数法耗时较长，需要有一定的操作技术，如今有更多的技术代替。

Petrifilm™ 快速菌落总数测试片是由美国 3M 公司开发，旨在操作简便、出结果更快、读数更精确。前期研究利用 Petrifilm™ 测试片对畜禽产品中大肠杆菌进行计数，也证实了产品的优点。

电阻抗法适于临床、食品和环境样本中细菌与病原体检测，以及工业生产中微生物过程控制。前期研究检测 150 个不同细菌浓度鲜奶样 DT 值并进行阻抗测定，求取细菌总数。经长期试验证明，检验周期大大缩短，且操作简便，结果准确可靠。

ATP 菌落总数检测仪在食品卫生安全分析中常用于检测啤酒、饮用水、液体食品等食品中的菌落总数。前期研究针对来源于住宅小区和自动售水机 216 件生活饮用水样品检测结果表明，ATP 生物发光快速检测法与实验室国标法相比快速简便，但合格率稍低。

伏安法适于食品、饮料、环境样品中细菌总数快速检测。前期研究利用伏安法检测牛乳及其制品中的细菌总数，其结果与平板计数相比无显著差异。同时，可以提高测定准确度。

(2) 酵母、霉菌总数计数法

食品中霉菌和酵母的存在会引起食品的腐败变质，使食品表面失去色、香、味，有些霉菌能够合成霉菌毒素而对健康有害。因此以霉菌和酵母计数来估计食品被污染的程度，并作为评价食品卫生质量的指示菌。

GB/T 4789.15《食品安全国家标准　食品微生物学检验　霉菌和酵母计数》中的霉菌和酵母计数规范适用于一切食品中霉菌/酵母计数。SN/T 4675.28—2016《出口葡萄酒中细菌、霉菌以及酵母的计数》适用于葡萄酒中的细菌、酵母以及霉菌计数。

与 GB/T 4789.15 比较，Petrifilm™ 快速霉菌酵母测试片（RYM）法检测周期缩短，提高了检测效率。当霉菌和酵母菌落在 Petrifilm™ 测试片上呈不同形态，容易判断观察和直接计数，也易与检验液中不溶杂质颗粒区分，计数清晰。

流式细胞仪采用优化的膜过滤、离心技术对果汁样品进行前处理。使用流式细胞技术对果汁中的霉菌、酵母菌的检测更快速。与常规平板计数相比，检测速率显著提升，且灵敏、准确、操作简易。

TEMPO自动微生物定量检测仪普遍适用于乳制品、谷物等大多数食品。前期研究使用TEMPO/TVC法和国标方法GB 4789.15《食品安全国家标准　食品微生物学检验　霉菌和酵母计数》对熟肉制品、方便食品、速冻食品、膨化食品、糖果、糕点、调味品7类食品进行菌落总数测定。结果表明，两者无差异性。同时，TEMPO/TVC操作更简便、更高效、人为误差小。

(3) 表面接触技术

表面接触技术是将接触板带有琼脂的一面按压于样品表面，停留10s后，将接触板置于(36±1)℃培养(48±2)h(图6-11)，培养结束后按标准进行分离鉴定，并根据接触板面积和菌落数，计算每平方厘米的菌落数。该方法适用于表面微生物的检测，优点是方便快捷、简单易行、误差小，但缺点是不能稀释。

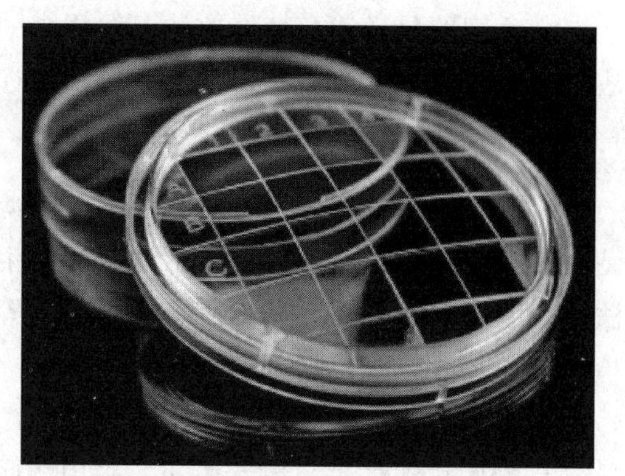

图6-11　表面接触技术示意图

现有标准方法：SN/T 4426《出口食品加工卫生表面取样技术方法》中利用接触板法检测食品生产环境的卫生表面取样。安丽娜、宋丹等人借鉴接触板法，发明了一种表面微生物采样平皿。与普通平皿不同的是，皿底的底端开设有卡槽，卡槽的内侧卡接有用于对内腔体内部微生物计数的网格板。解决了现有的微生物培养皿通常采用单个密封结构，培养皿内部腔体密封性不够，且内部带有固定密度的网格线用来完成微生物的粗计数，此平皿计数更为方便。

(4) 大肠杆菌近似数

大肠杆菌近似数法是利用大肠杆菌的特殊生理功能的选择性，从而摆脱其他微生物的干扰，并能够计数的方法。该方法适用于测定一个在混杂的微生物群落中不占优势但具有特殊生理功能或理化特性的微生物种类。大肠杆菌近似数法简便、易操作，同时具有从杂菌含量较高的样品中检测含量较低的目标菌的优势。但缺点是需要大量的器皿，不能观察微生物菌落形态，要严格无菌操作。

GB/T 4789.3《食品安全国家标准　食品微生物学检验　大肠菌群计数》，适用于各类食品中大肠杆菌的计数。根据SN/T 1607《出口饮料中菌落总数、大肠菌群、粪大肠菌群、大肠杆菌计数方法》，首先通过疏水栅格滤膜，将大肠杆菌截留后进行培养，再用大肠杆菌近似数法进行计数。

前期研究采用增容改进法建立新的大肠杆菌近似数法，用于测定增稠剂中大肠杆菌数，解决了食品增稠剂由于存在的高黏度凝胶状物质而影响了细菌的运动和繁殖等情况。

(5) 指示剂和还原性染料

由于微生物在生长过程中会发生还原反应，一些指示物质可以反映这个变化，利用它们的减少速度对微生物数目进行定量。下述方法适用于乳品工业上原料乳的微生物检测。优点包括简便、快捷、经济，但缺点是所得的结果不够准确，不适用于含有还原性酶的食品。

刃天青染料对牛奶的还原作用敏感，且利用刃天青还原法检测牛奶中的总菌数的方法操作简单，成本低。一般认为，刃天青还原法适合大批量检测鲜奶中的总菌数。利用美蓝还原酶法检测污水中菌落总数，且该方法操作简便、结果准确。利用氯化三苯基四氮唑(TTC)测定牛奶中菌落总数耗时短，且当TTC达到最适浓度时，可以很容易将菌落与样品中颗粒区分，提高准确性。前期研究利用TTC培养基法对100个食品样品进行菌落总数检测，并与传统培养法进行比较。结果表明，使用TTC培养基法进行微生物检验的准确率更高。

(6) 直接显微技术

直接显微技术是将经过适当稀释的菌悬液(或孢子悬液)放在血细胞计数板载玻片与盖玻片之间的

计数室中，在显微镜下进行计数。由于计数室的容积是一定的（例如 $0.1mm^2$），所以可以根据在显微镜下观察到的微生物数目来换算成单位体积内的微生物总数目。该技术只适用于计数单细胞微生物，优点是操作简单、快捷，但缺点是不能区分死菌、活菌，只适用于菌种数较高的样品。

血细胞计数板计数容易受客观因素影响，导致结果偏低；特殊染色直接计数法是计算样品中死菌和活菌总数，结果比实际值偏高；美蓝直接计数法与平板计数法无显著差异，且操作简便，误差小。采用不同染色剂的显微镜直接计数法对饮用水的菌落总数、活菌数、大肠杆菌数进行计数，同时与常规计数法进行对比，发现显微镜直接计数的结果远远高于常规平板。

(7) 薄膜平板计数

食源性细菌的蛋白质有特异性酶类，薄膜平板培养皿内含有多种细菌酶类对应的底物。当样品被细菌污染时，只要具有一种酶的活性就能发生反应，培养 24h 后，在紫外线照射下，发出蓝色荧光。该方法适用于水、土、药品、食品、消毒用具等。优点是无需配制琼脂、无菌生理盐水，处理简单；缺点是检验时间较长，难以区分菌落种类。

前期研究利用酶底物法检测水中菌落总数，并与平板计数法进行比较。结果表明，两者结果无差异，且酶底物法处理简单、快速。利用酶底物法检测饮用水中的大肠杆菌，发现该检测方法不但有很好的灵敏度，且定量范围大，价格低廉。该方法还应用于检测 15 类食品中细菌总数，包括脱脂奶、胡椒、消毒奶、汉堡、牛排等。该方法可以代替平板计数法测定食品中的细菌总数，且缩短了检测时间。

(8) 细胞质量法

细胞质量法又分湿重法和干重法。湿重法是将微生物的培养液进行过滤，或者是进行离心的技术，然后对细胞中的沉淀物进行收集之后称重。干重法是将菌液中的菌体通过离心或过滤分离后，进行烘干后称重。湿重法适用性最广，而干重法更适用于菌丝。上述方法的优点是操作简便、成本低，但缺点是精确度低。

(9) 浑浊度

利用浊度计或分光光度计可测定培养液中微生物的生长量。当某一波长的光线通过浑浊液后，光的强度被减弱。由于菌体具有不透光性，在一定浓度范围内，悬液中的细胞数量与光密度（OD 值）成正比。该方法适用于样品数量较多时的批量检测，优点是省时、省力。但若样品颜色较深或含有固体颗粒时，则不宜采用。

(10) 辐射测量法

微生物在代谢过程中可以产生二氧化碳，如果 ^{14}C 标记培养基中的碳源被微生物利用，则会释放 $^{14}CO_2$。因此，只需要利用放射能计数器检测 $^{14}CO_2$ 含量的有无以及增长情况，便可确定样品中微生物存在以及生长情况。该方法的优点是检测速度快，缺点是成本较高。

(11) 阻抗测量法

阻抗测量法是通过测量微生物代谢引起的培养基电特性变化来表征微生物含量，该方法适用于可以产生显著阻抗变化的菌种。间接阻抗法适用于检测耐酸芽孢菌、非芽孢耐酸菌、酵母等代谢产生终产物二氧化碳。该方法的优点包括操作简便，直观，高度重复性，检测不受不透明样品和小颗粒物质影响。缺点是阻抗仪对温度稳定性的要求高。

(12) 毒性终点法

鲎试剂是鲎血变形细胞溶解物中的无菌冻干品。鲎试剂法是一种检测细菌内毒素灵敏度很高且专一性很强的方法，其作用原理如下：内毒素在钙、镁等二价阳离子的参与下，先后激活鲎试剂凝固酶系统的 C 因子、B 因子、前凝固酶，最后将凝固蛋白原变成凝固蛋白。该方法适用于细胞内毒素的检验，优点包括快速、灵敏、可标准化，但缺点是对温度敏感。

(13) **生物发光法**

生物发光法是通过发光光度计检测荧光素酶在ATP的作用下氧化荧光素所产生的荧光强度来检测菌量。该方法的优点是检测速度快，灵敏度高，可用于现场检测，可以在极短时间内检测到含量极低的微生物。缺点包括对环境的敏感性、对微生物的检测限偏高、缺乏检测结果发光强度的标准。

(14) **接触酵素**

由于微生物的生理代谢活动主要由酶来实现，因此微生物中酶活性的变化与微生物的存在量有着密切的关系。接触酵素法的优点是敏感度高、操作简便、用时较短，缺点是易受环境因素影响。依据接触酵素法建立简易的幽门螺杆菌培养方法，原代菌株用尿素酶法、过氧化氢酶法、氧化酶法和革兰氏染色鉴定，同时符合者为幽门螺杆菌。前期研究发现，过氧化氢酶的活性在一定程度反映大米的陈化状况，因此可以利用过氧化氢酶法检测大米的新鲜度。

(15) **直接外荧光滤光片技术**

直接外荧光滤光片技术是使用胰蛋白酶进行处理，接着进行膜过滤，即可使样品中含有的微生物被留在过滤器上面。之后使用吖啶橙对滤膜上的细菌进行着染，再使用紫外显微镜观察。死亡细胞能够被染成绿色荧光，存活下来的细胞能够被染成橘黄色、橘灰色或者橘红色荧光，最后使用仪器对其进行计数。该技术的优点是操作简便、检测时间短、可同时检测大量样品。由于荧光抗体能与食品中固有微生物发生非特异性反应，因此在使用直接外荧光滤光片技术时有可能获得假阳性结果。直接外荧光滤光片技术示意图见图6-12。

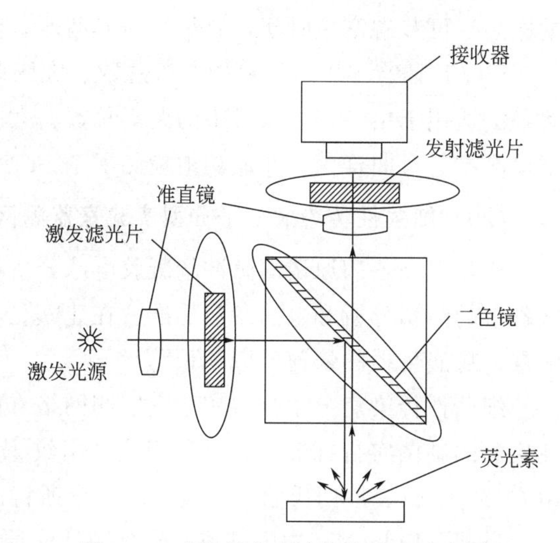

图6-12 直接外荧光滤光片技术示意图

直接外荧光滤光片技术法已用于检测牛乳中嗜冷菌。该项技术除了能利用膜过滤将食品中的微生物收集并浓缩在膜表面外，还可采用对过滤膜表面和表面荧光显微镜进行荧光抗体染色。采用这种方法定量检测产单核细胞增生李斯特氏菌，该方法检测结果与其他方法的检测结果一致。

(16) **远程检测生物传感器**

远程检测生物传感器是利用生物活性物质选择性识别和测定，并将其浓度转换为电信号进行检测。此技术专一性强、准确度高、成本低。

远程检测生物传感器已被用于检测花生中的黄曲霉毒素B_1，结果表明该方法具有较高的灵敏度，操作简便。前期研究还将花菁与染色标记的单克隆抗体大肠杆菌O157：H7设计了一种便携式光纤生物传感器，可用于检测大肠杆菌O157：H7。

(17) **微量热法**

微量热法是通过高灵敏度、高自动化的微量量热仪连续和准确地监测和记录微生物变化过程的量热曲线，原位、无损伤的同时提供微生物的热力学和动力学信息。该技术不干扰蛋白质和核酸的生理功能，样品用量小，方法灵敏度高，但该技术缺乏特异性。

应用微量量热仪检测在一段时间内微生物产生的二氧化碳与碱液反应释放的累计放热量，建立了一条“热量值-细菌总数”的标准曲线，成功对样品中的初始菌量进行了测定。前期研究还利用微量热法检测酱牛肉中的污染菌并测定了细菌的生长热谱曲线。结果表明，细菌活化时间、测热培养基的选择及测热时间长短均对量热法测定结果影响显著，且微量热法所得结果与常规平板计数法基本相符。

(18) 辐射测量和红外分光光度法

样品中微生物的数量与用红外分光光度技术检测产品中放射性水平物质所需的时间呈反比关系。因此，可通过辐射测量和红外分光光度法，实现微生物数量的定量。该方法的优点是测量信号信噪比高、测量目标温度低、通光口径小，但有些物质不能产生红外吸收光谱，灵敏度较差。

前期研究开发了^{13}C-呼气红外光谱仪对幽门螺旋杆菌进行临床诊断。该方法精确度高、操作简便。近红外技术只需要简单的样品就可以直接对粮食产品内的真菌毒素进行检测，大大提高了检测效率，且在降低成本的同时也避免了相应化学试剂带来的污染。近红外光谱技术已用于检测稻谷中霉菌和黄曲霉毒素 B_1，并基于该技术开发出便携式储藏稻谷霉菌和毒素指标分析仪。

(19) 疏水网格膜过滤系统

利用膜的疏水性黏附细菌细胞，并通过膜的过滤作用截留细菌细胞，然后将膜进行选择性培养，达到检测鉴定待测菌的目的。疏水网格膜过滤系统适用于食源性致病菌的快速检测。优点是可同时处理大量样品，可节省富集时间，获得纯培养菌落，消除食品样品中的抑制因子，但该技术的成本较高。

SN/T 1607《出口饮料中菌落总数、大肠菌群、粪大肠杆菌、大肠杆菌及计数方法》中，疏水栅格滤膜法适用于出口包装饮料中的菌落总数、大肠杆菌、粪大肠杆菌、大肠杆菌的计数。该技术还可应用于检测嗜热弯曲杆菌，并成功地检测了 1654 个食品样品中的空肠弯曲杆菌的存在情况。

(20) 细菌性传染病分子分型实验室监测网络

通过建立各病原菌的脉冲场凝胶电泳分析标准化操作规程，构建标准图谱数据库，而不同病原菌建立各自的酶切分析和电泳参数标准。在建立足够大的数据库后，可实现实验室主动监测网络系统对食物中毒、疾病传播的快速反应和预警。

细菌性传染病分子分型实验室监测网络（PulseNet）的美国参与者使用脉冲场凝胶电泳对引起食源性疾病的细菌实行标准化分子分型或“指纹识别”。脉冲场凝胶电泳可以在 DNA 水平区分诸如大肠杆菌 O157：H7、沙门氏菌、志贺氏菌、李斯特氏菌、弯曲杆菌等菌株。

目前，PulseNet 中国已将多数食源性病原菌建立了标准化的脉冲场凝胶电泳方法。在数据库建设方面，已经建立 20 余个病种、25000 余条菌株的分型数据库，涵盖的细菌病原体包括霍乱弧菌、大肠杆菌 O157：H7、副伤寒沙门氏菌、痢疾志贺氏菌、小肠结肠炎耶尔森氏菌、单核细胞增生李斯特氏菌、空肠弯曲菌、副溶血性弧菌等食源性病原菌，以及鼠疫杆菌、流行性脑脊髓膜炎双球菌、莱姆病疏螺旋体、钩端螺旋体、布鲁氏菌等。

6.5.2 食源性微生物的诊断技术

(1) 环磷酸腺苷试剂盒

环磷酸腺苷试剂盒是将目标抗体包被于微孔板中，制成固相载体。检测流程是向微孔中分别加入标准品或标本，其中的目标物与固相载体上的抗体结合，然后加入微生物的目标抗体，将未结合的生物素抗体洗净后，加入检测抗体标记亲和素，再次彻底洗涤后加入 3,3′，5,5′-四甲基联苯胺（TMB）底物显色，在 450nm 波长下测定吸光度，计算样品浓度。TMB 在过氧化物酶的催化下转化成蓝色，并在酸的作用下转化成最终的黄色，颜色的深浅和样品中的目标物浓度呈正相关。该方法特异性强、准确度高、操作简便、时间短、灵敏度高、对被分离物损失较小。但缺点包括操作较为复杂且成本高。

(2) DNA 微阵列分析

DNA 微阵列分析是将序列已知的特定靶核苷酸的探针有序地固着于固相载体上，然后与已标记的待测生物样品中靶分子反应，因信号强度与每个标记核苷酸片段的浓度成正比，最后即可通过特定的仪器对探针-样品复合物形成的反应信号进行分析，从而判断样品中靶分子的数量。该方法适用于同时检测多种病原微生物。优点包括小型化、自动化、高性能、高通量、检测灵敏度高。缺点是检测设备昂贵、病原体计数有限，通常需结合聚合酶链反应（PCR）来提高检测灵敏度和降低非特异性背景噪声。DNA 微阵列分析的具体操作流程见图 6-13。

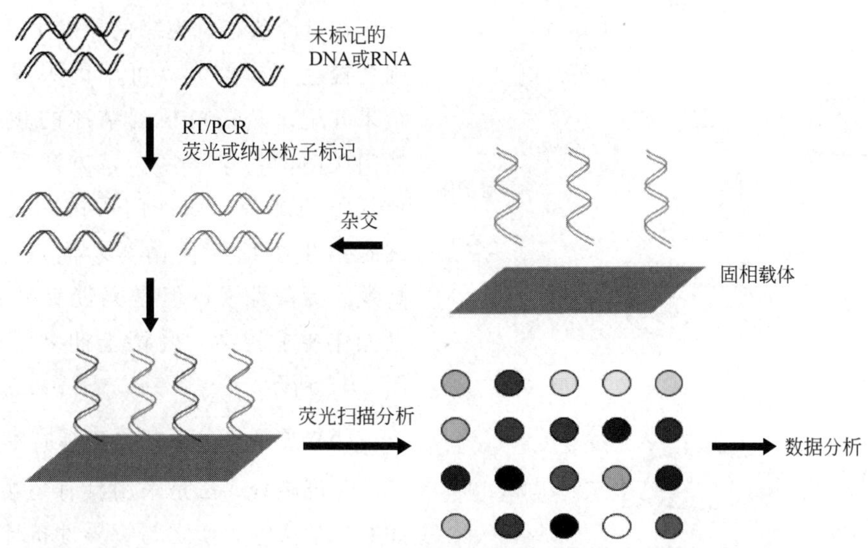

图 6-13　DNA 微阵列分析流程图

(3) 酶联免疫吸附测定

酶联免疫吸附测定（ELISA）是以免疫学反应为基础，将抗原抗体特异性反应与酶对底物的高效催化作用相结合的敏感性很高的实验方法。首先将抗体（抗原）吸附在固相载体表面，再将待测抗原（抗体）与固相载体表面的抗体（抗原）反应，再加酶标抗体（抗原）进行特异性反应而生成复合物。由于向复合物中加入与酶可以反应的底物后，底物被酶催化为有色产物，产物的量与标本中受检物质的量直接相关，故可根据颜色反应的深浅开展定性和定量分析。该方法既可测定抗原又可测定抗体。该方法的优点是检测速度快，成本低廉，仪器简单，灵敏度高和选择性强，可用于现场检验。缺点是操作过程繁琐、反应时间较长、三种必要试剂（固相的抗原或抗体、酶标记的抗原或抗体、酶作用的底物）缺一不可。检测性能取决于酶的催化活性和负载量，且检出限较低，所需的样本量较高。此外，此方法难以同时分析多种成分，会出现交叉反应影响结果。常用的 ELISA 测定方法基本原理如图 6-14 所示。

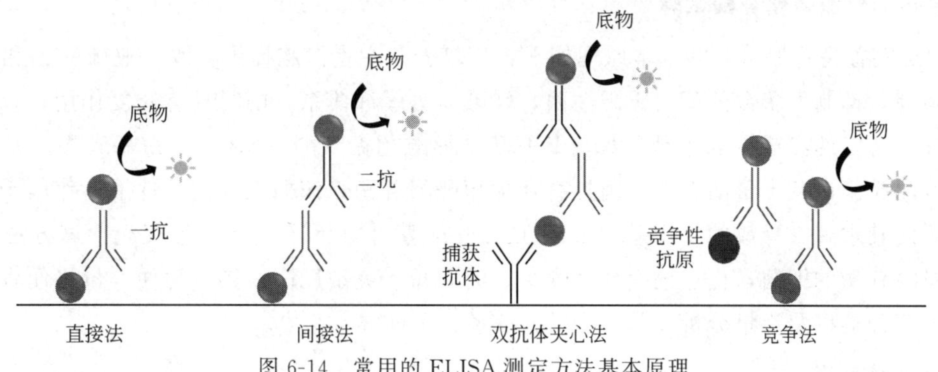

图 6-14　常用的 ELISA 测定方法基本原理

ELISA 方法现在已广泛应用于食源性微生物的快速检测。其中，现有国内标准：GB/T 22429《食品中沙门氏菌、肠出血性大肠杆菌 O157∶H7 及单核细胞增生李斯特氏菌的快速筛选检验　酶联免疫法》、NY/T 3468—2019《猪轮状病毒间接 ELISA 抗体检测方法》。

(4) 爱德士捆绑法

爱德士捆绑法(IDEXX Bind)是采用重组DNA技术将冰核基因导入专门针对沙门氏菌的噬菌体基因组中,噬菌体将DNA转导入沙门氏菌细胞核中,经过表达后即可产生冰晶核。由于冰晶核可以很快地引发次生冰晶核,所以只要存在很少量的冰晶就足以使所有过冷水结冰。因为指示剂染料的存在,试样在过冷状态时为绿色并发出荧光,一旦结冰则变橙色不带荧光,可用肉眼或光学扫描观察结果并记录,还可根据结冰的频率计算食品中沙门氏菌的污染程度。该方法适用于可表达冰核基因的细菌,如沙门氏菌、大肠杆菌、单核细胞增生李斯特氏菌等。优点是简便、快速、高效、专一性强,但是只能针对活菌开展检测且操作要求较高。爱德士捆绑法的具体原理如图6-15所示。

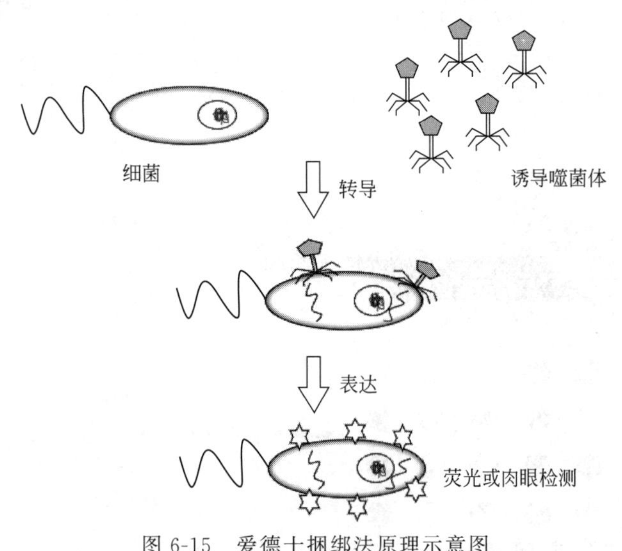

图6-15 爱德士捆绑法原理示意图

(5) 免疫磁分离和流式细胞术

免疫磁分离法是采用具有超顺磁性的微粒表面经化学修饰,使之与特异性抗体牢固结合,成为能与特异性抗原(待测菌)结合且有磁性的微珠,即免疫磁珠。在磁板背景下混合,如果有相应抗原存在,免疫磁珠就会将其捕获,形成菌体-免疫磁珠复合物。接着在合适的磁场条件下,菌体-免疫磁珠复合物会分离出来,再用其他方法如PCR、ELISA等进行测量。

流式细胞术是待测样品经荧光染料染色后制成样品悬液,在一定压力下通过壳液包围的进样管而进入流动室,排成单列的细胞,由流动室的喷嘴喷出而成为细胞液流。细胞液流与入射激光束相交,其中的细胞被激发而产生荧光,并由放在与入射的激光束和细胞液流成90°处的光学系统收集。通过多道脉冲高度分析器处理荧光脉冲信号和光散射信号,进一步加以数据分析,可以快速测定单个细胞的生物学性质并可实现分类收集。

两种方法作为微生物的分离方法,适用于检测前处理以及分离、浓缩、纯化处理。优点包括特异性极强、准确度高、时间短、灵敏度高、对被分离物损失较小,缺点是操作上较为复杂。该方法已被用于ISO 16654:2001《食品和动物饲料的微生物学》检测大肠杆菌O157:H7的水平方法之中。

(6) 4-甲基伞形酮葡糖苷酸试验

4-甲基伞形酮葡糖苷酸试验的基本原理如下:该培养基中蛋白胨提供氮源;亚硫酸钠和去氧胆酸钠为选择性抑菌剂,抑制大多数的革兰氏阳性菌,磷酸盐为缓冲体系,同时具有修复作用;硫酸锰、硫酸锌等无机盐提供稳定的渗透压和生理环境,4-甲基伞形酮葡糖苷酸(MUG)为酶底物。97%的大肠杆菌、10%的沙门氏菌以及少量的志贺氏菌具有葡萄糖醛酸苷酶,该酶在碱性条件下,作用于MUG的β-糖醛酸苷键,使其水解。释放的4-甲基伞形酮在366nm紫外灯下产生蓝白色荧光。该方法适用于检测具有葡萄糖醛酸苷酶的细菌,优点包括准确度高、时间短、灵敏度高、操作简便、价格便宜,但是不能够准确定性细菌种类以及定量分析,需结合其他实验。

(7) 聚合酶链反应

PCR的基本原理为:双链DNA在高温条件下可以发生变性解链,当温度降低后又可以复性成双链。通过温度变化控制DNA的变性和复性,加入设计的引物、DNA聚合酶、dNTP就可以完成特定基因的体外复制。该方法适用性强、特异性极强、灵敏度高、快速、简便、纯度要求低、一次能检测出多种食源性微生物。但是检测过程中易出现假阴性和假阳性，且易受污染。我国现有的标准中应用到PCR技术的包括GB/T 28642《饲料中沙门氏菌的快速检测方法》聚合酶链反应（PCR）法，以及SN/T 4781《出口食品和饲料中产志贺毒素大肠埃希氏菌检测方法》实时荧光PCR法。

(8) 随机扩增多态性DNA分析

选择随机引物对样本基因组DNA进行PCR扩增，该引物可在一个或多个位点与基因组DNA结合，造成中间未知区域的扩增；电泳后获得基因组指纹图谱，可反映基因组多态性。该方法适用性强，广泛应用于生物的品种鉴定、系谱分析及进化关系上。其优点包括：DNA样品用量少、操作简单方便、检测速度快、易检测、实验成本低。检测过程中可能产生假阳性，重复性差，影响因素较多。

(9) 沙门氏菌1-2测试

该检测方法通过一个具有两室（分别为接种室和动力室）的一次性塑料装置来完成。接种室中特异性培养基对沙门氏菌的生长有促进效果，而对其他杂菌有抑制效果。动力室中含有半固体培养基，被检测的沙门氏菌能够和特异性抗体结合而形成可见的免疫扩散反应带，即可判断样品中是否含沙门氏菌。沙门氏菌1-2测试的流程及机理如图6-16所示。

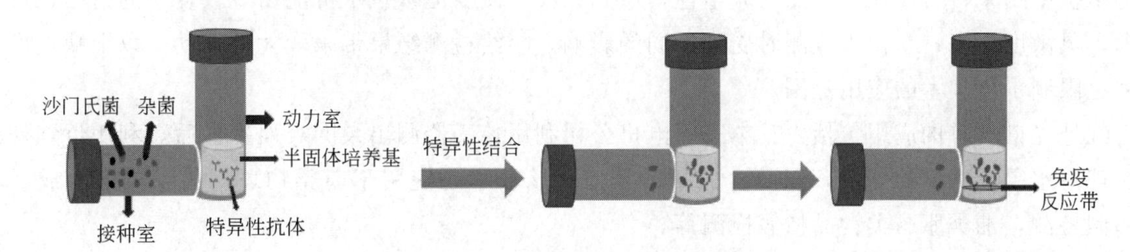

图6-16　沙门氏菌1-2测试的流程及机理

细菌动力反映出细菌在正常生长情况下运动活跃状态。细菌运动越活跃，任意相同时间内在空间不规则移动路程之和越大，方向变换次数越多，则细菌动力越大。因此，上述方法适用于检测具有动力的沙门氏菌。沙门氏菌是周身鞭毛的短杆菌，在半固体琼脂穿刺实验中，经过培养，可发现刺线扩散现象，其周围琼脂浑浊，即说明有动力。

该方法具有操作简便、工作量小、能在48h内出结果等优点。同时，该方法不需要特殊的仪器及专门的操作训练。由于使用的高纯度抗体不但对沙门氏菌有广谱性，而且可以排除非沙门氏菌引起的交叉反应，具有较强的敏感性和特异性。该方法与常规培养法对照符合率为96.1%～99.7%。但是，该方法不能用于检测无动力的沙门氏菌。

6.5.3　化学污染物检测与确证技术

(1) 近红外光谱检测技术

近红外光谱技术是介于中红外光谱区和可见光谱区之间的电磁波的技术。近红外光是位于可见光（VIS）和中红外光（MIR）之间波段的电磁波，其波长范围为780～2526nm，每厘米波数为3959～12820。有机分子中含氢官能团（如—OH、—NH、—CH）与近红外光频率振动的合频和各级倍频的吸收区一致。因此，通过扫描样品的近红外光谱，便可以得到样品中有机分子含氢官能团的特征信息，进而对样品进行定性及定量分析。

CCD近红外光谱结构示意图见图6-17。

近红外光谱常用于水果内部品质检测，包括糖度、酸度、可溶性固形物等。该技术的优点主要包括：将不同种类、不同性质的样品同时检测，具有较好的分析效率；操作简便，容易掌握；在食品检测

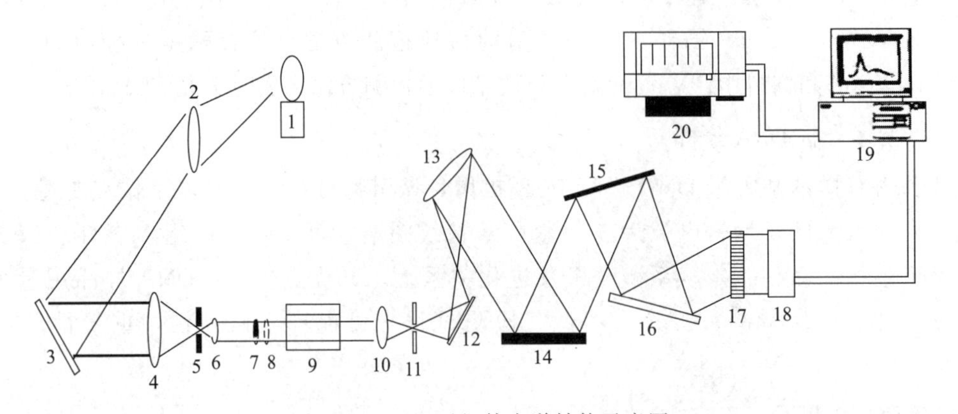

图 6-17 CCD近红外光谱结构示意图

1—光源；2，4，6，10，13—透镜；3，12，16—反射镜；5—光阑；7—光闸；8—滤光片；
9—样品池；11—狭缝；14—光栅；15—球面镜；17—CCD；18—A/D板；19—计算机；20—打印

时不会造成环境污染，符合我国对环境保护的要求；可以准确地显示出样品的结构；检测效率高，可以快速得出检测结果；可以保证样品的完整性，做到无损检测。但该技术可能出现较复杂的谱图，辨认难度较大；灵敏度不高；在食品检测时受到不同的影响，会给检测结果带来较大的变动，以上缺点也在一定程度上限制了该技术的应用范围。

近红外光谱现有的应用包括：日本三菱电机公司利用传感器测出梨的表面颜色后，利用近红外光谱模型实现对水果成熟度的分级，以及含糖量的测定；该技术还应用于肉类物理属性、化学组成、新鲜度、掺假检测，油类脂肪类食品掺假检测等。

（2）高光谱成像检测技术

高光谱是利用很多窄的电磁波波段获取物体有关数据的技术，它可在电磁波的紫外、可见光、近红外、中红外以至热红外区域，获取许多非常窄且光谱连续的图像数据，为每个像元提供数十至数百个窄波段（通常波段宽度＜10nm）的光谱信息，能产生完整而连续的光谱曲线。

高光谱成像系统最重要的组成是光谱仪（图 6-18），光谱仪有一个棱镜光栅-棱镜单元，此单元可以阻止环境光的干扰，且在光谱仪获得被测物体的一行图像时，此单元可以将光线从每行图像的像素色散到光谱轴上，这样就获得了在空间轴和光谱轴上的一维影像和光谱信息。由于物体或物镜的连续运动，就形成了整个物体的光谱图像。最终在CCD阵列探测器上完成对每个瞬间信号的获取，得到高光谱三维图像数据块。

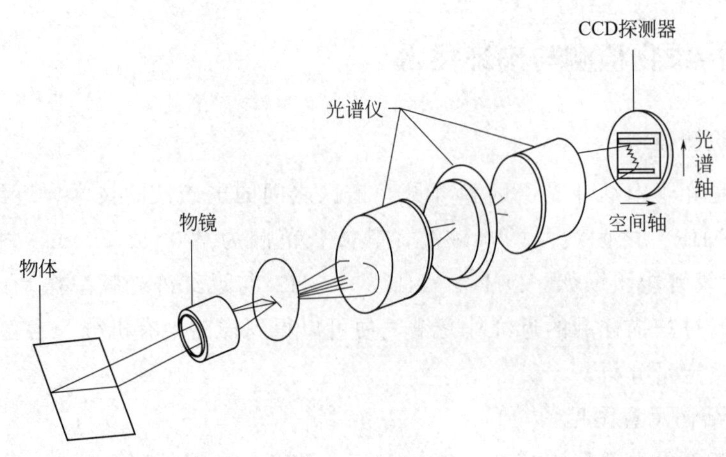

图 6-18 高光谱成像原理示意图

高光谱技术可应用于果蔬内外部品质检测、果蔬农药残留检测。该技术的优点主要包括：精确度高，参数多；波段多，光谱分辨率高；光谱波长范围广，分辨率高；数据描述模型多，分析更加灵活。但该技术仍有信息处理速度慢、易受多个因素的影响（如样品温度、检测部位）等缺点。高光谱检测技术可对猪肉嫩度、大肠杆菌等进行检测，对冻伤蔬果检测正确率达 97.9%，还可应用于玉米霉变及奶粉掺假。

(3) 荧光光谱检测技术

某些物质的分子吸收一定能量后，电子从基态跃迁到激发态，以光辐射的形式于 10.7～10.9s 从激发态回到基态，此过程所发射的光即为荧光。利用某些物质分子受光照射时所发生荧光的特性和强度，进行物质的定性或定量分析的方法就称为分子荧光光谱法。荧光光谱检测技术原理见图 6-19。

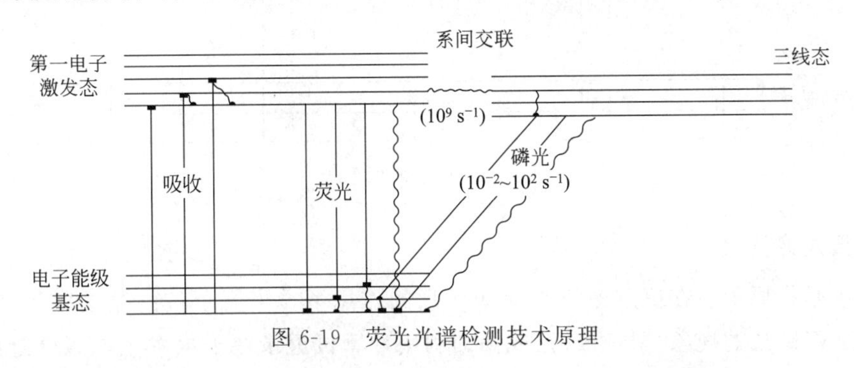

图 6-19 荧光光谱检测技术原理

在特定波长入射检测物体后，食品原子的特征就可以在荧光光谱能量的作用下，由原本的基态逐渐转变为激发态，同时还会根据入射波长发出相应的出射光。荧光光谱检测技术主要就是以激发波长、荧光发射波长、荧光强度为主要信息，实现对食品安全的快速检测。

荧光光谱技术可应用于食品质量控制、鉴别食品真伪、分析食品种类、检测药物残留、鉴别污染物等食品质量安全领域。该技术的优点主要有：灵敏度高，选择性强，在有机化合物的安全检测上有较大的优势。但是目前，荧光光谱检测技术只停留在对物质的线性检测范围、检出限、回收率以及普通的二维荧光光谱研究范畴，研究的对象范围较窄。荧光光谱检测技术可应用于肉类、水产类脂质氧化程度的安全检测，还可应用于黄酒的鉴别及食用安全检测。

(4) 拉曼光谱检测技术

单色光的入射光光子与分子相互作用时会发生弹性碰撞和非弹性碰撞。非弹性碰撞中存在能量交换，使光子的运动方向和频道发生改变，这种散射过程以印度科学家拉曼命名，即拉曼散射。拉曼散射效应能够有效分析与入射光频率不同的散射光谱，得到相应分子振动、转动方面的信息。基于分子振动或转动信息获得结构、对称性、化学键等相应分子信息。不同物质的拉曼光谱不一样，可在拉曼效应的基础上通过分析其拉曼峰位、峰强、线型、线宽及谱线数目，实现从分子水平对样品进行定性和定量分析。拉曼散射原理见图 6-20。

拉曼光谱适用于食品中糖类、蛋白质、油脂和类脂、色素、维生素以及非法添加剂的检测。该技术的优点主要是样品无需制备且可实现样品的快速分析，鉴别各种材料的特性与结构；能适合黑色和含水样品，以及在高、低温及高压条件下也可测量。光谱成像快速、简便，分辨率高；仪器稳固，体积适中，维护成本低，使用简单。拉曼光谱的缺点主要有：拉曼散射信号弱（比荧光光谱平均小 2～3 个数量级）；激光瑞利散射比拉曼信号强，对拉曼信号干扰很大；拉曼光谱仪器需要具有高灵敏度，才能有效地收集拉曼谱。

拉曼光谱技术的应用很广，可对食品中三聚氰胺、亚硝酸盐、尿素等化合物进行快速检测；对动物的甘油三酯、高密度脂蛋白胆固醇、低密度脂蛋白胆固醇等进行详细分析，从而对油脂和类脂的食物质量进行控制。

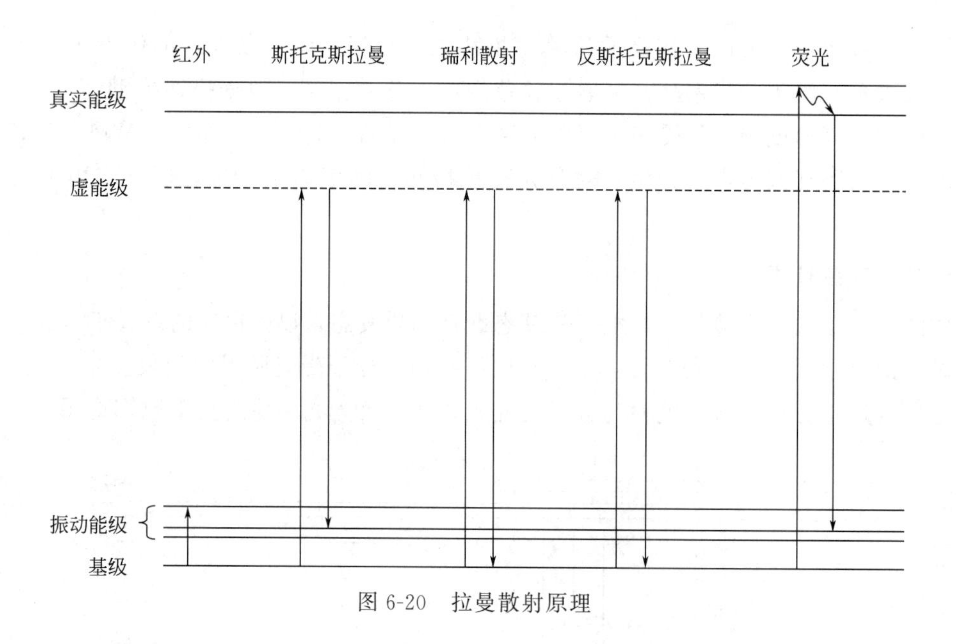

图 6-20　拉曼散射原理

(5) 核磁共振成像技术

核磁共振现象是指原子核在恒定磁场与交变磁场的作用下，当原子核的振动频率和磁场频率相同时，原子核发生能级跃迁的现象。核磁共振成像即利用计算机记录原子核发生能级跃迁所产生的信号，进行断层成像，使被检测对象的内部结构和特征得到呈现。

核磁共振技术可用于食品水分的检测，常应用于食品中的脂肪、蛋白质、淀粉等成分的快速检测，评价水果以及蔬菜成熟度。该技术的优点是非破坏性和非侵入性，不会对样品造成物理破坏和化学污染。同时，测量迅速、准确、直观；一般不受样品状态、形状和大小的限制；能够获得样品的空间位置信息，获得样品内部不同切层的图像，直观观测样品质子的迁移过程和水分分布情况。但是，核磁共振设备需要高能磁场和特殊的电子装备，设备庞大且所需费用昂贵。

核磁共振技术的现有应用包括准确测定鱼的三甲胺氮含量，能够对水产品的新鲜程度以及品质进行快速筛查。采用核磁共振技术对油脂内脂肪酸对质子吸收的变化进行测定，可以确定油脂的氧化不稳定性。

6.5.4 物理污染物无损检测技术

(1) 金属探测器

金属探测器是利用电磁感应的原理，利用有交流电通过的线圈，产生迅速变化的磁场。该磁场在金属物体内部感生涡电流，涡电流又会产生磁场，反过来影响原来的磁场，引发探测器发出警报，从而达到检测的目的。平衡线圈金属探测器原理见图 6-21。

通常金属探测器由两部分组成，即金属探测机与自动剔除装置，其中检测器为核心部分。检测器内部分布着三组线圈，即中央发射线圈和两个对等的接收线圈。通过中间的发射线圈所连接的振荡器来产生高频可变磁场，空闲状态时两侧接收线圈的感应电压在磁场未受干扰前相互抵消，而达到平衡状态。一旦金属杂质进入磁场区域，磁场受到干扰，这种平衡就被打破，两个接收线圈的感应电压就无法抵消，未被抵消的感应电压经由控制系统放大处理，并产生报警信号，即检测到金属杂质。系统可以利用该报警信号驱动自动剔除装置等，从而把金属杂质排除生产线以外。因此，该方法适用于肉类、菌类、糖果、饮料、粮食、果蔬、乳制品、水产品、保健品、添加剂和调味品等食品中的铁金属以及非铁金属杂质的检测。金属探测器优点是可以安装到生产过程的任何一个位置；与传统探测器相比，探测面积大、扫描速度快、灵敏度极高；抗击能力强，工艺精细。然而，该技术的缺点是在使用过程中会受到不

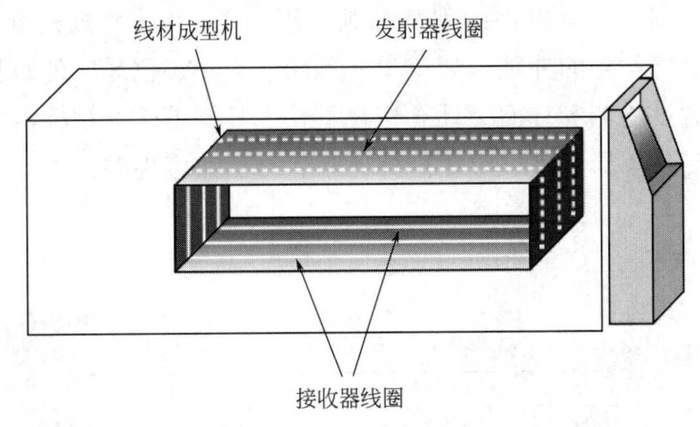

图 6-21 平衡线圈金属探测器原理

同材料的干扰，会造成结果误差。

现有国标 GB/T 25345《食品金属探测器》对该技术的定义、应用范围等做出规定。此外，其他国标中也涉及此技术的应用。例如，GB 1355《小麦粉》中规定，小麦粉中含沙量小于 0.025%，磁性金属物小于 0.003g/kg，即可应用金属探测器进行检测。

(2) X 射线

X 射线检测机是在不损坏被检物品的前提下使用低能量 X 射线，快速检测出被检物品的内部质量和其中的异物，并通过计算机显示被检物品图像的测试手段（图 6-22）。

当产品输送至 X 射线照射区，检测装置将自动测定 X 射线的透射比率，当物质的密度和原子序数越大，透射比率也会越大。由于食品中异物成分比食品成分更能吸收 X 射线能量，因此，当含有异物的产品经 X 射线照射后，其能量会被大量吸收。X 射线检测器测量透过被检测物的光束强度，从而判定物品中是否含有不同于产品本身物质成分的异物。

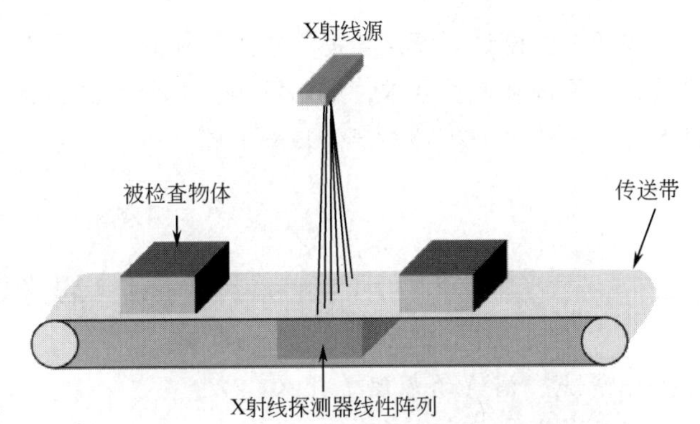

图 6-22 X 射线检测系统的组成部分

X 射线主要用于食品品质检测、食品损伤检测和异物检测。该技术的优点主要包括：有更好的金属异物检测能力，并能检测产品中的玻璃和聚氯乙烯（PVC）等非金属异物；对不锈钢为代表的非磁性金属异物有着与铁等磁性金属材料同样的高敏感度；对豆沙、酱类等含水产品中的金属异物具有良好的检测能力；对镀铝膜包装的休闲食品、铝箔包装的奶制品和熟食类产品中的金属异物具有良好的检测能力，且不受铝膜和镀铝膜包装材料的影响；检测能力不受冷冻产品状态、温度、水分、盐分等的影响；能检查产品内物品的缺失，并能对产品的某部分屏蔽检查。然而，该技术仍存在着对厚壁工件检测灵敏度低的缺点。

(3) 超声波检测技术

超声波检测技术是利用高频声波与物质之间的相互作用以获取被测物质内部的物理化学性质。超声波检测技术多用于测定食品浓度、黏度、密度等。超声波检测技术具有非破坏性、介入性、及时性和准确性；操作简便、快速。但该技术不易检查形状复杂的物品，要求被检查表面有一定光洁度。当前研究已将超声波检测技术应用于椰水中可溶性固形物检测，也可对牛奶中金黄色葡萄球菌浓度进行快速准确检测，以及对食用油掺假情况进行快速检测。

(4) 计算机视觉技术

计算机视觉技术是通过图像传感器采集得到所测样品的图像，把所得图像转换为数字图像，继而通过计算机技术对图像进行识别，模拟出人的判别准则（图 6-23）。计算机视觉技术已广泛应用于果蔬、肉制品、烘焙食品、禽蛋、海鲜等的外观（如重量、形状、大小、色泽、外观损伤等）识别、内部无损检测、腐败变质检测、新鲜度检测等方面。计算机视觉技术具有不破坏被检测样品、效率高、更经济等优点。缺点包括检测性能受环境影响大、检测指标有限、检测兼容性差。

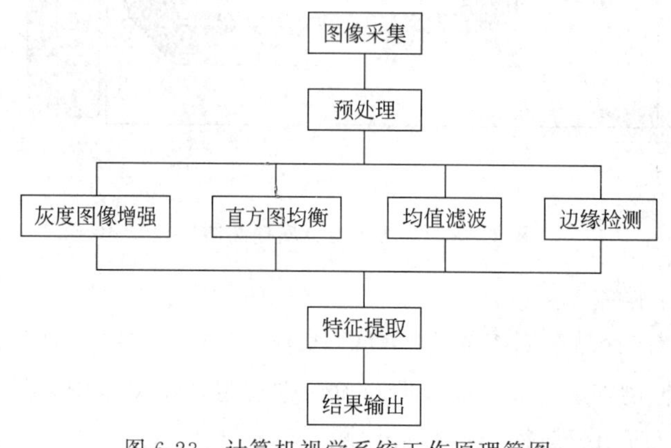

图 6-23　计算机视觉系统工作原理简图

本章小结

本章主要阐述了清洗与消毒的方法和原理，重点介绍了 CIP 系统的原理和应用，详细阐述了空气处理系统的原理和设计要求，最后罗列了卫生监测的具体内容和基本过程，以及卫生监测技术的进展，一起为食品企业的卫生控制提供基础支撑。

思考题

1. 清洗、消毒的原理是什么？
2. 什么情况下应该洗手、消毒，以避免影响产品的卫生？
3. 常用清洗、消毒的方法有哪些？
4. 常用清洗剂、消毒剂的优缺点是什么？
5. 影响清洗、消毒的因素有哪些？
6. 为什么要保持生产人员的卫生？对生产人员有哪些具体的卫生要求？
7. 有哪些措施能保证食品原材料卫生？
8. 常用原材料有哪些保护性措施？
9. 各种食品容器及包装材料的卫生要求是如何制定的？
10. 食品原材料在贮存、运输过程中应该有哪些卫生要求？
11. 如何保持食品接触面卫生？
12. CIP 原理和分类是什么？
13. 成品贮存和运输中应该注意哪些卫生问题？
14. 食品直接接触面的卫生监测方法有哪些？
15. 空气卫生监测的主要手段有哪些？

7

食品生产卫生要求与管理

本章学习要点

1. 生产环境的卫生要求。
2. 食品生产人员的卫生要求。
3. 食品加工工艺的卫生。
4. 卫生管理人员的基本职责。
5. 卫生管理的主要内容。
6. 验证与持续改进。
7. 卫生标准操作程序（SSOP）的基本框架与要点。
8. 食品生产卫生通用规范的基本框架与要点。
9. 食品经营过程卫生规范的基本框架与要点。

生产卫生是指生产过程中所采取的各种防止微生物污染、化学污染和物理污染的措施。食品的质量是生产出来的，而不是靠最后的分析检验出来的。通过有效的食品生产卫生管理，可提高食品的卫生质量，保证食品的安全性。其主要意义有：①良好的卫生管理可减少食品微生物污染的概率，降低食品中的微生物含量，延缓食品的腐败变质，从而延长食品的货架期；②改善产品形象，增进产品的公众可接受性；③改善企业和顾客的关系；④减少影响公众健康的危险；⑤增加媒介和检查人员对产品合格的信任；⑥降低产品的回收率；⑦提高员工的组织纪律性。因此，在食品生产全过程中，必须采取各种措施，严格控制可能影响食品安全与卫生的因素，为生产安全、高质量的产品提供一个卫生的生产环境。生产卫生主要包括三方面内容：生产环境卫生、生产人员卫生、生产工艺卫生。为保持生产卫生，可采取有效的清洁剂、消毒剂进行清洗、消毒。

7.1 生产环境卫生要求与管理

食品加工所要求的卫生环境是与食品生产相关的空气、水、地面、生产车间、设备、空气处理系统、生产介质和人。生产环境的卫生管理主要是防止交叉污染或异杂物污染。

7.1.1 保持生产环境卫生的目的

7.1.1.1 防止交叉污染

交叉污染指生物性危害（主要是病原菌）从污染源到食品的转移过程，污染的方式可以是食品的直接接触，也可能是通过接触食品的人、接触面或空气间接污染。

防止交叉污染的目的主要是防止对高风险食品（例如肉制品、奶制品、蛋制品等高蛋白质食品）的污染。

要防止交叉污染，必须保证生、熟食品分开储藏，原材料、半成品和成品也要使用不同的冷库，对于不同的食品应提供有间隔的冰箱。冷藏可以是冰箱、冰柜，也可以是冷库，但无论什么情况其温度都应当在0～5℃范围内。所有冰箱和冷库都应备有温度计，温度计设在冷藏间最温暖的地方。没有包装的原材料和半成品，应覆盖一次性无毒塑料保鲜膜，并贴生产日期标签。

为了防止环境对产品造成二次污染，每天应用紫外线消毒灯进行空气消毒，工作台、设备、器具等与食品接触的所有物品均应用消毒剂消毒。

生产设备、工具、容器、场地等在使用前后均应彻底清洗、消毒。维修、检查设备应在停止生产时进行，防止污染到食品。

(1) 防止交叉污染的基本原则

① 保持手和食品接触面的清洗。加工区域的进入应当加以控制，尤其是进入风险较大的加工区一定要经过更衣，要求人员在进入前必须穿戴包括鞋类的干净的保护服并洗手。与食品加工有关的表面、器具、设备、固定物及装置必须彻底清洗，必要时，在加工处理食品原料，尤其是肉类、禽类之后还应进行消毒。

② 食品加工流程和方法的设计应减少交叉污染的可能性。

③ 不同区域和工序的工器具分开使用。

④ 确保生熟分开，原料、未加工食品与即食食品要有效分离。

(2) 防止交叉污染的具体操作方式

食品企业一些防止交叉污染的操作，均根据上述四个原则。具体操作方式如下：

① 手、设备、器械等在接触了不卫生的物品后应及时清洗消毒。

② 生产车间内禁止使用竹、木器具，禁止堆放与生产无关的物品。

③ 所有加工中产生的废弃物应用专用容器收集、盛放，并及时清除，处理时，防止交叉污染。

④ 清洗区、非清洗区用隔离门分开，两区工作人员不得串岗，不同加工工序的工器具不得交叉使用。

⑤ 车间废水排放从清洁度高的区域流向清洁度低的区域，污水直接排入下水道中。

⑥ 生产所需要的配料应在生产前运进生产现场的配料库中，避免污染。原料、辅料、半成品、成品应分别暂存在不会受到污染的区域。

⑦ 盛放食品的容器不得直接接触地面。

⑧ 先处理熟食，再处理生食。

⑨ 生食、熟食应分开贮存；如果一定要使用同一容器，生食要放在熟食的下面，以避免血水等液体滴落到熟食上污染熟食。

⑩ 食物不宜裸露存放，以防止苍蝇等昆虫。

⑪ 不宜用相同的工器具处理生食和熟食；如果一定要使用同一工器具，处理熟食之前一定要对工器具彻底清洗消毒。

⑫ 为防止生食（生的肉、禽类、水产）的汁液污染冰箱内的其他食品，生食应放在密封的容器内。

⑬ 食品加工区域应防昆虫、鼠类和鸟类，并禁养动物和宠物，因为它们会传播病原菌。

⑭ 及时清理垃圾。

⑮ 不同区域的工器具用不同颜色和不同形状进行标识区分；等等。

7.1.1.2 防止异杂物污染

控制异杂物污染必须考虑两个问题：①在生产环境、原材料、生产过程中存在哪些异杂物以及它们是怎样进入食品中的；②在食品生产过程中，采取什么方法识别异杂物污染，同时消除被异杂物污染的食品。

食品中的异杂物通常指玻璃、金属、塑料等与食品不同的物质，也包括与食品相关的物质，如骨头渣，以及食品本身的一部分，如被误认为玻璃碴的糖和盐的晶体。

(1) 异杂物的类型

异杂物的类型非常多，可将其分为内源异杂物和外源异杂物。内源异杂物是与用于食品的原材料或包装材料有关的物质；外源异杂物是在生产加工过程中通过污染由生产环境进入食品的物质。原材料在生产加工以及包装过程中都可能产生各种类型的异杂物。例如，桃子或杏子核出现在水果产品中，头发、草等也可能出现在水果产品中。通过对食品加工过程的详细了解，有助于识别各种可能的外源异杂物，例如，通过一根细窄的管子将液体产品注入易拉罐或瓶子中，这样塑料管的碎片就有可能进入产品。

(2) 异杂物的来源

异杂物在食品的收获、加工以及消费者自己加工的过程中都有可能进入食品。田园中收获的作物在不经意间可能夹杂着土壤、沙粒或者石头；生长在庄稼中和田地边缘的杂草是异杂物的重要来源之一；农作物中的昆虫或其他动物也可能成为产品中的异杂物；农作物本身的碎屑同样是异杂物的重要来源之一。

在食品加工过程中，应该通过原材料的预处理除去异杂物污染。也有许多异杂物可以追溯到食品加工机械，如螺钉、金属的碎片以及机器上其他一些物质都有可能进入食品。如果在收获的作物中存在石头这类较为坚硬的杂质，也有可能会损坏设备，例如水泵，产生金属碎片污染产品。像蓄水池、罐子这样的储存容器，如果在清理或修理时，不注意卫生操作，也会导致异杂物污染食品。例如，曾在酒里发现了电焊的焊渣，原因是一个很不负责任的承包商在修补酒桶时将焊渣留在了桶内。原材料和最终产品存贮不当也可能导致食物被害虫或害兽污染，例如，在食品中出现昆虫或啮齿类动物的粪便。

食品在包装过程中也会被异杂物污染。例如，包装容器中的金属和塑料碎片，在包装前没有除去，从而与食品混合在一起，导致异杂物污染；又例如，在食品灌装线，破损的玻璃罐子或瓶子可能导致玻璃碎片进入临近的玻璃罐子或瓶子中。

消费者在准备打开食品，或是要食用的时候尽量不要俯视食品，因为这也有可能导致污染物进入食品中。特别是当包装很难打开时，在打开食品包装时被撕毁或打破的包装材料碎片可能会进入食品中。食品在加热过程中，异杂物也很有可能进入其中，例如玻璃碎片从以前损坏的耐热玻璃器皿上脱落下来。消费者本身也可能是异杂物的来源，如牙齿碎片或牙齿填充物。

(3) 防止异杂物污染的一般方法

① 工厂设计和设备维护　食品生产厂房的卫生设计和加工设备的合理布局，是预防异杂物污染的基础。因此，考虑建筑物和设备的设计对控制异杂物污染的影响是非常重要的。良好的卫生设计，不但可以防止“活跃”的异杂物（例如，昆虫、啮齿类动物和鸟类）对食品的污染，而且还可以防止“被动”的异杂物（金属碎片等）进入食品。

有时建筑本身也可能成为异杂物污染的来源，因此，当墙壁油漆剥落、墙壁或天花板损坏时，应该立刻修理。生产操作中，要注意预防木质门或门框受到撞击损伤，产生木质裂片。在生产区域应该避免使用窗户，如果无法避免，要保护窗户免受破损，或使用非玻璃材料的窗户，例如聚碳酸酯纤维。聚碳酸酯纤维也可代替玻璃，作为食品生产区域的视觉仪表板和仪表标度盘以及更衣室的镜子。设备的顶部、厂房的横梁和纵梁会积累灰尘和碎片，也可能成为虫子的寄生场所，或为啮齿类动物提供活动的通道和为鸟类提供栖息处。

应尽量避免使用紧固件，如螺钉、铆钉、螺栓等，特别是对开放式的生产线或容器而言，这些坚固件在工作过程中存在松掉的风险。如果必须使用坚固件，那么应该选用自锁型或用带螺纹的螺钉、螺栓使其处于闭锁状态。所有设备应具备排水能力或有办法来去除其中残留的液体。

电动机、轴承和轴的铰接点不应该被安排在开放的产品线中，因为存在污染的风险，特别是润滑剂或从轴承脱落的金属很有可能会污染生产中的食品。

输送带需要适时整修，并定期检查磨损情况，以防止受输送带材料、带子磨损屑或纤维的污染。只要有可能，生产线应该封闭以防止异杂物掉进产品中。可以采用将容器倒置，或在封装前迅速将空气抽干等预防措施来帮助消除容器中的异物。

② 人为因素　不论在哪类食品生产企业中，人都是一个重要的异杂物污染源。员工的首饰、头发、钢笔和工具，都很容易成为食品中的异杂物。因此，必须通过员工培训来降低这方面的风险。

员工的服装应该包括发网或胡子袋形帽，进出车间的工作人员、参观者都要更换服装。生产前的卫生检查、在生产区中禁止各种非工作所需的项目，能降低异杂物污染的风险；指定进食区、饮酒及吸烟区也有助于降低异杂物污染的风险。

③ 分布　异杂物也可能在将产品分配给批发商和零售商时进入食品。这一环节可以通过合理的包装方法来控制，即确保产品在销售过程中不会被损坏，异杂物、虫害等无法获得通过包装进入食品的途径。产品贮存库的设施一定要与产品的要求相匹配，应该对批发商和零售商如何正确贮存产品进行指导，并为消费者在外包装上注明正确的贮藏方式。

7.1.2　食品直接接触面的清洗消毒及管理

食品直接接触面主要指加工设备、工器具、手和手套、工作服。

(1) 清洗消毒频率

一般情况下大型设备在每班加工结束之后清洗消毒；清洗区的工器具是每2～4h进行清洗消毒；屠宰线上用的刀具是每用一次消毒一次（每个岗位至少两把刀，交替使用）。但加工设备、器具被污染之后应立即进行清洗消毒。

每次进车间前和加工过程中手被污染时，必须洗手消毒。要做到这一点，必须在车间的入口处、车间流水线和操作台附近设有足够的洗手消毒设施；在清洗区的车间入口处还应派专人检查手的清洗消毒情况，检查是否戴首饰、是否留过长的指甲等。

手套比手更容易清洗和消毒，一般在一个班次结束或中间休息时应更换。手套不得使用线手套，所用材料应不易破损和脱落。肉类加工企业，特别是使用刀具的工序，推荐使用不锈钢丝编织的手套。手套清洗消毒后应贮存在清洁的密闭容器（包括塑料袋）中送往更衣室。

工作服应在专业的洗衣房进行集中清洗和消毒。洗衣设备、能力与实际需求相适应。不同清洗要求区域的工作服应分开清洗。工作服必须每天清洗消毒。一般每个工人至少配备两套工作服。

值得提醒的是：工作服是用来保护产品，而不是用来保护加工人员自己的衣服的。因此，工人出车间、去卫生间，必须脱下工作服、帽和工作鞋。更衣室和卫生间的位置应设计合理。企业对此应加强监督管理。

工器具清洗消毒几点注意事项：要有固定的清洗消毒场所或区域；推荐使用 82℃热水，但应注意水蒸气排放，防止产生冷凝水；要根据清洗对象的性质选择相应的清洗剂；在使用清洗剂、消毒剂时要考虑接触时间和温度，以求达到最佳效果；冲洗时要用流动的水，要注意排水问题，防止清洗、消毒水溅到产品上造成污染；要遵守科学的清洗消毒程序，防止清洗剂、消毒剂的残留。

(2) 清洗消毒的方法

物理方法：臭氧消毒、电子灭菌消毒、紫外线消毒等。肉类加工厂应首选 82℃热水清洗消毒。

化学方法：一般使用含氯消毒剂，如次氯酸钠 100～150mg/kg。

使用化学清洗剂时一般分 5～6 个步骤：清除→预冲洗→使用清洗剂→再冲洗→消毒→最后冲洗。

首选必须进行彻底清洗，以除去微生物赖以生长的营养物质。如清除大的残渣，预冲洗去除表面附着的残渣，使用清洗剂清洗顽固污垢，冲洗清洗剂和去除顽垢。然后进行消毒并确保消毒效果。接着再进行冲洗，去除残留的化学消毒剂。

值得注意的是，所有的清洗方法，包括泡沫清洗和浸洗都需要充分的接触时间来完全松动和剥离污物。弱碱性清洗剂通常需要 10～15min 来充分松动大部分水产品加工的污物。过长时间（超过 20min）会使清洗剂变干、重新沉积为污垢或缩短设备寿命。因此，无论选择何种清洗剂，必须考虑接触时间。清洗液的温度对清洗效果也至关重要，一般来说温度较高比较容易清洗，但温度太高时，会使食品残渣中的蛋白质变性凝固，反而影响清洗效果。

(3) 食品接触面清洗状况的监测

① 监测的对象　包括食品接触面的状况；食品接触面的清洗和消毒；使用的消毒剂类型和浓度；可能接触食品的手套和外衣是否清洁卫生，且状态良好。

② 检测方法

a. 感官检查：表面状况良好，表面已清洗和消毒，手套和外衣清洁且保养良好。

b. 化学检测：消毒剂的浓度是否符合规定要求（试纸条或试剂盒，化学滴定）。

c. 表面微生物检测：检测方法主要包括表面涂抹法和影印法。具体方法见第 6 章。

③ 对清洗消毒的检测频率

a. 感官检查频率：一般在每天加工前、加工过程中以及生产结束后进行。洗手消毒主要在员工进入车间时、从卫生间出来后和加工过程中检查。

b. 实验室检测频率：按实验室制订的抽样计划，一般每周 1～2 次。

7.1.3 废弃物和副产品的卫生管理

废弃物，食品生产中废弃不用的物品；副产品，食品生产中相对于主要产品生产的产品。废弃物是废物，副产品是产品。废弃物的存放地点有两个：一个是车间内，一个是车间外。车间外的废弃物贮存处也会贮存生活垃圾。副产品的产品形式有两个：一个是食品，一个是非食品。

废弃物、副产品卫生管理的目的是防止污染食品。

7.1.3.1 废弃物管理

(1) 车间内废弃物的管理

车间内废弃物的管理应做到集中收集、及时清理、达标排放、保持清洁。

集中收集指应配备废弃物专用容器，容器应有明显的标识并配置非手工开启的盖。

及时清理指废弃物应及时清理出车间，避免成为污染源或污染的滋生源，做到日产日清，清理时间不应超过24h。

达标排放指废弃物的排放与处理应符合国家环境保护有关规定。

保持清洁指在收集、清理过程中避免污染食品、食品接触面。清理完废弃物后贮存容器要清洗消毒。废弃物暂存容器应选用便于清洗消毒的材料制成，结构严密。

(2) 车间外废弃物的管理

车间外废弃物的存放应有适当的管理措施，废物不允许堆积在食品处理、贮存和其他工作区域周围附近，除非不得已的情况，否则离工作区越远越好。

废弃物暂存场地应定期冲洗。

废弃物应及时清运，避免污染原辅材料、水源、设备和厂区道路。

7.1.3.2 副产品管理

副产品的处理应以不污染主要产品为前提，做好与主要产品的分类收集。同时，如果副产品的用途是食品的话，应按照食品生产的卫生要求进行处理，例如，将用作食品的副产品扔在地上，这是不允许的。

7.1.4 虫害和饲养动物的卫生管理

害虫和饲养动物对食品的安全性和适宜性可构成严重威胁，害虫和饲养动物管理的意义在于：

① 避免蝇虫或其粪便等进入食品中，影响食品的品质。对于某些食品生产企业来说，食品中发现一个苍蝇意味着订单的取消、资金的损失。

② 减少由动物带来的致病菌、寄生虫等对食品的污染。这对禽类、畜类屠宰企业尤为重要。

③ 减少原辅材料的破坏。例如，对面粉厂而言，老鼠的耗料不可忽视，每只老鼠每天最少吃料30g，一年消耗小麦就是11 kg，合18元，当鼠害猖獗时，鼠害消耗的原料将是一个十分惊人的数字。老鼠对包装材料、水管、电线、屋顶、地面的破坏不仅要花费维修费用，还常常会耽误生产。

对于害虫，其存在前提是有滋生地和有食物。因此，应采用良好的卫生操作规范以避免创造利于害虫出现与滋生的环境条件。良好的卫生环境、严格的进货检查和完善的监测手段可以使害虫对食品造成污染的可能性降到最低，从而也使杀虫剂的使用得到控制。

7.1.4.1 防止害虫的进入

建筑物应保持良好的状态和条件以防止害虫的进入，并消除其潜在的滋生地。空调、排水口以及害虫可能进入的其他地方应加以封闭。铁丝网屏障，例如门、窗及通风口的网屏等，可以减少害虫的进入。此外，还要尽可能避免动物进入厂区和食品加工车间。

7.1.4.2 控制害虫栖身和出没点

可得到食物和水的地方就易于害虫的栖身和出没。潜在的食物源应贮存在防害虫的容器内，或者离开地面堆放并远离墙壁。食品存放库的内外都要保持清洁，废料应存放在防虫害、有盖的容器内。

7.1.4.3 监测与探测

对工厂及其周围应定期进行检查，以消除隐患，防止鼠类、蚊、蝇、昆虫等的聚集和滋生。

7.1.4.4 消除隐患

一旦发现害虫出没应立即采取措施予以消灭，防止蔓延和对食品的污染，但应注意不要因此给食品安全性和适宜性带来有害的影响，在此前提下可采用化学、物理和生物的方法根除害虫。

7.1.4.5 害虫的控制

(1) 害虫的物理控制

理论上讲，物理控制方法是避免和消除害虫防治问题的主要途径。当前物理控制是寻求发明新的有效的害虫防治策略。

① 通风 通风是在温带气候地区用来冷却农产品例如谷物的一种广泛使用的方法，它是一个用作特定目的的管道系统。

通风能够调节温度，并在有害生物治理计划和预防控制措施方面扮演着很重要的角色。可以通过利用换气提供适度低的温度以控制储藏库有害生物长久侵染。害虫在10℃和20℃之间生长，如果谷类物在小于5℃的环境中存放数月，大多数生长期的害虫会相继死亡，但是成熟的害虫可以幸存。

② 冷气 冷处理被广泛作为害物综合防治体系的一部分，尤其是在具有低环境温度的地区。冷气储藏库被用来存储新鲜水果及其他易腐商品。

大部分的昆虫只需要在极低空气温度（−15℃或者更低）下几天就可以达到控制生长的目的。害虫的成虫或者幼虫是耐寒的，此外，一些种类的昆虫有适应寒冷的能力。为此，从收获温度迅速降低到低温（一般须在10℃）是昆虫防治战略的一部分。

③ 气体调节 气体调节的方法主要是加大空气中二氧化碳或氮气的比例来延长商品的保存时间，这种方法替代了原来用熏蒸控制害虫和寄生虫的方法。这项技术也一直用于新鲜水果和蔬菜的保存，但主要是为了延缓其成熟和老化。为有效地控制大多数害虫，气体中的氧气要少于1%或二氧化碳超过40%～60%，而控制寄生虫只需氧气少于2%即可。这种高浓度的二氧化碳或低于1%氧气的方法能够抑制有害真菌的生长，但都无法把它们消灭。

这种气体调节的方法要发挥效果需要很长时间（几周而不是几天），所以不太可能用于快速杀虫，除非与其他因素相结合，例如高压或高温。这项技术在某些国家可能要求注册或其他规则核准才能使用。

④ 外部和包装 食品的包装是虫害防治一个很重要的方面，好的食品包装应该能从生产即日起保存数年之久。能进入纸和聚乙烯包装的害虫有甲虫（*Rhyzopertha dominica* 和 *Lasioderma serricome*），还有蛾（*Plodia interpunctella* 和 *Corcyra cephalonica*）的幼虫，很多其他害虫只能从包装的微小缺口或密封不严的地方进入。包装设计应该尽可能多地避免折叠和过度包装。一种方法是食品包装使用能隔离食品风味的材料，或者使用一种可收纳在包装中的驱虫剂如水杨酸甲酯。

⑤ 热处理 热处理技术给作物和储存产品提供了迅速消除病虫害的方法，与其他技术结合可以提高效率，如甲基溴或其他蒸熏剂蒸熏。这项技术先将商品加热到43～70℃，然后迅速冷却，以免损坏不耐热的产品。蒸汽加热起主要作用的是从环境温度一直到临界终点温度43～57℃的快速加热阶段，具体情况视商品及害虫的敏感性而定。另外，由于某些水果因水蒸气凝结放热而损害，所以一般采用相对湿度低于90%的高压热气流法。

对一些耐热商品其温度可以高得多（高达70℃），但在加热和冷却过程中，湿度需加以控制，以防止食品水分含量的变化。加热时间主要取决于温度和需要杀死的害虫。如果不考虑食品，害虫在超过

55℃条件下几分钟就被杀死。

对于新鲜水果和蔬菜，用热水浸泡也是一种热处理的方法。

(2) 化学方法防治病虫害

在二十世纪的大部分时间里，化学防治是控制农业和食品工业质量的主要方法。但是最近，外界对于减少化学品使用的呼声越来越高，认为不能仅仅因为使用农药所带来的利益而忽略了农药对人的长期健康和环境造成的影响。在食品产品的保护方面，化学品依然发挥着重要的作用，但是随着化学品使用量的减少，人们把更多的注意力放在了非化学品的控制措施上面。

① 引诱剂和驱虫剂　许多化合物显示吸引和驱逐昆虫的能力。化学品可以很好地控制蟑螂等的污染，提高了卫生标准。目前过多地依赖致死杀虫剂，许多杀虫剂程式化引诱并杀死昆虫，使得昆虫难以维持生存。新一代的凝胶体对于控制蟑螂这种害虫很有效，可以用来替代杀虫剂。

其他的粮食害虫，利用害虫自我产生的化学物为线索来找到它们的交配地或食物所在地，这些化合物，由害虫的一个物种中的一员所产生，转移到同一个物种的其他成员或者不同物种的成员，从而对其行为或者生理造成影响。这种化合物被称为信号物，其中研究得最多的是性信息素。费洛蒙能够作为诱饵陷阱来监测仓库害虫种群，可使害虫的交配中断，从而使之数量减少，故可作为控制系统一个组成部分。几种仓储害虫，包括鞘翅目和鳞翅目，是最早确定含有费洛蒙分子的昆虫。

② 植物性药物和自然产品　这些化合物来源于植物以及植物碱、次要代谢产物和精油。目前，发达国家为保护贮存粮食而普遍使用的植物性药物有除虫菊酯萃取物，还有其他，例如印楝素——从印楝提取出来的有效元素，还处在继续研究中。在发达国家植物性药物可能会由于转化成粉末或者加工产品时产生异味而被限制使用。

③ 蒸熏　蒸熏在食品工业中是一项重要的用来处理原料的方法。这是食品在贮藏、运输和加工前对于食品侵染问题的首要控制手段。蒸熏的有效与否取决于商品或储藏空间的密封性。聚乙烯经常被作为蒸熏护板的材料，比其性能更好的是尼龙、PVC材料或复合材料。近年来，蒸熏剂的使用数量在广泛下降，原先是由于担心形成毒素，但近来人们的注意点更多转向了蒸熏剂对环境的污染问题和其安全性问题。

二硫化碳：最早被使用的第一种现代蒸熏剂。早先被作为散装和袋装粮食的蒸熏剂而广泛地单独或溶于四氯化碳中使用，在大多数国家其已被禁止使用，大量储存容易引发火灾。在中国和澳大利亚的某些地方，其依然在农产品储存过程中被用作小批量粮食的蒸熏剂。

羰基硫化物：与二硫化碳相类似，其在澳大利亚被注册为一种新型的谷物蒸熏剂。这种气体有高渗透性，小麦对其的吸附很低。被处理过的谷物含有天然剂量的这种气体，对哺乳类动物的毒性很低。

四氯化碳：以前被用作谷物的液体蒸熏剂，或与其他卤化碳氢化合物例如二氯化乙烯和二溴乙烷混合组成各种蒸熏剂。这些蒸熏剂曾广泛应用于谷物和面粉制作机械的处理，但目前在大多数国家已经停止使用。

乙基甲酸盐：以前被当作粮食蒸熏剂来使用，但目前在大多数国家被禁止使用在果脯加工和谷物处理上。其对害虫的作用相当迅速，只需要物品暴露在其中几小时。不过，这种气体有高度吸附性，尤其是在高湿度环境难以达到理想的分配系数。因此，在实际应用中，需要保持足够的暴露时间来保证大宗商品的渗透性。一般剂量是每15kg 3～5mL。其中，乙酸乙酯在高湿度下有腐蚀金属的特性。

环氧乙烷：已被广泛使用，以减少粮食商品的微生物污染，同时对昆虫有控制作用。它曾经广泛应用于谷物的虫害控制方面。由于其具有易燃性，故其一般与惰性稀释剂例如CO_2或氟氯烃混合。环氧乙烷与粮食的一些反应能产生具有潜在致癌作用的化合物，例如二氯乙醇。环氧乙烷已经被欧共体禁止使用，但其仍在中国和世界其他地区被使用。

氰化氢：以前被作为耐用商品的蒸熏剂而广泛使用，例如磨坊、工厂和运输工具，包括飞机。在很大程度上，它已经取代了甲基溴和磷化氢，因为其更方便，更便宜，而且在很多情况下，其更为有效。化学式为HCN，液体HCN不稳定，并不能长时间储存。HCN可以由氰化钠反应产生。在许多国家HCN已经被禁止使用。

甲基溴：作为食品和存储产品的蒸熏剂，已经被广泛使用超过50年。甲基溴有很强的广谱抗菌作用，所以被用来当作种植植物前土壤的蒸熏剂。由于它的高毒性、对昆虫的迅速致死性、高渗透性和易操作性，故在很大程度上取代了氰化氢和环氧乙烷。但是根据《蒙特利尔议定书》：除了检疫和装运前用途，这种化合物将被逐步淘汰，时间是，发达国家2005年，发展中国家2015年。

在真空的条件下用甲基溴来处理，可将处理时间减低至3～4h。在较大规模的蒸熏情况下，蒸熏时间通常小于24h。由于甲基溴作用迅速，故可用于某些需迅速处理的场合，例如港口内转运的货物。这种作用迅速的性质在处理易腐商品（如新鲜水果）方面也是很重要的。在实际应用中，停机时间包括蒸熏时间、前期准备时间和后期排尽残留蒸熏剂的时间。一个面粉厂，即使使用最快速的蒸熏剂，例如甲基溴，也需要至少2.5d。

磷化氢：是谷物和豆类最常用的蒸熏剂，并且随着甲基溴的禁用而逐渐成为最常用的蒸熏剂。众所周知，磷化氢是最具毒性的蒸熏剂中的一种，故其蒸熏时所使用的浓度很低。这种蒸熏剂的作用机理是通过昆虫的有氧呼吸，来达到对能量代谢方面的影响，因此对昆虫的影响是缓慢而长期的，尤其是在低温情况下。磷化氢的渗透性良好，经其处理的商品可经过暴露在空气中而消除影响。这种气体可与金、银、铜等反应，并能腐蚀电器设备。当磷化氢在空气中的浓度超过1.8%的时候就容易发生自燃现象，故以化合物的形式存在是为了降低自燃的风险。通常情况下，是将磷化铝混入粮食，放在粮食表面或者被蒸熏物附近进行蒸熏。金属磷化物与潮湿的空气反应产生磷化氢。在商业上，可将2%的磷化氢混合在二氧化碳中，或者1.7%的磷化氢混合在氮气中储藏于储气罐中。

磷化氢的使用应该遵循以下指导方针：即便某些害虫在5℃以下更敏感，商品温度还是得保持在15℃以上；为了杀死所有发育阶段的害虫，暴露时间需要被延长，15℃时是15d，30℃时减少到4d；使用磷化铝配方需保证被处理品的平衡相对湿度在30%以上，以确保在暴露期内产生足够的磷化氢；必须使用良好的控制技术来保证气体浓度不急剧下降，在不适当的浓度内暴露会增加昆虫的耐药性。

昆虫在某些生命周期中，对气体的敏感性会下降，可在此气体下继续生长。因此，对磷化氢来说，蒸熏时间比蒸熏的浓度更重要。卵和蛹的耐药性往往比幼虫和成虫高数倍。蛹不像卵，它对磷化氢的耐受性很高。

在许多国家，磷化氢广泛用于蒸熏被感染的散装、袋装粮食和粮食产品。现在，使用磷化氢对过境船只上的货物进行蒸熏是一项发展良好的技术。它要求船舶有适当的设计和严格的安全防范措施。磷化氢也可用于干果、饮品及香料等。干果和果仁里的害虫对磷化氢的敏感性要比仓储粮食里面的好，因此可以采用更短的蒸熏时间。

硫酰氟：广泛使用是源于20世纪50年代末。作为一个结构性的蒸熏剂，其主要用途是防止白蚁。硫酰氟有良好的渗透性，做一个短期蒸熏需要24h，并需要在空气中放置6～8h。硫酰氟正在被开发用于蒸熏食品加工设备（清空食品物料时使用）和商品，以取代甲基溴。对于胚胎期以后的昆虫其是有毒的，但是许多卵的耐受性很强，特别是在低温的时候，所以需要超过50g/m^{3}的剂量和3d以上的蒸熏来确保害虫的完全杀灭。在这方面，它类似于磷化氢，而不是甲基溴。

其他化合物：还有一些被考虑用来做蒸熏剂的其他化合物。在澳大利亚氰被用作粮食的蒸熏剂和消毒剂，并已经取得专利。甲基碘的性质类似于甲基溴，但是成本更高，它对虫害的作用已经被国外文献报道。甲基异硫氰酸酯最先在1995年被先灵公司作为杀线虫剂使用。最近研究发现，它能在很低的浓度（8g/m^3）下杀灭象鼻虫，并且是在象鼻虫的所有发育阶段。为了达到最佳的效果，这种药品必须与粮食很好地混合，因为其具有高吸附性。最近研究表明，其有可能更适宜当作易腐商品的处理剂。在英国，甲基磷被调查，这是一种关于人类对磷化氢耐药性的调查。它对具有磷化氢耐药性的菌株有更强的杀灭作用，不过半衰期更短。臭氧对细菌和病毒有杀灭作用，但是关于其对昆虫的作用的研究资料却很少。环氧丙烷在美国被用作葡萄干的消毒剂，但在最近，其被当作一种蒸熏剂而被重新投入研究之中。

④ 昆虫生长调节剂　无论是作为激发剂或拮抗剂，阶段性的昆虫生长调节剂通过控制激素的发展

来干扰害虫的生命周期活动。昆虫生长调节剂例如几丁质合成的抑制剂，通过阻止蜕壳来影响昆虫的生长。大多数昆虫生长调节剂对脊椎动物来说是低毒性的，但是比常规接触杀虫剂更能有效地杀虫。但是，它们普遍采用了类似的使用接触杀虫剂的方法，对商品提供长期的保障，但这种杀虫剂长期存在食品中，使用后在产品的残渣里会检测到它们，这限制了它们的使用。这种调节剂一般也比较昂贵，且不会达到迅速控制虫害的目的，害虫成虫和幼虫会继续损坏产品。

⑤ 烟尘和水雾　烟尘（固体微粒分散在空气中）和水雾（液滴分散在空气中）在过去一直用于食品加工设施中飞虫的控制，但因为无法穿透商品的空隙结构从而不能很有效地除虫。烟尘不能杀死空隙间的害虫，所以只能是一种表面上的杀虫。

⑥ 复合杀虫剂　复合杀虫剂包括除虫菊类似物（拟除虫菊酯类农药）、有机农药（因为环境中的残留问题而被尽量减少用量）和有机磷化合物，这些化合物中的大多数都不适用于加工食品。有机林丹作为一种粮食保护剂，虽然在许多发达国家被禁用，但是在世界上还有其他国家在使用这种化合物。有机磷化合物还作为一种重要的粮食保护剂而使用着。敌敌畏产生效果很快在几天之内降解，而马拉硫磷降解会花几周的时间，甲基嘧啶磷要花几个月的时间才能降解。大多数有机磷化合物对于甲虫只有有限的功效。

敌敌畏是一种独特的粮食杀虫剂，其对害虫的快速作用和随后从粮食中蒸发的能力被大家所认可。它可被喷洒到散装谷物上，并且能存留数日从而驱除出谷物中的害虫。除了敌敌畏之外，虫螨磷等已经被用于保护粮仓免受病虫侵害。当然，杀虫剂也被涉及在食品中的最低残留量以及对人类产生毒害作用的问题，反对在食品中长期使用有机磷化合物是大势所趋。

合成拟除虫菊酯（例如溴氰菊酯、氯菊酯、氟氯氰菊酯）有稳定粮食的作用，它们的杀虫活力可以持续两年之久。相对于有机磷杀虫剂来说，这种合成拟除虫菊酯对于温度不敏感，缺点是成本太高。大多数桶装的除虫菊精都会加入些配合物，如戊间二烯，用来增加药力和减少成本。

7.2　生产人员卫生要求与管理

7.2.1　保持生产人员卫生的重要性

人是食品生产中引起产品污染的最大污染源之一。人的自然活动，每分钟能产生千百万粒大于 0.3μm 的粒子。人体散发出的热量可形成一股热流，这股热流便于微小粒子的扩散。粒子的大部分是皮屑，其大小为 10～300μm。在 24h 内人体能剥落 5～15g 粒子，详见表 7-1 和表 7-2。

表 7-1　人体所带的细菌和皮屑数

名称	部位	数量
细菌	手	100～1000 个/cm^2
	前额	1000～100000 个/cm^2
	头皮	约 100 万个/cm^2
	腋窝	1 万 ～1000 万个/cm^2
	鼻内分泌物	约 1000 万个/g
	唾液	约 10 亿个/g
	粪便	约 700 亿个/g
皮屑	皮肤表面	约 1.75m^2
	皮肤更替	约 5d 一次
	粒子脱落	约 7 亿/d

表 7-2　人体所散发的粒子数（≥0.3μm）

体态	散发粒子数/(个/min)	体态	散发粒子数/(个/min)
站	10 万	走	500 万～1000 万
坐	50 万	爬楼梯	1000 万
坐、站起	100 万～250 万	运动	1500 万～3000 万

人的活动会影响生产环境。人的移动会产生气流甚至湍流，这会引起尘埃的飞扬，减慢粒子的沉淀。人的机体也会给微生物的生长繁殖创造一个良好的环境。人的体表、鼻孔、喉咙、口腔以及肠道里面生长着各类微生物，见表 7-3。

表 7-3　人体各部位的微生物

部位	常见的微生物
皮肤	葡萄球菌、枯草杆菌、类白喉杆菌、大肠杆菌、非致病性抗酸杆菌、真菌
口腔	葡萄球菌、绿色链球菌、奈氏菌属、类白喉杆菌、乳酸杆菌、梭形杆菌、放线菌、拟杆菌、螺旋体、真菌
肠道	葡萄球菌、类链球菌、大肠杆菌、变形杆菌、铜绿假单胞菌、乳酸杆菌、产气荚膜杆菌、破伤风杆菌、拟杆菌、双歧杆菌、真菌、腺病毒
鼻咽腔	葡萄球菌、链球菌、肺炎球菌、奈瑟菌属、铜绿假单胞菌、大肠杆菌、变形杆菌、真菌、腺病毒
外耳道	葡萄球菌、类白喉杆菌、铜绿假单胞菌
眼结膜	葡萄球菌、结膜干燥菌
尿道	男尿道口：葡萄球菌、大肠杆菌、拟杆菌、耻垢杆菌
	女尿道口：革兰氏阳性球菌、大肠杆菌、变形杆菌等
阴道	葡萄球菌、乳酸杆菌、阴道杆菌、拟杆菌、双歧杆菌、类白喉杆菌、大肠杆菌、白色念珠菌、支原体

由于人体带有微生物，因此，在食品生产的各个阶段，都可能发生由人造成食品污染的危险。有的通过未消毒的手直接接触食品使其污染，有的则经其他途径的接触而引起食品的污染。

皮肤上各种不同部位的微生物可以从每平方厘米几个到几百万个不等。微生物最多的部位是头、胯、腋窝、膝盖、手和脚。存在于人体有关部位的“常居菌群”有“皮肤常居菌群”“口腔常居菌群”“肠道常居菌群”等。皮肤常居菌群为革兰氏阳性球菌，如葡萄球菌等。皮肤常居菌群通常是由汗和其他排泄物将其传递到皮肤表面，然后在穿衣服时散发到周围环境中。

其他种类的微生物可由鼻子、嘴巴以及肠道排泄物接触了附近的环境而使微生物传到人体皮肤上。这些微生物的种类和数量取决于人员卫生状况以及周围环境中微生物菌群的占有量。

人的肠道常居菌群有着多种微生物，这些微生物会引起食品污染。大部分肠道常居菌群为革兰氏阴性菌。例如，大肠杆菌、变形杆菌和乳酸杆菌。

如上所述，由于我们的呼吸、头发、皮肤等，使得我们不断地向周围环境散发污染。通常，这样的污染对于我们的日常生活来说是无害的，但对于管理状态下生产的食品却是不能容许的，甚至有可能还是致命的。要防止这种危险，食品生产人员的身体健康状况一定要符合卫生要求。

7.2.2　个人健康

由上可知，食品企业的生产人员，尤其是与食品直接接触的人员，其健康状况如何，将直接或间接地威胁食品质量。为此，有必要采取一定的措施以保证他们的身体状况维持在一定的水平。这主要从三方面予以控制：①入厂前的体格检查；②定期的健康检查；③生病或皮肤表面有暴露伤口时的报告与处理。

食品企业在招收新职工时，一定要对所有求职人员进行健康检查，以便及时发现身体条件达不到规定健康要求的求职者。应检查的项目往往与工作岗位的性质有关，至少应保证求职人员不得患急性或慢性传染病。

录用以后的职员应该建立个人健康档案，并按一定的分类方法保存在安全场所。食品企业的所有职工均应定期进行体检，检查的频率和项目要根据所从事的工作确定。为了便于管理，企业要制定书面的职工体格检查规程。

人体的健康状况是动态变化的，任何人甚至是非常健康的人员，也完全有可能暂时性地患某种疾病。为了防止有传染病或健康带菌者参与食品生产，或者是体表有伤口的人员从事原材料、中间体或散装成品的直接处理工作，食品企业的所有人员均有义务及时向直接负责人报告自己的身体变化情况。

7.2.3 手和手的卫生

手是我们工作的最重要的器官。只要你触摸被污染的东西，微生物就会到手上，并随你的手到下一个你接触的东西上去。手的表面创伤是微生物繁殖的良好场所，因而手表有伤口时不允许与产品直接接触。不要使用指甲油，也不能戴戒指和其他装饰品，因为它们均易积污。假如使用手套，要确认是不破的。如果使用的是非一次性使用的手套，必须在清洁干燥以后方可再用，而且要注意手套内部的干燥。戴手套前一定要除去戒指等饰品，避免戳破手套。

我们的手是极易弄脏的，我们手上的汗毛、油脂和皮屑均可能沾上污垢、细菌和化学品，从而污染我们所接触到的每一件物品。我们在从事食品加工过程中，必须一直保持手的清洁，所以在下列情况之一时要洗手：① 工作前；② 饭前与饭后；③ 大小便后；④ 吸烟喝茶休息后；⑤ 打电话后；⑥ 接触生肉、蛋、蔬菜等以及不干净的餐具、容器之后。

大多数人都认为自己是会洗手的，但实际上有时看上去干净的手，其实并不真正干净。表 7-4 列出了各种洗手方法除菌效果的比较。由表 7-4 可知，无论采取哪种洗手方式，结果均含有细菌。也有的人认为，单纯的流水洗手，细菌数并不减少，甚至是洗手前的 120%。还有的人认为，用肥皂像往常那样反复洗手，活菌数会越来越多，当洗第三次时，细菌数为洗手前的四倍以上。一般认为这是由于用肥皂洗手时把细菌从指甲缝和皮肤的凹陷处洗出来的缘故。因此，肥皂和流水洗手均不能达到完全清洁状态，最佳洗手方式是适当使用消毒剂以达到清洁的目的。

表 7-4 洗手效果的比较

介质	方法		细菌数/(个/mL)		残存率/%
			洗手前	洗手后	
井水	备用水		2400	1500	62.5
	流水		＞30000	6400	＞21.3
自来水	简单	备用水	4400	1600	36.3
		流水	＞40000	4800	＜12.0
	仔细	备用水	10000	1300	13.0
		流水	＞60000	1100	＜1.83
温水(35℃)	备用水		5700	750	13.1
	流水		3500	58	1.65
肥皂	简单		849	54	6.4
	仔细		3500	8	0.22
肥皂水，3%煤酚溶液	简单		＞40000	2100	＜5.25
	仔细		8500	13	0.15

美国疾病预防与控制中心指出，洗手和消毒是防止感染疾病与食品滋生细菌和病毒的唯一最有效的手段。大约25%的食品污染可归因于不正确的洗手方式，洗手有利于切断经过手的传播路线，减少常居细菌。

洗手、消毒的程序、方法应基于标准指南或实验数据。我国《餐饮业和集体用餐配送单位卫生规范》规定了洗手程序、标准洗手方法和标准手消毒方法。

(1) 洗手程序

在水龙头下先用水（最好是温水）把双手弄湿；

双手涂上清洗剂；

双手互相搓擦20s（必要时，以干净卫生的指甲刷清洗指甲）；

用清水彻底冲洗双手，工作服为短袖的应洗到肘部；

用清洗纸巾、卷轴式清洗抹手布擦干或干手机烘干双手；

关闭水龙头（手动式水龙头应用肘部或以纸巾包裹水龙头关闭）。

(2) 标准洗手方法

六步洗手法，如图7-1。

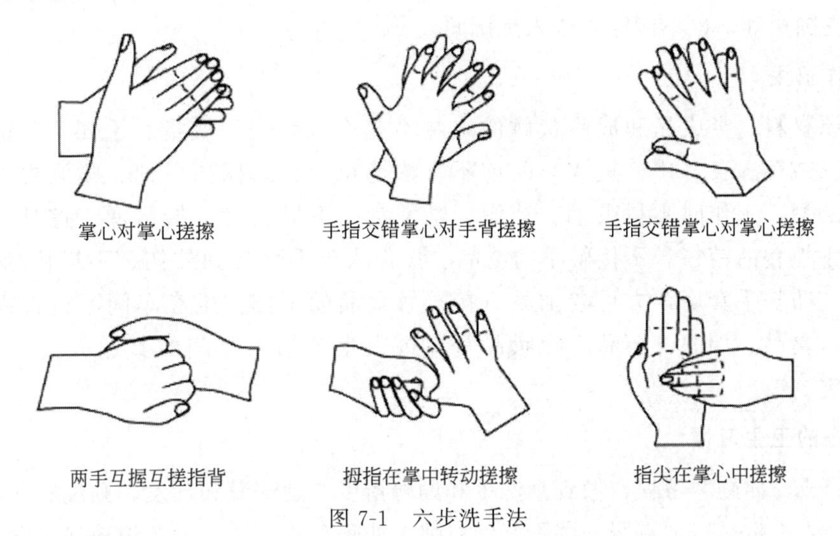

图7-1 六步洗手法

(3) 标准的手消毒方法

清洗后的双手在消毒剂水溶液中浸泡20～30s，或涂擦消毒剂后充分揉搓20～30s。

需要指出的是上述手消毒方法中并未说明消毒剂的种类和浓度。食品企业应根据使用的消毒剂种类和浓度，通过消毒后的手部的涂抹试验，来确定消毒时间。

目前尚无标准规定手部消毒后的微生物指标，食品企业可参考GB 14934《食品安全国家标准　消毒餐（饮）具》。

洗手、消毒的程序、方法应在洗手消毒处标识（文字或图片），以便从业人员严格遵守，如图7-2。

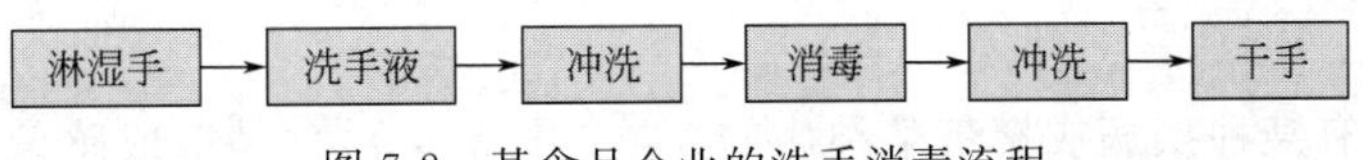

图7-2 某食品企业的洗手消毒流程

《餐饮业和集体用餐配送单位卫生规范》规定接触直接入口食品的操作人员在有下列情形时应洗手：开始工作前；处理食物前；上厕所后；处理生食物后；处理弄污的设备或饮食用具后；咳嗽、打喷嚏或擤鼻子后；处理动物或废物后；触摸耳朵、鼻子、头发、口腔或身体其他部位后；从事任何可能会污染双手活动（如处理货物、执行清洗任务）后。

英国食品标准局（Food Standards Agency）《食品卫生指南》规定下列情况应洗手：开始工作前；处理直接入口的食物前；接触了生的食物，尤其是生肉、禽类后；上厕所后；休息后。

国际食品法典委员会（CAC）《食品卫生通则》规定，当个人卫生可能影响到食品安全性时，操作人员通常要洗手，如在开始进行食品加工前，去洗手间后。

处理食品原材料或其他任何被污染的材料之后，如果不及时清洗将会污染其他食品；一般情况下，应避免他们再去处理即食食品。

7.2.4 生产人员的卫生要求

关于生产人员卫生要求主要有以下几点：

(1) 保持衣帽整洁

进入车间前，必须穿戴整洁的工作服、帽、靴、鞋等。工作衣（裤）、帽应尽量选用白色，能较容易发现污垢，可经常保持清洁。工作服应每天洗净，被污物污染后应立即更换。工作服应盖住外衣。接触直接入口的食品还应戴口罩。头发不得露于帽外，以防凌乱的头发或头皮屑落入食品中，不在加工场所梳理头发。还应注意不要穿着工作服、鞋进入厕所或离开生产加工场所。在粗加工间等微生物污染场所使用的鞋及橡皮围裙等，也不能穿着进入烹调间。

(2) 重视操作卫生

直接与食品原材料、半成品和成品接触的人员不允许戴手表、戒指、手镯、项链和耳环。以免妨碍清洗、消毒，或落入食品中。进入车间前不宜浓艳化妆、涂抹指甲油、喷洒香水，以免沾污食品。上班前不许酗酒，工作时不得吸烟、饮酒、吃零食，不抓头发，揩鼻涕、挖耳、挠腮，不要用勺直接尝味或用手抓食品销售，不接触不洁物品。操作人员手部受到外伤，不得接触食品或原材料，经过包扎治疗戴上防护手套后，方可参加不直接接触食品的工作。生产车间不得带入或存放个人生活用品，如衣服、食品、烟酒、药品、化妆品等。进入生产加工车间的其他人员（包括参观人员）均应遵守各项规定。

(3) 培养良好的卫生习惯

从业人员应养成“四勤”习惯，做到勤洗手和勤剪指甲，勤洗澡和理发，勤洗衣服和被褥，勤换工作服。经常保持个人卫生。努力克服一些不好的习惯，如手拿着东西，无意识地拢头发，接触鼻部和嘴周围，这时各种微生物会污染这些东西。随地吐痰也是不良习惯，痰中含有很多病原微生物，危害更大。从业人员还应养成每天工作结束后，及时冲洗、清扫、消毒工作场所的习惯，以保持清洁的环境，有利于提高产品的质量。

7.2.5 员工个人卫生及健康管理

不能保证清洁卫生，或是患有某些疾病或身体状况不好，以及举止行为不当的人员都可能污染食品，甚至将疾病传染给食品消费者。因此，对食品从业人员的卫生管理非常重要。

(1) 健康状况

被查明或被怀疑患有某种疾病或携带某种病的人员，可能会对食品造成感染，并有可能会通过食品将疾病传染给他人，应被禁止进入食品加工处理区。

食品生产经营人员每年应当进行健康检查，取得健康证明后方可参加工作。

(2) 个人清洗

满足健康要求的人员，在食品操作过程中应保持适当水平的个人清洗。对食品操作者的个人清洗要求见表 7-5。

表 7-5 食品操作者个人清洗要求

部位	清洗要求
头发	洁净、整齐，无头屑，不染发，不做奇异发型；经常理发，男性不留长发，女性不留披肩发
眼睛	无眼屎，女性不画眼影，不用人造睫毛
耳朵	内外干净，无耳屎；女性不戴耳环
鼻子	鼻孔干净，不流鼻涕；鼻毛不外露
胡子	刮干净或修整齐，不留长胡子
嘴	不嚼口香糖等食物，女性不用口红
脸	洁净
脖子	不戴项链或其他饰物
手	洁净；指甲整齐，不留长指甲；不涂指甲油，不戴戒指
工作帽	整洁，端正，头发不外漏
工作服	整洁

(3) 行为举止和工作方法

即使满足了食品从业人员的健康要求，并保持适当的个人清洗，食品操作者仍有可能带有致病菌。当他们接触身体部位后再处理食品，就可能会把致病菌污染到食品中。这就要求食品操作者行为举止和工作方法适当，这不仅关系到食品的卫生状况，也可以对外建立企业的良好食品卫生文化形象。

食品操作者应禁止那些可能导致食品污染的行为，例如，吸烟、吐痰、咀嚼或吃东西、在无保护食品前打喷嚏或咳嗽。

食品操作者不得将与生产无关的物品带入食品加工区。禁止食品操作者佩戴或携带个人佩带物（如珠宝首饰、手表、饰针或其他类似物品）进入食品加工区内。进入车间时应洗手、消毒并穿着工作服、帽、鞋，离开车间时换下工作服、帽、鞋。一次性手套应及时更换。清洗区与非清洗区、质量检验等不同岗位的人员要穿戴不同颜色的工作服、帽或其他明显标志，以便区分。不同区域人员不准串岗。

(4) 疾病和受伤

食品操作者患病或受伤不可避免，这些情况如果不管理，同样会影响食品卫生。食品企业应建立疾病问询制度，对患病和受伤员工应进行必要的医疗检查并将其调离与食品直接接触的岗位。这些情况包括：黄疸、腹泻、呕吐、发热、伴有发热的喉痛、可见性感染皮肤损伤（烫伤、割伤、碰伤等）、耳或眼或鼻中有流出物。

相对应，食品从业人员有义务及时向企业有关部门报告患病和受伤情况。

只有当上述症状消失 48h 后，相应人员方可重新从事与食品接触的工作。

患有割伤、碰伤的工作人员，若允许他们继续工作，则应用防水的敷料或创可贴包扎伤口，同时戴上一次性手套。使用的创可贴应含有金属丝或颜色比较鲜明，以利于脱落后能够及时发现和拣除。

(5) 培训和检查

食品操作中的每个人都应认识到自己在防止食品污染和变质中的任务和责任。如果没有对所有与食品活动相关的人员进行充分的卫生培训和（或）指导、监督，就可能对食品的安全性和消费的适宜性构成威胁。食品加工处理者应有必要的知识和技能，以保证食品的加工处理符合卫生要求。对于那些使用清洗用的化学药品或其他具有潜在危害的化学品的人员，还应在安全操作技术方面加以指导。

所以，在任何食品卫生体系中，培训都是十分重要的。一个良好的培训包括四阶段：① 确定培训需求；② 设计和策划培训；③ 提供培训；④ 评价培训结果。

不仅要对培训和指导计划的有效性进行定期评审，而且还要做好日常的监督和检查工作，以保证卫生程序得以有效贯彻和执行。

食品加工厂的管理人员和监督人员应具有必要的食品卫生原则和规范知识，以使他们在工作中能够对潜在的危害作出正确的判断并采取有效的措施修改缺陷。

对培训计划应进行常规性复查，必要时可作修订，培训制度应正常运作以保证食品操作者在工作中始终注意保证食品的安全性和适宜性所必需的操作程序。

(6) 工作服的管理

工作服包括淡色工作衣、裤、帽、鞋靴等，某些工序（种）还应配备口罩、手套、围裙、套袖等卫生防护用品。

工作服应有清洗保洁制度，凡直接接触食品的工作人员必须每日更换清洗消毒过的工作服，其他人员也应定期更换（每周清洗两次以上），保持清洁。

工厂应当设立专用洗衣房，工作服需集中管理，统一清洗消毒，统一发放。

工作服清洗消毒方法：洗涤时应先去污、去油，然后进行消毒处理，可选择消毒液中浸泡 2min 或紫外线消毒。

(7) 外来人员

进入食品生产、加工和操作处理区的参观人员，在适当的情况下应穿戴防护性工作服并满足健康状况、个人清洁、行为举止和工作方法、疾病和受伤等方面的要求。

食品企业可以通过健康问卷调查或外来人员的健康声明对上述个人卫生要求进行控制。

综上所述，对人员的卫生管理可以归纳为准入管理——健康状况，日常动态管理——个人清洁、行为举止和工作方法、培训和检查，应急管理——疾病和受伤。

7.3 生产工艺卫生要求与管理

食品生产工艺就是将各种原材料加工成半成品或将原材料和半成品加工成食品的过程和方法，包括了从原材料到成品或将配料转变成最终消费品所需要的加工步骤或全部过程。除了生产环境、人员以外，食品生产中所使用的原材料、食品接触面、设施和设备以及生产工艺技术等均可能引起食品的污染。

7.3.1 影响食品中微生物生长的内部和外部因素

食品中微生物生长的影响因素很多，通过对主要影响因素进行分类，大体上可分为内部和外部因素。其中，内部因素主要包括 pH、水分活度、氧化还原电位、营养物质、抗菌剂；外部因素主要包括生长时间、温度、气体条件、相对湿度。这些因素对食品中微生物生长的影响往往不是孤立的，而是同时或先后发挥作用。

7.3.1.1 内部因素

(1) pH

目前，多数细菌最适生长的 pH 值在中性范围附近，即 pH 6.6～7.5。通常细菌对 pH 值的要求比霉菌和酵母菌更苛刻，其中，致病菌对 pH 值更加敏感。常见的食品微生物生长繁殖所需的 pH 见表 7-6。

表 7-6　食品中常见微生物生长繁殖所需的最低和最高 pH

菌名	最低 pH	最高 pH
葡萄球菌	4.5	9.8
链球菌	4.0	9.6
沙门氏菌	5.0	8.2
伤寒沙门氏菌	4.5	8.0
大肠杆菌	4.4	9.0
梭状杆菌	5.8	8.5
霍乱弧菌	6.4	9.6
副溶血性弧菌	6.0	9.4
蜡状芽孢杆菌	5.0	11.0
产气荚膜菌	4.0	11.0
炭疽杆菌	6.0	8.5
白喉杆菌	6.0	8.0
结核杆菌	6.0	8.0
肉毒杆菌	5.0	9.0
钩端螺旋体	6.8	8.0
乳酸链球菌	4.3～4.8	7.2
乳酸杆菌	3.6	7.2
霉菌	1.5～3.0	11.0
酵母菌	1.5	8.0～8.5

(2) 水分活度

含水量高的食品容易发生腐败变质，而含水少的食品易于保藏，因此，脱水干燥成为最古老的保存食品方法之一。食品中所含的水分并非全部都能被微生物利用，只有处于游离态的水才能被微生物用于生长繁殖。水分活度（A_w）定义为在相同温度下食品的水蒸气压和水的水蒸气压的比值。可用于表征能被微生物利用的水的相对数值。水分活度对判定食品的保藏性能具有重要的意义。表 7-7 总结了食品中常见的微生物繁殖所需最低的水分活度。

表 7-7　常见的食品微生物繁殖所需的最低水分活度

水分活度	细菌	酵母	霉菌
0.98	梭菌属①、假单胞菌属		
0.97	梭菌属②、辛黄菌属、克雷伯氏杆菌属		
0.96	乳酸杆菌、变形杆菌、志贺氏痢疾杆菌、产碱杆菌属		
0.95	柠檬酸菌、梭菌属③、埃希氏菌属、变形杆菌、假单胞菌属、沙门氏菌、沙雷氏菌、弧菌属、乳酸杆菌、微球菌属		
0.94	小球菌、链球菌、弧菌		
0.93	乳酸杆菌、链杆菌		根霉属、毛霉属
0.92	棒状杆菌属	红酵母属、毕赤氏酵母属	根霉
0.91	放线菌属④、链球菌属、乳酸杆菌	酵母菌科	
0.90	小球菌属、汉森氏芽孢菌	酵母属、假丝酵母属、念珠菌属、花托状酵母菌、球拟酵母菌	分枝孢子菌属

续表

水分活度	细菌	酵母	霉菌
0.86	葡萄球菌[5]	酵母菌属	拟青霉菌
0.80			曲霉菌属、青霉菌属
0.75	嗜盐菌属		曲霉菌属
0.70			散囊菌属
0.62		酵母	散囊菌属

① C型肉毒梭状芽孢杆菌。

② E型肉毒梭状芽孢杆菌和部分魏氏梭状芽孢杆菌。

③ A型和B型肉毒梭状芽孢杆菌和部分魏氏梭状芽孢杆菌。

④ 厌氧。

⑤ 需氧。

(3) 氧化还原电位

各种微生物对其生长环境的氧化还原电位有着不同程度的敏感性。需氧微生物生长繁殖通常需氧阳性电位，而厌氧微生物则需氧阴性电位。兼性厌氧菌（如肠杆菌科各属细菌）在两种电位下均可生长。食品中的大部分细菌和霉菌均为需氧性的，但也有少数属于兼性厌氧的。

各种食物的氧化还原电位差异较大。植物源食品，特别是植物的汁液，氧化还原电位一般在+300～+400mV。因此，植物源食品的腐败变质通常是由需氧细菌和霉菌引起。动物源食品的氧化还原电位变化很大。新鲜肉块的氧化还原电位通常在－200mV。但是绞碎肉的氧化还原电位却为+200mV。乳酪的氧化还原电位在－20～－200mV。此外，肌肉僵直前后氧化还原电位也会发生变化。例如，马胸肌组织在动物刚死时，氧化还原电位为+250mV；此时，厌氧性梭状芽孢杆菌无法生长繁殖。在马死后30h，氧化还原电位下降至－360mV；此时，梭状芽孢杆菌在马胸肌组织上生长。因此，动物源肌肉组织在僵直期，氧化还原电位呈现下降趋势。由于氧化还原电位的下降，更多厌氧菌开始在僵直期后的肌肉组织上生长，导致肉品腐败变质。

(4) 营养物质

通常食品中富含微生物所需的营养物质。微生物可充分利用食品中的糖类、醇类和氨基酸作为能量来源。此外，少数细菌可利用多糖（例如，淀粉、纤维素）和脂肪作为能量来源。自养菌还可利用无机碳和氮作为养料。细菌生长还需要适量的无机盐，常见的包括钠、钾、镁、铁、硫、磷等无机物。此外，钙、锰、铜、钴等微量元素在微生物的生长过程中也会起到一些特殊作用。微生物对维生素也有一定的需求。通常革兰氏阳性菌对维生素的需求量较大且需求种类较多，革兰氏阴性菌和霉菌对维生素的需求较少。

(5) 抗菌剂

某些食品中含有天然抗菌物质，在一定程度上可抑制微生物繁殖。例如新鲜牛奶中含有乳糖素(Lactenin)，对大肠菌群具有一定的抗菌效果。生牛乳中存在的乳过氧化酶复合物对部分链球菌起到抗菌作用。肉品中含有一定的溶菌酶也会起到良好的抗菌作用。此外，植物源食品中通常含有植物精油，植物精油普遍具有良好的杀菌和抑菌效果。例如，丁香中的丁香酚、肉桂中的肉桂醛等芳香类物质的杀菌效果已经被应用在食用农产品防腐保鲜领域。

(6) 食物天然的生物学结构

某些食物具有天然保护层结构以防止微生物入侵。常见的包括种子类食品的外壳、水果的外皮、动物的皮、蛋壳等。以鸡蛋为例，在蛋壳的外膜和外壳结构保持完整的情况下，在适当的温度和湿度下，蛋壳结构几乎可以防止所有细菌的侵入，保护鸡蛋内部结构。

7.3.1.2 外部因素

(1) 温度

温度是影响食品中微生物生长繁殖最重要的因素之一。在一定温度的范围内，微生物集体的代谢活动与生长繁殖随着温度的上升而增加。当温度上升至一定的程度，便对微生物产生不利的影响。如果温度继续升高，则微生物功能急剧下降而导致死亡。

微生物的生长温度尽管不同，但总是存在最低生长温度、最高生长温度和最适生长温度三个重要指标。常见食品微生物的最低生长温度一般为－5～－10℃，最高生长温度一般为80～90℃。根据微生物的最适生长温度可区分嗜冷菌（15～30℃）、嗜中温菌（20～45℃）、嗜热菌（55～65℃）。

微生物对低温具有一定的抵抗力，绝大多数微生物所处的环境温度降低到最低生长温度时，微生物的新陈代谢活动减弱到最低程度，最后处于停滞或休眠状态。此时，微生物的生命活动几乎停滞，但是能在较长时间内保持生命力，仅有少数死亡。寒冷温度（7～15℃）一般是低于室温且高于冷藏温度，主要适用于果蔬保藏，但保藏期较短。冷藏温度（0～7℃）下微生物的生命活动显著降低，但一些嗜冷菌可缓慢生长。该温度适用于蔬菜、果品、鱼肉蛋奶等食品的短期保藏。冻藏温度（＜0℃）则可在较长的时间内保藏食品，－18℃几乎可以抑制所有微生物的生长。高温处理可导致微生物死亡，其机理主要是使菌体蛋白质变性，同时破坏了酶的结构，使酶失活，菌体内部代谢停滞。

(2) 气体条件

环境中的气体条件会对微生物的生长产生显著影响。高浓度的二氧化碳（CO_2）能阻碍需氧细菌与霉菌的繁殖，延长微生物增长的迟滞期和指数生长期。储藏环境中CO_2浓度在10%左右时，对果蔬常见的霉菌生长产生抑制作用。氮气（N_2）是一种理想的惰性气体，不与食品基质产生化学反应，且能极大地抑制细菌、霉菌等微生物生长繁殖，减缓食品氧化变质和微生物引发的腐败变质。此外，如果在气体环境中存在臭氧（O_3），在10^{-6}浓度下便对腐败菌产生抑制作用。O_3是一种强氧化剂，会造成脂肪、多酚类物质等氧化现象。O_3一般用作特殊气体，应用在食品时往往与N_2、CO_2等气体同时使用，延长食品储藏期，延缓食品表面的腐败作用。

(3) 相对湿度

食品环境中的相对湿度与水分活度密切相关。通常，低水分活度的食品存放于高湿度的环节中，食品将吸收环境中的水分而升高水分活度，从而降低食品的保藏性能。反之，如果食品脱水亦会引起食品食用质量的下降。因此，食品包装的完整性、透湿性将直接影响食品质量。环境中的相对湿度与温度也呈现一定的对应关系。通常相对湿度越高温度就较低，反之亦然。

7.3.2 原辅料卫生

生产食品的原辅料指原料及包装材料。原料指成品可食部分的构成材料，包括：①主原料指构成成品的主要材料；②辅料指主原料和食品添加剂以外的构成成品的次要材料；③食品添加剂指食品在制造、加工、调配、包装、运送、贮存等过程中，用以着色、调味、防腐、漂白、乳化、增加香味、安定品质、促进发酵、增加稠度（甚至凝固）、增加营养、防止氧化或其他用途而添加或接触于食品的物质。包装材料包括：①内包装材料，指与食品直接接触的食品容器如瓶、罐、盒、袋等及直接包裹或覆盖食品的包装材料，如箔、膜、纸、蜡纸等，其材质应符合卫生法令规定；②外包装材料指未与食品直接接触的包装材料，包括卷标标签、纸箱、捆包材料等。

原材料是食品生产最主要的物质基础。食品的质量，在很大程度上取决于所用原材料的质量。食品加工的主要原料来源于农产品（面粉、水果、蔬菜）、水产品（鱼贝类）和畜产品（食肉、蛋品、生乳），辅助原料有香辛料、调味料、食品添加剂等。这些原材料绝大多数是动、植物体生产出来的，在种植/饲养、收获、运输、贮存等过程中都有可能受到环境及意外的微生物和寄生虫的污染，如食肉在畜舍、水果在果园、蔬菜在田地、鱼贝类在海（淡）水受到的一次污染。在收获、解体、保管等操作过程中，还有可能使原来动、植物体内所附着的微生物和寄生虫扩大污染。因此，食品原材料卫生是一个不容忽视的问题。

7.3.2.1 采购食品原材料的一般原则

对企业而言，原材料的选择是多方面因素共同制约的结果。关键是要在价格与质量要求之间最优化，用尽可能低的价格得到尽可能的最高质量的原材料。同时要求：①负责具体采购工作的人员熟悉本企业所用的各种食品原料、食品添加剂、食品包装材料的品种及卫生标准和卫生管理方法，了解各种原辅材料可能存在的卫生问题。②采购食品原辅材料时，应对其进行初步的感官检查，对卫生质量可疑的应随机抽样进行质量检查，合格方可采购。③采购食品原辅材料，应向供货方索取同批产品的检验合格证或化验单，采购食品添加剂时，还必须同时索取定点生产证明材料。④采购的原辅材料必须验收合格后才能入库，按品种分批存放。⑤原辅材料的采购应根据企业食品加工和贮存能力有计划地进行，防止一次采购过多，短期内用不完而造成积压变质。

7.3.2.2 采购符合卫生标准的原料

目前我国主要的食品原料，如粮食、面粉、食用油、鲜肉、乳品、蛋及蛋制品、水产品、蔗糖、调味品、食品添加剂及食品包装材料，多数有国家卫生标准、行业标准或地方标准，少数有企业标准或无标准。根据《食品安全法》的要求，今后所有的食品原材料将有统一的食品安全标准。但是，在这些标准出台之前，目前我们仍然在使用现有的食品卫生标准。

在订购、采购食品原料、包装材料时，应优先按国家卫生标准执行，无国家标准的，依次执行行业标准、地方标准、企业标准，无标准原材料可参照类似食品的标准及卫生要求。执行标准时在内容上应项目齐全，包括营养、卫生、质量指标，不得以某几项指标来代替该原料的全部指标内容，即不得以某几项指标检验合格来判定该批原料的全部指标内容均为合格。原料包装上应有品名、产地、生产时期、保质期、验收标准代号。对合格、不合格、待验的原辅材料和包装材料应严格分开，按批次存放，并有明显标记。

7.3.2.3 食品原材料的验收

进行原材料验收时应按该种原材料质量卫生标准或卫生要求进行，除了向供货方索取产品的检验合格证或化验单（对食品添加剂还必须同时索取定点生产证明材料）以外，还必须认真核对货单，包括产品名称、数量、批号、生产日期、出厂日期、保质期、产地及厂家，检查该产品的卫生检验合格证及检验报告，必须通过对原材料色、香、味、形等感官性状的检查来判定其新鲜程度，必要时采用理化或细菌学方法来判定。同时检查原材料是否受有毒有害物质污染也是很重要的。

(1) 感官检查

感官检查简单易行、结果可靠。如蔬菜类、果实类，新鲜时有生物功能，随着鲜度下降，其功能下降，伴随着水分、色、香、味的变化，当水分减少5%时，鲜度明显下降，出现萎凋、收缩、减重、变色或褪色、特有香味丧失甚至出现异臭。肉类原料新鲜度下降时，由鲜红色变为褐色、灰色，失去光泽，表面由干燥变得渗出发黏，香气丧失而产生异臭。鱼贝类等水产品，新鲜时体表光泽，保持自然色调，不失水分、体形有张力，眼球充血、眼房鼓起透明，鳃鲜红，肉体有弹性；鲜度下降时失去光泽和水分，腹部鼓起，肛门有分泌物流出，体表发黏有异臭味等。

对冷冻食品不但要注意检查是否有解冻现象，而且还要关注：①购入的原材料，应具有一定的新鲜度，具有该品种应有的色香味和组织形态特征，不含有毒有害物，也不应受污染；②肉禽类原材料必须采用来自非疫区的，无注水现象，也必须有兽医卫生检验合格证；③水产类原材料必须采用新鲜的活冷冻的水产品，其组织有弹性、骨肉紧密联结，无变质和被有害物质污染的现象；④蔬菜必须新鲜，无虫害、腐烂现象，不得使用未经国家批准的农药，农药残留不得超过国家限量标准；⑤某些农、副产品原材料在采购后，为便于加工、运输和贮存而采取的简易加工应符合卫生要求，不应造成食品的污染和潜在危害，否则不得购入；⑥重复使用的包装物或容器，其结构应便于清洗、消毒，要加强检验，有污染者不得使用。

不同的食品原料其感官性状都有各自固有的特征，检查时应抽取有代表性的样品，在充足的自然光下，对照该原料的感官指标进行检查。

(2) 理化检查

物理检查常用于食品表面的检查，如水产品表面弹力测定，农产品色调测定。常用导电特性方法测定电阻、电容量等来判定食品的鲜度。

果蔬类原料可测定叶绿素、抗坏血酸、可溶性氮等指标；动物性食品常用测定 pH、氨氮、挥发性盐基氮、组胺、挥发性还原物质、K 值测定来判定食品的鲜度。在新鲜的食肉、水产品中，核苷酸量较高，随着鲜度下降核苷酸的分解产物肌苷、次黄嘌呤等增加，使 K 值随之增大，即 K 值越大表示鲜度越差。如水产品通常 K 值在 10%以下者鲜度良好，20%以下仍较新鲜，当 K 值达 69%时认为是腐败的特征。

(3) 细菌学检查

以蛋白质为主的食品，因细菌污染而使原料的新鲜度下降甚至变质，主要表现为细菌总数、大肠菌群的增多，有时甚至检出致病菌。

(4) 检查原材料受有毒有害物质污染情况

食品应该是无毒无害的，但在食品的种植/养殖、收获、采集、加工、运输、销售、贮存等环节上，往往受到不同程度的工业有害污染物、化学农药、致病菌、霉菌毒素等污染。在采购食品原料时，必须了解是否受有毒有害物污染的可能，对可疑的要做进一步调查，必要时抽样检查，以排除污染的可能性。对已受污染的食品原料不得采购。

总之，用作食品原材料的各种农副产品，必须是新鲜的，不得使用质次或已变质的食品原材料，也不能使用受有毒有害物质污染的原材料。因此，必须拒绝接收不合格的原材料。

原材料验收人员应具有简易鉴别原材料质量、卫生的知识和技能。

7.3.2.4 常用原材料的保护性措施

农副产品在采收时难免携带来自产地的各种污染物，如附着有害微生物、寄生虫、农药、工业污染物、放射性尘埃等，所以对采收后的农副产品要实施一系列保护性措施。

(1) 洗涤

洗涤是最常用的保护性措施。洗涤剂为水、表面活性剂水溶液、碱水溶液、含氯消毒液等。

① 水：洗涤用水必须符合生活饮用水卫生标准，为提高水的去污能力，可借助于热能、搅拌产生的滚动摩擦、加压喷射等物理能量来帮助洗涤。洗涤时要经常换水或使用流水，防止加重污染。搅拌、摩擦及高压水冲要适度，避免损伤果蔬的表皮及组织。

② 表面活性剂水溶液：在水中加入少量的表面活性剂，如肥皂、合成洗涤剂等，能有效去污。表面活性剂本身无多大毒性，但易吸附、残留在清洗体上，长期在人体内蓄积，可能影响健康。洗涤剂要求无毒，不使食品变质，不破坏食品的营养，不影响食品原料的色、香、味，无色透明，对食品的浸透、吸附、残留量少，使用量小，去污效果好。

③ 碱水溶液：多用碳酸氢钠溶液，价廉、毒性小，有脱脂洗涤力，一般用于设备、工具、容器的洗涤，不用于清洗食品原料。

④ 含氯消毒液：对污染较重的果蔬原料在洗涤后浸泡，可有效降低微生物的污染程度。一般多选用对人体毒性小、无异味、刺激小的二氧化氯溶液。各种洗涤剂必须新鲜，不能反复使用。如使用脂肪酸类（如肥皂）洗涤剂，浓度应控制在0.5%以下。水果、蔬菜在洗涤剂溶液中浸泡不得超过5min。凡使用过洗涤剂的原料，必须用符合饮用水标准的饮用水冲刷。如流水冲洗则不少于30s，池水冲洗应换水2次以上。洗涤新鲜水果、蔬菜不能用高温。如水温在25～60℃的范围，能促使微生物生长繁殖。

(2) 其他保护性措施

农副产品原材料采购后，必须分类、分批按质量等级进行筛选，分开堆放，及时剔除已变质及质次的原料。同时可根据食品原料的种类、加工及贮存的需要，选择合适的方法进行保护性处理（见表7-8）。

表7-8 常用原材料的保护性措施

保护性措施	食品种类	处理时间
挂冰衣	鱼、肉、禽、水果、蔬菜	冻结后处理
盐水处理	骨、肉、水果、蔬菜	冻结前处理
加糖	水果	冻结前处理
碳酸气及其他气体	水果、蔬菜、蛋、肉	冷却冷藏和冻结冷藏中处理
杀菌洗涤	水果、蔬菜	冷却前处理
抗氧化剂	禽、肉、蔬菜、水果、调味品	冻结前处理
紫外线照射	牛肉	冷却冷藏中或前处理
辐射杀菌	各种食品	冷却冷藏及冻结冷藏前处理
抑制发芽	马铃薯、洋葱、胡萝卜	冷却冷藏前处理
熏蒸	葡萄、柑橘类	冷却前处理，冷却冷藏中处理
硫黄粉末	桃子	冷却冷藏前处理
臭氧	有臭味及有污染嫌疑的食品	冷却前处理；冷却冷藏中处理
换气	有臭味的食品	冷却冷藏中处理
包装及容器的药品消毒处理	苹果、柑橘类、洋葱	冷却冷藏、冷冻冷藏的前、后处理
聚乙烯内衬箱	樱桃、洋梨	冷藏中处理
热烫	蔬菜、水果	冻结前处理
添加聚合磷酸盐	鱼肉、畜肉、禽肉	冻结前处理
脱气处理	鱼肉、果汁	冻结前处理
热化	蔬菜、水果	冷却前处理
二氧化碳保藏法	蔬菜、水果	冷却前处理

动物肉要清除甲状腺、肾上腺及病变的淋巴结；患有囊虫病的肉不得作食品原料；水产品要避免河豚鱼等有毒鱼的混入；不新鲜的表皮红肉鱼可产生大量的组胺，引起人的过敏反应，不得用作食品原料。

7.3.2.5 原材料的包装物或容器应符合卫生要求

食品原料、食品添加剂及其他辅料应根据其是固体、半固体、液体还是粉末状等具体情况选择适当的包装物或容器。用于制作这些包装物、容器的材质应符合食品包装材料、容器、工具等的各自的卫生标准，不得随便使用包装用品，严防污染食品原材料。食品容器及包装材料中所含的污染物质见表7-9。

表 7-9　食品容器及包装材料中所含的污染物质

包装材料	含有污染食品的物质
纸类(包括玻璃纸)	着色剂(包括荧光染料)、填充剂、上胶剂、残留的纸浆防腐剂
金属制品	铅(由于焊锡的原因)、锡(由于镀锡的原因)、涂敷剂(单体物、添加剂)
陶瓷器具、搪瓷器具、玻璃器具类	铅(釉、铅晶体玻璃)、其他金属(釉)、颜料
塑料	残留单体物(氯乙烯、丙烯腈、苯乙烯)、添加剂(金属系稳定剂、抗氧化剂、增塑剂等)、残留催化剂(金属、过氧化物等)

7.3.2.6　原材料贮存应符合卫生要求

(1) 食品原料贮存

食品原料贮存的目的是为了维持食品企业正常生产对各种原辅材料数量和质量的需求。为此，食品企业必须创造一定的条件，采取合理的方法来贮存食品原料。

1) 有堆放场地和仓库

生产食品的种类，决定于食品原料的性质。不同性质的原料，决定其预处理及贮存应具备的设施条件。如以新鲜水果、蔬菜为原料的食品企业，要设置原料的接收场地、清洗设施及场所、保鲜仓库；以食肉、水产品为原料的食品企业，应设置一定容量的低温冷库；糕点加工厂应设置防潮的面粉仓库。原料堆放场地及仓库容量的大小应根据生产量来确定，季节性产出的原料，要考虑非产出期对原料的需求，增加库容来贮存足够的原料。

2) 原料贮存与品质变化

食品原料贮存条件的好坏、贮存方法是否恰当，都直接影响原材料的卫生质量。表 7-10 是温度对水果、蔬菜的影响与病害，因此，在贮存过程中要注意原料质量的变化。

表 7-10　温度对水果、蔬菜的影响与病害

种类	温度/℃	影响与病害	种类	温度/℃	影响与病害
苹果	2.2～3.3	橡皮病、果肉(果芯)褐变	木瓜	7.2	斑痕,追熟不良(影响香味)
香蕉	11.7～13.3	果肉变黑,后追熟不良	柿子椒	7.2	斑痕,种子褐变
菜豆	7.2～10.0	出现斑痕,变色	菠萝	7.2～10.0	后熟时变暗绿色
黄瓜	7.2	斑痕,水浸状斑点,腐败	马铃薯	3.3～4.4	褐变,糖分增加
茄子	7.2	变黑,由细菌引起腐败	南瓜	10.0	腐败
柚子	10.0	变黑,斑痕,水浸状腐败	甘蔗	12.8	斑痕,内部变色
柠檬	14.4～15.5	斑痕,果芯褐变	西红柿成熟果	7.2～10.0	水浸状软化,腐败
芒果	10.0～12.8	果皮变灰色,后追熟不良	西红柿未熟果	12.8～13.9	后熟不良,腐败
香瓜	2.2～4.4	斑痕,表面腐败	樱桃	1	贮藏 1 个月后升温,产生赤腐病
西瓜	4.4	斑痕,令人不愉快的味道	甜椒	1	褐变,贮藏 1 周后果皮出现表面凹陷性病斑
橄榄	7.2	内部褐变			
橘子	2.8	斑痕,褐变	甘薯	1	内部变色

食品原材料的贮存，根据其品质多采用常温贮存、低温冷藏和冷冻贮藏三种方法。表 7-11 是各细菌增殖的温度范围。

表 7-11 细菌增殖的温度范围

类别	最低温度/℃	最适温度/℃	最高温度/℃
低温细菌	−5～5	20～30	35～45
中温细菌	10～15	35～40	40～45
高温细菌	35～40	55～60	65～75

① 常温贮存 大米、面粉、油脂、蔗糖、食品添加剂、调味料等食品原料，多数在常温下保存，要求食品仓库干燥、通风、避光。按品种隔墙离地分类堆放。

新鲜水果、蔬菜如在短期（1～2d）内加工，也可常温保存，否则需要冷藏保鲜。

② 低温冷藏 新鲜水果、蔬菜类食品，禽蛋和即食加工的动物性食品，可作暂时低温贮藏。常规食品的贮藏温度和贮藏期见表 7-12。

表 7-12 各种食品的贮藏温度和贮藏期

食品类型	温度/℃	湿度/%	贮藏期	最高冻结点/℃	食品类型	温度/℃	湿度/%	贮藏期	最高冻结点/℃
水果					黄瓜	10～13	90～95	10～14d	−0.5
鳄梨	4～13	85～90	2～4 周	−0.3	卷心菜(晚熟)	0	95～100	5～6 个月	−0.9
杏	−0.5～0	90	1～2 周	−1.1	南瓜	10～13	70～75	4～6 个月	−0.8
草莓	−1～0	90～95	5～7d	−0.8	甘薯	13～16	85～90	4～7 个月	−1.3
无花果	−1～0	85～90	7～10d	−2.4	玉米	0	95	4～8d	−0.6
橄榄	7～10	85～90	4～6 周	−1.4	芹菜	0	95	1～2 个月	−0.5
柑橘	0～9	85～90	3～12 周	−0.8	圆葱	0	65～75	1～8 个月	−0.8
柿子	−1	85～90	3～4 个月	−2.2	西红柿(绿熟)	13～21	85～90	1～3 周	−0.6
樱桃	−1	90～95	2～3 周	−1.8	西红柿(熟透)	7～10	85～90	4～7d	−0.5
西瓜	4～10	80～90	2～3 周	−0.4	茄子	7～10	90～95	7～10d	−0.8
李子	−1～0	90～95	2～4 周	−0.8	胡萝卜	0	98～100	5～9 个月	−1.4
菠萝	7	85～90	2～4 周	−1.0	大蒜	0	65～70	6～7 个月	−0.8
香蕉	7	85～95	1～2 周	−0.8	荷兰芹	0	95	1～2 个月	1.1
木瓜	7	85～90	1～3 周	−0.8	马铃薯(早熟)	10～13	90		−0.6
葡萄	−1～0	85～90	2～8 周	−1.6	马铃薯(晚熟)	3～10	90～95	5～8 个月	−0.7
越橘	−1～0	90～95	2 周	−1.6	豌豆	0	95	1～3 周	−0.6
芒果	13	85～90	2～3 周	−0.9	圆辣椒	7～10	90～95	2～3 周	−0.7
甜瓜	7～10	90～95	3～4 周	−0.9	硬花甘蓝	0	95	10～14d	−0.6
桃	−0.5～0	90	2～4 周	−1.6	菠菜	0	95	10～14d	−0.3
洋梨	−1.6～1	90～95	2～7 个月	−1.6	蘑菇	0	90	3～4d	−0.9
酸橙	9～10	85～90	6～8 周	−1.6	西洋甘蓝	0	95	3～5 周	−0.8
树莓	−0.5～0	90～95	2～3d	−1.1	莴苣	0～1	95～100	2～3 周	−0.2
苹果	−1～4	90	3～8 个月	−1.1	水产品				
柠檬	0～10	85～90	1～6 个月	−1.4	鳔鱼	−1～1	95～100	18d	−2.2
蔬菜					鲑鱼	−1～1	95～100	18d	−2.2
芦笋	0～2	95	2～3 周	−0.6	鲐鱼	0～1	95～100	6～8d	−2.2
四季豆	4～7	90～95	7～10d	−0.7	鳕鱼	−1～1	95～100	12d	−2.2
秋葵	7～10	90～95	7～10d	−1.8	金枪鱼	0～2	95～100	14d	−2.2
菜花	0	90	2～4 周	−0.8	虾	−1～1	95～100	2～14d	−2.2

续表

食品类型	温度/℃	湿度/%	贮藏期	最高冻结点/℃	食品类型	温度/℃	湿度/%	贮藏期	最高冻结点/℃
扇贝肉	0～1	95～100	12d	−2.2	干酪(切达,长期)	−1～1	65～75	18个月	−13.3
牡蛎	5～10	95～100	5d	−2.8	猪肉	0～1	85～90	3～7d	−2.2～−2.7
畜产品					胴体(47%瘦猪肉)	0～1	85～90	3～5d	—
牛肉	0～1	88～92	3～5d	−2.2～−1.7	火腿(生,74%瘦肉)	0～1	80～85	3～5d	−1.7
胴体(60%瘦牛肉)	0～4	85～90	1～3周	−1.7	熏肉	1～4	85	2～6周	—
胴体(54%瘦牛肉)	0～1	85	1～3周	−2.2	香肠	0～1	85	1～7d	—
小牛肉(80%瘦肉)	0～1	90	3～5d	—	猪油(未防止氧化)	7	90～95	4～8个月	—
肝	0～1	90	1～5d	−1.7	羊羔肉	0～1	85～90	5～12d	−2.2～−1.7
乳(杀菌)	0～1	—	2～4个月	−0.6	鸡肉(平均)	0	85～90	1周	−2.8
脱脂乳粉	7～21	低	16个月	−1.4	鸡蛋(带壳)	−2～0	80～85	5～6个月	−2.2
黄油	4	75～85	1个月	−20～−0.6	兔肉	0～1	90～95	1～5d	—
干酪(切达,短期)	4.4	65～70	6个月	−13.3					

注：1.高质量、完整未破损之物收获及生产后快速贮藏。

2.温度是指物品温度，相比空气温度，温度变动小。

3.必须在优良的环境（物料堆积按照要求，留有空隙，保证空气循环良好）贮藏。

③ 冷冻贮藏　肉类、水产品等动物性食品的贮藏多采用冷冻法。考虑到冷冻食品的品温、品质保持、贮藏时间三个因素的相互关系，认为−18℃对大部分冻结食品来讲是最经济的冻藏温度，在此温度下冻结的食品一年不会失去商品价值。1972年国际制冷学会推荐的各种冷冻食品的冻藏温度及实用贮藏期见表7-13。

表7-13　冷冻食品的实用贮藏期

冷冻食品名称	贮藏期/个月			冷冻食品名称	贮藏期/个月		
	−18℃	−25℃	−30℃		−18℃	−25℃	−30℃
加糖的桃、杏或樱桃	12	18	24	羊白条肉	9	12	24
不加糖的草莓	12	18	24	烤羊肉和排骨	10	12	24
加糖的草莓	18	>24	>24	猪白条肉	6	12	15
柑橘类或其他水果	24	>24	>24	烤猪肉和排骨	6	12	15
扁豆	18	>24	>24	小腊肠	6	10	—
胡萝卜	18	>24	>24	腌肉(新鲜未经熏制)	2～4	6	12
菜花	15	24	>24	猪油	9	12	12
甘蓝	15	24	>24	小鸡和火鸡(包装好,去内脏)	12	24	24
带穗的玉米	12	18	24	油炸小鸡	6	9	12
豌豆	18	>24	>24	可食用内脏	4	—	—
菠菜	18	>24	>24	液态全蛋	12	24	24
牛白条肉	12	18	24	多脂肪鱼	4	8	12
包装好的烤牛肉和牛排	12	18	24	少脂肪鱼	8	18	24
包装好的剁碎肉(未加盐)	10	>12	>12	比目鱼	10	24	>24
小牛白条肉	9	12	24	龙虾和蟹	6	12	15
小牛烤肉和排骨	10	10～12	12	虾	6	12	12

续表

冷冻食品名称	贮藏期/个月			冷冻食品名称	贮藏期/个月		
	−18℃	−25℃	−30℃		−18℃	−25℃	−30℃
真空包装的虾	12	15	18	奶油	6	12	18
蛤蜊和牡蛎	4	10	12	冰激凌	6	12	18
黄油	8	12	15	蛋糕(干酪蛋糕、巧克力蛋糕、水果蛋糕等)	12	24	>24

注：“—”表示未测定。

冷冻、冷藏保存食品原料只能延长其保存期，冷冻状态下微生物仍能生存数月至数年。冷冻食品中微生物的生存期见表7-14。冷库的冷却性能、食品的包装方式及放置方法、温湿度管理、库内的清洁、除霜等管理，都直接影响所贮存食品的卫生质量和保存期限。在各种物理、化学、生物因素的影响下，冷冻贮藏的食品的卫生质量发生变化（表7-15）。

表7-14　冷冻食品中微生物的生存期

微生物	食品	贮藏温度/℃	微生物生存期
厌氧菌			
肉毒梭状芽孢杆菌	蔬菜	−16	2年以上
肉毒梭状芽孢杆菌	罐头	−16	1年
生芽孢梭状芽孢杆菌	水果	−16	2年以上
肠道细菌			
大肠埃希氏杆菌	冻鸡蛋	−9	14个月
大肠埃希氏杆菌	白兰瓜	−20	1年以上
大肠埃希氏杆菌	蘑菇	−9.4	6个月
大肠埃希氏杆菌	樱桃汁	−40及−17.8	4个月以上
产气肠杆菌	白兰瓜	−20	1年以上
肠炎沙门氏菌	冰激凌	−23.2	7年
鼠伤寒沙门氏菌	鸡肉炒面	−25.5	
伤寒杆菌	鸡蛋	−18，−9及−1	11个月以上
伤寒杆菌	青豌豆	−9	
副伤寒杆菌	樱桃汁	−40及−17.8	4周
副志贺氏痢疾杆菌	冻鸡蛋	−9	3个月
普通变形杆菌	樱桃汁	−40及−17.8	4周以上
乳酸菌			
生芽孢乳杆菌	蔬菜及青豌豆	−10	2年
粪链球菌	蔬菜	−20	
葡萄球菌、微球菌			
金黄色葡萄球菌	冻鸡蛋	−9	12个月
金黄色葡萄球菌	糖渍草莓片	−18	6个月
生芽孢微球菌	青豌豆	−17.8	贮藏8个月44%试样中生存微生物
生芽孢微球菌	玉米	−17.8	贮藏8个月77.7%试样中生存微生物
生芽孢微球菌	橘子汁	−4	50h
一般细菌	冻鸡蛋	−18	4年以上

续表

微生物	食品	贮藏温度/℃	微生物生存期
一般细菌	冷冻蔬菜	−17.8	9个月以上
一般细菌	苹果汁	−21及−7	1个月
一般细菌	草莓	−18	贮藏6周微生物不减少
一般细菌	草莓	−6.6	6周
霉菌	果汁	−23.3	3年
霉菌	草莓罐头	−9.4	3年
酵母	草莓罐头	−9.4	3年
酵母	食品	−9.4	3～15个月

表 7-15　食品卫生质量在冷冻贮藏中的变化

影响因素		变化
物理	温度	脂肪及脂溶性成分的氧化，因非酶褐变而降低质量
	湿度	平衡水分或吸湿性、收缩、凝结等形态变化
	光线	间接地促进温度、湿度的变化，与色调、香味的变化有关
	气体	在氧气存在下，加快化学反应速度及品质变化；相反的，惰性气体则抑制化学反应
化学	水溶性成分	褐变，芳香的变化，复原性、溶解性的降低和营养成分的损失
	脂溶性成分	由于脂肪及脂溶性成分的氧化而变色、褪色，维生素及芳香物的损失
	酶	由于酶活性的变化而使色、香、味变化
生物	微生物，害虫	由于微生物及害虫的繁殖而降低质量，在卫生及产品标准上出现问题

(2) 食品原辅料的贮存卫生管理

① 各种原料应按品种分类分批贮存，每批原材料均有明显标志，同一库内不得贮存相互影响风味的原材料。

食品企业采购的原料因生产的产品不同，其性质差异很大。如以糕点类产品为主的食品工业，主要原料是面粉、白糖、植物油、黄油、鸡蛋、食品添加剂等，贮存时应将面粉单独放在较干燥的仓库中，植物油宜放于避免阳光直射的阴凉场所，鸡蛋、黄油最好放入冷库中冷藏保存。罐头厂的原料根据不同季节的品种而定，主要包括新鲜的水果、笋、蔬菜、动物食肉、调味料、食品添加剂等，贮存时应将水果、笋、蔬菜置于0～5℃冷库中短期存放，食肉、水产品必须放入−18℃以下的低温冷库中贮存，调味料应设专门的仓库贮存。食品企业对采购回来的各种原材料，首先要进行分类，将性质类似、贮存条件相同的原料集中置于相应条件的仓库中保存，尽量避免因保管不当造成的食品原料变质。

同种原料，采购、入库的时间不同，其质量、保存的期限大多不同，必要时分批堆放，并在每类不同批次的原料上标明产品的名称、生产日期、保存期、入库数量、出库记录等内容，便于保管员掌握各种原料的库存数量、有效期限，防止原料的过期变质。

食品原料中，部分带有芳香味或其他气味（如香料、调味料），常因包装不密封而向环境散发出各种气味，遇到易吸味的原料（如面粉等干燥的食品），就会吸附而带有异味。因此，同一仓库不能同时存放这些原料。具不同气味的原料也要分室存放，防止互相串味。

② 原材料应离地、离墙并与屋顶保持一定距离，垛与垛之间也应有适当间隔。按此要求贮存食品原料有下列优点：a. 便于各种原材料分类分架存放；b. 便于仓库通风，防止原料受潮；c. 方便原料的勤进勤出、先进先出，避免靠近地面、墙壁的原料长期不用而变质；d. 方便仓库打扫卫生；e. 有利于防鼠，食品架空后，使老鼠无藏身之处；f. 定期对库存原材料进行质量检查，发现有不符合质量和卫生标

准的原料，应及时剔出，视具体情况改作他用或销毁处理，防止不合格的原料污染其他食品原料。

7.3.2.7 原材料运输应符合卫生要求

原材料的运输作业应防止污染。首先运输工具（车厢、船舱等）应符合卫生要求，应具有防雨防尘设施，根据原料特点和卫生需要，易腐食品（肉禽及其制品、水产品、豆制品、蛋制品等）应具备保温、冷藏等设施。其次，生熟食品分车运输，要轻拿轻放，不使原料受损伤，不得与有毒、有害物品同时装运。

(1) 运输工具应符合卫生要求

食品原辅料必须使用专用的车、船等运输工具，严禁与农药、化肥、化工产品及其他有毒有害化学物质混载，也不得使用运输过上述物品的车、船及其他运输工具。如做不到运输工具专用，在运输食品原料前必须彻底清洗干净，确保无有害物质污染，无异味。

为防止运输途中雨淋、灰尘，使食品包装及食品原辅料受潮、积灰，车、船应设置顶篷，最好采用封闭式的车厢和舱，不具备上述条件的运输工具应用油布覆盖。

(2) 选择合适的运输工具

应根据原辅料的特点和卫生要求，选择合适的运输工具。①大米、面粉、油料等原料，可用普通常温车（车厢）和船运输。②运输家畜、家禽等动物的车、船应分层设置铁笼，通风透气，防止挤压。便于运输途中供给足够的饲料和饮水。③瓜果、蔬菜类食品应装入箱子或篓中运输，避免挤压撞伤而腐烂。夏季长途运输应采用冷藏车，车厢温度保持在5～10℃，起防腐保鲜作用。④水产品、食肉及其冰冻食品原料采用低温冷藏车储运，使运输中温度保持在－18℃以下，可有效地控制微生物生长，防止腐败变质，延长贮存期。

低温冷藏运输食品时，应检查待装食品的温度，使食品温度低于车厢中的温度，如食品温度较高，装车后随着食品温度的下降会使车厢温度升高。为控制温度上升在最小范围，装卸工作要迅速，最好先将原料集中到托盘上，用叉式升降机装卸，也可用苫布来隔断外界空气，避免食品温度升高。

低温冷藏运输在发送时，尽量减少厢门开闭频次，尤其是小的冷藏车厢。为防止冷气流出，可在厢门开口处挂上帘子，或在厢大门上安装一小窗，尽量从窗口取货物。运输途中应经常检查品温和车厢内温度，防止升温。

(3) 防止食品原料污染和受损伤

运输作业应防止食品原料污染和受损伤。在装运食品原料时，应逐个检查包装商品的标签，避免将有毒有害物品混入。运输食品原料的车、船不得与非食品、有特殊气味的物品及其他有毒有害物质或可能受到有毒有害物质污染的物品混装。

装卸作业时，应看清包装上标明的注意字样，如液态食品原料的容器盖口应向上，不能用脚踏易碎食品，不用力抛放，以免造成破损。

(4) 保持运输工具洁净卫生

运输工具应定期清洗、消毒，保持洁净卫生。车、船等运输食品的工具的清洗消毒、保洁工作必须以岗位责任制的形式落实到人，有严格的奖惩措施，做到运输工具每使用一次，打扫、冲洗一次。运载过非食品的运输工具应深入了解和进行处理，不能受到有毒有害物的污染。污垢多的车、船要用高压水冲刷，必要时用碱水刷洗，定期用漂白粉上清液或过氧乙酸消毒液喷洒消毒，平时不用也应用清洁布盖好，用时再检查一次，确保车、船等运输食品工具的干燥、洁净。

7.3.3 工艺技术卫生

食品生产过程包括从原料到成品的整个过程。食品原料经过各种形式的加工工艺，如冷冻、热处理、脱水、发酵、煎炸、膨化、烘烤、盐渍、罐藏等处理，成品经过包装贮存。由于生产过程环节多，污染的可能性大，这就要求整个生产过程应处在良好的运行状态，即从制定合理的工艺流程着手，根据不同食品的特点，建立严格的生产工艺和卫生管理制度，避免食品在加工过程中受到污染。

在实际生产过程中应针对上述几种情况，采取科学、合理的工艺技术参数（如温度、时间、pH等）和工艺流程，防止污染物产生，同时还要注意消除生物性危害。

控制食品的卫生，最主要的是控制食品中微生物的生长和繁殖。因此，首先需要了解微生物生长繁殖的六个必要条件：

Food（食物）；Acid（酸度）；Temperature（温度）

Time（时间）；Oxygen（氧气）；Moisture（湿度）

每一个英文单词的第一个字母连起来：即FAT TOM。但是由于食物的复杂性，很多食品中的营养成分、酸度、含氧量、湿度很难改变，要控制微生物生长的环境，必须控制温度（Temperature）和时间（Time）。

温度影响微生物生长。大多数细菌在食品中的最适生长温度为28～45℃，有些细菌在20～25℃下能迅速生长。

由临界温度图（图7-3）可知，微生物只能在特定的温度范围内生长，该范围又称为危险区域，一般是5～60℃。

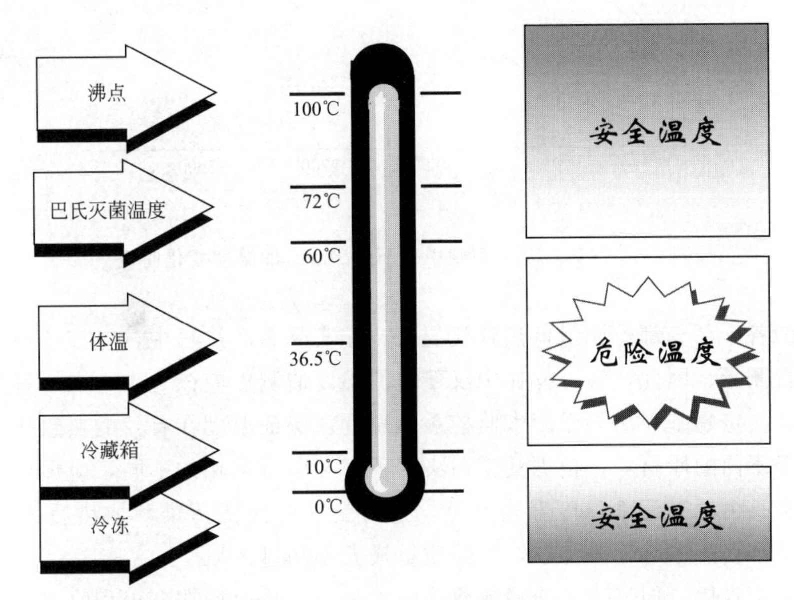

图7-3　微生物生长的温度临界范围

高于此温度范围，沸腾和巴氏杀菌能在几分钟内杀死细菌，但是却不能破坏有耐热性的孢子或毒素。这就是烹饪后食品应该立即食用的原因所在。

低于此温度范围，在较冷的环境中，细菌繁殖迟缓。在冰箱中冷藏（最适温度为3℃，最高温度为10℃）能预防或减缓微生物生长。在这些条件下，仅少数微生物能够繁殖，在冷冻条件下，大多数活细胞不能再生。

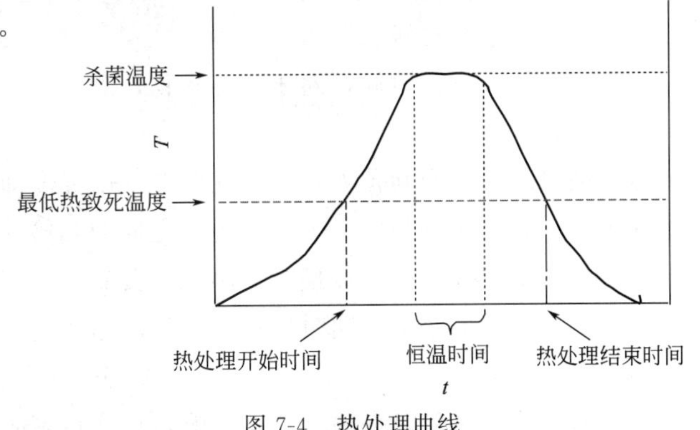

图7-4　热处理曲线

热处理杀菌是杀死微生物最有效也是最安全的方式。加热过程不是瞬间就能完成的，温度增加的速度随许多因素变化。从图7-4的热处理曲线，食品热处理过程分为加热和冷却两个过程。在最低热致死温度以上，温度的增加有助于杀死微生物。为了准确计算整个过程中的热致死效果，必须考虑整个加热过程中各温度下的热致死作用，杀菌效果来自最低致死温度所持续温度时长。一般在杀菌加工过程中，不仅需要控制温度在达到杀菌温度后需要持续的时间，还要控制最低致死温度所持续的时间，以保证足够杀死微生物的同时，不会因过度杀菌而破坏食品品质。

为了确保加热效果，应当对食物加热后的中心温度进行测量并记录。图 7-5 表示的是汉堡包从表面到中心不同深度上的温度变化曲线。监控温度时选择的测量点不同，测得的温度将存在很大差别。表面温度，最上面的曲线，在加热过程中很快上升并在后期慢慢趋于稳定；中心温度，最下面的曲线，在刚开始加热的 900s 之前，温度都没怎么升高，而此时表面温度已经在 140℃左右了，中心温度在后续的升温过程中，升温速度也比较慢。中心温度最高才达到 100℃左右，远低于表面温度的 160℃。因此，为了保证食物的煮熟煮透，必须保证中心温度在烧煮区的持续时间足够。

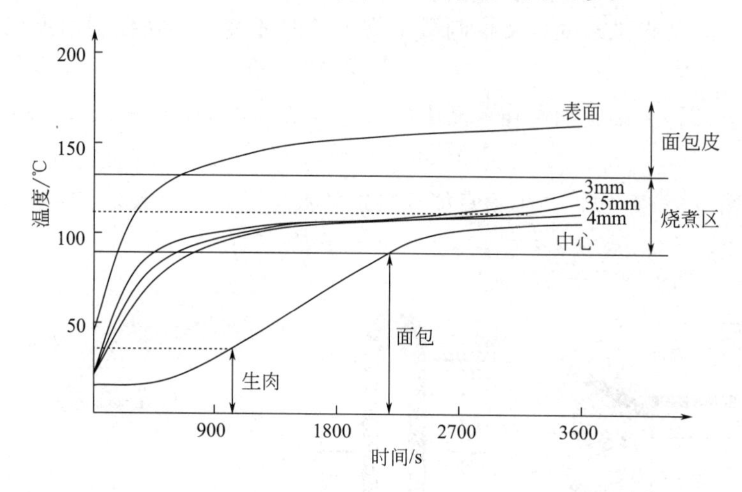

图 7-5　汉堡包从表面到中心不同深度上的温度变化曲线

为了确保产品的各个部分都达到最低热致死温度，在实际生产过程中，应该选择产品中热传递最慢的点或最冷的点进行测量。因此，实际操作中汉堡包的温度监测点应该是中心点，就是最冷的点。其他固体食物也是这样，一定是基于中心温度来监控杀菌温度，保证温度在有效的热致死温度之上才能保证食物的安全性。对于不同的原材料，根据其受污染的程度和所带菌相的不同，应加热到各自的安全核心温度。如禽、蛋类食品由于受污染程度普遍严重，且易受沙门氏菌污染，加热后其核心温度不能低于 70℃。而且，为了保证食品中心充分加热，个体质量最大不超过 3 kg。

对于加热后不马上食用，但又不需冷藏或冷冻的食品，尽量保持在高于危险温度的高温的安全温度带，中心温度一般要在 60℃以上。

对于煮熟后需要冷藏或冷冻的食品，要尽快通过危险温度带，最好在 2h 之内使其中心温度降至 10℃以下，然后进行冷藏。

在控制中心温度的时候，对于固体食物，测定中心温度一般使用针式温度计，使用时应注意对温度探针进行消毒。

热杀菌食品的安全和营养，关键在于热杀菌强度即温度和时间的确定。目前部分罐头加工厂所使用的热杀菌公式，其杀菌强度远大于法规规定值的几倍甚至更高，虽然产品的安全性有了保证，但也造成了严重的能源浪费和食品营养损失。因此，食品工厂应建立一套科学的热杀菌工序以消除病原体或使其数量减少到可接受的水平，同时使每个单位产品接受最低限度的热处理，使产品的失水率较低而又能保持产品固有的商业品质。

为了有效避免高温对食品营养的影响，目前很多研究都在做非热杀菌技术。下面介绍几种非热杀菌技术。

(1) **超高压杀菌**

食品超高压技术是当前备受各国重视、广泛研究的一项食品高新技术，简称为高压技术或高静水压技术。食品超高压杀菌，即将食品物料以某种方式包装完好后，放入液体介质（通常是食用油、甘油、油与水的乳液）中，在100～1000MPa压力下作用一段时间后，使之达到灭菌要求。超高压杀菌的基本原理就是压力对微生物的致死作用，主要是通过破坏细胞膜、抑制酶的活性和影响DNA等遗传物质的复制来实现杀菌。

超高压杀菌是利用超高压达到杀菌、灭酶和改善食品品质的目的，其优势是保证食品在微生物方面安全的前提下，较好地保持食品固有的营养品质、质构、风味、色泽和新鲜程度。高压加工过程中产生的热量较少，如若食品中存在热敏性成分，超高压杀菌可实现在小幅升温的情况下完成杀菌。当然，超高压结合适当的加热，能进一步提升杀菌效果，尤其是针对耐热芽孢等强耐热性微生物的杀菌效果提升显著。例如，耐热芽孢杆菌的孢子在常温下加压处理后，无法灭活；但当杀菌温度提升至70℃，超高压提升至700MPa即可实现彻底灭活。鲜草莓中的平滑假丝酵母和热带假丝酵母的耐热性强，配合35℃的高压处理便可将该微生物彻底灭活（初始污染量10^6CFU/g）。

(2) **超声波杀菌**

超声波杀菌技术用于食品杀菌具有能耗低、时间短、有效保存食品营养成分和天然色香味等特点，具有广阔的应用前景。超声波具有单独杀菌无污染、联合与辅助杀菌减轻污染等优点，十分适用于食品工业杀菌。

超声波是由一系列疏密相间的纵波构成，并通过液体介质向四周传播。当声能足够高时，在疏松的半周期内，液相分子间的吸引力被打破，形成空化核，空化核的寿命约为0.1μs，它在爆炸的瞬间可以产生约4000K和100MPa的局部高温和高压环境，并产生速度约为100m/s具有强烈冲击的微射流，这种现象称为超声空化。微射流作用会在界面之间形成强烈的机械搅拌效应，而这种效应可以突破层流边界的限制，从而强化界面间的化学反应过程和传递过程。超声波是频率大于20kHz的声波，是在媒质中传播的一种机械振动。由于其频率高、波长短，除了具有方向性好、功率大、穿透力强等特点以外，超声波还能引起空化作用和一系列的特殊效应，如力学效应、热学效应、化学效应和生物效应等。一般认为，超声波所具有的杀菌效力主要是超声波所产生的空化作用，使微生物细胞内容物受到强烈的振荡，从而达到对微生物的破坏作用。所谓的空化作用是当超声波作用在介质中，其强度超过某一空气阈值时，会产生空化现象，即液体中微小的空气泡核在超声波作用下被激活，表现为泡核的振荡、生长、收缩及崩溃等一系列动力学过程。空气泡在绝热收缩及崩溃的瞬间，泡内呈现高温及109K/s的温度变化率，产生高达108N/m^2的强大冲击波。利用超声波空化效应在液体中产生的局部瞬间高温及温度变化、局部瞬间高压和压力变化，使液体中某些细菌致死，病毒失活，甚至使体积较小的一些微生物的细胞壁破坏，从而延长保鲜期。

超声灭菌适于果蔬汁饮料、酒类、牛奶、酱油等液体食品，这对延长食品保鲜、保持食品安全性有重要意义。较之传统高温加热灭菌工艺，超声作用既不会改变食品的色、香、味，也不会破坏食品组分。绿茶饮料在加工过程中，由于茶多酚的氧化等原因，颜色会变深，由最初的黄绿色逐渐变成棕褐色，即褐变，这使绿茶饮料的外观效果及饮料品质受到严重影响。前期研究表明，用高温灭菌处理再加适量防腐剂可以防止褐变，保证饮用安全，但饮料颜色仍然较深。经微波和超声波灭菌的茶汤饮用安全性能够得到保证，各菌种生长极少，茶汤颜色稳定，透明性好，不褐变。三种灭菌方法中以超声波灭菌的茶汤颜色变深最少，透明性最小，茶汤中保留的茶多酚也最多，是绿茶灭菌和保护茶多酚尽量不受损失的一种较好的茶汤处理技术。可见，引入超声波灭菌技术对提高饮料品质，保证食品安全都是十分有益的。

超声灭菌技术已在美国、日本、欧洲等发达国家获得了广泛应用，除了果蔬汁饮料、牛乳、酱油，其对酒类、饮用水等液体食品也有杀菌作用，还可用于果蔬的清洗，清除食品包装和机器加工设备的污垢等。超声波杀菌对延长食品保质期、保持食品安全性有重要的意义。超声波杀菌的特点是速度较快，对人无伤害，对食品无伤害，但也存在消毒不彻底、影响因素较多的问题。超声波杀菌一般只适用于液体或浸泡在液体中的食品，且处理量不能太大，并且处理用探头必须与被处理的液体接触。食品物料体系提供的特殊环境使超声波作用很难达到实际应用所要求的效果，但超声波可与加热等其他杀菌方法联用，从而提高杀灭物料中细菌的能力。

(3) 辐照杀菌

辐照杀菌是当前食品工业中一种新型的冷杀菌方法。对比传统热加工，辐照杀菌的效率高、效果好，且由于处理过程中食品温度不会显著升高，可更好地保持食品新鲜度。辐照杀菌通常用钴 60 作为辐照源，通过放射能量高、穿透性强的 γ 射线穿透辐照箱内部的食品，直接或间接破坏微生物的 DNA、蛋白质和酶，从而导致微生物的灭活。此外，食品辐照杀菌时无需解除食品外包装，在辐照处理后可直接进入储运环节，不会经过再包装阶段，避免包装过程导致的微生物再次污染。

1983 年起，国际食品法典委员会便对辐照食品生产过程中使用的辐照剂量做出限定，并依据研究的进展逐步开展剂量的修订。同时，世界各国的科学家也对辐照食品开展了广泛且深入的研究。经过长期的动物试验和人体试验，在一定辐照剂量下，农副产品及其加工食品不会产生放射性残留，也不会产生有毒有害物质，且对食品本身营养物质破坏较少。同时，在食用辐照食品后，动物的生长、发育和遗传完全正常，并未产生任何的癌变、畸形突变等现象。目前，我国用于辐照食品的剂量均未超过国际食品法典委员会规定限量，所有辐照食品的装置均取得了国家环保部门颁发的辐照安全许可证。食品辐照的过程中，杀菌效果好且无化学残留，极大地提高了食品的安全性。迄今为止，世界范围内已有 40 多个国家约几百种食品已使用辐照杀菌。在辐照过程中节约了大量的热能、电能，从一定程度上可减轻环境污染，是一种公认的行之有效且安全的食品杀菌方法。

(4) 低温等离子体杀菌

等离子体是指高度电离的气体，气体在受到外界高能量（高温、强电磁场、辐射等）作用时电离产生，主要由电子、正负离子、基态原子、激发态原子、活性自由基、射线等组成，其中正负电荷总数相等，呈电中性，因而称为等离子体。它是“固、液、气”之外的另一种物质存在形态，称为物质的第四态。概括说来，低温等离子体涵盖了除电弧放电及热等离子体外的所有电子释放产生的等离子体。低温等离子体主要由气体放电产生。气体放电法的种类很多，按电极结构的不同或供能方式不同，常见的有电晕放电、介质阻挡放电、沿面放电及铁电放电等。典型的低温等离子体放电有辉光和流光放电两种形式，霓虹灯产生的是辉光放电形式，闪电是流光放电的形式。等离子体灭菌一般要求在常温、常压下进行。电晕放电在常压下进行，但能量过于集中，很难获得大体积的等离子体。介质阻挡放电则可以在常压下产生大面积的低温等离子体。研究发现，介质阻挡放电（DBD）是产生高浓度高产量臭氧的一种十分有效的技术手段。

微生物的细胞膜可看成一个注满电解质的电容器，在外加电场的作用下，膜上的电荷分离形成跨膜电位差，使膜的厚度减小。当跨膜电位差达到临近电位差时，细胞膜发生崩解，在膜上形成孔，进而瞬间放电，使膜分解。膜等离子体的灭菌作用还可能是由于带电粒子在细菌的细胞膜表面聚集，产生的静电力超过细胞膜的表面张力而使其破裂死亡。例如，表面不规则且细胞壁薄的革兰氏阴性菌更容易破裂。此外，高速电子冲击以及外加电场在细胞膜上产生瞬间电势超过临界值而导致胞膜电荷分离，从而引起细胞膜破裂或功能受损，通透性改变。由于低温等离子体作用时产生臭氧等强氧化剂，细胞膜上不饱和脂肪酸发生脂质过氧化、蛋白质氧化，以及内部 DNA 氧化形成加合物。

当前，低温等离子体主要应用于食品表面和液体食品的杀菌消毒等。美国自 20 世纪 90 年代起，利用等离子体对食品表面进行杀菌消毒就获得了美国食品和药品管理局的批准，并且很快应用于食品工业中。液态食品的杀菌过程是通过向液态体中鼓泡（通入空气和纯氧），同时将电场直接作用于液体与气体的混合态，实现针对液态食品中的微生物杀菌。前期研究表明，该技术可使接种在橙汁和牛奶中的细菌总数降低 5 个对数值。并且值得关注的是：处理后的橙汁维生素 C 含量仅有轻微的下降（约 10%～15%），如用氧等离子体来处理，维生素 C 的损失甚至更少。牛奶经处理后过氧化值改变甚微，能量消耗也比采用其他低温杀菌技术要低得多。可见，用低温等离子体对液体食品杀菌消毒，对食品中的活性养分不会构成大的损伤，为产品的新鲜度和营养性提供了一定的保证。

低温等离子体灭菌还在食品及食品包装过程中的消毒方面具有广泛的应用前景。为确保产品的货架寿命，提高产品的安全性，仍需要对已包装食品进行杀菌消毒。尽管对于等离子体活性粒子（包括激发原子、分子及紫外光子）能否透过包装材料的问题尚存在异议，但研究表明利用射频激发的氧等离子体能够对包装袋内的产品进行杀菌和消毒。之后，相继有研究人员利用过氧化氢等离子体实现了对纸包装、塑料以及锡箔包装食品的杀菌消毒。

(5) 高压脉冲电场杀菌

高压脉冲电场杀菌技术是将待处理的液态物料采用泵送等方式流经设有高强脉冲电场的处理器，微生物在极短时间内受强电场力的作用后，细胞结构被破坏，进而菌体死亡，达到杀菌目的。高压脉冲电场对微生物有良好的杀菌效果，杀菌机制主要包括细胞膜跨膜电位机制、电崩溃机制和电穿孔机制。高压脉冲电场杀菌技术杀菌效果好，一般能减小 6 个对数周期，杀菌时间短，杀菌温度低，对食品的化学成分、外观及风味等基本无影响，耗能小，对环境无污染，无二次污染及三废问题。

高压脉冲电场杀菌技术已经逐步应用于食品加工过程之中，包括食品杀菌、果蔬榨汁与脱水、辅助食品成分提取、食品保藏、废水净化等方面。目前对高压脉冲电场杀菌技术的研究仍在进行之中，相信该技术会有更大的应用空间。

另外，在生产油炸类食品时，需要控制煎炸时温度和时间的上限，以保证油炸过程中不形成或尽量少形成有毒有害化学物，如防止苯并［*a*］芘污染的主要措施是在食品加工过程中油温不要超过 170℃。

7.3.4 成品卫生

成品的贮存、运输是保证食品卫生质量的重要环节。生产出来的食品要经贮存、运输后送到经营部门，贮存过程不仅具有中转的作用，而且还起着检查产品稳定性的作用。食品的运输是联系生产者和经营者（消费者）之间的桥梁。因此，成品的贮存、运输和其他生产环节一样，都应严格卫生管理，保证产品卫生质量不受影响。

7.3.4.1 影响成品卫生的外界环境因素

食品加工成型后仍受到多种环境因素的影响，促使其质量发生变化。

(1) 光线的影响

光线对食品营养成分的影响是很大的，它会引发或加速食品中营养成分的分解，造成食品的腐变反应。光线中对食品破坏最大的是可见光谱中波长较短（450～500 nm）的光线，对食品中各种成分之间起催化反应作用最大。波长大于上述范围的，对食品也具不同的不良作用。

光线对食品油脂的影响主要在以下几方面：①促进食品中油脂的氧化反应，导致食品中油溶性食品的酸败；②引起光敏感性维生素（如核黄素、胡萝卜素和硫胺素等）的破坏和食品的褪色；③引起食品中蛋白质的变性。

(2) 温度的影响

温度对食品中微生物增殖的影响和对食品品质变化的影响是相当明显的。尤其是在一定的湿度和氧气等条件下，食品受温度的影响程度更值得重视。大体来说，食品在恒定水分含量的条件下，温度每升高 10℃，其变化反应速度将加快 4～6 倍。因此，现代食品冷藏和冷冻食品的温度分别控制在 0.5℃和 −18℃左右，防止食品组织的变化和细菌增殖。

（3）湿度和水分的影响

一般的食品都含有不同程度的水分，这部分水分是食品维持其固有性质所必需的。

食品中水分含量为 1%～3%，其平衡相对湿度低于 20%，甚至低于 10%。这类食品是比较干燥的，其平衡相对湿度一般低于周围环境空气中的湿度，因此，很容易从空气中吸收水分。食品多数是多孔性的，其表面积都很大，因而更增加吸湿性。干燥的食品吸收水分以后，不但会改变和丧失它固有性质（例如香气和酥脆性），甚至容易导致食品的氧化腐变反应，加速食品的腐败。

食品中水分含量在 2%～8%范围，平衡相对湿度在 25%～30%，例如粉状调味品、脱水汤料和干燥奶粉等。它们也会因吸收潮湿水蒸气而引起食品变质。因为食品中的水分含量较高，给氧化反应和微生物的增殖提供了更为有利的条件。饼干和谷类等加工食品（如糕点、麦片等）属于这一类食品。它们含有脂肪和蛋白质等对氧化很敏感的成分，更容易因受潮而加速脂肪和蛋白质受氧化破坏的速度。饼干的酥脆性对湿度也是非常敏感的，一旦吸收了水分，食品便失去了固有的性质。

食品中的含水量在 6%～30%，属于这一类的食品有面粉、果脯等。在没有包装的条件下具有较长的贮存期，因为其本身的含水量与环境的相对湿度比较接近，但较长时间吸收水分，也会引起微生物的侵袭和增殖。如面粉贮存期的适当含水量为 11%～13%，如果其含水量超过 13%，霉菌将迅速增殖，使面粉发生霉变。面包与糕点等焙烤食品加工完成后，其内部含水量可高达 45%。在贮运过程中，水分会逐渐向表面转移，并散失到大气中去。面包的脱水过程也叫陈化。面包陈化后，会变得坚硬，失去固有的柔软新鲜的本性，无法销售和食用。

7.3.4.2 成品的品质变化原因

食品在贮存、运输中因外界条件的影响，卫生质量会发生变化，其主要原因如下。

（1）脂质酸败

脂质的酸败以氧化酸败为主，氧化酸败主要是油脂中含有不饱和脂肪酸引起。例如花生酥糖，含有较高的不饱和脂肪酸，其双键很不稳定，经自动氧化产生过氧化物、氧化物和氢过氧化物。这些产物都不稳定，进一步分解成许多碳链较短的产物，如醛、酮等。这就是油脂酸败形成哈喇味的主要原因。据报道，小于 0.2mg/kg 的油脂被氧化时即可引起异味。植物油脂由于含有较多的不饱和脂肪酸，因而更易氧化。

（2）淀粉老化

淀粉不溶于水，但其水悬液加热到一定温度时，淀粉粒会突然溶胀而破裂，形成均匀黏稠的胶体溶液，这一现象称为淀粉的糊化。处于这种糊化状态的淀粉，称为 α-淀粉。在常温条件下，长期放置已经糊化的 α-淀粉会逐渐变硬，这种现象叫淀粉的老化，也叫淀粉的凝沉。凝沉结块的淀粉，不能被水溶解，也不能被酸分解。在食品食用和保藏过程中，经常会碰到一些食品不可口的现象，如新鲜馒头和面包放置 2d 过后，就会出现硬化、颜色变暗、吸水力减小的现象，从而使食品原有的柔软度、可口性变差。这实际上就是淀粉老化的缘故。

（3）食品褐变

食品在保藏过程中往往发生变色，这种变化不仅改变了食品外观，而且使其内部营养成分发生分解变化。食品褐变根据其发生机理可分为非酶褐变和酶促褐变两类。

① 非酶褐变。这种褐变常在一定的温度和水分条件下发生，如大米变黄、脱脂奶粉变色等。非酶褐变反应实质上就是还原糖的羰基和氨基酸的氨基之间的反应，简称为羰氨反应，一般称为美拉德反应。反应的结果是产生类黑色素，从而导致食品的褐变。

② 酶促褐变。食品在保藏和加工过程中，由于机械损伤或环境异常变化，如受热、受冻、受光时，影响代谢中氧化还原的平衡，发生氧化产物的积累，形成变色。这种变色作用是在与氧接触、酶催化下形成的，故称为酶促褐变，如青蚕豆变色、马铃薯和苹果切片及损伤部位变黑、糯米粉加水蒸煮变红等，都属于酶促褐变。

(4) 微生物作用

食品是微生物生长繁殖的良好培养基。由于微生物的作用，促使食品营养成分迅速分解，使食品质量下降，变质腐败，甚至产生毒素。引起食品变质的微生物有细菌、霉菌和酵母。水产食品、肉类食品、果蔬类食品以细菌的作用最显著；米、面及粮食制品则以霉菌的作用最显著。微生物对食品的变质腐败作用与食品的种类、成分以及贮存环境有关，因为微生物的生长繁殖要求一定的温度、湿度和气体条件。

(5) 食品中生物化学反应

食品中含的酶所进行的生物化学反应也是促进食品变质腐败的一个原因。这些生化反应的结果，使食品中所含的营养成分被逐渐分解，使食品失去原有的色、香、味，甚至产生酸霉气味。例如，果实和蔬菜在贮存中的呼吸作用是限制其贮存和贮存长短的主要因素。食品中的生化反应速度也受到温度、湿度和气体成分等环境条件的影响。

7.3.4.3 成品储运卫生要求

根据食品贮存所需温度的高低，可将仓库分为常温库、冷藏库和高温库。涉及食品贮存的卫生要求主要有以下两项内容。

(1) 仓库的基本卫生要求

仓库的基本卫生要求：①远离污染源，周围 25 m 内没有污染源，包括垃圾场、厕所、猪圈以及粉尘、有害气体和其他扩散性污染源，不得有苍蝇等昆虫大量滋生的潜在污染源。②仓库的容量应与生产规模、产品数量相适应，冷饮、糕点食品应存放在仓库中，经微生物检验合格后方可出厂，罐头食品灭菌后需在仓库存放一周观察有无胖听罐出现。因此，仓库容量应明显大于产品的班产量，以确保容纳产品和堆放有序。③仓库的门窗配备防蝇、防尘、防鼠设施，保持仓库内无蝇、无鼠、无有害昆虫，发现鼠害应及时采取灭鼠措施。保持库外的环境卫生，清除苍蝇滋生地。④保持阴凉干燥，减少温度波动，装有遮光窗帘，避免阳光直接射入。⑤尽量保持低湿，防止食品受潮或霉变。⑥应辟设单间或隔离室。⑦贮存成品油脂的容器，内壁涂料应符合卫生要求，定期清理或清洗，如发现油垢、水垢、异味，必须认真清洗消毒，水冲干净后才能灌油。

(2) 食品存放的卫生要求

食品存放的卫生要求：①各类食品成品应与原料、半成品分库存放。②对入库食品要做好验收工作，并有记录，保证变质食品不入库。定期对库存食品进行卫生质量检验，发现问题及时处理。③各类食品应标志明显，分类存放。干燥食品与含水量高的食品要分开堆放；糖果、糕点应存放在有防潮设施的库房内，以防吸湿后的溶化、霉变；有异味的食品与易于吸附气味的食品应分别堆放，以免相互串味；对库内卫生质量存在问题的食品与正常食品，以及短期存放与较长时间存放的食品也应做到分别堆放。④堆放食品应做到隔离、离地。堆垛之间保持一定的距离，不能过分密集，以利于通风换气和检查。如使用托板，要做到一只托板仅放一个批次的产品。⑤对库存食品做到先进先出，尽量缩短贮存期。⑥需冷藏贮存的食品应分架堆放。一般冷藏食品不宜储存时间过长。如需长期冷藏，温度应保持在 −18℃以下。贮存冷饮等食品应专库存放。⑦严禁在存放食品的仓库内堆放农药、化肥和其他有毒物品，以防污染食品，引起中毒。

7.4 卫生管理的关键职责与内容

前述已对食品生产卫生管理要素包括原辅材料的卫生管理、设备的卫生管理、生产过程中的卫生管理、成品的卫生管理、废弃物和副产品的卫生管理、虫害和饲养动物的卫生管理、员工个人卫生及健康管理进行了详细阐述，在此基础上，本节将对人员培训、有毒有害化合物的卫生管理、监控、内外部沟通、验证、食品卫生的持续改进等内容进行阐述。

7.4.1 人员培训

食品卫生监控管理和执行队伍是食品生产经营企业中非常宝贵的人才队伍。因为卫生的生产环境和生产过程必须依靠人来完成，如果员工既无经验也没有经过很好的培训，就会使卫生操作规范失效或实施不健全。

关于食品卫生管理和实施人员的重要性，主要体现在以下几方面：

① 人是生产要素，产品安全与卫生取决于全体人员的共同努力。因此，各级人员在食品安全与质量保证中的重要性无论怎样强调都不会过分。

② 人员必须经过培训，以胜任各自的工作。

③ 所有人员都必须严格“照章办事”，不得擅自违背卫生操作规程。

④ 如实报告工作中的差错，不得隐瞒。

就基础卫生而言，培训员工卫生知识尤其重要，因为只有在食品加工企业所有设施都是清洁的前提下才能保证食品的安全与卫生。卫生管理人员应具有认真、奉献的专业精神，能正确理解卫生操作规程及其在组织中的作用。但是，传统上习惯的做法是雇用一些无经验的人员，不采取任何培训措施就将他们纳入员工队伍中。另一方面，人们往往错误地认为，经常更换不称职的员工可弥补培训与教育的不足。这种现实情况显然向卫生管理人员提出了挑战。也就是说，卫生管理人员应该知道如何培训这样的员工，建立一支训练有素的员工队伍。

卫生管理人员应该具备食品微生物学、食品卫生学、食品工厂设计、食品加工设备的操作、清洁剂和消毒剂的作用等方面的知识和经验。如果缺乏这方面的知识和经验，就应该参加相关培训，至少知道从何处能获得相关知识和经验。

总之，训练有素的员工队伍将有助于减少工厂卫生事故，减少产品回收，并能改善员工精神面貌，提升企业形象。培训为卫生管理人员提供了一个给员工强调卫生工作重要性及高质量完成工作必要性的有效渠道。通过培训使每个员工清楚地认识到，卫生和安全的食品是通过他们的努力生产出来的，以强化员工内心的责任感和动力。

7.4.2 有毒有害化合物的卫生管理

食品企业为保证正常生产，经常会使用洗涤剂、消毒剂、杀虫剂、燃油、润滑油和化学试剂等有毒有害化合物，如果不对它们进行管理，会存在污染食品、食品接触面和原辅材料的可能性。

对有毒有害化合物的管理，应做到建立清单、专人专柜、标识清晰、领用登记。

建立清单：制定有毒有害化合物的储存和使用管理规定。列出有毒有害化合物清单，建立使用记录。未经国家有关部门批准的洗涤剂、消毒剂、杀虫剂及其他有毒有害化学药品不准使用。

专人专柜：建立有毒有害化合物的专用储存库或柜橱，加锁并由专人负责保管。确保只有指定人员才能接触到有毒有害化合物。除卫生和工艺需要，均不得在加工车间使用和存放可能污染食品的任何种类的药剂。使用者应是经过培训的人员，以防止污染或人身中毒。

标识清晰：尽量使用原固定包装，明显标识品名和该化合物的安全技术说明书（MSDS）。

领用登记：严格登记购买和使用的数量及使用方法、使用者、使用对象等。

7.4.3 监控

监控是一个有计划的连续监测或观察过程，用以评估卫生操作规范是否得到有效实施。因此，它是保障食品卫生的重要的管理措施之一。将监控纳入卫生管理体系中，能及时识别员工违反卫生操作的行为，以便于及时纠正或采取纠正措施，防止不卫生的生产环境或生产出不安全的食品。

监控通常包括以下四项内容：

(1) 监控对象

监控对象常常是针对卫生操作规范实施过程中某个可以观察或测量的特性。例如，监控人员卫生时，对其工作服的清洁度、手的卫生状况的检查；监控食品接触面的卫生状况时，对其表面进行涂抹实验，检测其菌落总数的多少。

(2) 监控方法

选择的监控方法必须能够迅速识别违背卫生操作规范之处，因为监控结果是决定采取何种预防/控制措施的基础。

(3) 监控频率

监控的频率取决于食品的性质（是否是高风险食品）以及食品加工区域的卫生级别。在卫生操作规范中，为每个重要的卫生环节确定合适的监控频率是非常重要的。

(4) 监控人员

明确监控责任是保证卫生操作规范得到有效实施的重要手段。负责监控卫生规范执行情况的人员可以是：流水线上的人员、设备操作者、监督员、维修人员、质量保证人员。一般而言，由流水线上的人员和设备操作者进行监控比较合适，因为这些人需要连续观察产品和设备，能比较容易地从一般情况中发现问题，甚至是微小的变化。

负责监控的人员必须具备一定的知识和能力，充分理解保持卫生的重要性，能及时进行监控活动，准确报告每次监控结果，及时报告违反卫生标准操作规范的情况，以保证纠正措施的及时性。所有与清洁生产区有关的卫生记录和文件必须由实施监控的人员签章。

总之，监控是决定卫生操作规程成功与否的关键所在。在监控过程中，管理人员的任务包括审查卫生操作规程以确保正确执行各项规定。要求卫生操作规程能像黏合剂一样把卫生大厦的砖瓦连接起来。监控人员应时常保持警惕以识别那些可能在不知不觉中就发生了的不安全行为。同时，应不断加强与完善监控制度、连续培训程序，使员工时刻意识到自己的责任。

与监控相对应的措施是激励。如果能激励员工做好工作，那么管理人员的负担就减轻了，监控工作也会随之更加容易进行。有效培训能作为一种鼓励力量。因为，对员工进行专业培训能改进其风纪，并能激发其工作积极性。

管理人员应明确表达其对卫生工作的态度——卫生工作是一项很重要的工作。员工的清洁工作应得到承认，而不应被忽略。管理人员应赞扬员工的清洁工作为维护环境卫生以及为生产安全食品所作出的贡献，而不能忽视他们的努力，总是批评失败。这种工作激励方法能积极促进和鼓励员工做得更好。卫生管理队伍需要明确他们的工作是很有价值的，对食品的安全性而言也是至关重要的。

7.4.4 内外部沟通

为了确保在食品生产的每个环节中所有与卫生相关的食品安全危害均得到识别和充分控制，食品生产经营者必须保持有效的内部沟通和外部沟通。这意味着企业内部各部门之间、企业相关部门与外部机构，如政府监督部门、相关高校与研究机构之间必须进行有效沟通。

(1) 内部沟通

确保食品生产经营企业内部的各种卫生标准操作规范都能获得充分的相关信息和数据，不同部门和层次的人员应通过适当的方法及时沟通，以保证信息传递的正确性，有助于提高组织效率，及时弥补或解决相关问题。

食品生产经营企业要对卫生操作的有关信息进行程序化管理，保证内部与外部信息能够畅通有效地交流。对各种外部信息，应该做到有序的、文件化的接收、处理与答复。信息指与食品卫生因素及食品卫生管理有关的信息，如与食品卫生和安全因素有关的法律法规的变化、有关化学物质的毒性、安全数据；食品卫生管理人员的任免、食品卫生管理方案实施中的困难等都可成为食品卫生信息交流的内容。

企业内部关于食品安全卫生管控信息的迅速交流是食品卫生管理中的一项重要内容，任何信息的停滞和不畅都可能给企业带来经济损失，这些信息交流内容包括清洁和卫生计划、人员资格水平和/或职责和权限分配、法律法规要求、与产品有关的健康危害的抱怨、突发或新的食品安全危害及其处理方法的新知识等，内部交流沟通也是企业食品安全文化的一个内容。

内部沟通的方式包括：会议、传真、内部刊物、备忘录、电子邮件、纪要、口头或非口头的形式。沟通的正式化程度以及书面文件的需要程度均取决于组织的规模和活动的性质。

(2) 外部沟通

为确保能够获得充分的食品安全卫生方面信息，食品生产经营者应制定、实施和保持有效的外部沟通方案，以确保相关知识的分享，便于有效识别、评定和控制卫生问题。

食品生产经营者应指定专门人员，作为与外部进行有关食品安全卫生沟通的途径，有利于信息的收集、传递和处置。外部沟通通常涉及的4个相关方如下：

① 与供方和分包商的沟通：识别共同关注的食品安全和卫生要求。

② 与顾客沟通：针对客户抱怨或投诉，通过启动内部溯源程序，找出导致客户抱怨的原因，对与卫生相关的原因，要进行认真仔细分析，举一反三，预防相同事件的再次发生。

③ 与立法、监管部门沟通：确定食品安全卫生要求，并为食品生产经营者有能力达到该水平提供信息，如获取法律法规信息。

④ 其他相关方，如获得食品卫生方面的技术支持等。

7.4.5 验证

“验证才足以置信”，这句话表明了验证的核心所在。因此，验证的目的是通过严谨、科学、系统的方法确认卫生操作程序是否有效（即所采取的各项卫生措施能否控制加工过程中的卫生问题），是否被正确执行（因为，有效的措施必须通过正确的实施过程才能发挥作用）。

通过验证过程，不但能确定卫生操作程序是否按预定计划执行，而且还可确定卫生操作程序是否需要修改和再确认。所以，验证是卫生操作程序实施过程中最复杂的程序之一，也是必不可少的程序之一。

正确制定并执行验证程序是确保卫生操作程序成功实施的基础。如对于卫生级别要求高的清洁区，需要对所有影响环境中微生物数量的因素进行研究并实施控制，并对生产环境和生产过程进行验证。

7.4.5.1 巴氏杀菌效果、高温杀菌效果和防止微生物污染的能力的验证

在测试设备巴氏杀菌效果和高温杀菌效果时，试验用微生物通常用梭状产芽孢杆菌（*Clostridium sporogenses*）PA3679 芽孢（设备用于生产低酸性食品时）、巴氏固氮梭状芽孢杆菌（*Clostridium pasteurianum*）或凝结芽孢杆菌（*Bacillus coagulans*）芽孢（设备用于生产 pH3.7 以下酸性食品时）、乳酸菌、酵母（设备用于生产高酸性食品时）。当设备经过巴氏杀菌（90℃水，30min）或高温杀菌（120℃饱和水蒸气，30min）后，在无菌条件下装入营养培养基进行再培养，以检查是否仍有微生物存活。如果有，这些微生物将在适宜的培养基和条件下繁殖，最终被检出。

防止微生物污染的能力验证，即设备屏蔽微生物的能力或密闭性，所采用的指示菌是黏质沙雷氏菌，这是一种很小、活力很强的微生物，它能穿透很小的洞以及很难用其他的物理方法测试出的裂缝。将指示菌接入无菌肉汤蛋白胨培养液（TSB）中培养到一定数量后，在设备的可疑之处注射此培养液；同时，将无菌 TSB 加入设备中，然后在适宜指示菌生长的条件下运行设备。

具体过程大致如下：拆除、清洗和消毒待验证的设备，并在无菌条件下将其安装好。先将 TSB 中指示菌的含量稀释成每毫升 10^9 个，然后用注射器将其均匀地注入设备上所有可疑之处。要求注射器能注入到所有难以接近的地方，至少在三天内每天处理两次可能发生渗漏的地方，每次处理后设备要运行 10 次。为了能有效地混合并确保在装入无菌 TSB 肉汤的设备中能快速检测出微生物的增长繁殖，肉汤在设备中每天循环 2h。在污染程序中，设备保存在室温下（20～25℃）。如果室温波动超出了一定的范围，则必须用试验方法来确认黏质沙雷氏菌的增长和运动性没有受影响。

接着，于室温（20～25℃）下保存 5d。TSB 肉汤每天在相同流速下循环 2h。5d 后，如果肉汤还很清澈，就可以认为设备的密闭性良好，能有效防止外界微生物污染；如果肉汤变浑浊，则先检查其中是否存在黏质沙雷氏菌。检验方法：将样品在 30℃下保存 2d，如果肉汤中出现红色的污点则认为有黏质沙雷氏菌存在，此时设备就不合格，不具有屏蔽细菌的能力，不能满足无菌的要求。由于测试的指示菌抗热性很差，不能在初始杀菌处理（120℃，30min）中存活，但却可以从外界渗入。验证实验至少要进行 3 次。如果结果有多种则需对测试过程和设备进行彻底的检查。如果 3 次均发现肉汤被污染，便能判断设备的密闭性差。

7.4.5.2 清洗效果的验证

每个食品加工企业都需要一套清洗体系或卫生操作规范，以避免食品被灰尘、原辅料残渣和微生物污染。为了确认企业为员工提供的清洗方法是否有效，就需要进行测试，也就是需要验证清洗效果。目前，清洗效果的验证方法很多，没有一个统一的标准。因为，设备的表面是否能清洗干净不仅取决于设备的设计，也取决于生产环境的污染程度。例如，即使采用相同且完美的卫生设计的设备，矿泉水生产线的清洗一定要比生产巧克力生产线的清洗更加简单。所以，要评价清洗效果，首先要设计验证清洗效果的方案。

验证食品加工设备清洗效果的方法有许多步骤，包括：

① 保证设备在测试前是清洁的；

② 将有机土与指示菌混合，然后用其污染设备；

③ 清洗；

④ 清洗后，检测表面是否有指示菌残留。

用于清洗能力测试的清洁协议已经允许残留一些灰尘和指示微生物，因为需要进行相对分析。举个密封设备的例子：

① 水（10～15℃）冲洗 1min；

② 使用 63℃温和的 1.0g/100mL 清洗剂溶液冲洗 10min；

③ 最后冷水冲洗 1min。

用商业压缩喷雾器喷射微生物和有机土时，很可能会遮盖小的开放测试对象。如果在不同的喷射方向以重复的喷射来覆盖，含微生物的营养培养基的再次喷射能避免表面的生存能力下降。用这些方法测试大颗粒尘土是困难的，至少比较耗时。对大型设备来说，应先找出不易清除污染的地方。平滑的易接近的表面是容易清理的，但是结扎、角落和排水的地方可能会很难清洗。所有密闭的设备较容易被有机物和微生物污染。可用显微镜（DEM）和污染视觉图形分析测量清洗之后残留的微生物，但掌握这项技术的实验室很少。

7.4.5.3 清洗效果的专门验证

目前，清洗效果验证方法如下：

(1) 欧洲卫生设备设计组织（EHEDG）小型封闭设备检测

EHEDG 小型封闭设备“嗜热脂肪芽孢杆菌（*Bacillus stearothermophilus*）检测方法”由 Holah 等于 1992 年提出。在检测设备中装满含有嗜热脂肪芽孢杆菌芽孢的酸奶，加压到 5bar[1]，使水分蒸发掉。然后在实验室中清洗、擦干和拆卸设备，在其表面上覆盖适量的琼脂，因此所有产品的接触面都是润湿的，然后将其置于 58℃的条件下。在酸性条件下，芽孢利用琼脂中的葡萄糖发酵和萌发。琼脂中的 pH 敏感染料（pH 指示剂）从紫色变黄色表明孢子已经发酵，变黄表示其中有微生物生长，因此证明有孢子存在。根据清洗后仍然存在的孢子的数量可以计算出残留的泥土的量。将被检测设备上泥土的残留与进行过类似处理的参考设备进行比较。设备制造商通过该方法可了解受过检测的设备是否比参考设备更容易清洗，或者更难清洗。该方法也有助于找出设备中不卫生的区域。如果每次检测都在同一个区域中显示黄色，说明此处不卫生，很难被清理干净。

EHEDG 小型封闭设备检测法已经广泛应用于许多领域。用玻璃比色皿指导颜色辨认，使操作员对黄色/紫色的感知力得到提高，同时也增强了该方法的重复性。因此，该方法已经得到公认，作为很多国家的国家标准（如英国皇家认可委员会 UKAS，丹麦认可 DANAK 等）并被 EHEDG 作为最新的学术观点发布。许多欧洲液体物料操作设备制造商已经运用这种方法对设备清洗效果进行评估，取得显著的成功（如泵、阀门、联结器、传感器等）。

(2) 封闭设备 β-胡萝卜素残留检测

在 EHEDG 封闭设备的β-胡萝卜素残留检测方法中，在检测设备中充满人造黄油（含有 80%脂肪，在室温下和 5 bar 的压力下其黏性小于 60mPa·s）。清洗后，将设备移开试验台并进行拆卸。设备上所有与产品接触的面上是否有泥土残留可通过外部检查（目检）和用脱脂棉签擦拭接触面进行检查。测得的残留土的相对含量以 0 到 4 范围内的相对数来记录，0 表示接触面上无可见的黄油，4 表示能非常明显地看见黄油。不同于 EHEDG 所设计的微生物方法，该方法用β-胡萝卜素代替细菌芽孢作为是否有黄油残留的指示剂。

该方法操作更加方便且能很快得到实验结果，但是灵敏度不如微生物方法。这个方法还有成本低和实用的特点，可降低微生物方法的成本，满足当今食品加工设备发展的需求。自从发现自动颜色识别系统的灵敏度不如人类的眼睛后，β-胡萝卜素检测法对人造黄油的检测就采用目测法了。此外，亦已证明，用正己烷萃取β-胡萝卜素后再用分光光度法测定的灵敏度也不够。事实上，确实能根据视觉比较的结果获得与分光光度法相似的结果。在大型设备清洗后，如何对其接触面上的人造黄油中β-胡萝卜素的水平进行量化，是今后必须进行的研究工作。

(3) 裸露面的草莓假单胞菌检测

在裸露面的草莓假单胞菌（*Pseudomonas fragi*）检测方法中，将草莓假单胞菌放在磷酸盐缓冲溶液中培养一夜，然后用压缩空气喷雾器将液体呈“之”字形喷洒在待检测的表面上，放置 15min，晾

---

[1] 1 bar=10^5 Pa。

干。在清洗前喷洒上细菌培养基（0.1%蛋白胨，0.07%酵母提取液）。清洗后，将接触面冲洗干净，按传统方法用棉签在上面采集样本或制成样本悬浮液，用合适的检测方法进行评估。

用草莓假单胞菌作为检测的指示菌，使用方便并且结果可重复。用TVC测定草莓假单胞菌有一个最大的检测范围，该有效范围允许测出的除尘度只有很小的差异。下一步研究是如何提高该方法的重复性。该方法目前仅用于实验室的检测。

(4) 裸露面上的苏云金芽孢杆菌检测方法

将苏云金芽孢杆菌（*Bacillus thuringiensis*）的芽孢悬浮于盐水中，然后用带有化妆刷形状的压缩空气喷雾器将其以扫描的方式喷洒在接触面上，或者将检测设备中充满芽孢悬浮液。清洗后，在接触面上覆盖一层熔化的含有2,3,5-氯化三苯基四氮唑（TTC）的营养琼脂，并于30℃下在接触面上放置一段时间（5h以上），然后从接触面上除去营养琼脂，隔夜放置。TTC经细菌的呼吸作用，转化为水不溶性的红色物质，因此，培养时用TTC固体培养基，培养出的菌落呈红色，于是更容易看见被污染的区域。

用TTC对苏云金芽孢杆菌进行检查的方法具有局限性，它取决于辨别琼脂层表面上的菌落的能力大小。$1cm^2$上大约有1～100个细菌菌落，多于此数量菌落将会难以分辨。但是该范围足以决定清洁度的差异，也可通过菌落数，或通过目测评估。此方法比用植物细菌的检测方法有更好的重复性和再现性。因为芽孢有很强的抗热性和对化学药品的抗性，也有很强的黏性，它们不容易被破坏，但是，在污染和清洗的过程中生存能力会降低。因此，如果琼脂覆盖技术用于大型设备上，尤其是在开放的接触面上检测孢子，困难会较大，因为用琼脂将它们完全覆盖是不切实际的，只覆盖住设备上那些被认为不卫生的区域也是有困难的。因此，尽管该方法是现在普遍使用的最灵敏的5种方法之一，但是，有许多因素影响其灵敏度。

(5) 装料机/充填机的脱脂乳检测

该方法已通过欧洲卫生设备设计组织（EHEDG）的评估，并被列入EHEDG的包装机评估指南中。检测的目的是评估装料机内部的清洁度。机器被含有荧光染料的脱脂乳所污染。清洗后，用紫外线照射来检查产品与机器接触部分有无残留的荧光。通过ATP检测便能证实荧光残留量。该方法主要是为装料机的卫生设计验证而设计的，但原则上也能用于评估现有的清洗方法，优化清洗方法或对各种清洗方法进行比较。但是，该方法只能在设备制造厂这个特定地点才能进行，并且必须采用一些保证安全的预防措施。荧光染料是不安全的，因此不能用在任何生产食品的机器设备上。为了同样的原因，当设备运到使用者手中时，必须保证机器上无任何残留物。

7.4.6 食品卫生的持续改进

持续改进是所有食品生产经营者的永恒主题。

持续改进是指增强满足要求的能力的循环活动。因为，持续改进卫生标准操作程序的有效性，要求卫生管理人员不断寻求对卫生操作规范及其实施过程进行改进的机会，这些改进的机会或措施可以是日常渐进的改进活动，也可以是重大的改进活动。

持续改进是一个螺旋式提升的过程。持续改进的基础活动、步骤和方法包括：

① 分析和评价现状，以识别改进区域；

② 确定改进目标；

③ 寻找可能的解决方法，以实现这些目标；

④ 评价这些解决办法并作出选择；

⑤ 实施选定的解决方法；

⑥ 测量、验证、分析和评价实施的结果，以确定这些目标已经实现；

⑦ 正式采纳更改。

为促进卫生标准操作程序有效性的持续改进，卫生管理人员应考虑下列活动：

① 通过食品卫生目标的建立，设立改进方向和目标，营造一个激励改进的氛围与环境；
② 通过分析找出不满足卫生要求、过程不稳定的原因；
③ 利用内部检查和验证，不断发现食品卫生管理的薄弱环节；
④ 利用纠正措施和预防措施，避免违反卫生操作程序行为的发生或再发生；
⑤ 通过管理评审和内部审核等活动，发现对食品卫生有效性的持续改进的机会。

7.5 食品供应链应执行的卫生操作程序和规范的简要介绍

基于食品卫生控制的基础理论，在实际操作中主要落实在食品供应链的日常卫生控制程序和规范，覆盖食品生产经营的各个环节。本节主要介绍卫生标准操作程序（SSOP）、食品生产卫生通用规范、食品经营过程卫生规范的基本框架和逻辑。

7.5.1 卫生标准操作程序基本内容

建立、维护和实施一个良好的卫生计划是实施质量安全控制体系的基础和前提，如果没有对食品生产环境的卫生控制，即便有质量安全等管理措施，仍然会导致食品的安全性隐患。美国 21CFR part 110（GMP）中指出，在不适合生产食品条件下或在不卫生条件下加工的食品为掺假食品，这样的食品不适于人类食用。无论是从人类健康的角度来看，还是食品国际贸易要求来看，都需要食品生产加工企业建立一个良好的卫生条件。

卫生标准操作程序主要有八条基本内容：
① 水和冰的安全卫生；
② 食品接触表面（包括设备、工器具、加工台面、手、手套等）的清洁卫生；
③ 防止交叉污染；
④ 洗手、消毒间和卫生间设施的卫生保持；
⑤ 避免食品被污染物污染；
⑥ 有毒化合物的使用、贮存和标识；
⑦ 人员卫生控制；
⑧ 加工厂害虫的灭除。

将上述八项基本内容体现在 SSOP 文本中，关键的涵盖点必须包括：
① 描述在工厂中使用的卫生程序；
② 提供这些卫生程序的时间计划；
③ 提供一个支持日常监测计划的基础；
④ 鼓励提前做好计划，以保证必要时采取纠正措施；
⑤ 辨别趋势，防止同样问题再次发生；
⑥ 确保每个人，从管理层到生产工人都理解卫生（概念）；
⑦ 为雇员提供一种连续培训的工具；
⑧ 显示对买方和检查人员的承诺，以及引导厂内的卫生操作和状况得以完善提高。

7.5.1.1 水（冰）的安全

生产用水（冰）的卫生质量是影响食品卫生的关键因素，食品加工企业应有供应充足的水源。对于任何食品的加工，首要的一点就是要保证水的安全。在食品加工企业中，一个完整的 SSOP，首先要考虑与食品接触或与食品接触物表面接触用水（冰）来源与处理是否符合有关规定，并要考虑非生产用水及污水处理的交叉污染问题。

生产用水来源主要有三种：公共用水、井水和海水。使用公共用水，要符合国家饮用水标准。使用自备水源，譬如井水，要严格注意水井周围环境、井深度、污水等因素对水的污染。使用海水，也要考虑取水点周围环境、季节变化、污水排放等因素对水的污染。在企业有生产用水与非生产用水这两种供水系统并存的情况下，企业应当采用在管道上涂抹不同颜色的方法来区分不同用途的供水管路，防止混淆误用。

所使用水源必须符合国家标准的各项要求，例如，GB 5749《生活饮用水标准》的卫生指标，包括微生物和游离余氯指标。微生物指标一般包括对细菌总数、大肠菌群和致病菌的要求。另外，使用海水应符合 GB 3097《海水水质标准》要求。以水为主要原料的饮料产品，用水应符合 GB 7101《食品安全国家标准　饮料》。欧盟水质标准为 80/778/EEC，包括细菌总数，总大肠菌群＜1/100mL，粪大肠菌群、粪链球菌和致病菌不得检出等微生物指标。美国饮用水对总大肠菌（包括粪大肠菌和大肠杆菌）有规定，呈阳性的水样必须进行粪大肠菌分析；且不允许存在病毒。

水源的监控。无论是城市公用水还是用于食品加工的自备水源都必须充分有效地加以监控，经官方检验有合格证明的方可使用。余氯用试纸，基于比色法测定；微生物一般需测定细菌总数和大肠菌群。

水源的监测频率。企业对水的余氯每天监测一次，一年对所有水源都要监测到。企业对水质的微生物检测至少每月一次，井水应在雨季加强检验（每周）。使用城市公用水的企业应当每年至少一次送交卫生部门进行全项目检验，并有检测报告的正本；对自备水源监测频率要增加，一年至少两次。

供水设施要完好，一旦损坏后需保证立即维修好。管道的设计要防止冷凝水集聚下滴污染裸露的加工食品。防止饮用水管、非饮用水管及污水管间交叉污染。为了防虹吸，水管离水面距离为 2 倍于水管直径，同时防止水倒流。洗手消毒水龙头为非手动开关；加工台等工具有将废水直接导入下水道装置；备有高压水枪；所使用软水管要求以浅色的、不易发霉的材料制成；有蓄水池（塔）的工厂，水池要有完善的防尘、防虫鼠措施，并定期进行清洗消毒。

生产时用水应注意各种操作，包括清洗、解冻用流动水，清洗时防止污水溢溅；软水管使用不能拖在地面，不直接浸入水槽中；工厂应制作并保存详细的供水网络图，以便日常对生产供水系统管理与维护。供水网络图是水质管理的基础资料；生产区域内的所有水龙头应当编制唯一的编号，并在供水网络图上标注。

污水处理符合国家环保部门、防疫的要求，污水处理池的地点应选择在远离生产车间的场所。废水排放设置时，地面有一定的坡度，一般为 1%～2%；工作台上及下脚料流出的污水应当直接排入排水沟；清洗消毒槽废水排放要求直接排入排水沟；排水沟内废水流向应当是低污染区流向高污染区（清洁区流向非清洁区）；明地沟应当加不锈的盖，与外界接口有水封或者其他防虫装置。

生产用冰在使用时应注意：直接与产品接触的冰必须采用符合饮用水标准的水制造；制冰设备和盛装冰块的器具，必须保持良好的清洁卫生状况；冰的存放、粉碎、运输、盛装、贮存等都必须在卫生条件下进行，防止与地面接触造成污染。

监控时发现加工用水存在问题或管道有交叉连接时应终止使用这种水源和终止加工，直到问题得到解决。水的监控、维护及其他问题处理都应及时记录在册。

生产用水应具备以下几种记录和证明：

① 每年 1～2 次由当地卫生部门进行的水质检验报告的正本；

② 自备水源的水池、水塔、贮水罐等有清洗消毒计划和监控记录；

③ 食品加工企业每月一次对生产用水进行细菌总数、大肠菌群的检验记录；

④ 每日对生产用水的余氯检验；

⑤ 生产用水和直接接触食品的冰，应具有生产记录，记录生产用水、冰和工器具卫生状况，如果是向冰厂购买的应具备制冰厂生产冰的卫生证明；

⑥ 申请向国外注册的食品加工企业需根据注册国家要求项目进行监控检测并加以记录；

⑦ 工厂供水网络图（不同供水系统，或不同用途供水系统用不同颜色表示）。

7.5.1.2 与食品接触表面的清洁度

首先，要再次明确一下，食品生产过中与食品接触的表面有加工设备、工作台和工器具、加工人员的工作服及手套等个人防护用品、盛放食品的容器、包装物料等，这些与食品接触的表面的清洁度直接影响食品的安全与卫生，也是验证清洁消毒效果的主要对象。

在控制食品接触表面的清洁度之前，可通过视觉检查、化学检测（消毒剂浓度）、表面微生物检查等手段对食品接触表面进行监控，包括食品接触面的条件、清洁和消毒状况、消毒剂类型、消毒剂作用浓度和作用时间、手套和工作服等的清洁状况。监控频率视使用条件而定。

一般来说，食品接触表面的材料和制作要求：耐腐蚀、不生锈、表面光滑易清洗的无毒材料；不得使用木制品、纤维制品、含铁金属、镀锌金属、黄铜等；设计安装及维护方便，便于卫生处理；制作精细，无粗糙焊缝、凹陷、破裂等；始终保持完好的工作状态；安装在加工人员犯错误情况下不致造成严重后果。

加工设备与加工器具的清洗消毒，按照清洗→消毒→漂洗的程序进行。消毒一般可以用 82℃热水、碱性清洁剂、含氯化合物、酸、酶、消毒剂、次氯酸钠（100×10^{-6} 浓度余氯）、紫外线、臭氧。应设有隔离的工器具洗涤消毒间，不同清洁度加工器具分开。一般来说，碱液清洗设备的食品残留物，酸液用于消毒非有机杂质，如表面的矿物质。清洗消毒的一般程序：①先用 49℃热的清洁液适当刷洗，擦净所有残留污物。接着用 49℃清洁的可饮用水，将所有污物去除、冲净，并将可能干扰消毒剂的清洗剂冲净。②然后，消毒加工器具，根据消毒剂生产厂家提供的消毒液使用说明，将需消毒的器具浸泡在化学消毒液中。要确保工器具与该化学剂全面接触，浸泡时间应不低于规定的时间。③最后，进行漂洗，目的是去除残存的消毒剂，以免引起化学污染。如果漂洗后的工器具内存在水珠，表明消毒剂未冲干净。对于大型设备来说，一般在每班加工结束后进行清洗消毒；加工器具根据不同产品而定或者被污染后立即进行清洗消毒。

工作服、手套的清洗消毒，最好集中由洗衣房清洗消毒（专用洗衣房，设施与生产能力相适应）；不同清洁区域的工作服分别清洗消毒，清洁的工作服与脏工作服分区域存放；存放工作服的房间不仅应保持干净、干燥和清洁，并且应设有臭氧、紫外线等设备。

生产区域的空气消毒手段一般有三种：①紫外线照射法。每 10～15m^2 安装一支 30W 紫外线灯，消毒时间不少于 30min。在气温低于 20℃，高于 40℃，或者湿度大于 60%时，要延长消毒时间。适用于更衣室、厕所等。紫外线消毒适用于空气和物体表面。②臭氧消毒法。一般消毒 1h。适用于加工车间、更衣室等。③药物熏蒸法。用过氧乙酸、甲醛，每平方米 10mL，适用于冷库、保温车等。

室内空气污染程度的评价一般参考表 7-16。根据评价结果采取适宜性消毒手段。

表 7-16 室内空气污染程度评价

菌落总数	空气污染程度	评价
30 以下	清洁	安全
30～50	中等清洁	应加以注意
50～70	低等清洁	应加以注意
70～100	高毒	消毒
100 以上	严重污染	禁止加工

在检查发现问题时应采取适当的方法及时纠正，采取纠偏措施，如再清洁、消毒、检查消毒剂浓度、培训员工等。同时做好每日卫生监控记录以及检查、纠偏记录。

食品接触表面样品的检测对象应包括：

① 加工人员的手（手套）、工作服；

② 加工用工作台面、刀、筐、案板；

③ 加工设备如去皮机、分选机等；

④ 加工车间地面和墙面；

⑤ 加工车间及更衣室的空气；

⑥ 包装物料；

⑦ 半成品。

表面清洁度的检测项目一般为细菌总数、大肠杆菌、半成品的芽孢数。

对于车间空气的洁净程度，可通过空气暴露法进行检验。可以采用肉汤琼脂法，将直径 9cm 平板在空气中暴露 5min 后，经 37℃培养的方法进行检测，检测结果可作为对室内空气污染程度进行分级的参考数据。

7.5.1.3 防止发生交叉污染

在食品生产过程中，容易造成交叉污染的来源有很多，包括工厂选址、设计、车间不合理；加工人员个人卫生不良；清洁消毒不当；卫生操作不当；生、熟产品未分开；原料和成品未隔离等。

工厂选址和设计中预防交叉污染的措施包括要保障周围环境、厂区内均不会造成污染，同时按国家有关规定进行选址和设计等。在不同地区，规定还可能有差异，必须提前与有关部门联系。

车间布局中预防交叉污染的措施主要有工艺流程布局；初加工、精加工、成品包装分开；生、熟加工分开；清洗消毒与加工车间分开；所用材料易于清洗消毒。

明确人流、物流、水流、气流方向也可有效预防交叉污染。人流和水流务必从高清洁区到低清洁区；物流以不造成交叉污染为准则，可用时间、空间进行分隔；气流要进行入气控制，且正压排气。

加工人员卫生操作在预防交叉污染上，主要是洗手、首饰、化妆、饮食等方面的控制；同时人员的培训对防止交叉污染来说，也是至关重要的。重要的是要实施监控，一般可在开工时、交班时、餐后续加工时进入生产车间进行，对于重点关注的卫生问题，需要在生产时连续监控。另外，产品贮存区域的人员卫生也要每日检查，同时做好消毒控制和纠偏措施记录。

7.5.1.4 手的清洗和消毒、厕所设备的维护与卫生保持

食品生产区域要配备洗手消毒的设施，包括非手动开关的水龙头，最好有温水供应，在冬季洗手消毒效果好。合适、满足需要的洗手消毒设施，一般每 10～20 人设一个水龙头为宜，并配备有流动消毒车。

洗手消毒一般流程：清水洗手→用皂液或无菌皂洗手→冲净皂液→在 50×10^{-6}（余氯）消毒液中浸泡 30s 或者 120×10^{-6} 消毒液中浸泡 10s→清水冲洗→干手（用纸巾或毛巾）。

每次进入加工车间时，手接触了污染物后根据不同加工产品规定确定消毒频率。同时卫生监控人员巡回监督，化验室定期做表面样品微生物检验，检测消毒液的浓度。

厕所设施的位置可以与车间建筑连为一体，门不能直接朝向车间，有更衣、鞋设备。数量与加工人员相适应，每 10～20 人设一个蹲位为宜。

厕所设施主要包括手纸和纸篓保持清洁卫生，设有洗手设施和消毒设施，有防蚊蝇设施，通风良好，地面干燥，保持清洁卫生。

使用厕所时，要求进入厕所前要脱下工作服和换鞋，便后要洗手和消毒，保持厕所设备正常运转状态，卫生保持良好不造成污染。检查发现有问题时立即纠正，做好每日卫生监控和消毒液浓度记录，包括所有的厂区、车间和办公楼的厕所。

7.5.1.5 防止食品被掺杂

食品加工企业应为生产创造一个良好的卫生环境，才能保证产品是在适合食品生产条件下及卫生条

件下生产的，才不会出现掺假食品。食品生产过程中防止食品被掺杂，主要是防止食品、食品包装材料和食品所有接触表面被微生物、化学品及物理的污染物所污染，例如，清洁剂、润滑油、燃料、杀虫剂、冷凝物等。

污染物的来源有很多，譬如被污染的冷凝水，不清洁水的飞溅，空气中的灰尘、颗粒，外来物质——地面污物，无保护装置的照明设备，润滑剂、清洁剂、杀虫剂等化学药品的残留，不卫生的包装材料等。

为了防止与控制由于包装物料不卫生引起的问题，要求包装物料存放库要保持干燥清洁、通风、防霉，内外包装分别存放，上有盖布下有垫板，并设有防虫鼠设施，必要时进行消毒。

为了防止与控制冷凝水造成的卫生问题，首先在生产车间设计时就要保证顶棚呈圆弧形，日常需要保持良好通风，控制车间温度并及时清扫，食品的贮存库保持卫生，不同产品、原料、成品分别存放，设有防鼠设施，同时化学品要正确使用和妥善保管。

日常监控的目标是任何可能污染食品或食品接触面的掺杂物，如潜在的有毒化合物、不卫生的水（包括不流动的水）和不卫生的表面所形成的冷凝物。建议在生产开始时及工作时间每4h检查一次。

发现问题时，及时纠偏。纠偏措施主要包括除去不卫生表面的冷凝物，用遮盖防止冷凝物落到食品、包装材料及食品接触面上，清除地面积水、污物，清洗化合物残留，评估被污染的食品，对员工培训正确使用化合物。

7.5.1.6 有毒化学物质的标记、贮存和使用

食品加工有可能使用的化学物质，包括洗涤剂、消毒剂、杀虫剂、润滑剂、食品添加剂、化验室使用化学药品等。

一般来说，消毒剂有：①氯与氯制剂，常用的有漂白料、次氯酸钠、二氧化氯。常用的浓度（余氯），洗手液（50～120）$\times10^{-6}$，消毒工器具（100～200）$\times10^{-6}$，消毒鞋靴（200～300）$\times10^{-6}$。②碘类，常用消毒工器具设备，有效碘含量（25～50）$\times10^{-6}$。③季铵化合物，新洁尔灭属于此类，不适用于与肥皂以及阴离子洗涤剂共用，使用浓度应不少于（200～1000）$\times10^{-6}$。④两性表面活性剂。⑤65%～78%的酒精液。⑥强酸、强碱等。

这些有毒化学物质贮存和使用时，必须具备以下证明及记录：

① 购置化学药品具备卫生部门批准允许使用证明；

② 贮存保管登记；

③ 领用记录。

同时需要编写有毒有害化学物质一览表，所使用的化合物有主管部门批准生产、销售、使用说明的证明，主要成分、毒性、使用剂量和注意事项，正确使用方法说明等。这些有毒化学物质需要单独的区域贮存，可储存于带锁的柜子，防止随便乱拿，设有警告标示。化合物标识应正确且清楚标明有效期，使用登记记录，由经过培训的人员管理。

使用时要有监控措施，做到经常检查确保符合要求，建议每天至少检查一次，全天都应注意。

纠偏措施，一般包括将存放错误的化合物要及时纠正，对标记不清的拒收或退回，对保管、使用人员的培训。

7.5.1.7 雇员的健康与卫生控制

食品加工企业的雇员，尤其是生产人员（包括检验人员），是食品加工的直接操作者，其身体的健康与卫生状况，直接关系到产品的卫生质量。根据食品卫生管理法规定，凡从事食品生产的人员必须经过体检合格，获有健康证者方能上岗。

食品生产企业的生产人员在上岗前必须经过健康检查，还要进行定期体检，一般每年进行一次体检。生产企业应制订体检计划，并设有体检档案。凡患有有碍食品卫生疾病的人员，不得上岗，例如，

病毒性肝炎、活动性肺结核、肠伤寒及其带菌者、细菌性痢疾及其带菌者、化脓性或渗出性脱屑皮肤病患者、手外伤未愈合者。生产人员要养成良好的个人卫生习惯，按照卫生规定从事食品加工，进入加工车间更换清洁的工作服、帽、口罩、鞋等，不得化妆、戴首饰和手表等。生产企业应制订卫生培训计划，定期对加工人员进行培训，并记录存档。

监督员工健康与卫生的目的是控制可能导致食品、食品包装材料和食品接触面的微生物污染。

若发现员工有健康问题，应及时调离生产岗位直至痊愈，并进行健康检查记录和每日卫生检查记录。

加工企业必须严格对生产人员，包括从事质量检验工作人员的卫生管理。生产人员进入车间前的卫生检查记录，包括：

① 检查生产人员工作服、鞋帽是否穿戴正确；

② 检查是否化妆、头发外露、手指甲修剪等；

③ 检查个人卫生是否清洁，有无外伤，是否患病等；

④ 检查是否按程序进行洗手消毒等；

⑤ 食品加工企业必须具备生产人员健康检查合格证明及档案；

⑥ 食品加工企业必须具备卫生培训计划及培训记录。

7.5.1.8 虫害的防治

昆虫、鸟、鼠等都会带一定种类病原菌，虫害的防治对食品加工企业是至关重要的。

食品生产企业首先要建立防治计划，要有灭鼠分布图以及清扫消毒执行规定，防治范围不仅包括全厂范围生活区甚至包括厂周围，重点是卫生间、下脚料出口、垃圾箱周围、食堂等区域。

防治措施一般包括清除滋生地；采用风幕、水幕、纱窗、门帘、暗道、挡鼠板、回水弯等预防虫害进入车间；厂区可用杀虫剂对虫害进行杀灭，车间入口用灭蝇灯、粘鼠胶、鼠笼，但不能用灭鼠药。

卫生监控与检查纠偏记录包括：

① 工厂灭虫灭鼠及检查、纠偏记录（包括生活区）；

② 厂区的清扫及检查、纠偏记录（包括生活区）；

③ 车间、更衣室、消毒间、厕所等清扫消毒及检查纠偏记录；

④ 灭鼠图。

同时应注意做好以下几个方面的工作：

① 保持工厂道路的清洁，经常打扫和清洗路面，可有效减少厂区内飞扬的尘土；

② 清除厂区内一切可能聚集、滋生蚊蝇的场所，生产废料、垃圾要用密封的容器运送，做到当日废料和垃圾当日及时清除出厂；

③ 实施有效的灭鼠措施，绘制灭鼠图，不宜采用药物灭鼠。

及时检查和处理，一旦发现问题，立即进行纠偏。卫生监控频率可根据情况而定，虫害监控和纠偏措施一般不涉及产品，但严重时需列入危害分析与关键控制点（HACCP）体系计划中进行重点监控。

7.5.2 食品生产卫生通用规范基本内容

7.5.2.1 法律依据及意义

针对各类食品的生产，我国制定有 GB 14881《食品安全国家标准　食品生产通用卫生规范》。该标准是根据《中华人民共和国食品安全法》和《食品安全国家标准管理办法》规定，经食品安全国家标准审评委员会审查通过并发布的。

GB 14881《食品安全国家标准　食品生产通用卫生规范》主要对应《食品安全法》第三十三条：

食品生产经营应当符合食品安全标准，是规范食品生产行为，防止食品生产过程的各种污染，生产安全且适宜食用的食品的基础性食品安全国家标准，并且是食品生产过程卫生要求的强制性标准。GB 14881《食品安全国家标准　食品生产通用卫生规范》既是规范企业食品生产过程管理的技术措施和要求，又是监管部门开展生产过程监管与执法的重要依据，也是鼓励社会监督食品安全的重要手段。

GB 14881《食品安全国家标准　食品生产通用卫生规范》为食品生产过程卫生要求标准，国内外食品安全管理的科学研究和实践经验证明，严格执行食品生产过程卫生要求标准，把监督管理的重点由检验最终产品转为控制生产环节中的潜在危害，做到关口前移，可以节约大量的监督检测成本和提高监管效率，更全面地保障食品安全。同时，建立与我国食品生产状况相适应、与国际先进食品安全管理方式相一致的过程规范类食品安全国家标准体系，对于促进我国食品行业管理方式的进步，保障消费者健康具有至关重要的意义。

7.5.2.2　六大要素及主要内容

GB 14881《食品安全国家标准　食品生产通用卫生规范》的内容要素涉及六个方面：

① 人：素质、能力、行为；

② 机：设备、设施；

③ 料：各种物料、消毒剂、废弃物；

④ 法：法规、标准、制度、记录；

⑤ 环：厂区环境、车间环境；

⑥ 测：生产过程的监测。

GB 14881《食品安全国家标准　食品生产通用卫生规范》分 14 章，内容包括：范围，术语和定义，选址及厂区环境，厂房和车间，设施与设备，卫生管理，食品原料、食品添加剂和食品相关产品，生产过程的食品安全控制，检验，食品的贮存和运输，产品召回管理，培训，管理制度和人员，记录和文件管理。附录“食品加工过程的微生物监控程序指南”是针对食品生产过程中较难控制的微生物污染因素，向食品生产企业提供指导性较强的监控程序建立指南。

(1) 人

食品生产过程中，食品加工人员的身体素质需要过硬，应当每年进行身体检查，取得健康证明；加工人员不能患有痢疾、伤寒、肝炎等消化道传染性疾病，肺结核、化脓、渗出性皮肤病或皮肤明显损伤未愈合等影响食品安全的疾病。确保加工人员不会对食品加工安全造成影响。

人员要具备一定的专业能力及管理能力。专业能力包括对厂房设计、设施设备消毒、食品原辅料储存使用、物理和生物虫害防范等能力，确保各个加工环节能达到卫生要求规范。管理能力体现在对厂房及设备的管理、工作服的管理、食品原辅料的使用、各项管理制度的落实，能够起到有错整改，有人监督落实个人责任，确保食品生产安全。

人员的行为主要是针对加工人员的卫生要求，需要穿着洁净的工作服，且将头发藏于工作帽内；手部要求主要是洗手及消毒、不应配戴饰物、不化妆、不染指甲、不喷香水，接触可能污染食品的物品后必须再次洗手消毒；同时不得携带与食品生产无关的个人用品。

(2) 机

主要包括设施和设备。设施涉及供水、排水、清洁消毒、废弃物存放、通风、个人卫生、照明、仓储、温控等，其中，供水和排水设施要确保水质符合 GB 5749《生活饮用水卫生标准》的规定，确保各管路明确标识及完全分离，避免交叉污染，防止排放污水逆流，且污水排放要适当处理符合国家要求。清洁消毒、废弃物存放的专用设施要指定存放且标识清晰，做好分类存放，避免交叉污染。个人卫生设施则要设置更衣室，与个人服装要分开放置；需要有非手动式洗手、干手，水龙头数量需要与班次食品人员数量相匹配，且其涉及构造应易于清洁消毒；有工作鞋靴的消毒设施，其规格满足消毒要求，必要时可设置风淋室、淋浴室等设施。通风设施需要设置合理的进排气口位置，能够有效防止虫害侵入，避免空气从洁净度低的区域流向洁净度高的作业区域，也应易于清洁、维修或更换，必要时加装空心过滤装置并定期清洁。照明设施应该使用充足的自然光或人工照明，能满足生产和操作的需要，且使食品呈现真实的颜色；如需要在食品或原料上方照明，则应该使用安全型的照明设施或采取防护措施。仓储设施需要与产量及产品储存要求相适应，使用材料应无毒、坚固，便于通风换气，能防虫害，不同程度产品或物料存储应安全包装，明确标识分区，分区域放置，避免交叉污染。温控设施需要根据食品生产的特点，配备适宜的加热、冷却、冷冻等设施，且配备监督温度的设施。

设备主要包括生产、监控及设备的保养和维修。生产设备一般要求与生产能力相适应，按工艺流程有序排列，避免交叉污染；材质应该使用无毒、无味、抗腐蚀、不易脱落的材料制作，接触表面应使用光滑、无吸收性、不会与食品或清洁剂或消毒剂发生化学反应以及易于清洁和保养；所有生产设备应该从设计和结构上就需要避免零件、润滑油、金属碎屑或其他污染因素混入食品中，安装位置应当根据需要选择与地面或墙壁的距离，要便于清洁消毒、易于检查和维护。

(3) 料

食品加工中物料包含食品原料、食品添加剂、食品相关产品（如消毒剂、废弃物、其他包装或容器），这些物料需要符合国家有关要求，不得危害人体健康。食品原料、食品添加剂和食品相关产品的采购都需要有供货者的许可证和产品合格证明文件，验收合格后方可使用，不合格的原料应分开明显标记后退换货处理。在原料加工前应进行感官检验，必要时进行实验室检验。其中，食品相关产品如包装、容器的材质应当是稳定、无毒无害、不易受污染的，符合卫生要求。存储过程中，需要避免日光直射，备有防雨防尘的设施，必要时应具备保温、冷藏或保险的设施；同时，存储仓库需要配备专人管理，建立管理制度，定期检查质量和卫生，遵循先进先出或物料特性确定出货顺序的原则，确保原料、食品添加剂和食品相关产品的质量，及时清理变质或超出保质期的原辅料。食品原料、食品添加剂和食品相关产品等进入生产区域时应有一定的缓冲区域或外包装清洁措施，以降低污染风险。另外，运输工具及容器在运输原料、食品添加剂和食品相关产品时都应当保持清洁、维护良好，必要时进行消毒，不得与有毒有害物品同时装运，避免造成原料或食品添加剂的污染。

(4) 法

食品加工企业需要相对完备的管理规章，包括管理制度和人员、人员培训、食品的贮存和运输、检验、产品召回管理及记录和文件管理等。首先，管理制度与人员是食品加工企业管理的基础，应当配备食品安全专业技术人员、管理人员，人员应当了解食品安全的基本原则和操作规范，可以判断潜在的危险，采取适当的预防和纠正措施，有效建立保障食品安全的管理制度，而这些管理制度应与生产规模、工艺技术水平和食品种类特性相适应，根据经验不断完善制度。其次，管理制度的实施需要靠人员来实现，对人员的培训也必不可少，因此，需要对食品加工人员及相关岗位人员进行相应的食品安全知识培训，使其遵守相应的食品安全法律法规标准和各项管理制度，提高相应的知识水平，在食品安全法律法规更新时，也应开展培训，并根据培训计划进行考核，评估培训效果，进行常规检查，确保培训计划的有效实施。食品加工在后端安全的保障也不可缺少，涉及食品的检验、贮存和运输以及产品召回。食品的检验应综合考虑产品的特性、工艺特点、原料控制情况等因素确定检验项目和频次，对易受生产过程影响的项目提高相应检验频次，确保产品的质量；食品的贮存和运输应建立和执行适当的仓储制度，发现异常应及时处理；产品应根据国家有关规定建立召回制度，应合理划分记录生产批次，采用产品批号等方式进行标识，便于产品追溯。记录和文件管理是食品加工过程追溯的有效手段之一，应当在食品生产中的采购、加工、贮存、运输、检验和销售等环节建立详细记录，鼓励采用先进技术手段（如电子计算机信息系统）进行记录和文件管理。

（5）环

食品加工生产环境主要包括选址及厂区环境、厂房和车间环境。选址应该避开对食品有显著污染的、有害废弃物及粉尘、有害气体、放射性物质和其他扩散性污染源不能有效清除的、易发洪涝灾害的、有潜在虫害大量滋生的地区；厂区环境应该合理布局，功能区域适当采取分离或分割措施，防止交叉污染；厂区内的道路应铺设混凝土、沥青或者其他硬质材料；空地应采取必要措施，如铺设水泥、地砖或铺设草坪等方式，保持环境清洁，防止正常天气下扬尘和积水等现象的发生，应建立适当的排水系统；厂区绿化应与生产车间保持适当距离，植被应定期维护，以防止虫害的滋生。

厂房和车间环境是直接与食品加工安全相关的区域，需要满足食品卫生的要求。厂房和车间的设计应根据生产工艺合理布局，预防和降低产品受污染的风险，面积和空间应与生产能力相适应，便于设备安置、清洁消毒、物料存储及人员操作，也应根据产品特点、生产工艺、生产特性以及生产过程对清洁程度的要求合理划分作业区，并采取有效分离或分隔。通常可划分为清洁作业区、准清洁作业区和一般作业区；或清洁作业区和一般作业区等。一般作业区应与其他作业区域分隔。厂房内设置的检验室应与生产区域分隔。厂房与车间的内部结构应易于维护、清洁或消毒。顶棚、墙壁、门窗和地面的材料都应采用适当的耐用材料建造，如应具备无毒、无味、防吸附、防霉、不渗透，并易于清洁、消毒、耐腐蚀等特性，采用与生产需求相适应、易于观察清洁状况的材料建造。顶棚应易于清洁、消毒，在结构上不利于冷凝水垂直滴下，防止虫害和霉菌滋生。蒸汽、水、电等配件管路应避免设置于暴露食品的上方；如确需设置，应有能防止灰尘散落及水滴掉落的装置或措施。墙壁在操作高度范围内应光滑、不易积累污垢且易于清洁，在隔断和地面交界处应结构合理、易于清洁，能有效避免污垢积存（如设置漫弯形交界面等）。门窗应闭合严密、坚固、不变形。在清洁作业区和准清洁作业区与其他区域之间的门应能及时关闭。窗户玻璃应使用不易碎材料，若使用普通玻璃，应采取必要的措施防止玻璃破碎后对原料、包装材料及食品造成污染。窗户如设置窗台，其结构应能避免灰尘积存且易于清洁。可开启的窗户应装有易于清洁的防虫害窗纱。地面应平坦防滑、无裂缝，并易于清洁、消毒，并有适当的措施防止积水，有利于排污和清洗。

（6）测

要如实记录食品的加工过程（包括工艺参数、环境监测等），就需要监测工艺参数和环境（温度、湿度、时间等）过程参数，还需要监测原料、半成品、中间品以及成品的各类品质指标。需要配备用于监测、控制、记录的设备，如压力表、温度计、记录仪等，而且还应定期校准、维护。

还应针对食品加工过程中的各类污染物，制订并实施监控计划，尤其是微生物污染是重中之重。食品加工过程中的微生物监控是确保食品安全的重要手段，是验证或评估目标微生物控制程序的有效性、确保整个食品质量和安全体系持续改进的工具。食品加工过程的微生物监控，主要包括环境微生物监控和过程产品的微生物监控。环境微生物监控主要用于评判加工过程的卫生控制状况，以及找出可能存在的污染源。通常环境监控对象包括食品接触表面、与食品或食品接触表面邻近的接触表面以及环境空气。过程产品的微生物监控主要用于评估加工过程卫生控制能力和产品卫生状况。食品加工过程的微生物监控涵盖了加工过程各个环节的微生物学评估、清洁消毒效果以及微生物控制效果的评价。应根据实际情况，因地制宜制订监控计划。

总之，该标准鼓励在生产过程控制中通过污染物分析方法明确生产过程中的食品污染的关键环节，并设立食品污染关键环节的控制措施。在关键环节所在区域，应配备相关的文件以落实控制措施，如配料（投料）表、岗位操作规程等；鼓励应用危害分析与关键控制点（HACCP）体系理念对生产过程进行食品污染物控制。

加工前期：应根据原料、产品和工艺的特点，针对生产设备和环境制定有效的清洁消毒制度，降低微生物污染的风险；应通过采取设备维护、卫生管理、现场管理、外来人员管理及加工过程监督等措施，最大限度地降低食品受到玻璃、金属、塑胶等异物污染的风险；应采取设置筛网、捕集器、磁铁、金属检查器等有效措施降低金属或其他异物污染食品的风险；当进行现场维修、维护及施工等工作时，应采取适当措施避免异物、异味、碎屑等污染食品；另外，应如实记录食品原料、食品添加剂和食品包装材料等食品相关产品的名称、规格、数量、供货者名称及联系方式、进货日期等内容；食品原料、食品添加剂和食品包装材料等食品相关产品进货查验记录、食品出厂检验记录应由记录和审核人员复核签名，记录内容应完整，保存期限不得少于两年。

加工过程：微生物监控程序应包括微生物监控指标、取样点、监控频率、取样和检测方法、评判原则和整改措施等；建立食品添加剂、食品工业用加工助剂、清洁剂、消毒剂等化学品的使用制度，按照 GB 2760《食品安全国家标准　食品添加剂使用标准》的要求使用食品添加剂；不得在食品加工中添加食品添加剂以外的非食用化学物质和其他可能危害人体健康的物质；生产设备上可能直接或间接接触食品的活动部件若需润滑，应当使用食用油脂或能保证食品安全要求的其他油脂；除清洁消毒必需和工艺需要，不应在生产场所使用和存放可能污染食品的化学制剂。同时，应如实记录食品的加工过程（包括工艺参数、环境监测等）、产品贮存情况及产品的检验批号、检验日期、检验人员、检验方法、检验结果等内容。

加工后期：食品包装应能在正常的贮存、运输、销售条件下最大限度地保护食品的安全性和食品品质；使用包装材料时应核对标识，避免误用，应如实记录包装材料的使用情况；生产的食品需要自行或委托具备相应资质的食品检验机构，对食品原料和产品进行检验并建立出厂检验记录制度，应如实记录出厂产品的名称、规格、数量、生产日期、生产批号、购货者名称及联系方式、检验合格单、销售日期等内容；在召回管理方面，应如实记录发生召回的食品名称、批次、规格、数量、发生召回的原因及后续整改方案等内容。应建立客户投诉处理机制，对客户提出的书面或口头意见、投诉，企业相关管理部门应作记录并查找原因，妥善处理；对不符合食品安全标准或存在其他不适于食用的情况时，应当立即停止生产，召回已经上市销售的食品，通知相关生产经营者和消费者，并记录召回和通知情况，对被召回的食品，应当进行无害化处理或者予以销毁，防止其再次流入市场，对因标签、标识或者说明书不符合食品安全标准而被召回的食品，应采取能保证食品安全且便于重新销售时向消费者明示的补救措施。

7.5.3　食品经营过程卫生规范基本内容

与针对各类食品生产的 GB 14881《食品安全国家标准　食品生产通用卫生规范》不同，GB 31621《食品安全国家标准　食品经营过程卫生规范》是针对食品的经营活动。食品经营主体业态，包括食品销售经营者、餐饮服务经营者、单位食堂等。

GB 31621《食品安全国家标准　食品经营过程卫生规范》规定了食品采购、运输、验收、贮存、分装与包装、销售等经营过程中的食品安全要求，适用于各种类型的食品经营活动，不适用于网络食品交易、餐饮服务、现制现售的食品经营活动。

GB 31621《食品安全国家标准　食品经营过程卫生规范》的标准结构包含五个环节和五个管理要素。五个环节分别是采购、运输、验收、储存和销售；五个管理要素分别是追溯和召回、卫生管理、培训、管理制度和人员、记录和文件管理。

7.5.3.1　五个环节

下面分别从采购、运输、验收、储存和销售这 5 个环节，梳理一下各自要点。

（1）采购

采购食品应依据国家相关规定查验供货者的许可证和食品合格证明文件，并建立合格供应商档案。对于统一配送经营方式的食品经营企业，一般公司运作时，总部统一查验供货者的许可证和食品合格证明文件，进行食品进货查验记录；对于散装食品的采购，所使用的容器和包装材料应符合国家相关法律法规及标准的要求。散装食品指的是无预包装的食品、食品原料及加工半成品，即消费者购买后不需要清洗即可烹饪加工或直接食用的食品，譬如无预先包装的熟食、面及面制品、速冻食品、酱腌菜、蜜饯、干果及炒货等。

(2) 运输

运输和装卸食品的容器、工具和设备，应安全、无害、防雨、防尘，保持清洁，适用时，能控制温湿度；运输和装卸食品的过程，应防止机械损伤，适用时，控制合适的温度和湿度；防止交叉污染，不与有毒、有害物品一同储存、运输，不同食品，应做好分装、分离或分隔。

(3) 验收

验收一般包含三个要素：符合性证明、感官验收和记录。符合性证明中食品相关文件应属实且与食品有直接对应关系。具有特殊验收要求的食品，需按照相关规定执行。感官验收主要指的是对温度控制要求的食品应进行运输温度测定。记录时主要记录食品的名称、规格、数量、生产日期、保质期、进货日期以及供货者的名称、地址及联系方式。验收合格后才可入库，不符合验收标准的食品不得接收，应单独存放，做好标记并尽快处理。

(4) 储存

储存涉及储存食品的设施、储存食品的过程和储存条件维护。储存食品的设施要求储存食品的地面需硬化防积水，通风排气良好，无异味，避免日光直接照射，适用时，具备温度控制及监测设备。储存食品的过程主要包括食品与地面、墙壁保持距离（防止虫害藏匿并利于空气流通），生熟食品分隔，固定存放位置并明确标识（防止交叉污染）。先进先出，定期检查。及时处理变质或超过保质期的食品，满足温度控制要求，记录食品进库出库时间和储存温度及其变化。

储存条件的维护，包括保持卫生清洁；防止鼠类昆虫等侵入；虫害消杀处理时，不污染食品、接触表面、包装材料等；有毒化学物品应分别包装，明确标识，并与食品及包装材料分隔放置。

(5) 销售

销售环节的基础条件要求，包括六个方面。建筑设施要求等同于储存设施要求；设施设备应安全、无毒、无异味、防吸收、耐腐蚀且可承受反复清洗和消毒的材料；场所布局要求能防止交叉污染，主要包括食品经营区域与非食品经营区域分开设置、生产区域与熟食区域分开、待加工食品区域与直接入口食品区域分开、经营水产品区域应与其他食品经营区域分开；温控设施主要是需要配备相应的冷藏、冷冻设备，并保持正常运转；废弃物存放区域应设计合理、防止渗漏、易于清洁、标识清晰并及时处理；照明设施齐全，如需在裸露食品的正上方安装照明设施，应使用安全型照明设施或采取防护措施。其中4类销售活动还有特定要求。肉、蛋、奶、速冻食品等容易腐败变质的食品应建立相应的温度控制等食品安全控制措施并确保落实执行；散装食品的销售应标明食品的名称、成分或者配料表、生产日期、保质期、生产经营者名称及联系方式等内容；分装/包装食品的包装材料和容器应无毒、无害、无异味，应符合国家相关法律法规及标准要求；批发食品需如实记录批发食品的名称、规格、数量、生产日期或生产批号、保质期、销售日期以及购货者名称、地址、联系方式等内容。

7.5.3.2 五个管理要素

下面分别从追溯和召回、卫生管理、培训、管理制度和人员、记录和文件管理这五个管理要素进行梳理。

(1) 追溯和召回

一般来说，食品不符合食品安全标准时，需要立即停止经营，并有效、准确地通知相关生产经营者和消费者。配合相关食品生产经营者和食品安全主管部门进行相关追溯和召回工作，避免或减轻危害。

针对所发现的问题，食品经营者应查找各环节记录、分析问题原因并及时改进。

构建追溯的主要要素在于各环节生产日期的管理。验收环节应如实记录食品的名称、规格、数量、生产日期、保质期和进货日期。储存环节，尤其是在经营散装食品时，应在储存位置标明食品的名称、生产日期、保质期、生产者名称及联系方式等内容。销售环节，针对不同食品，有不同的要求，譬如散装食品标注的生产日期应与生产者在出厂时标注的生产日期一致；包装或分装的食品，不得更改原有的生产日期和延长保质期，应如实记录批发食品的名称、规格、数量、生产日期或者生产批号、保质期、销售日期。

(2) 卫生管理

卫生管理注重的是卫生细节，譬如食品经营人员符合国家相关规定对人员健康的要求；进入经营场所应保持个人卫生和衣帽整洁，防止污染食品；使用卫生间、接触可能污染食品的物品后，再次从事接触食品、食品工具、容器、设备、包装材料等，需要洗手消毒；食品经营过程中，不应饮食、吸烟、随地吐痰、乱扔废弃物等；接触直接入口或不需清洗即可加工的散装食品时应戴口罩、手套和帽子，头发不应外露等。

(3) 培训

食品经营企业应建立相关岗位的培训制度，对从业人员进行相应的食品安全知识培训。食品经营企业应通过培训促进各岗位从业人员遵守国家相关法律法规及标准，增强执行各项食品安全管理制度的意识和责任，提高相应的知识水平。食品经营企业应根据不同岗位的实际需求，制订和实施食品安全年度培训计划并进行考核，做好培训记录。当食品安全相关的法规及标准更新时，应及时开展培训。应定期审核和修订培训计划，评估培训效果，并进行常规检查，以确保培训计划的有效实施。

(4) 管理制度和人员

食品经营企业应配备食品安全专业技术人员、管理人员，并建立保障食品安全的管理制度。食品安全管理制度应与经营规模、设备设施水平和食品的种类特性相适应，应根据经营实际和实施经验不断完善食品安全管理制度。各岗位人员应熟悉食品安全的基本原则和操作规范，并有明确职责和权限报告经营过程中出现的食品安全问题。管理人员应具有必备的知识、技能和经验，能够判断潜在的危险，采取适当的预防和纠正措施，确保有效管理。

(5) 记录和文件管理

应对食品经营过程中采购、验收、贮存、销售等环节详细记录。记录内容应完整、真实、清晰、易于识别和检索，确保所有环节都可进行有效追溯。应如实记录发生召回的食品名称、批次、规格、数量、发生召回的原因及后续整改方案等内容。应对文件进行有效管理，确保各相关场所使用的文件均为有效版本。鼓励采用先进技术手段（如电子计算机信息系统）进行记录和文件管理。

本章小结

食品的质量是生产出来的，而不是靠最后的分析检验出来的。因此，在食品生产全过程中，必须采取各种措施，严格控制可能影响食品安全与卫生的因素，为生产安全、高质量的产品提供一个卫生的生产环境。因此，生产卫生主要包括三方面的内容：生产环境卫生、生产人员卫生、生产工艺卫生。

食品加工所要求的卫生环境是与食品生产相关的空气、水、地面、生产车间、设备、空气处理系统、生产介质和人。

食品生产的加工场所包括原材料处理场所、加工调理场所、包装室。根据食品生产各个环节对卫生的要求，可以将生产区域分成管制作业区、一般作业区、非食品处理区。这些对清洁度要求不同的区域之间，必须进行有效隔离。可根据美国宇航局（NASA）提出的各类食品工厂中主要操作工段的清洁度要求，针对各类食品加工状况采取相应的措施和对策来净化空气。

污垢的性质决定了能够使用的最佳清洗剂的种类。一般说来，酸性清洗剂对于非有机沉积物的去除是非常有效的，而碱性清洗剂则适用于去除非石油类的有机污垢，溶剂类清洗剂适用于去除石油类污垢。清洗剂的主要功能是降低水的界面张力，从而使污垢松散，易于将其冲洗掉。清洗助剂包含在清洗剂中，其目的在于保护敏感表面或提高清洗性能。

杀菌剂的作用是减少食品仪器和设备中的病原体和腐败微生物。要使杀菌剂充分发挥作用，必须彻底清除污垢。杀菌方法主要有热、辐射和化学法。对于食品生产设备来说，热和辐射技术的实用性不如化学法。化学杀菌剂中，氯化物通常是最廉价和有效的，虽然它们比碘化物和季铵化合物具有更强的刺激性和腐蚀性。

食品加工者是传播致病性微生物和食品腐败微生物的潜在来源。“卫生”一词用于描述保护健康的卫生原理。“个人卫生”指个人身体的清洁度。有可能污染食品的身体部位包括：皮肤、手、头发、眼睛、嘴、鼻、咽、呼吸道和排泄器官。这些部位是有害微生物的携带者，能通过直接或间接传播方式污染食品。

食品生产工艺就是将各种原材料加工成半成品或将原材料和半成品加工成食品的过程和方法，包括从原材料到成品或将配料转变成最终消费品所需要的加工步骤或全部过程。除了生产环境、人员以外，食品生产中所使用的原材料、食品接触面、设施和设备以及生产工艺技术等均可能引起食品的污染。

只有通过有效的卫生管理，才能尽可能地消除“人为”因素对食品安全的不良影响。一个组织良好、协调的卫生管理队伍，是保证食品卫生的基础。只有通过他们的努力，生产的食品才是卫生和安全的。

培训是强化员工内心责任感和动力的重要方法，激励的力量远远大于批评。只有及时识别员工违反卫生操作的行为，才能及时采取纠正或纠正措施，有效预防不合格食品的产生。食品生产经营者必须保持有效的内部沟通和外部沟通，以及时获得内部卫生管理状况以及与食品卫生相关的法律、法规或规章等信息。

验证是确认卫生操作程序是否得到有效实施的重要手段。持续改进是所有食品生产经营者的永恒主题。

最后主要介绍了卫生标准操作程序（SSOP）、食品生产卫生通用规范、食品经营过程卫生规范的基本框架和逻辑。

思考题

1. 为什么食品生产企业必须重视卫生管理？
2. 卫生管理人员的职责是什么？
3. 人员培训在卫生管理中的作用和意义是什么？
4. 卫生管理的作用是什么？
5. 为什么说“验证才足以置信”？
6. 保护生产环境卫生的目的是什么？
7. 什么是食品直接接触面？
8. 生产人员的卫生要求主要有哪些？
9. 清洁效果的验证包括哪几部分？
10. 卫生标准操作程序（SSOP）的基本框架与要点是什么？
11. 食品生产卫生通用规范的基本框架与要点是什么？
12. 食品经营过程卫生规范的基本框架与要点是什么？

8

各类食品生产中常见的卫生问题

本章学习要点

1. 各类食品的主要卫生指标。
2. 各类食品生产过程中可能存在的卫生问题。
3. 各类食品中主要卫生问题的预防控制措施。

在充分了解从原辅料到食品产品的整个过程中可能存在的各种生物性污染、化学性污染和物理性污染的基础上，就不难理解食品生产企业卫生设计的重要性，更懂得所有食品生产企业都应该为其生产过程制定一套科学的、符合企业实际情况和需要的食品生产卫生要求，同时，还必须通过系统的、可操作的卫生管理制度，确保食品生产卫生操作的有效实施。本书前面章节所介绍的原理和知识均属于食品卫生学的通用基础。由于食品种类繁多，成分各异，因此，其生产过程中存在的卫生问题与控制措施亦有各自的特点或不同之处。限于篇幅，本章采取表格的形式，对几种高风险食品（乳与乳制品、肉与肉制品、水产品）和日常生活中较为重要的几种食品（食用油及其制品、调味品、谷物类食品、饮料）生产中常见的卫生问题、主要原因、控制措施和监管要点进行了较为系统的总结。读者需结合食品工艺学、食品微生物学、食品安全学等方面的知识以及在生产实践过程中所积累的经验，才能充分理解本章的知识和内涵。

8.1 乳与乳制品

由于乳与乳制品的原料乳直接来源于动物体，而且富含营养，除了因饲养过程中的兽药残留及其他化学污染外，还很容易受到微生物污染，因此，乳与乳制品是一类较易造成食源性疾病的高危食品。本节将系统介绍各种乳制品生产过程中的常见卫生问题及其主要控制措施。

8.1.1 生乳

根据 GB 19301《食品安全国家标准　生乳》，从符合国家有关要求的健康奶畜乳房中挤出的无任何成分改变的常乳。产犊后 7d 的初乳、应用抗生素期间和休药期间的乳汁、变质乳不应用作生乳。

目前，生乳的主要卫生指标包括：

① 感官指标　呈乳白色或微黄色；具有乳固有的香味、无异味；组织状态呈均匀一致液体，无凝块、无沉淀、无正常视力可见异物。

② 理化指标　冰点、相对密度、蛋白质、脂肪、杂质度、非脂乳固体、酸度。

③ 污染物限量　应符合 GB 2762《食品安全国家标准　食品中污染物限量》的规定。

④ 真菌毒素限量　应符合 GB 2761《食品安全国家标准　食品中真菌毒素限量》的规定。

⑤ 微生物限量　菌落总数$\leqslant 2\times10^{6}$ CFU/g(mL)。

⑥ 农药残留量　应符合 GB 2763《食品安全国家标准　食品中农药最大残留限量》及国家有关规定和公告，兽药残留量应符合国家有关规定和公告。

生乳作为生产其他乳制品的主要原料，必须保证其卫生质量，否则将严重影响其他乳制品的卫生质量。一般而言，影响生乳卫生质量的主要因素有：奶牛的品种及健康状况与泌乳周期、饲养环境、饲料品质、兽药的使用、挤奶方法以及挤奶工具的清洁与卫生、生乳的贮运方法等。表 8-1 总结了生乳生产中常见卫生问题与主要控制措施。

表 8-1　生乳的常见卫生问题与主要控制措施

工艺过程	常见卫生问题	主要原因	控制措施	监管要点
奶牛饲养	1. 微生物污染 2. 兽药残留 3. 农药残留 4. 黄曲霉毒素污染 5. 重金属污染	1. 牛体内、乳头及乳房外表面、牛舍及附属设施污染；奶牛疾病 2. 由于不遵守停药期规定，或者在泌乳期喂食含有抗生素的饲料；过量使用抗生素 3. 农药通过饲料进入乳汁 4. 饲料原料以及饲料受到霉菌污染 5. 奶牛饲养中的环境污染、不合格的饲料等，以及个别生产厂家生产设备或容器不符合卫生标准	加强饲养过程的管理：科学管理奶牛；保证饲料质量	奶牛健康状况记录；饲料检测报告

续表

工艺过程	常见卫生问题	主要原因	控制措施	监管要点
乳与收购	1.微生物污染 2.生理异常乳 3.异物及人为掺假	1.挤奶设备、挤奶员、水、贮奶设备、运奶设备污染;生乳收购设备清洗不彻底;生乳收购场所的卫生条件差;收购不及时;贮运冷链不完善等 2.使用初乳、末乳 3.环境卫生、设备、挤奶方式以及操作的原因,挤奶过程可能会混入饲料、昆虫、粪便等异物	规范挤奶操作;加强收奶过程的管理,按照收购标准进行收购检验	挤奶操作记录;原料乳检测报告

8.1.2 巴氏杀菌乳

根据GB 19645《食品安全国家标准　巴氏杀菌乳》，本节所指的巴氏杀菌乳仅以生牛（羊）乳为原料，经巴氏杀菌等工序制得的液体产品。

所谓巴氏杀菌乳是指采用巴氏杀菌法和高温短时杀菌法进行热消毒的乳制品。巴氏杀菌乳包括巴氏杀菌全脂乳、巴氏杀菌部分脱脂乳、巴氏杀菌脱脂乳等。

目前，这类产品的主要卫生指标包括：

① 原料要求　生乳应符合GB 19301《食品安全国家标准　生乳》的要求。

② 感官指标　色泽呈乳白色或微黄色；滋味、气味具有乳固有的香味，无异味；组织状态呈均匀一致液体，无凝块、无沉淀、无正常视力可见异物。

③ 理化指标　脂肪、蛋白质、非脂乳固体、酸度。

④ 污染物限量　应符合GB 2762《食品安全国家标准　食品中污染物限量》的规定。

⑤ 真菌毒素限量　应符合GB 2761《食品安全国家标准　食品中真菌毒素限量》的规定。

⑥ 微生物指标　菌落总数、大肠菌群、金黄色葡萄球菌、沙门氏菌。

在巴氏杀菌乳生产过程中，首先要对原料乳进行预处理，包括过滤、冷却、运输、贮藏、预巴氏杀菌等步骤，然后，巴氏杀菌乳要经过冷却、灌装、贮存、分销步骤。因此，影响该类乳制品卫生质量的生产环节和因素较多，表8-2按照生产工艺流程总结了巴氏杀菌乳加工过程的常见卫生问题与主要控制措施。

表8-2　巴氏杀菌乳的常见卫生问题与主要控制措施

工艺过程	常见卫生问题	主要原因	控制措施	监测要点
原料乳验收	见表8-1			
预处理(过滤和净化)	微生物生长繁殖	1.过滤和净化不充分,有杂质和部分微生物残留 2.滤布不清洁,给原料乳带来污染	1.凡将原料乳从一个地方送到另一个地方,从一个工序到另一工序,或由一个容器到另一容器时,都必须进行过滤 2.滤布或滤筒通常在连续过滤5000～10000 L牛乳后,就应更换清洗、消毒。一般连续生产应设有两个过滤器交替使用 3.过滤后使用的纱布等应及时用温热的0.5%的碱水洗涤,然后再用清水洗涤,最后煮沸10～20min或用蒸汽杀菌后,保持在清洁干燥处备用 4.净乳时温度为20～30℃	检查过滤器、温度计、计时器
预处理(冷却)	微生物生长繁殖	冷却不及时,或冷却中断,乳温升高,原料乳中的微生物大量生长繁殖并激活乳中的酶类	1.生乳应及时冷却,使其温度迅速冷却至5℃以下,并尽快加工 2.冷却水应符合GB 5749《生活饮用水卫生标准》的规定	监测生乳温度
预巴氏杀菌	部分嗜冷菌存活	杀菌温度与时间控制不当	1.原料乳加热到63～65℃,维持约15s 2.完成预杀菌后,应立即将牛乳迅速地冷却到4℃甚至更低	监测杀菌温度、时间

续表

<table>
<tr><th colspan="2">工艺过程</th><th>常见卫生问题</th><th>主要原因</th><th>控制措施</th><th>监测要点</th></tr>
<tr><td colspan="2">脱气、分离、标准化、均质</td><td>微生物污染</td><td>环境、设备、人员的污染</td><td>环境、设备、人员的卫生控制</td><td>环境、设备的清洗消毒记录</td></tr>
<tr><td rowspan="3">杀菌</td><td rowspan="3">巴氏杀菌</td><td>未能有效杀菌；耐热微生物残留</td><td>1. 原料乳微生物污染严重，杀菌时的细菌负荷太大
2. 选用的杀菌方法不合适
3. 杀菌设备、管路、阀门、贮罐、滤布等清洗消毒不彻底
4. 杀菌设备传热不良，如板式杀菌器的走水面水垢增厚
5. 杀菌器发生故障
6. 人员操作不规范
7. 冷却不及时</td><td>及时杀菌。温度通常为 62～65℃，保持 30min；或 70～72℃，保持 15～20min；或 80～85℃，保持 5～10min</td><td>1. 杀菌记录
2. 审核温度计、计时器</td></tr>
<tr><td>高温短时杀菌</td><td></td><td>温度通常为 72～75℃，时间 15～20s，我国农业部标准要求杀菌温度 75～90℃，时间不短于 15s</td><td>1. 灭菌记录
2. 审核温度计、计时器</td></tr>
<tr><td>超高温瞬时杀菌</td><td></td><td>超高温瞬时杀菌法杀菌温度 135～145℃，时间不短于 2s</td><td>1. 灭菌记录
2. 审核温度计、计时器</td></tr>
<tr><td colspan="2">灌装</td><td>二次污染</td><td>包材、包装设备、环境、人员的微生物污染</td><td>包材、包装设备、环境、人员的卫生控制</td><td>包装材料、包装设备、环境的消毒记录</td></tr>
<tr><td colspan="2">贮存、分销</td><td>微生物繁殖</td><td>1. 温度较高
2. 前道工序出现的问题</td><td>1. 产品批批检
2. 冷链的连续性
3. 包装的完整性
4. 贮存温度、时间的控制</td><td>1. 成品检测报告
2. 冷藏库机器运作情况</td></tr>
<tr><td colspan="2">清洗</td><td>1. 微生物生长繁殖
2. 化学消毒剂污染</td><td>1. 设备、管道清洗消毒不彻底
2. 化学消毒剂残留</td><td>制定工器具、容器、设备、生产环境与人员的清洗消毒操作规范；进行管道 CIP 消毒</td><td>检查清洗和消毒记录</td></tr>
</table>

8.1.3 乳粉

GB 19644《食品安全国家标准　乳粉》所指的乳粉是指以生鲜牛（羊）乳为原料，经加工制成的粉状产品。

乳粉生产的目的就是为了保存生乳的品质及营养成分，增加保存性、减轻重量，便于运输。其根本原理就是降低乳粉中水分，抑制微生物生长繁殖。目前，乳粉生产方法主要采用喷雾干燥法。

目前，乳粉的卫生指标包括：

① 感官指标　色泽呈均匀一致的乳黄色；滋味、气味具有纯正的乳香味；组织状态为干燥均匀的粉末。

② 理化指标　蛋白质、脂肪、复原乳酸度、杂质度、水分。

③ 污染物限量　应符合 GB 2762《食品安全国家标准　食品中污染物限量》的规定。

④ 真菌毒素限量　应符合 GB 2761《食品安全国家标准　食品中真菌毒素限量》的规定。

⑤ 微生物指标　菌落总数、大肠菌群、金黄色葡萄球菌、沙门氏菌。

从乳粉生产工艺上看，在杀菌工序前，和巴氏杀菌乳的生产方式几乎是相同的，只是在预热杀菌后的工艺不同。杀菌后的工艺主要是去除水分。因此，原料乳验收和乳粉加工过程中预热杀菌前（包括杀菌）的常见卫生问题可参见表 8-1 和表 8-2。表 8-3 按乳粉生产工艺流程总结了加工过程的常见卫生问题与主要控制措施。

表 8-3　乳粉加工过程的常见卫生问题与主要控制措施

工艺过程	常见卫生问题	主要原因	控制措施	监测要点
原料乳验收	见表 8-1			
预处理等	见表 8-2			
加糖	物理性污染 生物性污染 化学性污染	蔗糖质量不合格；蔗糖贮藏湿度高	1. 对使用的蔗糖进行严格的原料质量控制 2. 蔗糖应贮存在清洁干燥的地方，相对湿度不应超过 70% 3. 制备糖浆时所用的水应以中性水为宜，要求无色、无味、透明 4. 对糖液进行净化（过滤）	1. 原料检验 2. 环境监测
浓缩	微生物污染	设备、管道、车间、人员的微生物污染	1. 彻底清洗相关设备和管道 2. 加强操作人员的卫生控制	环境、设备的清洗消毒记录
喷雾干燥	1. 微生物污染 2. 水分含量超标	1. 设备、管道、雾化干燥用空气、车间、人员的微生物污染 2. 操作不当	1. 加强卫生控制 2. 确定恰当的工艺参数	1. 审核消毒记录 2. 审核操作记录
出粉	1. 微生物污染 2. 物理性污染	1. 人员、设备的污染 2. 操作不当	1. 加强人员、设备的消毒 2. 选用合适的出粉设备	审核消毒记录
冷却	1. 蛋白质变性、脂肪氧化、乳粉结块 2. 物理危害，金属网丝	高温状态下放置过久	1. 及时冷却至 30℃ 以下 2. 改善冷却设备条件 3. 使用金属探测仪	审核温度计
包装、贮运	1. 微生物的二次污染 2. 其他危害：乳粉结块、脂肪的氧化变质	1. 包材、包装设备、环境、人员的微生物污染 2. 操作不当	1. 室温一般控制在 18～20℃ 2. 空气湿度为 75% 以下 3. 避光、热，密封，不和金属器皿直接接触 4. 包材、包装设备、环境、人员的卫生控制	1. 审核温度计 2. 审核湿度控制仪 3. 包装材料验收记录 4. 消毒记录

8.1.4　发酵乳

GB 19302《食品安全国家标准　发酵乳》指的发酵乳是以牛（羊）乳或乳粉为原料，经杀菌、发酵后制成的 pH 值降低的产品，包含全脂、脱脂和部分脱脂发酵乳。按其加工工艺又分为：凝固型酸乳和搅拌型酸乳。这类产品生产时所用原料和发酵剂的微生物可能不同，但其生产方法大同小异。凝固型酸乳和搅拌型酸乳的生产工艺基本相同，不同之处是凝固型酸乳直接灌装进行发酵，而搅拌型酸乳是在发酵之后进行凝块破碎再灌装。

目前，发酵乳产品的卫生指标包括：

① 感官指标　发酵乳应该色泽均匀一致，呈乳白色或微黄色；具有发酵乳特有的滋味、气味；组织细腻、均匀，允许有少量乳清析出。风味发酵乳应该具有与添加成分相符的色泽；具有与添加成分相符的滋味和气味；组织细腻、均匀，允许有少量乳清析出，具有添加成分特有的组织状态。

② 理化指标　脂肪、非脂乳固体、蛋白质、酸度。

③ 污染物限量　应符合 GB 2762《食品安全国家标准　食品中污染物限量》的规定。

④ 真菌毒素限量　应符合 GB 2761《食品安全国家标准　食品中真菌毒素限量》的规定。

⑤ 微生物指标　大肠菌群、金黄色葡萄球菌、沙门氏菌、酵母、霉菌。

⑥ 乳酸菌数　≥1×10^6 CFU/g(mL)。

从酸乳生产工艺上看，在接种前，和巴氏杀菌乳的生产方式几乎是相同的，因此，原料乳验收和预处理等过程中的常见卫生问题可参见表 8-1 和表 8-2。酸乳加工过程的常见卫生问题与主要控制措施总结于表 8-4。

表 8-4　发酵乳加工过程的常见卫生问题与主要控制措施

工艺过程	常见卫生问题	主要原因	控制措施	监测要点
原料乳验收	见表 8-1	见表 8-1	见表 8-1	见表 8-1
预处理	见表 8-2	1.贮藏温度过高 2.贮藏时间过长	1.贮藏温度 4～6℃ 2.不超过 6h 3.预巴氏杀菌	审核温度计、计时器
标准化	见表 8-2	环境、设备、人员的污染	环境、设备、人员的卫生控制	环境、设备的清洗消毒记录
加糖	1.杂菌污染 2.黏度过高，风味不好	1.糖的质量问题 2.加糖量过多	1.选用符合卫生标准的原料糖 2.蔗糖的添加量一般为 5%～8% 3.砂糖在车间内要有专库保存	1.原料检验报告 2.环境卫生
预热、均质、杀菌、冷却	同表 8-2	同表 8-2	同表 8-2	同表 8-2
接种	1.发酵不好 2.产酸过快或发酵不好 3.杂菌污染	1.菌种的质量问题 2.接种操作不当	1.菌种的选用、活化和保藏 2.规范接种操作	接种记录、环境、操作人员、设备的清洗消毒记录
灌装	微生物生长	1.灌装容器以及灌装机的卫生问题 2.灌装室的卫生问题 3.灌装时充填不当或灌装时间太长	1.酸乳容器、灌装机定时清洗 2.灌装室接近无菌状态 3.充填工序应做到快、短	包材、包装设备、环境的消毒记录
发酵	1.产酸过度 2.凝乳不好 3.酸乳风味差	1.发酵温度过高或过低 2.培养时间过长或过短 3.发酵终点确定得过早或过迟	1.培养最适温度是 40～43℃ 2.培养 3h 左右 3.正确确定发酵终点	审核温度计、计时器
冷却、后熟(凝固型酸乳)	1.产酸过度，乳清析出 2.酸乳的风味不佳	1.没有迅速冷却 2.后熟的温度和时间控制不好	1.10℃以下 2.冷藏后熟一般是 2～8℃，12～24h	审核温度计、计时器
破乳(搅拌型酸乳)	酸乳黏度降低，出现分层	1.对凝乳搅拌过度或输送不当 2.环境、设备、人员的污染	1.控制搅拌力度 2.添加适量稳定剂 3.环境、设备、人员的卫生控制	1.规范操作程序 2.环境、设备的清洗消毒记录
冷却(搅拌型酸乳)	产酸过度，乳清析出	没有迅速冷却	迅速冷却	审核温度计
添加果料(风味酸乳)	微生物生长	果料的卫生问题	果料要进行杀菌	1.原料检测报告 2.杀菌记录
贮藏、运输	微生物生长	冷链不完善	将酸乳通过冷风通道迅速冷却至 10℃以下，然后将其存放在 2～6℃之间的冷库中贮藏	1.成品检测报告 2.冷藏库机器运作情况

8.2 肉与肉制品

畜禽肉都是容易腐败变质的食品，而且肉的正常色泽很不稳定。如果肉禽加工厂的卫生措施不力，将会增加微生物的污染，导致产品色泽和风味的破坏。因此，为了防止产品变色、腐败以及延长货架寿命的目的，必须采取有效卫生清洗规程。关于肉禽加工业中的卫生管理，必须从活的动物开始一直延续到产品加工。应该对整个卫生规程进行通盘考虑、切实执行和有效管理。负责工厂卫生环境以及产品卫生的部门应该由最高管理层直接领导。在实施有效卫生清洗规程的过程中，应该聘用经过培训、富有经验的雇员直接负责监督整个工厂和设备的卫生状况。

8.2.1 鲜（冻）畜、禽产品

鲜（冻）畜、禽产品是指牲畜屠宰加工后，经兽医卫生检验检疫合格的生鲜或冷冻畜肉，包括可供人们食用的健康畜的胴体、头、蹄、尾以及内脏等。其产品包括：鲜畜肉（活畜屠宰加工后，不经冻结处理，直接上市或经0～4℃冷藏运输与销售的产品，有热鲜肉和冷鲜肉两种）、热鲜肉（热鲜肉是指宰杀后未经后熟过程，直接上市或经分割后上市出售的鲜肉）、冷鲜肉（冷鲜肉是屠宰后的畜类胴体迅速冷却，使胴体温度（以后腿内部为测量点）在24h内由38℃降为0～4℃，经24h的预冷排酸、后熟，并在后续的加工、流通和零售过程中始终保持在0～4℃范围内的鲜肉）、冷冻肉（冷冻肉是指活畜屠宰，将胴体进行冻结处理，使肉中心温度达到－18℃，并在此温度下贮运的肉品）。

目前，GB 2707《食品安全国家标准　鲜（冻）畜、禽产品》中卫生指标包括：

① 原料要求　屠宰前的活畜、禽应经动物卫生监督机构检疫、检验合格。

② 感官指标　具有产品应有的色泽；具有产品应有的气味，无异味；具有产品应有的状态，无正常视力可见外来异物。

③ 理化指标　挥发性盐基氮≤15mg/100g。

④ 污染物限量　畜禽内脏的污染物限量应符合GB 2762《食品安全国家标准　食品中污染物限量》中畜禽内脏的规定，除畜禽内脏以外的产品的污染物限量应符合GB 2762《食品安全国家标准　食品中污染物限量》中畜禽肉的规定。

⑤ 农药残留量　应符合GB 2763《食品安全国家标准　食品中农药最大残留限量》的规定；兽药残留量应符合国家有关规定和公告。

鲜（冻）畜、禽产品的卫生质量主要取决于肉畜收购验收和宰前检验检疫两个重要的工序。表8-5总结了其加工过程的常见卫生问题与主要控制措施。

表8-5　鲜（冻）畜、禽产品加工过程的常见卫生问题与主要控制措施

工艺流程与主要工序	常见卫生问题	主要原因	主要控制措施	管理与监测要点
肉畜验收与宰前的检验检疫	1.动物疫病 2.兽药残留 3.农药残留 4.有毒有害化学物的摄入与蓄积	1.“三废”的不合理排放 2.化肥等农用化学物质的广泛使用 3.超量、超范围地滥用饲料添加剂 4.饲料包装材料、运输工具、盛装容器中受到化学有害物的污染。 5.兽药、农药的不合理使用	1.加强饲养过程的管理 2.加强肉畜采购的验收管理 3.做好宰前检验 4.发现病畜应立即送急宰间处理，严禁将健畜、病畜混宰 5.急宰的牛、羊必须先做血片镜检，排除炭疽病后方可急宰 6.动物临宰前必须停食静养12～24h，宰前3h应充分喂水 7.待宰畜临宰前应淋浴冲洗干净	1.产地检疫证明 2.运输检疫证明 3.运输车辆消毒证明 4.兽医工作记录 5.待宰动物管理记录

续表

工艺流程与主要工序	常见卫生问题	主要原因	主要控制措施	管理与监测要点
屠宰操作	1. 胴体或内脏被致病微生物污染 2. 有害组织未得到彻底剔除	1. 屠宰过程中管理失控 2. 操作人员未按规定进行操作	1. 放血后的屠体应洗净污物 2. 剥皮时注意防止带肉削皮或刀痕过深 3. 动物屠体开膛时间不超过放血后 0.5h，不割破内脏 4. 动物屠宰时应做到胴体、内脏、头蹄不落地；整理胃、肠时翻洗干净，不残留粪便 5. 摘除甲状腺应固定工序，指定专人，不遗漏，妥善保管 6. 修整后的胴体和副产品，必须符合有关卫生、质量标准；不沾染毛、污血及其他污染物 7. 屠宰或检验过程中，如所用工具（刀、钩等）触及带病菌的屠体或病变组织时应彻底消毒后再使用 8. 被污染的设备和场地应在兽医监督下进行清洗和消毒后，才能重新屠宰、加工正常动物 9. 被脓液、病理组织、胃肠内容物、渗出物等污染物污染的胴体或肉类，应按有关规定剔除或废弃	有关生产、检验、检疫记录
宰后检验及处理	1. 病畜禽 2. 寄生虫	畜禽生病或感染	1. 对屠体的头部、肉尸、内脏（肺、心脏、肝脏、脾脏、胃肠、肾脏等）进行检验 2. 寄生虫检验，包括旋毛虫，囊尾蚴，猪肉孢子虫等 3. 经检验合格的胴体，应在规定的部位加盖“兽医验讫”印章。印色使用食用级色素配制	1. 兽医工作记录； 2. 有关生产、检验记录
冷却、排酸	微生物污染和生长繁殖，导致畜肉腐败变质	1. 排酸环境温度控制不当 2. 肉温控制不当 3. 交叉污染	1. 控制排酸的生产工艺，排酸的环境温度为 0～4℃，经 24h 处理完毕 2. 保持场地的良好卫生状况，控制微生物的污染	1. 加工场地温度记录 2. 肉温检测记录
剔骨、分割	微生物的污染和生长繁殖	1. 环境温度控制不当 2. 肉温控制不当 3. 加工品有积压现象 4. 加工过程中污染加工品 5. 交叉污染	1. 控制加工场地的环境温度：剔骨、分割应在较低温度下进行，并应有散热和防止积压的措施。预冷间/设施温度控制在 0～4℃；分割间、肉制品加工间温度控制在 12℃以下 2. 控制加工品的温度：分割、去骨、包装时，畜肉的中心温度应保持 7℃以下；加工、分割、去骨等操作应尽可能迅速，使产品保持规定的温度 3. 加强监督检查：兽医卫生检验人员应对原料和成品的卫生质量、车间温度、设施卫生等进行监督、检查 4. 及时清除废弃物	1. 加工场地温度记录 2. 肉温检测记录 3. 冷库清洁卫生记录 4. 废弃物清运记录
冷冻处理	微生物的污染和生长繁殖	1. 环境温度控制不当 2. 肉温控制不当 3. 加工过程中污染加工品 4. 交叉污染	1. 预冷，冷却胴体应在相对湿度 75%～84%，温度 0～1℃条件下进行预冷，肉体之间保持一定距离 2. 冻结间温度应低于－28℃；冷藏库温度应低于－18℃，应在 48h 内，使肉的中心温度达到－15℃以下，方准转入冷库 3. 冷库内应保持清洁、卫生 4. 冻肉在冷库贮存时应在垫板上分类堆放，与墙壁、顶棚、排管有一定间距 5. 入库冻肉必须有兽医检验合格证书，贮藏过程中随时检查，防止风干、氧化、变质	1. 加工场地温度记录 2. 肉温检测记录 3. 冷库清洁卫生记录

续表

工艺流程与主要工序	常见卫生问题	主要原因	主要控制措施	管理与监测要点
包装	1. 包装材料造成的污染 2. 金属等异物的污染 3. 包装不当造成产品后期的腐败变质	1. 包装材料卫生状况不符合要求 2. 加工场地温度控制不当	1. 包装材料应符合卫生标准，不得含有有毒有害物质，不影响肉的感官特性 2. 材料应有足够的强度，保证在运输和搬运过程中不破损 3. 肉类包装材料不重复使用，非包装用具、器材等用易清洗、耐腐蚀的材料制成，并在使用前经过清洗和消毒 4. 内、外包装材料应分别专库存放，包装物料库应干燥、通风，保持清洁卫生 5. 产品包装间的温度应符合特定的要求 6. 使用金属探测仪，剔除金属等异物	1. 包装材料验收记录 2. 加工场地温度记录 3. 金属探测仪检测记录

8.2.2 鲜（冻）禽肉

根据GB 16869《鲜、冻禽产品》，本节鲜（冻）禽肉是指健康活禽经屠宰、加工、包装的鲜禽产品或冻禽产品，也包括未经包装的鲜禽产品或冻禽产品。

目前，鲜（冻）禽肉主要卫生指标如下：

① 感官指标　a. 组织形态。鲜禽产品肌肉富有弹性，指压后凹陷部位立即恢复原状；冻禽产品（解冻后）肌肉指压后凹陷部位恢复较慢，不易完全恢复原状。b. 色泽。表皮和肌肉切面有光泽，具有禽类品种应有的色泽。c. 气味。具有禽类品种应有的气味，无异味。d. 加热后肉汤。透明澄清，脂肪团聚于液面，具有禽类品种应有的滋味。e. 淤血面积。不得有$>1cm^2$的淤血面积；而$>0.5cm^2$、$\leqslant 1cm^2$淤血面积的片数不得超过抽样量的2%。f. 硬杆毛。数量应≤1根。g. 不得检出异物。

② 理化指标　冻禽产品解冻失水率、挥发性盐基氮、汞、铅、砷、六六六、滴滴涕、敌敌畏、四环素、金霉素、土霉素、磺胺二甲嘧啶、二氯二甲吡啶酚（克球酚）、己烯雌酚。

③ 微生物指标　菌落总数、大肠菌群、沙门氏菌及出血性大肠埃希氏菌。

鲜（冻）禽肉的卫生质量主要取决于肉禽收购验收和宰前检验检疫这两个重要的工序。表8-6总结了鲜（冻）禽肉加工过程的常见卫生问题与主要控制措施。

表8-6　鲜（冻）禽肉加工过程的常见卫生问题与主要控制措施

工艺流程与主要工序	常见卫生问题	主要原因	主要控制措施	管理与监测要点
肉禽验收与宰前检验检疫	1. 禽流感 2. 急性新城疫 3. 鸡球虫病 4. 禽大肠杆菌病 5. 禽沙门氏菌病 6. 兽药残留 7. 农药残留 8. 重金属与类金属污染	动物运输过程中的问题	1. 加强收购的验收和做好宰前检验 2. 发现病禽应立即送急宰间处理，严禁将健禽、病禽混宰 3. 动物临宰前停食静养12～24h，宰前3h应充分喂水 4. 待宰禽临宰前应淋浴冲洗干净	1. 产地检疫证明 2. 运输检疫证明 3. 运输车辆消毒证明 4. 兽医工作记录 5. 待宰动物管理记录

续表

工艺流程与主要工序	常见卫生问题	主要原因	主要控制措施	管理与监测要点
屠宰操作	胴体被微生物等污染	1. 屠宰过程中管理失控 2. 操作人员未按规定进行操作	1. 宰禽应沥血 8～10min，待其死亡后方能入烫池 2. 经口腔放血的禽尸，须彻底清除口中的血块 3. 动物屠体开膛时间不超过放血后 0.5h，不割破内脏 4. 动物屠宰时应做到胴体、内脏、头爪不落地；整理胃、肠时翻洗干净，不残留粪便 5. 净膛后的胴体用水冲洗干净，不得用布擦拭清洁禽肉，并快速冷却至 4℃以下 6. 修整后的胴体和副产品符合有关卫生、质量标准；不沾染毛、污血及其他污染物 7. 屠宰或检验过程中，如所用工具（刀、钩等）触及带病菌的屠体或病变组织时应彻底消毒后再使用 8. 被污染的设备和场地应在兽医监督下进行清洗和消毒后，才能重新屠宰、加工正常动物 9. 被脓液、病理组织、胃肠内容物、渗出物等污染物污染的胴体或肉类，应按有关规定剔除或废弃	有关生产、检验、检疫记录
宰后检验	1. 病禽 2. 寄生虫		1. 同一屠体的肉尸、内脏、头和皮应编为同一号码 2. 对屠体的头部、肉尸、内脏（肺、心脏、肝脏、脾脏、胃肠、肾脏等）进行检验 3. 寄生虫检验 4. 经检验合格的胴体，应在规定的部位加盖"兽医验讫"印章，印色必须使用食用级色素配制	1. 兽医工作记录 2. 有关生产、检验记录
剔骨、分割	微生物的污染和增殖	1. 环境温度控制不当 2. 肉温控制不当 3. 加工品有积压现象 4. 加工不卫生，污染加工品 5. 存在交叉污染	1. 控制加工场地的环境温度：剔骨、分割应在较低温度下进行，并有散热和防止积压的措施。预冷间/设施温度控制在 0～4℃；分割间、肉制品加工间温度控制在 12℃以下 2. 控制加工品的温度：分割、去骨、包装时，禽肉的中心温度应保持 7℃以下，禽肉保持 4℃以下，食用副产品保持 3℃以下。加工、分割、去骨等操作应尽可能迅速，使产品保持规定的温度 3. 加强监督检查：兽医卫生检验人员应对原料和成品的卫生质量、车间温度、设施卫生等进行监督、检查 4. 及时清除废弃物	1. 加工场地温度记录 2. 肉温检测记录 3. 冷库清洁卫生记录 4. 废弃物清运记录
冷冻处理	见表 8-5	见表 8-5	见表 8-5	见表 8-5
包装	见表 8-5	见表 8-5	见表 8-5	见表 8-5

8.2.3 腌腊肉制品

GB 2730《食品安全国家标准　腌腊肉制品》中腌腊肉制品主要以鲜（冻）畜、禽肉或其可食副产品为原料，添加或不添加辅料，经腌制、烘干（或晾干、风干）等工艺加工而成的一类非即食肉制品。根据加工工艺分类，腌腊肉制品包括：火腿、腊肉、咸肉、香（腊）肠；若根据产品是否可以生食分类，则有：生制熟食肉制品、生制生食肉制品。

这类产品的主要卫生指标包括：

① 感官指标　具有产品应有的色泽，无黏液、无霉点；具有产品应有的气味，无异味、无酸败味；具有产品应有的组织性状，无正常视力可见外来异物。

② 理化指标　过氧化值（以脂肪计，适用于火腿、腊肉、咸肉、香（腊）肠、腌腊禽制品）、三甲胺氮（仅适用于火腿）。

③ 污染物限量　应符合 GB 2762《食品安全国家标准 食品中污染物限量》的规定。

④ 食品添加剂的使用　应符合 GB 2760《食品安全国家标准 食品添加剂使用标准》的规定。

表 8-7 总结了腌腊肉制品加工过程的常见卫生问题与主要控制措施。

表 8-7　腌腊肉制品加工过程的常见卫生问题与主要控制措施

工艺流程与主要工序	常见卫生问题	主要原因	主要控制措施	管理与监测要点
原料验收	1. 腐败变质 2. 冻畜、禽肉的油脂酸败 3. 致病菌污染 4. 疫病或不明死亡原因的畜(禽)肉 5. 注水肉 6. 兽药、农药残留 7. 违禁药物残留 8. 环境污染物的污染 9. 混有甲状腺组织 10. 冻禽肉表面风干 11. 异物污染	1. 贮藏条件不当 2. 宰杀、运输、贮存等过程处理不当	1. 采购原料用鲜(冻)畜、禽肉时必须索取检疫合格证书,并查验检疫合格章,不符合要求的不得采购 2. 认真检查鲜(冻)畜、禽肉的外观,准确辨别不符合要求的问题肉	有关生产、检验、检疫记录
原料整理	1. 检查不认真,以至将存在前述卫生问题的鲜(冻)畜、禽肉作为原料 2. 解冻方法不正确,造成微生物的污染和生长繁殖	1. 检查不认真 2. 解冻方法不正确	1. 鲜(冻)畜、禽肉的检查见原料验收的控制措施,不符合食品卫生标准或其他卫生要求的肉不能作为原料 2. 畜、禽肉的正确解冻	1. 各种检查记录 2. 解冻操作记录
腌制	1. 微生物污染与生长繁殖 2. 腐败变质 3. 二甲胺、三甲胺、亚硝酸盐含量超标	生产过程控制不当	1. 保证使用鲜度较高的原料 2. 减少和避免辅料造成的微生物污染 3. 正确使用食盐,控制腌制温度与腌制时间 4. 按 GB 2760《食品安全国家标准　食品添加剂使用标准》规定添加亚硝酸盐,并搅拌均匀 5. 控制加工温度 6. 控制食盐的加入量 7. 添加助色剂,如同时使用异抗坏血酸钠 8. 改进工艺,使用替代物质	1. 硝酸盐的加入量记录 2. 加工温度监测记录
干燥(晾晒、风干、烘烤、烟熏)	1. 微生物残存与生长繁殖 2. 腐败变质 3. 脂肪酸败 4. 霉变 5. 产生多环芳烃类化合物 6. 产生 *N*-亚硝基化合物	生产过程控制不当	1. 制定良好的生产工艺 2. 添加抗氧化剂,并符合 GB 2760《食品安全国家标准　食品添加剂使用标准》规定 3. 晾挂在通风良好、干燥的室内	相关生产记录
包装	1. 包装物不洁,造成对产品的微生物或化学性污染 2. 包装不当,产品在后期贮存与销售过程中因微生物生长繁殖而发生腐败变质	1. 包装物不洁 2. 包装不当	1. 包装材料的消毒与保洁 2. 增强产品包装过程的防腐措施	
贮存	1. 油脂酸败 2. 蛋白质腐败变质 3. 虫蚀 4. 有机磷农药或其他杀虫剂的污染	1. 包装形式欠佳 2. 贮藏条件不当	1. 产品贮存场所应干燥、通风良好 2. 不得与有毒、有害、有异味、易挥发、易腐蚀的物品同处贮存 3. 各种腌、腊、熏制品应按品种采取相应的贮存方法 4. 采取有效防蝇、防虫等措施,但严禁在贮存场所或向腌腊制品喷洒农药 5. 经常查验产品感官性状	1. 采取防止氧化措施 2. 贮藏温度监测记录 3. 采取防霉措施

8.2.4 熟肉制品

GB 2726《食品安全国家标准　熟肉制品》所适用的熟肉制品是以鲜（冻）畜、禽产品为主要原料加工制成的产品，包括酱卤肉制品类、熏肉类、烧肉类、烤肉类、油炸肉类、西式火腿类、肉灌肠类、发酵肉制品类、熟肉干制品和其他熟肉制品。

熟肉制品的主要卫生指标包括：

① 感官指标　具有产品应有的色泽；具有产品应有的滋味和气味，无异味，无异臭；具有产品应有的状态，无正常视力可见外来异物，无焦斑和霉斑。

② 污染物限量　应符合 GB 2762《食品安全国家标准　食品中污染物限量》的规定。

③ 微生物指标　菌落总数、大肠菌群；致病菌限量应符合 GB 29921《食品安全国家标准　食品中致病菌限量》的规定。

熟肉制品品种繁多，其加工过程的常见卫生问题与主要控制措施总结于表 8-8。

表 8-8　熟制肉制品加工过程的常见卫生问题与主要控制措施

工艺流程与主要工序	常见卫生问题	主要原因	主要控制措施	管理与监测要点
生产加工	微生物指标超过国家标准	生产过程中的环境温度过高、加工品温度过高，加工时间过长，卫生状况差	1. 严格控制可能造成成品污染的各个因素 2. 严格控制各种肉制品的加工温度	1. 生产车间温度记录 2. 肉温监测记录
	亚硝酸盐含量超标	没有按规定量添加	1. 添加量符合 GB 2760《食品安全国家标准　食品添加剂使用标准》 2. 加入亚硝酸盐时搅拌均匀 3. 控制加工温度 4. 添加助色剂，如同时使用异抗坏血酸钠 5. 改进工艺，使用替代物质	1. 控制硝酸盐的加入量 2. 控制加工温度
	违规使用苯甲酸	因生产工艺或原料问题，导致产品的微生物超标，违规使用添加剂来防止产品变质	1. 加强自律 2. 加强生产过程卫生控制 3. 改进生产工艺	1. 添加剂添加记录 2. 产品检验记录
	复合磷酸盐含量超标	片面追求产品的持水性	1. 加强自律，添加量符合 GB 2760《食品安全国家标准　食品添加剂使用标准》 2. 改进生产工艺 3. 提高畜禽肉的新鲜度	1. 复合磷酸盐添加记录 2. 产品检验记录 3. 原料肉新鲜度检验记录
	苯并[a]芘含量超标	烟熏类产品工艺失控	使用低松脂的硬木（木屑）	产品检验记录
	违规使用人工合成色“胭脂红”等	将产品染成瘦肉的颜色，减少畜禽原料的加入，降低生产成本	1. 加强自律 2. 杜绝掺杂使假 3. 改进产品配方	1. 添加记录 2. 产品检验记录
	加入过量淀粉，使蛋白质含量降低	用廉价配料代替畜禽原料，以降低生产成本	1. 加强自律 2. 杜绝掺杂使假	产品检验记录
	原料新鲜度差或者使用了变质原料，使用病死畜肉、禽肉	降低生产成本	1. 加强自律 2. 杜绝掺杂使假	1. 原料肉检验记录 2. 原料肉新鲜度检验记录
	盐分、感官和净含量不合格		1. 改进生产工艺 2. 加强自律	产品检验记录
包装贮存	微生物二次污染	1. 包装材料本身带入 2. 贮存温度及产品本身卫生问题	1. 包装后的产品，特别是动物肠衣类产品，必须立即进行二次杀菌 2. 产品的包装材料的透气、透氧性要控制，应当尽量使用厚一点的包装材料	1. 建立产品消毒记录 2. 包装材料使用记录

8.3 水产品

水产食品主要指以鱼、虾、蟹、贝及藻等为原料，经过冰鲜、冷冻、干制、腌制等相应加工制成的食品，包括鲜冻动物性水产品、水产品干制品、水产调味品、腌制生食水产品、盐渍鱼、鱼糜制品、藻类制品等。

8.3.1 鲜、冻动物性水产品

GB 2733《食品安全国家标准　鲜、冻动物性水产品》所规定的鲜、冻动物性水产品是指鲜的或采用快速冻结法冷冻贮运与销售的动物性水产品，包括淡水产品和海水产品。

鲜、冻动物性水产品的主要卫生指标包括：

① 感官指标　具有水产品应有色泽；具有水产品应有气味，无异味；具有水产品正常的组织状态，肌肉紧密、有弹性。

② 理化指标　挥发性盐基氮、组胺。

③ 污染物限量　应符合 GB 2762《食品安全国家标准　食品中污染物限量》的规定。

④ 贝类毒素指标　麻痹性贝类毒素、腹泻性贝类毒素。

⑤ 农药残留量　应符合 GB 2763《食品安全国家标准　食品中农药最大残留限量》的规定，兽药残留量应符合国家有关规定和公告。鲜、冻动物性水产品加工过程的常见卫生问题与主要控制措施总结于表 8-9。

表 8-9　鲜、冻动物性水产品加工过程的常见卫生问题与主要控制措施

工艺与流程	常见卫生问题	主要原因	控制措施	监测要点
原料验收	1. 铅、无机砷、镉、多氯联苯指标超标 2. 挥发性盐基氮、组胺、菌落总数、大肠菌群、致病菌超标	1. 原料来自污染区域 2. 原料鲜度不足	按照 GB 2733《食品安全国家标准　鲜、冻动物性水产品》进行收购原料	原料检测报告
包装材料验收	包装材料不合卫生要求	包装物生产厂未按标准生产	使用合格的包装物	包装物合格证明
包装材料贮存	贮存不当导致污染	仓库卫生状况不佳	贮存在符合卫生要求的仓库内	仓库卫生检查记录
挑选	1. 个别原料鲜度差 2. 挥发性盐基氮、组胺超标	1. 挑选不严 2. 存放时间过长，产生腐败	严格按标准挑选原料	原料鲜度
清洗	致病菌污染、致病菌生长繁殖，导致原料挥发性盐基氮、组胺升高	1. 清洗用水不洁 2. 清洗时间过长 3. 水温过高	水质要符合国家饮用水卫生标准，水温控制在 10～15℃，清洗时要冲洗，不能泡洗	清洗时间、水温
沥水	致病菌污染	海水	海水必须符合渔业用水标准	海水
装盘	致病菌污染	称量设备不洁和包装工人操作不当	称量设备必须清洁，包装工人手部应清洗消毒、按操作规程操作	称量设备、包装工人手部
速冻	挥发性盐基氮、组胺升高	速冻温度和时间控制不当	14h 内将产品中心温度降到 −15℃以下	产品中心温度

续表

工艺与流程	常见卫生问题	主要原因	控制措施	监测要点
脱盘	致病菌污染	脱盘设备不洁和工人操作不当	设备必须清洁，包装工人手部应清洗消毒、按操作规程操作	脱盘设备、包装工人手部
称重	致病菌污染	称重设备不洁和工人操作不当	称量设备必须清洁，包装工人手部应清洗消毒、按操作规程操作	脱盘设备、包装工人手部
镀冰衣	致病菌污染	设备不洁，工人操作不当及生产用水不洁	镀冰衣设备必须清洁，工人手部应清洗消毒、按操作规程操作	镀冰衣设备、工人手部
包装	致病菌污染	包装工人操作不当	包装工人手部应清洗消毒、按操作规程操作	包装工人手部
金属探测	产品可能混入的金属异物不能检出	金探仪灵敏度失灵	金探仪在使用前、中途和使用结束前都要测试其灵敏度	金探仪灵敏度
冷藏	致病菌有可能生长繁殖	库温波动过大	库温保持在-18℃±1℃范围内	库温波动情况

8.3.2 动物性水产制品

GB 10136《食品安全国家标准　动物性水产制品》所规定的动物性水产制品是指以鲜、冻动物性水产品为主要原料，添加或不添加辅料，经相应工艺加工制成的水产制品，包括即食动物性水产制品、预制动物性水产制品以及其他动物性水产制品，不包括动物性水产罐头制品。

这类产品适用的主要卫生指标包括：

① 感官指标　具有该产品应有的色泽；具有该产品正常滋味、气味，无异味、无酸败味；具有该产品正常的形状和组织状态，无正常视力可见的外来杂物，无霉变、无虫蛀。

② 理化指标　过氧化值、组胺、挥发性盐基氮。

③ 污染物限量　应符合 GB 2762《食品安全国家标准　食品中污染物限量》的规定。

④ 农药残留量　应符合 GB 2763《食品安全国家标准　食品中农药最大残留限量》的规定，兽药残留量应符合国家有关规定和公告。

⑤ 微生物指标　熟制动物性水产品和即食生制动物性水产品的致病菌限量应分别符合 GB 29921《食品安全国家标准　食品中致病菌限量》中熟制水产品和即食生制水产品的规定。即食生制动物性水产品还应检测菌落总数和大肠菌群。

⑥ 寄生虫指标　吸虫囊蚴、线虫幼虫与绦虫裂头蚴不得检出。

动物性水产制品的生产过程中，主要的卫生问题是不能有效地去除和抑制致病性和腐败性微生物（主要是副溶血性弧菌），导致产品引起食物中毒。本节以醉泥螺为例介绍动物性水产制品（腌制生食动物性水产品）加工过程的常见卫生问题与主要控制措施（表 8-10）。

表 8-10　醉泥螺加工过程的常见卫生问题与主要控制措施

工艺与流程	常见卫生问题	主要原因	控制措施	监测要点
原料收购	1. 铅、无机砷、镉、多氯联苯指标超标 2. 挥发性盐基氮、菌落总数、大肠菌群、致病菌超标	1. 原料来自污染区域 2. 原料鲜度不足	按照 GB 2733《食品安全国家标准　鲜、冻动物性水产品》进行收购原料	原料检测报告
包装物验收	包装材料不符合卫生要求	包装物生产厂未按标准生产	使用合格的包装物	包装物合格证明

续表

工艺与流程	常见卫生问题	主要原因	控制措施	监测要点
包装物贮存	贮存不当导致污染	仓库卫生状况不佳	贮存在符合卫生要求的仓库内	仓库卫生检查记录
辅料验收	辅料不合卫生要求	辅料生产厂未按标准生产	使用合格的辅料	辅料合格证明
辅料贮存	贮存不当导致污染	仓库卫生状况不佳	贮存在符合卫生要求的仓库内	仓库卫生检查记录
海水洗涤	致病菌污染	海水不洁	海水必须符合渔业用水标准	海水合格证明
盐水浸渍	致病菌生长繁殖、挥发性盐基氮超标	盐水浓度不足,无法抑止致病菌生长繁殖,挥发性盐基氮超标	盐水浓度必须达到要求	盐水浓度
加盐腌渍	致病菌生长繁殖、挥发性盐基氮超标	用盐量不足,无法抑止致病菌生长繁殖,挥发性盐基氮超标	应保证盐的用量	用盐量
清水脱盐	致病菌污染	脱盐用水不洁导致致病菌污染	脱盐用水必须符合饮用水标准	脱盐用水合格证明
罐装	致病菌污染	糖、酒用量不足,无法抑止致病菌生长繁殖,容器不洁导致致病菌污染	应保证糖、酒的用量,清洗消毒容器。	糖、酒的用量,容器清洗消毒记录
贮藏	致病菌污染	贮藏不当所导致	贮藏时避免阳光和生水	贮藏条件

8.3.3 藻类制品

GB 19643《食品安全国家标准　藻类及其制品》规定藻类制品食以藻类为主要原料，添加或不添加辅料，经相应工艺加工制成的产品。

藻类制品的卫生指标包括：

① 感官指标　具有产品应有的色泽；具有产品应有的滋味和气味，无异味；具有产品应有的状态，无霉斑、无变质，无正常视力可见外来异物。

② 理化指标　水分、铅、无机砷、甲基汞、多氯联苯。

③ 污染物限量　应符合 GB 2762《食品安全国家标准　食品中污染物限量》的规定。

④ 微生物指标　致病菌限量应符合 GB 29921《食品安全国家标准　食品中致病菌限量》的规定；即食藻类制品还应监测菌落总数、大肠菌群、霉菌。

本节以调味海苔为例介绍藻类制品加工过程的常见卫生问题与主要控制措施（表 8-11）。

表 8-11　调味海苔加工过程的常见卫生问题与主要控制措施

工艺与流程	常见卫生问题	主要原因	控制措施	监测要点
原料的采购和储存	1. 铅、无机砷、镉、多氯联苯指标超标 2. 菌落总数、大肠菌群、霉菌、致病菌指标超标	干海苔来自非合格供方,并未验收合格	干海苔必须来自合格供方,并验收合格	原料检测报告
辅料的采购和储存	不合卫生要求、贮存不当导致污染	辅料不合卫生要求、贮存不当导致污染	使用合格的辅料、贮存在符合卫生要求的仓库内	辅料检测报告

续表

工艺与流程	常见卫生问题	主要原因	控制措施	监测要点
包装材料的采购和储存	接触藻类制品的包装纸、标签等含有荧光物质和重金属元素	不合卫生要求	按内、外包装验收标准进行包装物料的验收，使用合格的包装物	包装物料的验收报告
	储存不当导致污染	贮存不当	贮存在符合卫生要求的仓库内	贮存仓库
金属检测	原料可能混入的金属异物不能检出	金探仪灵敏度失灵	金探仪在使用前、中途和使用结束前都要测试其灵敏度，确保其灵敏度	金探仪灵敏度
原料的发送	致病菌污染	烤制设备清洗消毒不当	烤制设备每天按规定清洗消毒	烤制设备清洗消毒
烧烤	成品中致病菌残存	烧烤温度和时间控制不当	控制烧烤温度和时间	烧烤温度和时间
配制调料液并过滤	有可能混入杂质	过滤不当	保证过滤网的完整	过滤网完整情况
加调味液	调味液中致病菌会污染原料	调味液保存不当	控制调味液保存温度	调味液保存温度
干燥	成品中致病菌残存	干燥温度和时间控制不当	控制干燥温度和时间	干燥温度和时间
品检	致病菌污染成品	品检工作台和品检人员手部卫生状况不良	保证品检工作台和品检人员手部按规定进行清洗消毒，保证其卫生状况良好	品检工作台和品检人员手部卫生状况
计数	致病菌污染成品	计数机和计数人员手部卫生状况不良	保证计数工作台和计数人员手部按规定进行清洗消毒，保证其卫生状况良好	计数机和计数人员手部卫生状况
切片	致病菌污染成品	切片机卫生状况不良	保证切片机按规定进行清洗消毒，保证其卫生状况良好	切片机卫生状况
内包装	致病菌污染成品	内包装卫生状况不良	保证内包装按规定进行消毒，保证其卫生状况良好	内包装卫生状况
金属检测	原料可能混入的金属异物不能检出	金探仪灵敏度失灵	金探仪在使用前、中途和使用结束前都要测试其灵敏度，确保其灵敏度，确保成品安全	金探仪灵敏度
外包装	引入二次污染	外包装破损	外包装必须符合生产要求并有合格证	外包装验收报告
入库	致病菌生长繁殖	贮存温度、湿度不当	控制贮存温度、湿度	贮存温度、湿度

8.4 谷物类食品

本节主要介绍冲调谷物制品、方便面和膨化食品加工中存在的常见卫生问题及其控制措施。

8.4.1 冲调谷物制品

GB 19640《食品安全国家标准　冲调谷物制品》中冲调谷物制品指的是以谷物或其他淀粉质类原

料为主，添加或不添加辅料，经熟制和/或干燥等工艺加工制成，直接冲调或冲调加热后食用的食品，如麦片、芝麻糊、莲子羹、藕粉、杂豆糊、粥等。

冲调谷物制品的主要卫生指标包括：

① 感官指标　具有产品应有的色泽；具有产品应有的滋味与气味，无异味；无霉变，无正常视力可见外来异物，冲调后呈黏稠状或固液混合状。

② 理化指标　水分。

③ 污染物限量　应符合 GB 2762《食品安全国家标准　食品中污染物限量》的规定。其中，以谷物为主的冲调谷物制品应符合麦片的规定；以谷物为主，添加蔬菜、水果、坚果、畜禽、水产等加工制品的冲调谷物制品应符合带馅（料）面米制品的规定；以其他淀粉质类原料为主的冲调谷物制品应符合淀粉制品的规定。以谷物为主的冲调谷物制品的真菌毒素限量应符合 GB 2761《食品安全国家标准　食品中真菌毒素限量》中谷物及其制品的规定。

④ 微生物指标　致病菌限量应符合 GB 29921《食品安全国家标准　食品中致病菌限量》中粮食制品的规定，还应监测菌落总数、大肠菌群、霉菌。

表 8-12 和表 8-13 分别总结了纯麦片和混合型麦片加工过程的常见卫生问题与主要控制措施。

表 8-12　纯麦片加工过程的常见卫生问题与主要控制措施

工艺流程	常见卫生问题	主要原因	控制措施	监测要点
原料验收	1. 霉菌及其毒素(黄曲霉毒素) 2. 农药残留 3. 杂质 4. 重金属污染 5. 虫害	1. 原料质量不合格 2. 贮藏条件不合适。	1. 严格按相关标准检验 2. 加强原辅料贮藏期的温度和湿度管理。	1. 原料检测报告 2. 贮藏中温度和湿度
原料预处理	1. 杂质、灰分含量高 2. 微生物超标	1. 原料清理和洗涤不彻底 2. 用水水质不达标 3. 器具不卫生 4. 浸泡时间过长	1. 严格按照工艺要求操作 2. 用水必须符合国家生活饮用水质量标准 3. 定期对设备和环境进行清洗消毒 4. 掌握好浸泡的温度与时间	1. 水质检测报告 2. 工艺操作记录 3. 清洗、消毒记录
糊化	1. 微生物污染 2. 重金属超标 3. 混入外来杂质	1. 生产设备和环境不卫生 2. 蒸煮用水不达标 3. 操作管理不严格	1. 定期对设备和环境进行清洗消毒 2. 用水必须符合国家生活饮用水质量标准 3. 严格操作管理	1. 水质检测报告 2. 工艺操作记录 3. 清洗、消毒记录
压片	1. 微生物污染 2. 混入外来杂质	1. 生产设备和环境不卫生 2. 操作管理不严格	1. 定期对设备和环境进行清洗消毒 2. 严格操作管理	1. 压片机卫生 2. 清洗、消毒记录
干燥	1. 产品水分超标 2. 混入外来杂质	工艺操作缺陷和管理不严	严格工艺操作管理	水分化验结果
冷却	1. 微生物污染 2. 混入外来杂质	卫生管理不严	严格车间卫生管理和生产管理	清洗、消毒记录
包装	1. 包装材料带来的化学性污染 2. 包装设备和生产环境不卫生	1. 包装材料不合格 2. 包装设备不卫生	1. 严格按照国家标准选用包装材料 2. 严格机器设备的清洗与消毒	1. 包装材料检测报告 2. 机器设备卫生管理
入库	1. 水分含量变化 2. 微生物增殖 3. 脂肪氧化	1. 贮藏条件不适宜 2. 包装破损	贮藏条件必须符合食品贮藏要求：库房应干燥、凉爽、密闭、通风良好，并且防虫防鼠	产品监测报告

表 8-13 混合型麦片加工过程的常见卫生问题与主要控制措施

工艺流程	常见卫生问题	主要原因	控制措施	监测要点
原辅料验收	1. 霉菌及其毒素(黄曲霉毒素) 2. 农药残留 3. 杂质 4. 重金属污染 5. 虫害	1. 原辅料质量不合格 2. 贮藏条件不合适	1. 严格按相关标准检验 2. 加强原辅料贮藏期的温度和湿度管理	1. 原辅料检测报告 2. 贮藏中温度和湿度
原料预处理	含有杂质	筛理不够彻底	严格按照工艺要求操作	工艺操作记录
配料混合	1. 添加剂超标 2. 外来杂质的混入、 3. 微生物污染 4. 虫害滋生	1. 辅料卫生不合格 2. 操作管理不严格	1. 加强生产车间和设备的卫生管理及工作 2. 人员卫生管理 3. 严格生产管理 4. 加强食品添加剂使用管理	辅料卫生检测报告
调浆	1. 微生物污染 2. 重金属超标	1. 生产设备不卫生 2. 调浆用水水质不达标	1. 严格机器设备的清洗与消毒 2. 调浆用水必须符合国家生活饮用水质量标准	1. 水质检测报告 2. 环境、设备的清洗消毒记录
滚筒干燥	产品水分超标	工艺操作缺陷	严格工艺操作管理	水分化验结果
二次配料混合	1. 理化指标 2. 微生物指标超标	1. 配料原料的理化指标 2. 微生物指标超标 3. 混合设备不卫生	1. 对配料原料进行严格理化 2. 微生物检验 3. 严格机器设备的清洗与消毒	1. 配料检测报告 2. 机器设备卫生管理
包装	1. 包装材料带来的化学性污染 2. 包装设备和生产环境不卫生	1. 包装材料不合格 2. 包装设备不卫生	1. 严格按照国家标准选用包装材料 2. 严格机器设备的清洗与消毒	1. 包装材料检测报告 2. 机器设备卫生管理
入库	1. 水分含量变化 2. 微生物增殖 3. 脂肪氧化	1. 贮藏条件不适宜 2. 包装破损	贮藏条件必须符合食品贮藏要求:库房应干燥、凉爽、密闭、通风良好,并且防虫防鼠	产品监测报告

8.4.2 方便面

GB 17400《食品安全国家标准 方便面》所规定的方便面是以小麦粉和/或其他谷物粉、淀粉等为主要原料，添加或不添加辅料，经加工制成的面饼，添加或不添加方便调料的面条类预包装方便食品，包括油炸方便面和非油炸方便面。

方便面的主要卫生指标包括：

① 感官指标 a. 色泽：具有该产品应有的色泽。b. 滋味、气味：无异味、无异臭。c. 状态：外形整齐或一致，无正常视力可见外来异物。

② 理化指标 水分、酸价、过氧化值。

③ 污染物限量 应符合 GB 2762《食品安全国家标准 食品中污染物限量》中带馅（料）面米制品的规定。

④ 微生物指标 致病菌限量应符合 GB 29921《食品安全国家标准 食品中致病菌限量》中方便面米制品的规定，还应检测菌落总数、大肠菌群。

从方便面的加工过程来看，影响方便面卫生质量的关键环节包括原辅料质量、和面、蒸煮、脱水、冷却、成品检测与包装等。表 8-14 总结了方便面加工过程的常见卫生问题与主要控制措施。

表 8-14　方便面加工过程的常见卫生问题与主要控制措施

工艺流程		常见卫生问题	主要原因	控制措施	监测要点
原料和辅料验收		1. 小麦粉黄曲霉毒素污染 2. 小麦粉农药残留超标 3. 小麦粉添加剂超标 4. 重金属超标 5. 油脂氧化	1. 小麦粉不合格 2. 油脂原料不合格 3. 用盐等不合格	加强原料检测	原料检测报告
和面		1. 微生物污染 2. 食品添加剂超标 3. 重金属超标 4. 混入杂质	1. 生产设备、人员以及车间环境卫生状况不良 2. 食品添加剂使用不规范 3. 生产管理不严格	1. 定期清洁消毒生产设备、器具和车间 2. 加强人员健康检查和卫生管理 3. 严格食品添加剂的使用管理 4. 确保原辅料质量	1. 环境、设备的清洗消毒记录 2. 原辅料质量检测报告 3. 食品添加剂的使用记录
蒸面		微生物污染	环境、设备以及人员的卫生状况不良	1. 定期清洁消毒生产设备、器具和车间 2. 加强人员健康检查和卫生管理	环境、设备的清洗消毒记录
脱水	油炸	1. 油脂的酸价、过氧化值等超标 2. 混入杂质	1. 油炸温度过高；用油长时间未更新 2. 油脂氧化 3. 环境、设备以及人员的卫生状况不良	1. 控制油炸温度，改善油炸工艺 2. 定期更换新油 3. 加强环境、设备、人员的卫生管理	1. 油温记录 2. 油脂更换记录
	热风干燥	1. 混入杂质 2. 微生物污染，甚至污染致病菌	1. 生产管理不严格 2. 环境、设备以及人员的卫生状况不良	1. 严格生产管理 2. 定期清洁消毒生产设备及车间 3. 加强工作人员健康检查和卫生管理	1. 环境、设备的清洁消毒记录 2. 温度和时间控制记录
冷却		1. 混入杂质 2. 微生物污染，甚至污染致病菌	1. 生产管理不严格 2. 环境、设备以及人员的卫生状况不良	1. 严格生产管理 2. 定期清洁消毒生产设备及车间 3. 加强工作人员健康检查和卫生管理	设备、环境的清洁消毒记录
金属探测包装		1. 微生物污染 2. 包装材料引起的化学性危害 3. 混入杂质	1. 环境、设备以及人员的卫生状况不良 2. 包装材料不合格 3. 生产管理不严格	1. 严格生产管理 2. 定期清洁消毒生产设备及车间 3. 加强工作人员健康检查和卫生管理 4. 使用合格的包装材料	1. 成品检测报告 2. 设备、环境的清洁消毒记录 3. 包装材料检测报告

8.4.3　膨化食品

膨化食品国外又称挤压食品、喷爆食品、轻便食品等，是近些年国际上较为流行的一种新型食品。GB 17401《食品安全国家标准　膨化食品》规定膨化食品是以谷类、薯类、豆类、果蔬类或坚果籽类等为主要原料，采用膨化工艺制成的组织疏松或松脆的食品。可分为含油型膨化食品和非含油型膨化食品。

膨化食品的主要卫生指标包括：

① 感官指标　具有产品应有的色泽；具有产品应有的滋味、气味，无异味；无霉变，无正常视力可见的外来异物。

② 理化指标　水分、酸价、过氧化值。

③ 污染物限量　应符合 GB 2762《食品安全国家标准　食品中污染物限量》的规定；真菌毒素限

量应符合 GB 2761《食品安全国家标准　食品中真菌毒素限量》的规定。

④ 微生物指标　致病菌限量应符合 GB 29921《食品安全国家标准　食品中致病菌限量》中熟制粮食制品类的规定，还应检测菌落总数、大肠菌群。

表 8-15 总结了膨化食品加工过程的常见卫生问题与主要控制措施。

表 8-15　膨化食品加工过程的常见卫生问题与主要控制措施

工艺流程	常见卫生问题	主要原因	主要控制措施	监测要点
原辅料采购和贮存	1. 原辅料等结块、霉变 2. 霉菌毒素污染 3. 有毒元素含量超标 4. 农药残留 5. 存在异物危害	1. 原辅料采购时把关不严 2. 原辅料贮存条件与管理不规范	1. 有效实施原辅料采购控制程序，索取原辅料检验合格证明材料，加强入库检验 2. 加强原辅料贮存期温度和湿度的控制 3. 对原辅料进行过筛等预处理	1. 原辅料检测报告 2. 贮存期的温度和湿度记录 3. 预处理工作记录 4. 库房进货、出货纪录 5. 库房检查记录
混合	1. 微生物污染 2. 有毒元素污染 3. 水分分布不均匀，水质不符合要求	1. 车间环境或设备不卫生 2. 生产过程中使用或接触金属设备、容器	1. 控制生产环境和设备的卫生状况 2. 控制合理混合时间，混合用水符合《生活饮用水卫生标准》的规定	1. 工器具清洗、消毒记录 2. 及时淘汰更新老旧设备，正确清洗使用金属容器
挤压膨化	微生物污染	挤压参数控制不当	严格控制挤压膨化过程	挤压温度、螺杆转速、进料速度和物料水分等参数的记录
成型	微生物污染	设备不清洁	保持设备清洁卫生	设备清洗消毒记录
烘干干燥	水分含量不当影响产品质量	干燥时间和干燥用水蒸气的温度	使用正确的干燥时间和水蒸气温度，使产品水分低于 7%	终产品水分含量记录
油炸	油炸用油的酸价和过氧化值超标	未及时添加或更换新油，未及时过滤	1. 控制温度、时间、真空度 2. 及时添加或更换新油，及时过滤 3. 每 2h 检测油炸用油的酸价和过氧化值	1. 油炸条件记录 2. 油的酸价和过氧化值检测记录 3. 油炸用油使用情况记录
调味	微生物污染	1. 调味料的卫生指标不符合标准 2. 环境及工器具污染	1. 采购并使用合格的调味料 2. 严格实施环境及工器具卫生操作规程	1. 调味料采购与验收记录 2. 环境及工器具清洁消毒记录
包装	1. 微生物污染 2. 金属等异物	1. 员工、车间空气、装载工具、包装材料不卫生 2. 原辅料或加工过程中带入的金属等异物	1. 保证员工、车间空气、装载工具、包装材料的清洁卫生 2. 使用金属探测器 3. 食品包装袋内不得装入与食品无关的物品（如玩具、文具等）	1. 设备清洗消毒记录 2. 包装车间空气消毒与检测记录 3. 员工卫生检查记录 4. 金属探测器使用记录

8.5　食用油及其制品

8.5.1　植物油

GB 2716《食品安全国家标准　植物油》适用于植物原油、食用植物油、食用植物调和油和食品煎炸过程中的各种食用植物油。食用植物油是指以食用植物油料或植物原油为原料制成的食用油脂。

植物油的主要卫生指标包括：

① 感官指标　具有产品应有的色泽；具有产品应有的气味和滋味，无焦臭、酸败及其他异味；具有产品应有的状态，无正常视力可见的外来异物。

② 理化指标　酸价、过氧化值、极性组分、溶剂残留量、游离棉酚（棉籽油）。

③ 污染物限量　应符合 GB 2762《食品安全国家标准　食品中污染物限量》的规定；真菌毒素限量应符合 GB 2761《食品安全国家标准　食品中真菌毒素限量》的规定。

④ 农药残留量　应符合 GB 2763《食品安全国家标准　食品中农药最大残留限量》的规定。

表 8-16 总结了食用植物油加工过程的常见卫生问题与主要控制措施。

表 8-16　食用植物油加工过程的常见卫生问题与主要控制措施

工艺过程	常见卫生问题	主要原因	控制措施	监测要点
原、辅料验收	1. 种子含水量超标 2. 破碎粒、霉变粒超标 3. 油料种子被机械损伤 4. 固体异物、杂质超标 5. 黄曲霉毒素 6. 农药残留 7. 重金属污染 8. 异物及人为掺假 9. 浸出溶剂毒物残留 10. 添加剂超范围或超量使用	采购的原、辅料不符合国标或相关规定	按照相应的国家标准和相关规定收购、检验	1. 原、辅料检测报告 2. 向定点生产商索取有关原料的合格证明
原料预处理	1. 固体异物 2. 有毒或破碎的种子	采购的原料不符合国标或相关规定	风力、磁力处理	处理后的原料质量达到相应的要求
制油	1. 高温作用下产生有害物质、营养素受损、脂肪酸败 2. 浸出法生产时，加工方法不当造成有机溶剂残留	1. 植物油在高温下停留时间过长，发生热聚合和分解 2. 生产过程中蒸发设备或操作技术不良	1. 应准确控制各工艺参数，温度不宜过高，时间不宜过长 2. 控制浸出器浸出条件 3. 采取有效措施防止油脂氧化	1. 加工过程中温度和时间记录 2. 浸出器工艺控制记录 3. 浸出溶剂必须符合国家规定的卫生要求
毛油精制	1. 固体杂质 2. 胶质 3. 磷脂 4. 色素 5. 残留溶剂 6. 水分 7. 异臭物 8. 微量金属	制油过程不可避免的副产物	1. 脱胶处理 2. 脱色处理 3. 脱酸处理 4. 脱臭处理 5. 冬化处理	1. 准确控制各工艺参数，如温度、时间、水分含量等 2. 加工过程中所涉及的各种仪器设备必须定期校正与维护
贮油和包装	1. 包装材料卫生控制不当导致对植物油的化学污染 2. 贮油期间的卫生管理不当，造成植物油在贮存过程中的脂肪酸败 3. 灌装过程的卫生管理不当，造成异物混入植物油	1. 包装材料及其卫生状况不符合国家标准和相关规定 2. 设备、环境污染和操作人员卫生状况不佳	1. 按照国家相关标准和规定采购包装材料 2. 环境和设备定期清洗消毒 3. 控制操作人员个人卫生	1. 包装材料检测报告 2. 包装车间卫生监控记录 3. 环境和设备清洗消毒记录
贮存、运输	贮存、运输不当造成植物油脂肪酸败	1. 成品仓库不符合国家相关卫生标准 2. 运输工具不符合国家相关卫生标准	1. 控制仓库条件，应当阴凉，避免日光照射，贮存温度应分别控制在 15℃ 以下，相对湿度不超过 80%；棕榈油的贮存温度应低于 23℃ 2. 选择合适的运输工具	1. 仓库卫生监控记录 2. 运输工具卫生监控记录

8.5.2　食用动物油脂

GB 10146《食品安全国家标准　食用动物油脂》所规定的食用动物油脂是指以经动物卫生监督机构检疫、检验合格的生猪、牛、羊、鸡、鸭的板油、肉膘、网膜或附着于内脏器官的纯脂肪组织，炼制成的食用猪油、牛油、羊油、鸡油、鸭油。

食用动物油脂的主要卫生指标包括：

① 感官指标　具有特有的色泽，呈白色或略带黄色、无霉斑；具有特有的气味、滋味，无酸败及其他异味；无正常视力可见的外来异物。

② 理化指标　酸价、过氧化值、丙二醛。

③ 污染物限量　应符合 GB 2762《食品安全国家标准　食品中污染物限量》的规定。

④ 兽药残留量　应符合国家有关规定和公告。

表 8-17 总结了食用动物油脂加工过程的常见卫生问题与主要控制措施。

表 8-17　食用动物油脂加工过程的常见卫生问题与主要控制措施

工艺过程	存在的问题	主要原因	控制措施	监测要点
原料	油脂酸败	原料不合格或原料储存温度过高	1. 把好原、辅料验收关 2. 控制原料储存条件	1. 原料检测报告 2. 贮存条件测定记录
提炼、分离	脂肪酸败	1. 生产工艺不符合要求 2. 操作温度较高、时间较长	严格控制分离时间和温度	油脂提炼和分离操作监控记录
提炼油脂的加工	1. 固体杂质 2. 胶质 3. 磷脂 4. 色素 5. 残留溶剂 6. 水分 7. 异臭物 8. 微量金属	制油过程不可避免的副产物	1. 脱胶处理 2. 脱色处理 3. 脱酸处理 4. 脱臭处理 5. 冬化处理	1. 准确控制各工艺参数，如温度、时间、水分含量等 2. 定期校正与维护加工过程中所涉及的各种仪器设备
贮存、运输	1. 油脂酸败 2. 添加剂使用不符合标准	1. 高温、光等因素催化油脂氧化 2. 超范围或超量使用抗氧化剂	1. 严格控制贮存条件 2. 按要求使用添加剂	1. 仓库卫生监控记录 2. 食品添加剂使用监控记录

8.5.3　油炸小食品

GB 16565《油炸小食品卫生标准》中油炸小食品是指以面粉、米粉、豆类、薯类、蔬菜、水果、果仁为主要原料，按一定工艺配方，经油炸制成的各种定型包装的小食品。

油炸小食品的主要卫生指标包括：

① 感官指标　具有本品种特有的正常色泽，无焦、生现象；气味正常，无霉味、哈喇及其他异味。

② 理化指标　酸价、过氧化值、羰基价、总砷、铅。

③ 微生物指标　菌落总数、大肠菌群、致病菌（沙门氏菌、金黄色葡萄球菌、志贺氏菌）。

表 8-18 总结了油炸小食品加工过程的常见卫生问题与主要控制措施。

表 8-18　油炸小食品加工过程的常见卫生问题与主要控制措施

工艺过程	存在的问题	主要原因	控制措施	监测要点
原辅料验收	1. 农药残留 2. 重金属超标 3. 酸价、过氧化值等超标 4. 调味料卫生指标不合格 5. 异物等	采购的原辅料不符合国标或相关规定	按照相应的国家标准和相关规定收购、检验	1. 原辅料检测报告 2. 向定点生产商索取有关原料的合格证明 3. 感官检查是否符合验收标准

续表

工艺过程	存在的问题	主要原因	控制措施	监测要点
原料的处理（脱皮、切片、清洗、烘干）	1.异物残留 2.生产用水不符合国家卫生标准	1.环境、设备、人员卫生控制不当 2.生产用水卫生控制不当	1.生产用水符合国家卫生标准 2.保持设备、环境、人员的卫生	1.生产用水卫生监控记录 2.生产设备清洗消毒记录 3.环境、人员卫生监控记录 4.异物检查情况记录
油炸	1.食用植物油发生油脂劣变 2.产生杂环胺、多环芳烃、丙烯酰胺等化学危害 3.微生物残留 4.食品添加剂不符合相应标准要求	1.油温过高，且使用反复煎炸的油脂； 2.煎炸油脂没有及时过滤去除食物残渣 3.产品油炸温度和时间控制不当 4.没有按照相应标准选用或添加食品添加剂	1.控制油炸温度和时间 2.及时补充新油 3.及时过滤去除食物残渣 4.煎锅设计有温控装置 5.加强食用植物油煎炸过程的卫生管理 6.加强废弃食用煎炸油的卫生管理 7.严格按国家标准选用和添加食品添加剂	1.产品油炸温度和时间记录 2.过滤及补充新油记录 3.煎炸油酸价、过氧化值、羰基价检测记录 4.食品添加剂使用记录
调味加盐	微生物污染	1.调味料带入的微生物 2.环境、设备、人员卫生控制不当导致二次污染	1.按调味料卫生标准之要求采购和使用调味料 2.对油炸后使用的调味料，必要时进行杀菌处理； 3.严格执行标准卫生操作程序，有效控制环境、设备、人员卫生	1.调味料采购和检测记录 2.环境、人员卫生检查记录 3.设备清洗消毒记录 4.食品接触面卫生监控记录
冷却和包装	1.微生物二次污染 2.包装容器和材料不符合相应卫生标准的要求	1.环境、设备、人员、包装材料卫生控制不当；促销物品直接与食品接触；没有使用食品级包装材料包装干燥剂或抗氧化剂 2.包装容器和材料采购控制不严 3.封口机使用不当，封口不严密	1.加强环境、设备、人员、包装材料卫生控制；包装袋内不得装入与食品无关的物品（如玩具、文具等）；使用食品级包装材料包装干燥剂或抗氧化剂 2.按相应标准要求采购包装容器和材料 3.制定并实施封口机使用、维修保养程序	1.环境、设备、人员、包装材料卫生监控记录 2.包装容器和材料采购验收记录 3.封口机维修保养记录 4.产品密封性检测记录 5.成品检测报告
贮存	1.油脂酸败 2.超过保质期 3.产品被虫害侵袭	1.产品贮存条件控制不当 2.没有按照“先进先出”的原则管理仓库或销售不畅 3.仓库虫害控制不当	1.产品贮存在低温、干燥、通风良好的场所 2.按“先进先出”的原则发货并做好入库和发货记录 3.除虫灭害	1.成品库温度和卫生控制记录 2.产品进出库记录 3.成品库虫害控制记录

8.6 调味品

调味品系指赋予食物咸、甜、酸、鲜、辛辣等风味的一类天然或加工食品，包括咸味剂、甜味剂、酸味剂、鲜味剂、食用香料等。

近年来，随着我国经济的发展和人民生活消费水平的提高，我国的调味品工业获得了迅猛的发展，正向着生产工业化、味型复合化、品牌多样化、食用方便化发展，前景十分广阔，调味品的卫生安全问题也日益显得重要。

调味品生产工艺大致可分为：①微生物酿造工艺；②消解工艺；③萃取工艺；④混合制作工艺等，其中以微生物酿造工艺为主。下面主要介绍食用盐、食醋、味精、酱和酱油这5类调味品生产过程中的常见卫生问题与主要控制措施。

8.6.1 食用盐

食用盐是从海水、地下岩（矿）沉积物、天然卤（咸）水中加工制取的，以氯化钠为主要成分的一类调味品。

食用盐包括直接食用和用于食品加工的盐，具体品种包括日晒盐、粉碎洗涤盐、精制盐、加碘盐、非碘食盐、多品种食盐、强化营养盐、调味盐、低钠盐、味精盐、竹盐、螺旋藻盐、雪花盐、鱼子盐等。

食品加工用盐指食品加工过程中所用的食盐，常见品种包括：酿造盐、腌制盐、泡菜盐、渔业用盐、畜牧盐、肠衣盐等。

GB 2721《食品安全国家标准　食用盐》中与食用盐相关的主要卫生指标包括：

① 感官指标　色泽：白色。滋味、气味：味咸，无异味。状态：无正常视力可见外来异物。

② 理化指标　氯化钠（不适用于低钠盐）、氯化钾（仅用于低钠盐）、碘（强化碘的食用盐碘含量应符合 GB 26878《食品安全国家标准　食用盐碘含量》的规定）、钡。

③ 污染物限量　应符合 GB 2762《食品安全国家标准　食品中污染物限量》的相关规定。

表 8-19 总结了加碘盐加工过程的常见卫生问题与主要控制措施。

表 8-19　加碘盐加工过程的常见卫生问题与主要控制措施

工艺与流程	常见卫生问题	主要原因	控制措施	监测要点
粗盐	1. 泥沙、草木屑等异物 2. 硫酸钙、硫酸镁和氯化镁等杂质	粗盐提取过程控制不当	1. 保持晒盐场的环境卫生以及盐田生态系统的平衡 2. 严格执行卫生操作程序 3. 硫酸钙、硫酸镁和氯化镁等杂质在化卤过程中除去	1. 晒盐场环境卫生控制记录 2. 盐田生态系统检查记录
化卤	1. 钙镁离子等杂质清除不彻底 2. 食用盐的水溶性杂质超标	违反化卤工序操作规程	严格按照工艺操作规程纯化卤水	1. 卤水中钙镁离子监测记录 2. 卤水中水溶性杂质监测记录
蒸发、脱水	设备被卤水腐蚀	加工设备的壁材不符合要求或维护保养不当	1. 加工设备的壁材必须符合食品卫生要求，且耐盐水浸蚀 2. 做好设备等的维护保养工作	设备维护保养记录
加碘	食用盐中碘含量不符合标准	加碘过程控制不当	严格按照工艺操作规程配制碘酸钾溶液和加碘过程	1. 碘酸钾溶液配制记录 2. 加碘过程控制记录
干燥	1. 含水量过高 2. 碘化钾的分解造成碘损失 3. 食用盐中加入的抗结剂的品种不当或添加量过多	1. 干燥过程控制不当 2. 含水量过高导致碘化钾分解 3. 抗结剂的品种选择不当及添加量控制不当	1. 加碘盐含水量不得大于1% 2. 抗结剂的品种及使用量应符合 GB 2760《食品安全国家标准　食品添加剂使用标准》规定和相应的质量标准要求	1. 水分测量记录 2. 抗结剂使用记录
成品包装	产品散落或吸湿结块	包装袋封口不严密	1. 确保封口的严密性，做好封口机的维护、保养和调试工作 2. 包装容器和材料应符合相应的卫生标准和有关规定	1. 封口机维护与保养记录 2. 包装容器和材料采购与验收记录
贮存	产品吸湿或被污染	包装袋封口不严密或贮存环境不符合要求	1. 确保封口的严密性 2. 将食用盐贮存在干燥、通风良好的场所	仓库管理及卫生控制记录

8.6.2 味精

味精是以碳水化合物（如淀粉、玉米、糖蜜等糖质）为原料，经微生物（谷氨酸棒杆菌等）发酵、提取、中和、结晶、分离、干燥而制成的具有特殊鲜味的白色结晶或粉末状调味品。按加入成分分为三类：味精（谷氨酸钠含量≥99%）、加盐味精、增鲜味精。

GB 2720《食品安全国家标准　味精》规定味精的主要卫生标准包括：

① 感官指标　色泽：无色至白色。滋味、气味：具有特殊的鲜味，无异味。状态：结晶状颗粒或粉末状，无正常视力可见外来异物。

② 理化指标　谷氨酸钠。

③ 污染物限量　应符合 GB 2762《食品安全国家标准　食品中污染物限量》对调味品类别中鲜味剂的规定。

表 8-20 总结了味精生产过程的常见卫生问题与主要控制措施。

表 8-20　味精生产过程的常见卫生问题与主要控制措施

工艺流程	常见卫生问题	主要原因	主要控制措施	监测要点
原辅料及其采购	1.原料霉变、生虫 2.渗入异物 3.重重金属元素含量超标	1.原辅料采购时把关不严 2.原辅料贮存条件与管理不规范	1.有效实施原辅料采购控制程序，加强入库检验 2.加强原辅料贮存期温度和湿度的控制	1.原辅料检测报告 2.贮存期的温度和湿度记录
糖化	杂菌污染	1.使用液化酶和糖化酶不符合标准 2.糖液放置时间太长	1.糖液及时使用 2.糖液贮罐定期清洗与消毒	糖化车间、设备清洗消毒记录
接种	杂菌污染	接种室、接种管道不卫生	定期对接种室和管道消毒	接种室、管道消毒记录
发酵	噬菌体、杂菌	1.种子不纯带菌 2.培养基或设备灭菌不彻底。 3.中间补料染菌 4.设备渗漏 5.操作不合理 6.空气过滤器不严	1.杜绝种子染菌 2.消灭设备和管道死角 3.防止设备渗漏 4.加强空气净化灭菌 5.加强操作管理和厂区、车间以及设备的卫生管理制度 6.筛选抗药性菌种 7.发酵罐消毒	1.设备、管道清洗消毒记录 2.发酵车间空气消毒记录
提取	重金属超标	硫酸不符合卫生要求	选择符合卫生要求的硫酸	硫酸检测报告
中和与精制	重金属超标	活性炭、碳酸钠、硫化钠等不符合卫生标准	选择符合卫生要求的活性炭、碳酸钠、硫化钠	活性炭、碳酸钠、硫化钠检测报告
包装	微生物污染	员工、车间空气、装载工具、包装材料不卫生	保证员工、车间空气、装载工具、包装材料的清洁卫生	1.设备清洗消毒记录 2.包装车间空气消毒与检测记录 3.员工卫生检查记录

8.6.3 酱

中华人民共和国行业标准 SB/T 10172《酱的分类》将酱定义为：以富含蛋白质的豆类和富含淀粉的谷类及其副产品为主要原料，在微生物酶的催化作用下分解熟成的发酵型糊状调味品。

该标准将酱分为：豆酱（黄豆酱、蚕豆酱、杂豆酱）、面酱（小麦面酱、杂面酱）、复合酱。

GB 2718《食品安全国家标准　酿造酱》中酱的主要卫生指标包括：

① 感官指标　滋味、气味：无异味，无异臭。状态：无正常视力可见霉斑、外来异物。

② 理化指标　氨基酸态氮。

③ 污染物限量　应符合 GB 2762《食品安全国家标准　食品中污染物限量》的规定；真菌毒素限量应符合 GB 2761《食品安全国家标准　食品中真菌毒素限量》的规定。

④ 微生物指标　致病菌限量应符合 GB 29921《食品安全国家标准　食品中致病菌限量》的规定，还应检测大肠菌群。

表 8-21 总结了酱生产过程（发酵法）的常见卫生问题与主要控制措施。

表 8-21　酱生产过程的常见卫生问题与主要控制措施

工艺流程	常见卫生问题	主要原因	主要控制措施	监测要点
原辅料及其采购与贮存	1.原料霉变 2.霉菌毒素污染	1.原辅料采购时把关不严 2.原辅料贮存条件与管理不规范	1.有效实施原辅料采购控制程序,加强入库检验 2.加强原辅料贮存期温度和湿度的控制	1.原辅料检测报告 2.贮存期的温度和湿度记录
浸泡	微生物污染	蒸料机、生产环境不符合卫生要求。 生产用水不符合卫生要求	1.经常清洗蒸料机,除去残留物。必要时进行消毒,消毒后必须彻底冲洗干净 2.生产用水必须符合 GB 5749《生活饮用水卫生标准》的规定	1.蒸料机清洗消毒记录 2.水质监测报告
蒸煮	微生物残存	蒸煮不充分	保持较高的蒸煮温度和合适的蒸煮时间	1.温度和时间监控记录 2.温度计和计时计校准记录
摊凉	微生物污染	1.摊凉场地以及周围环境不卫生 2.未及时冷却	1.保持摊凉场地以及周围环境的卫生 2.将蒸熟料及时运出,尽快凉至 40℃以下	摊凉场地清洗记录
接种	微生物污染	1.菌种污染杂菌 2.接种工具或容器不清洁	选用经纯化后的菌种;保持曲铲及其他的清洁卫生	接种工具或容器清洗消毒记录
制曲	1.微生物污染 2.硫黄残留	曲室及曲池不清洁,曲室硫黄熏蒸消毒后未打扫干净会残留硫黄	彻底清洗曲室及曲池	曲室及曲池清洗消毒记录
制酱	微生物污染	1.食用盐不合格 2.食用盐水的浓度不够 3.保温发酵时温度和时间控制不好	1.采购并使用合格的食用盐 2.控制合适的食用盐水浓度 3.发酵温度控制为 53～55℃	1.食用盐采购与验收记录 2.配制食用盐水浓度记录 3.发酵温度监控记录
包装	微生物污染	员工、车间空气、包装机、管道和包装材料不卫生	保证车间空气、包装机、管道、包装材料以及操作人员的清洁卫生	1.包装机、管道清洗消毒记录 2.包装车间空气消毒与检测记录 3.员工卫生检查记录

8.6.4　酱油

GB 2717《食品安全国家标准　酱油》表述酱油是以大豆和/或脱脂大豆、小麦和/或小麦粉和/或麦麸为主要原料，经微生物发酵制成的具有特殊色、香、味的液体调味品。

按生产工艺，酱油分为酿造酱油和配制酱油；按食用方法，酱油分为烹调酱油和餐桌酱油；按发酵方式，酱油分为高盐稀态发酵酱油和低盐固态发酵酱油。

酱油的主要卫生指标包括：

① 感官指标　色泽：具有产品应有的色泽。滋味、气味：具有产品应有的滋味和气味，无异味。状态：不浑浊，无正常视力可见外来异物，无霉花浮膜。

② 理化指标　氨基酸态氮。

③ 污染物限量　应符合 GB 2762《食品安全国家标准　食品中污染物限量》的规定，真菌毒素限量应符合 GB 2761《食品安全国家标准　食品中真菌毒素限量》的规定。

④ 微生物指标　致病菌限量应符合 GB 29921《食品安全国家标准　食品中致病菌限量》的规定，还应检测菌落总数、大肠菌群。

表 8-22 总结了酱油生产过程的常见卫生问题与主要控制措施。

表 8-22　酱油生产过程的常见卫生问题与主要控制措施

工艺流程	常见卫生问题	主要原因	主要控制措施	监测要点
原料处理	1. 异物去除不彻底 2. 大豆浸渍吸水不充分 3. 大豆因浸渍不当而变质 4. 脱脂大豆破碎程度不够，粗细不均 5. 焙炒和破碎后的小麦水分较高 6. 破碎后的脱脂大豆浸润不充分	未按工艺和相关要求操作	严格按照原料处理要求操作	原料处理工作记录
蒸煮	1. 微生物残存 2. 蛋白质腐败	1. 蒸料时间不够 2. 冷却时间过长	1. 蒸料温度控制在 95～100℃、时间 30～35min 注意蒸匀，防止"夹生" 2. 提高蒸煮压力 3. 及时冷却	1. 蒸料温度、时间监控记录 2. 温度计和计时计校准记录
制曲	杂菌污染	1. 种曲及麸皮带菌 2. 设备和工器具不清洁 3. 曲室空气带菌	1. 对种曲车间以及设施和工用具进行清洗消毒 2. 调整补水时间及补水量 3. 定期鉴定试管菌种纯度 4. 严格卫生操作规范	制曲操作记录
发酵	杂菌污染	1. 温度控制不当或盐水浓度低 2. 发酵罐、发酵槽、发酵池不清洁	1. 严格控制好发酵池的温度及食用盐的用量 2. 保持发酵罐、发酵槽、发酵池的清洁卫生	1. 发酵罐、发酵槽、发酵池清洗消毒记录 2. 发酵温度监控记录
酱油的采集	杂菌污染	淋油池腐败性微生物积累，淋油时间延长，污染杂菌	保持淋油池及所有工具的卫生，定期清洁池底	淋油池及所有工具清洗消毒记录
杀菌	微生物超标	灭菌时间与温度控制不当	严格控制好灭菌温度与时间	1. 杀菌温度与时间监控记录 2. 温度计和计时计校准记录
贮存	杂菌污染	贮存温度过高	成品库必须通风，干燥，定期清洗、消毒；并有防蝇、防鼠、防虫和防尘设施	成品库清洗消毒记录

8.6.5 食醋

GB 2719《食品安全国家标准　食醋》所规定的食醋是指以单独或混合使用各种含有淀粉、糖的物料、食用酒精，经微生物发酵酿制而成的液体酸性调味品。食醋又分为酿造食醋和配制食醋。酿造食醋按原料及生产工艺的不同可分为米醋、陈醋、熏醋、水果醋等，但共同的生产工艺是发酵；配制食醋是以酿造食醋为主体，以冰醋酸（食品级）作为酸味剂而配制成的调味食醋，但不能以冰醋酸为主体配制或勾兑食醋，按照相关标准的规定，配制食醋中酿造食醋的比例（以乙酸计）不得少于 50%。当冰醋酸配比过量时，这种配制食醋不具有食醋所特有的芳香味道，反而含有较多的对人体有害的砷、铅以及 NO_3^- 或 SO_4^{2-} 等盐类，我国禁止生产和销售此类醋。

食醋的主要卫生指标包括：

① 感官指标　色泽：具有产品应有的色泽。滋味、气味：具有产品应有的滋味和气味，尝味不涩，无异味。状态：不浑浊，可有少量沉淀，无正常视力可见外来异物。

② 理化指标　总酸。

③ 污染物限量　应符合 GB 2762《食品安全国家标准　食品中污染物限量》的规定，真菌毒素限量应符合 GB 2761《食品安全国家标准　食品中真菌毒素限量》的规定。

④ 微生物指标　菌落总数、大肠菌群。

表 8-23 总结了食醋生产过程的常见卫生问题与主要控制措施。

表 8-23　食醋生产过程的常见卫生问题与主要控制措施

工艺流程	常见卫生问题	主要原因	主要控制措施	监测要点
原辅料	1. 真菌毒素污染 2. 农药残留 3. 工业“三废”污染 4. 有毒植物种子的混入 5. 麦角污染 6. 粮食害虫的侵袭 7. 腐败变质 8. 食品添加剂不符合要求	1. 原辅料采购时把关不严 2. 原辅料运输、贮存条件与管理不规范 3. 不理解食品添加剂标准的要求或缺乏执行力度	1. 有效实施原辅料采购控制程序，加强入库检验 2. 加强原辅料贮存期温度和湿度的控制	1. 原辅料检测报告 2. 贮存期的温度和湿度记录
粉碎	杂菌污染	粉碎环境不清洁	保持粉碎场所的干燥与清洁	粉碎车间清洗消毒记录
蒸料	微生物残存	1. 蒸煮程度不够 2. 蒸煮锅中残存杂菌	压力≥0.1MPa，蒸料温度≥100℃、时间≥30min	1. 压力、温度和时间监控记录 2. 压力表、温度计和计时计校准记录
冷却	杂菌污染	冷却管道不清洁或冷却时间过长	保持冷却管道的清洁卫生，并控制冷却时间	1. 冷却管道清洗消毒记录 2. 冷却时间监控记录 3. 计时计校准记录
酒母制备	杂菌污染	车间卫生差或罐体、管道等不清洁	1. 有效实施设备、工器具洗刷消毒程序 2. 在购买或定制加工设备时要注意食品接触表面的安全性，平时要正确清洗、使用工器具	1. 车间、管道设备清洗消毒记录 2. 食品接触表面的材料是否是食品级材料
酒精发酵	杂菌污染	环境、设备不卫生	保持生产环境与设备的清洁 加强菌种管理	1. 设备清洗消毒记录 2. 车间空气消毒与检测记录
接种醋母	杂菌污染	醋母污染杂菌	1. 保持车间环境卫生 2. 选择优良的醋酸菌菌种	车间空气消毒与检测记录
醋酸发酵	杂菌污染、醋鳗、醋蝇、醋虱	1. 发酵池、空气等不卫生 2. 水分、温度等控制不当	加强生产用水与容器的管理	1. 设备清洗消毒记录 2. 醋酸发酵车间空气消毒与检测记录
封醅	醋酸氧化，产生异味	1. 未及时封醅 2. 密封不严	及时封醅并保持密封	密封性检测记录
淋醋	杂菌污染	淋醋池不卫生	保持淋醋池的清洁卫生	淋醋池清洗消毒记录

续表

工艺流程	常见卫生问题	主要原因	主要控制措施	监测要点
煎醋灭菌	杂菌污染	灭菌不充分	灭菌温度≥100℃，时间≥20min	1. 温度和时间监控记录 2. 温度计和计时计校准记录
贮存（陈酿）	杂菌污染	1. 贮存容器不清洁 2. 总酸小于5%	1. 保持贮存容器的清洁卫生 2. 使总酸在5%以上	1. 贮存容器清洗消毒记录 2. 总酸测量记录
瓶子灭菌	杂菌污染	瓶子清洗不彻底 灭菌温度、时间不够	彻底清洗瓶子，温度≥82℃，时间≥20s	1. 温度和时间监控记录 2. 温度计和计时计校准记录
灌装加盖密封	杂菌污染，混入玻璃碎片	灌装机、管道和瓶盖不清洁，未及时清除玻璃碎片	对灌装机和管道彻底清洗与灭菌，及时清除玻璃碎片	灌装机、管道清洗消毒记录

8.7 饮料

饮料的品种极其丰富，是消费人群巨大、遍及全国城市和乡村的一种食品。本节重点介绍几种重要的饮料，如包装饮用水、饮料、冷冻饮品生产中常见卫生问题及控制措施。

8.7.1 包装饮用水

依据GB 19298《食品安全国家标准　包装饮用水》的规定，包装饮用水是指密封于符合食品安全标准和相关规定的包装容器中，可供直接饮用的水。饮用纯净水是以符合GB 19298《食品安全国家标准　包装饮用水》原料要求的水为生产用源水，采用蒸馏法、电渗析法、离子交换法、反渗透法或其他适当的水净化工艺，加工制成的包装饮用水。包装饮用水包括饮用纯净水和其他饮用水。

目前，包装饮用水的主要卫生指标有以下几项：

① 原料要求　以来自公共供水系统的水为生产用源水，其水质应符合GB 5749《生活饮用水卫生标准》的规定；以来自非公共供水系统的地表水或地下水为生产用源水，其水质应符合GB 5749《生活饮用水卫生标准》对生活饮用水水源的卫生要求。源水经处理后，食品加工用水水质应符合GB 5749《生活饮用水卫生标准》的规定。

② 感官指标　包装饮用水（色度≤5度，浑浊度≤1 NTU，无正常视力可见外来异物，无异味、无异臭）；其他饮用水（色度≤10度，浑浊度≤1 NTU，允许有极少量的矿物质沉淀，无正常视力可见外来异物，无异味、无异臭）。

③ 理化指标　余氯（游离氯）、四氯化碳、三氯甲烷、耗氧量、溴酸盐、挥发性酚（仅限于蒸馏法加工的饮用纯净水、其他饮用水）、氰化物（仅限于蒸馏法加工的饮用纯净水）、阴离子合成洗涤剂（仅限于以地表水或地下水为生产用源水加工的包装饮用水）、总α放射性和总β放射性（仅限于以地表水或地下水为生产用源水加工的包装饮用水）。

④ 污染物限量　应符合GB 2762《食品安全国家标准　食品中污染物限量》的规定。

⑤ 微生物指标　菌落总数、铜绿假单胞菌。

表8-24总结了饮用纯净水反渗透工艺生产过程的常见卫生问题与主要控制措施。

表 8-24 饮用纯净水生产过程常见卫生问题与主要控制措施

工艺流程与主要工序	常见卫生问题	主要原因	主要控制措施	管理与监测要点
原水	原水中微生物、重金属、亚硝酸盐超标	水源水不符合饮用水标准或在原水箱中污染	反渗透可以除去重金属、亚硝酸盐及部分微生物，臭氧消毒可以杀灭微生物	水质 报告单
砂滤 活性炭过滤 保安过滤	微生物繁殖、污染	原水带入，环境、人员引入	后续的反渗透、臭氧杀菌可除去部分微生物，控制操作过程中的卫生	检测和监视污染指数值
反渗透	氰化物、金属离子、亚硝酸盐超标	反渗透膜失效，不能有效阻截氰化物、金属离子、亚硝酸盐	根据电导率和理化指标监测结果定期清洗反渗透膜	电导率、理化指标监测
一级贮水罐	微生物污染	会受到空气中的霉菌、酵母菌等腐败菌的污染	可以通过臭氧消毒过程控制腐败菌，贮水罐定期清洗消毒	贮水罐的清洗消毒
臭氧消毒	微生物残留	臭氧浓度不够	控制水的臭氧含量	水流和臭氧流量
纯水罐	微生物污染	灌装不及时，水中臭氧浓度降低	及时灌装，供水罐定期清洗消毒	供水罐的清洗消毒
塑料瓶、盖的验收	重金属等	塑料瓶、盖不合格	供货商提供检测报告，定期检测验证	检测报告 合格证书
吹坯、制桶	无			
回收空桶清洗	异物、微生物残留	回收空桶带有微生物，清洗不彻底	微生物残留通过消毒除去，异物通过灯检除去	
桶、盖有效氯消毒	微生物残留、有效氯残留	有效氯浓度不够导致微生物残留	控制恰当的有效氯浓度、消毒时间以杀灭微生物，有效氯残留可通过臭氧水清洗除去	有效氯浓度、消毒时间
桶、盖臭氧水清洗	无			
灌装、旋盖	微生物二次污染	灌装间洁净度不够，旋盖不良	控制洁净度，控制灌装旋盖机的扭矩	灌装间紫外灯杀菌
灯检、打码、贴标、入库	肉眼可见异物	灯检不彻底	严格灯检	严格灯检

8.7.2 饮料

依据 GB 7101《食品安全国家标准　饮料》的规定饮料（饮品）是指经过定量包装的，供直接饮用或用水冲调饮用的，乙醇含量不超过质量分数为 0.5%的制品。此标准适用于饮料，不适用于包装饮用水。依据 GB/T 10789《饮料通则》，饮料可分为果蔬汁类及其饮料、蛋白饮料、碳酸饮料（汽水）、特殊用途饮料、风味饮料、茶（类）饮料、咖啡（类）饮料植物饮料、固体饮料、其他类饮料等。

目前，饮料的主要卫生指标如下：

① 感官指标　具有该产品应有的色泽；无异味，无臭味；无正常视力可见外来异物，液体饮料状态均匀，固体饮料无结块。

② 理化指标　辛、铜、铁总和（仅适用于金属罐装果蔬汁饮料），氰化物（仅适用于以杏仁为原料的饮料），脲酶实验应为阴性（仅适用于以大豆为原料的饮料）。

③ 污染物限量　应符合 GB 2762《食品安全国家标准　食品中污染物限量》的规定，真菌毒素限量应符合 GB 2761《食品安全国家标准　食品中真菌毒素限量》的规定。

④ 农药残留限量　应符合 GB 2763《食品安全国家标准　食品中农药最大残留限量》的规定。

⑤ 微生物指标　致病菌限量应符合 GB 29921《食品安全国家标准　食品中致病菌限量》的规定；

经商业无菌生产的产品应符合商业无菌的要求，按 GB 4789.26《食品安全国家标准　食品微生物学检验　商业无菌检验》规定的方法检验；非经商业无菌生产的产品，还应检测菌落总数（不适用于活菌（未杀菌）型乳酸菌饮料）、大肠菌群、霉菌、酵母（不适用于固体饮料）。

表 8-25 总结了碳酸饮料生产过程的常见卫生问题与主要控制措施。

表 8-25　碳酸饮料生产过程的常见卫生问题与主要控制措施

工艺流程与主要工序	常见卫生问题	主要原因	主要控制措施	管理与监测要点
原料验收	微生物污染	不合格的原辅料、原辅料运输贮存不当	拒绝不合格的原料	原辅料检验合格证
水处理	微生物污染	水处理装置的过滤介质未按规定冲洗，失效的过滤介质未及时更换、管道清洗消毒不彻底	水处理装置定期清洗消毒，及时更换失效的过滤介质	清洗消毒记录 更换记录
糖浆配制	微生物污染、繁殖、食品添加剂过量使用	设备清洗消毒不彻底、糖浆贮藏时间过长、食品添加剂未严格计量	加强设备及人员的卫生控制、食品添加剂使用并严格计量	配料记录
包装容器清洗	微生物残留、清洗剂残留	包材清洗不彻底	保证洗液的浓度、温度和清洗时间	清洗消毒记录
灌注	玻璃碎片落入饮料	爆瓶	灯检	检验记录
盖的密封	微生物污染	盖子质量不好导致饮料泄漏	检查玻璃瓶和聚酯瓶的瓶高及瓶口尺寸、形状；检查铝罐罐底和易拉罐二重卷边的质量	检验记录

表 8-26 总结了果蔬汁饮料生产过程常见卫生问题与主要控制措施。

表 8-26　果蔬汁饮料生产过程常见卫生问题与主要控制措施

工艺流程与主要工序	常见卫生问题	主要原因	主要控制措施	管理与监测要点
原料验收	农药残留、展青霉素、二氧化硫、重金属、微生物超标	不合格原料引入	拒绝不合格的原料	原料检测报告
糖浆制备、贮存	清洗剂残留、微生物繁殖	清洗消毒不彻底	加强设备的卫生控制	清洗记录
调配	重金属污染	食品添加剂使用过量	使用前核对称量表	计量器具检定记录，配料记录
过滤、脱气	清洗剂残留、微生物繁殖	清洗消毒不彻底	加强设备、人员、环境的卫生控制	清洗消毒记录
杀菌	微生物残留	杀菌过程控制不当	控制杀菌温度和时间	杀菌记录
包装材料验收	包装材料溶出物	包装材料不合格	拒绝不合格的包装材料	验收记录
包装材料消毒	二次污染	包装材料消毒不彻底	控制消毒剂的浓度、温度及消毒时间	消毒记录
无菌灌装	二次污染	环境、设备、包装材料、人员操作达不到无菌	环境、设备、人员的卫生控制	
封口	二次污染	封口不严	控制封口条件	

表 8-27 总结了茶饮料生产过程的常见卫生问题与主要控制措施。

表 8-27 茶饮料生产过程的常见卫生问题与主要控制措施

工艺流程与主要工序	常见卫生问题	主要原因	主要控制措施	管理与监测要点
水质	茶饮料用水硬度过高	水中杂质离子过多	多级反渗透处理，除去杂质离子	水质报告
茶叶验收	重金属、农药残留	生长过程土壤、环境污染，施药不当	客户提供检测报告，定期验证检验	检测报告
茶提取液制备	微生物污染	生产过程中环境、设备、人员引入	环境、设备、人员的卫生控制	
白砂糖验收	重金属超标		选用正规厂家生产的符合 GB/T 317《白砂糖》要求的一级白砂糖	检测报告
糖浆制备	微生物污染	生产过程中环境、设备、人员引入	环境、设备、人员的卫生控制	
茶饮料配制	微生物污染	生产过程中环境、设备、人员引入	环境、设备、人员的卫生控制	
	超量使用添加剂	添加剂等配料用量不符合国家标准	按 GB 2760《食品安全国家标准 食品添加剂使用标准》使用添加剂	食品添加剂检测报告 配料记录
茶饮料过滤	微生物污染	生产过程中环境、设备、人员引入	环境、设备、人员的卫生控制	
UHT 杀菌	微生物残留	杀菌温度、时间不足	控制恰当的杀菌温度、时间	杀菌温度、时间
无菌罐暂存	微生物二次污染	无菌空气达不到无菌要求，空气压力不够	定期更换过滤器，控制空气压力	
塑料原料验收	重金属、乙醛		客户提供检测报告定期检测验证	检测报告
制盖	无			
制坯、吹瓶	无			
瓶、盖消毒	微生物残留	消毒剂浓度、温度和压力不够	控制恰当的消毒剂浓度、温度、压力	消毒剂浓度、温度、压力
	消毒剂残留		无菌水冲洗干净	
瓶、盖无菌水冲洗	微生物污染	无菌水达不到无菌要求；无菌空气正压不够，瓶消毒区空气倒吸入冲洗区	控制无菌水杀菌时间和温度；控制无菌空气正压	
	消毒剂残留	无菌水冲洗压力不够	控制无菌水冲洗压力	
灌装	二次污染	无菌空气达不到无菌要求；无菌空气正压不够，冲洗区空气倒吸入灌装区；总灌装时间超过要求	尘埃粒子测试的结果不符合要求时更换过滤器；控制无菌空气正压；控制总灌装时间	
封盖	二次污染	封盖不严造成二次污染	控制扭矩，避免封盖不严	
在线检测	二次污染	液位检测仪灵敏度不够，歪盖产品不能剔除，造成二次污染	定期验证液位检测仪	
吹干、套标、打码、包装	无			

表 8-28 总结了植物蛋白饮料生产过程常见卫生问题与主要控制措施。

表 8-28 植物蛋白饮料生产过程常见卫生问题与主要控制措施

工艺流程与主要工序	常见卫生问题	主要原因	主要控制措施	管理与监测要点
原料验收	微生物、农药残留、黄曲霉毒素	各类原料带入	对原料进行检测，拒绝不合格的原料	原料检测报告、原料合格证
浸泡	微生物污染	设备清洗不彻底，未及时更新浸泡用水	加强设备的卫生控制	清洗消毒记录
磨浆	微生物污染	磨浆用水不符合卫生要求	磨浆用水应符合软饮料用水标准要求	水质报告
调配	食品添加剂过量使用	食品添加剂未严格计量	食品添加剂严格计量	配料记录
均质	微生物污染	均质机清洗不彻底	加强均质机的卫生控制	清洗消毒记录
灌装	微生物污染	环境、设备、人员、包装材料的污染以及封口不严	加强灌装条件的卫生控制	清洗消毒记录
杀菌	微生物残留	杀菌不彻底	严格控制杀菌温度和时间	杀菌温度、时间

表 8-29 总结了乳酸菌饮料生产过程常见卫生问题与主要控制措施。

表 8-29 乳酸菌饮料生产过程常见卫生问题与主要控制措施

工艺流程与主要工序	常见卫生问题	主要原因	主要控制措施	管理与监测要点
原料验收	微生物、重金属	各类原料带入	对原料进行检测，拒绝不合格的原料	原料检测报告、原料合格证
生产加工管道与贮存罐的清洗消毒	微生物残留、消毒剂残留	清洗消毒不彻底	严格按照清洗消毒程序进行	
原料乳杀菌	微生物残留	杀菌不彻底	严格控制杀菌温度和时间	杀菌温度和时间
乳酸菌接种	杂菌或致病菌污染	人员操作不当	加强人员的操作规范和卫生控制	
包装材料杀菌	微生物残留	消毒不彻底	严格控制消毒剂的浓度、温度和消毒时间	
灌装	微生物污染	环境、设备、人员达不到无菌	加强环境、设备、人员的卫生控制	

表 8-30 总结了固体饮料生产过程常见卫生问题与主要控制措施。

表 8-30 固体饮料生产过程常见卫生问题与主要控制措施

工艺流程与主要工序	常见卫生问题	主要原因	主要控制措施	管理与监测要点
原料验收	重金属、农药残留、抗生素、黄曲霉毒素、二氧化硫	各类原料带入	对原料进行检测，拒绝不合格的原料	原料检测报告、原料合格证
清洗挑选	微生物污染、生物毒素残留	有病虫害、霉烂的原料带入	挑选工序剔除此类原料	
浸提、过滤、浓缩	重金属污染	生产设备引入	选用符合国家食品卫生要求的设备	
配料	重金属、食品添加剂超标	食品添加剂质量不合格或使用量不当	食品添加剂应符合相应国家标准，使用过程要严格管理	食品添加剂检测报告、食品添加剂领用记录
制粒	重金属污染	生产设备引入	选用符合国家食品卫生要求的设备	
干燥	水分、微生物指标不合格	干燥条件控制不当	控制干燥温度与时间	干燥温度与时间
分装	微生物二次污染、异物混入	环境、设备、人员引入	环境、设备、人员的卫生控制	

8.7.3 冷冻饮品

GB 2759《食品安全国家标准 冷冻饮品和制作料》所指的冷冻饮品是指以饮用水、食糖、乳、乳制品、果蔬制品、豆类、食用油脂等其中的几种为主要原料，添加或不添加其他辅料、食品添加剂、食品营养强化剂，经配料、巴氏杀菌或灭菌、凝冻或冷冻等工艺制成的固态或半固态食品，包括冰淇淋、雪糕、雪泥、冰棍、甜味冰、食用冰等。

目前，冷冻饮品的主要卫生指标包括：

① 感官指标 色泽：具有产品应有的正常色泽。滋味、气味：无异臭、无异味。状态：具有产品应有的状态，无正常视力可见外来异物。

② 污染物限量 应符合 GB 2762《食品安全国家标准 食品中污染物限量》中冷冻饮品的规定。

③ 微生物指标 致病菌限量应符合 GB 29921《食品安全国家标准 食品中致病菌限量》中冷冻饮品的规定，还应检测菌落总数、大肠菌群。

表 8-31 总结了冷冻饮品生产过程常见卫生问题与主要控制措施。

表 8-31 冷冻饮品生产过程常见卫生问题与主要控制措施

工艺流程与主要工序	常见卫生问题	主要原因	主要控制措施	管理与监测要点
原料验收	微生物、重金属	各类原料带入	对原料进行检测，拒绝不合格的原料	原料检测报告、原料合格证
配料搅拌	食品添加剂过量使用、微生物污染	食品添加剂未严格计量、设备清洗不彻底	食品添加剂严格计量、加强设备的卫生控制	
杀菌	微生物残留	杀菌不彻底	严格控制杀菌温度和时间	杀菌温度、时间
冷却	微生物繁殖、微生物污染	冷却时间过长、设备清洗不彻底	缩短冷却时间、加强设备的卫生控制	
老化	微生物繁殖、微生物污染	冷却时间过长、设备清洗不彻底	缩短冷却时间、加强设备的卫生控制	
浇模	微生物或重金属污染	模具消毒不彻底、暴露式生产流程、未经处理的冰糕棒或模具表面不耐酸	加强模具、空气等的消毒	
硬化	二次污染	冷却水溅入污染半成品	满模入池应平放	
脱模	二次污染	脱模水污染半成品	脱模水消毒	
包装	二次污染	环境、设备、人员、包装材料污染半成品	加强环境、设备、人员、包装材料的卫生控制	
入库冷藏	二次污染	冷藏设备未定期清洗消毒	加强冷藏设备的清洗消毒	

8.7.4 果冻

GB 19299《食品安全国家标准 果冻》所指的果冻是指以水、食糖等为主要原料，辅以增稠剂等食品添加剂，添加或不添加果蔬制品、乳及乳制品等原料，经溶胶、调配、灌装、杀菌、冷却等工序加工而成的胶冻食品。

果冻按其原料和工艺不同大致分为：纯果冻或水果果冻（以一种或数种果汁混合，加砂糖，柠檬酸等按比例配料后加热浓缩制成）；果胶果冻（以水、果汁、砂糖、果胶等按比例配合制成）；果胶水果果冻（以上述两种混合制成）；人工果冻（以饴糖（或淀粉糖浆）、葡萄糖、果胶或琼脂、香料、着色剂等配合制成）。

GB/T 19883《果冻》中有对产品尺寸大小的规定，关系到儿童与老人的食用安全问题。这类产品的主要卫生指标包括：

① 感官指标　具有该品种应有的色泽，无异常色泽；具有该品种应有的滋味和气味，无异味；无正常视力可见外来异物。

② 污染物限量　应符合 GB 2762《食品安全国家标准　食品中污染物限量》的规定。

③ 微生物指标　菌落总数、大肠菌群、霉菌、酵母。

表 8-32 总结了果冻生产过程常见卫生问题与主要控制措施。

表 8-32　果冻生产过程常见卫生问题与主要控制措施

工艺流程与主要工序	常见卫生问题	主要原因	主要控制措施	管理与监测要点
原料验收	微生物、重金属污染	各类原料带入	对原料进行检测，拒绝不合格的原料	原料检测报告、原料合格证
配料	食品添加剂过量使用、微生物污染	食品添加剂未严格计量、设备清洗不彻底	食品添加剂严格计量、加强设备的卫生控制	
包装容器消毒	微生物残留	消毒不彻底	严格控制消毒剂的浓度、温度和消毒时间	
填充封口	微生物污染	封口不良	控制合适的旋盖压力和扭矩	
杀菌	微生物残留	杀菌强度不够	控制杀菌温度和时间	杀菌温度、时间
冷却	二次污染	冷却水消毒不彻底	严格控制冷却水的消毒	

本章小结

食品种类繁多，成分各异。因此，其生产过程中存在的卫生问题与控制措施亦有各自的特点和不同之处。本章对几种高风险食品（乳与乳制品、肉与肉制品、水产品）和日常生活中较为重要的几种食品（食用油及其制品、调味品、谷物类食品、饮料）生产中常见的卫生问题、主要原因、控制措施和监管要点进行了系统总结，供读者在学习或生产实践中参考。当然，本章内容也仅仅只是参考，针对实际生产现场，实际控制措施有很多变数，只要符合卫生原理、达到实际效果的任何措施都是好措施。

思考题

1. 生乳有哪些常见的卫生问题？
2. 生乳卫生质量控制要注意哪些环节？
3. 运输时原料乳温度应保持在多少度？
4. 乳加工过程中有哪些常见卫生问题？要采取哪些控制措施？
5. 酸乳接种后的物料处于什么温度？
6. 酸乳加工过程的常见卫生问题与主要控制措施有哪些？
7. 鲜（冻）禽肉的主要卫生指标有哪些？
8. 腌腊肉制品的主要卫生指标有哪些？
9. 冷冻能否杀灭致病菌？需要严格控制冷冻条件吗？
10. 鲜（冻）动物性水产品加工过程中，应从哪些方面控制致病菌？

11. 鲜（冻）动物性水产品加工过程中，显著的化学性危害有哪些？

12. 怎样避免动物性水产制品的病原体污染？

13. 怎样避免动物性水产制品加工时的病原菌污染？

14. 试讨论藻类制品生产过程中带入的金属危害主要有哪些？可以采取哪些措施控制藻类产品中的金属危害？

15. 混合型麦片生产中最易引起卫生问题的工艺过程有哪些？

16. 在麦片生产中，如何做到严格控制产品的水分，从而避免湿度太高，给微生物的繁殖提供条件？

17. 油炸方便面在油炸过程中如何控制化学危害？

18. 在选择油炸方便面中使用油脂时，需考虑哪些品质？

19. 在膨化食品的加工过程中，为防止原辅料的变质和受污染，一般控制冻藏.冷藏温度在多少？

20. 食用植物油生产过程中，原、辅料验收时常见卫生问题有哪些？

21. 食用植物油生产过程中，怎样控制包装过程的卫生？

22. 制酱工艺中常见的卫生问题是什么？

23. 酱油发酵工艺中常见的卫生问题及控制措施是什么？

24. 酱油生产过程中菌膜形成的原因？

25. 酱油浑浊的原因及其控制措施？

26. 如何控制饮用纯净水回收桶的卫生问题？

27. 饮用纯净水在灌装.旋盖过程中如何避免二次污染？

28. 饮用纯净水生产中，保安过滤器的清洗与维护有什么要求？

29. 在生产碳酸饮料时，如何控制糖浆配制过程中的卫生问题？

30. 在果、蔬汁饮料生产过程中，如何控制添加剂的合理使用？

31. 在果、蔬汁饮料生产过程中，如何实现无菌灌装？

32. 在茶饮料生产过程中，哪些原因可能造成二次污染？

33. 在植物蛋白饮料生产过程中，如何控制浸泡磨浆过程中微生物的繁殖？

34. 在乳酸菌饮料生产中，如何控制杂菌（或致病菌）污染？

35. 在果冻生产中，冷却水消毒不彻底为何会造成产品的二次污染？

参考文献

[1] Baker C G J. Handbook of Food Factory Design [M]. Springer Science+Business Media New York，2013.
[2] Lelieveld H L M，Mostert M A，Hoalh J，White B. Hygiene in Food Processing [M]. Woodhead Publishing Limited and CRC Press LLC，2003.
[3] Lelieveld H L M，Holah J T，Napper D. Hygiene in Food Processing：Principles and Practice [M]. Second Edition. Woodhead Publishing Limited，2014.
[4] Lelieveld H，Holah J，Gabri'c D. Handbook of Hygiene Control in the Food Industry [M]. Woodhead Publishing Limited，2016.
[5] Marriott N G，Schilling M W，Gravani R B. Principles of Food Sanitation [M]. Sixth Edition. Springer International Publishing，2018.
[6] Stanga M. Sanitation：Cleaning and Disinfection in the Food Industry [M]. Wiley-VCH Verlag GmbH & Co. KGaA，2010.
[7] 蔡静平. 粮油食品微生物学 [M]. 北京：中国轻工业出版社，2002.
[8] 曹程明. 肉及肉制品质量安全与卫生操作规范 [M]. 北京：中国计量出版社，2008.
[9] 陈月英，王喜萍. 食品营养与卫生 [M]. 北京：中国农业出版社，2008.
[10] 程景才. 药品生产管理规范与质量保证 [M]. 南京：南京大学出版社，1989.
[11] 董明盛，贾英民. 食品微生物学 [M]. 北京：中国轻工业出版社，2008.
[12] 黄伟明. 食品企业 ISO22000，ISO9001，ISO14001 一体化管理体系 [M]. 北京：中国计量出版社，2006.
[13] 郭俊生. 现代营养与食品安全学 [M]. 上海：第二军医大学出版社，2006.
[14] 何竹筠，谌瑜. 食品企业 ISO22000，ISO9001，ISO14001 内部审核与管理评审 [M]. 北京：中国计量出版社，2006.
[15] 何计国，甄润英. 食品卫生学 [M]. 北京：中国农业大学出版社，2003.
[16] 洪鹏志，章超桦. 水产品安全生产与品质控制 [M]. 北京：化学工业出版社，2005.
[17] 李勇. 营养与食品卫生学 [M]. 北京：北京大学医学出版社，2005.
[18] 李怀林. ISO22000 食品安全管理体系通用教程 [M]. 北京：中国计量出版社，2007.
[19] 李云. 食品安全与毒理学基础 [M]. 成都：四川大学出版社，2008.
[20] 李志红，杨汉春，沈佐锐. 动植物检疫概论 [M]. 北京：中国农业大学出版社，2004.
[21] 李全宏. 植物油脂制品安全生产与品质控制 [M]. 北京：化学工业出版社，2005.
[22] 刘雄，陈宗道. 食品质量与安全 [M]. 北京：化学工业出版社，2009.
[23] 国际食品微生物标准委员会（ICMSF）著. 微生物检验与食品安全控制 [M]. 刘秀梅，陆苏彪，田静主译. 北京：中国轻工业出版社，2012.
[24] 刘红英. 水产品加工与贮藏 [M]. 北京：化学工业出版社，2006.
[25] 裴山. 肉制品生产企业建立和实施食品安全管理体系指南 [M]. 北京：中国标准出版社. 2007.
[26] 倪培德. 油脂加工技术 [M]. 2 版. 北京：化学工业出版社，2007.
[27] 阮征. 乳制品安全生产与品质控制 [M]. 北京：化学工业出版社，2004.
[28] 《食品卫生学》编写组编. 食品卫生学 [M]. 北京：中国轻工业出版社，2005.
[29] 钱和，于田，张添. 食品卫生学——原理与实践 [M]. 北京：化学工业出版社，2010.
[30] 钱和，姚卫蓉，张添. 食品卫生学——原理与实践 [M]. 北京：化学工业出版社，2015.
[31] Norman G Marriott. 食品卫生原理 [M]. 钱和，华小娟译. 北京：中国轻工业出版社，2001.
[32] 宋安东. 调味品发酵工艺学 [M]. 北京：化学工业出版社，2009.
[33] 史贤明. 食品安全与卫生学 [M]. 北京：中国农业大学出版社，2003.
[34] 孙锡斌. 动物性食品卫生学 [M]. 北京：高等教育出版社，2006.
[35] 邵长富，赵晋府. 软饮料工艺学 [M]. 北京：中国轻工业出版社，1987.
[36] 夏延斌，钱和. 食品加工中的安全控制 [M]. 北京：中国轻工业出版社，2008.
[37] 谢秀贞，孔祥伟. 食源性疾病预防控制指南 [M]. 长春：吉林人民出版社，2005.
[38] 皮里斯奥. 食品异杂物污染的防范 [M]. 许学勤译. 北京：中国轻工业出版社，2008.
[39] 克里斯蒂娜 E R 多德，等. 食源性疾病 [M]. 王君玮，等译. 3 版. 北京：中国轻工业出版社，2021.
[40] 王红梅. 营养与食品卫生学 [M]. 上海：上海交通大学出版社，2000.
[41] 魏益民. 食品安全学导论 [M]. 北京：科学出版社，2009.
[42] 魏益民，刘为军，潘家荣. 中国食品安全控制研究 [M]. 北京：科学出版社，2008.
[43] 吴永宁. 食品污染监测与控制技术——理论与实践 [M]. 北京：化学工业出版社，2011.
[44] 吴永宁. 现代食品安全科学 [M]. 北京：化学工业出版社，2003.
[45] 杨寿清. 食品杀菌和保鲜技术 [M]. 北京：化学工业出版社，2005.
[46] 张建新，陈宗道. 食品标准与法规 [M]. 北京：中国轻工业出版社，2008.
[47] 赵月兰，王雪敏. 动物性食品卫生学 [M]. 北京：中国农业科学技术出版社，2008.
[48] 钟耀广. 食品安全学. [M]. 北京：化学工业出版社，2005.
[49] 郑鹏然，周树南. 食品卫生全书 [M]. 北京：红旗出版社，1996.
[50] 赵文. 食品安全性评价 [M]. 北京：化学工业出版社，2008.
[51] Pearson A M，Gillett T A. 肉制品加工技术 [M]. 张才林，等译. 3 版. 北京：中国轻工业出版社，2004.